动　作

——功能性动作系统：筛查、评估与纠正策略

编　著　［美］格雷·库克（Gray Cook）

　　　　［美］李·伯顿（Lee Burton）

　　　　［美］凯尔·基泽尔（Kyle Kiesel）

　　　　［美］格雷格·罗斯（Greg Rose）

　　　　［美］麦洛·F.布莱恩特（Milo F. Bryant）

主　译　周维金　丁　宇　钟毓贤

副主译　付本升

主　审　杨明会　史成和

译　者（按姓氏拼音排序）

　　　　曹　蕊　曹世奇　成　琳　陈婷婷　崔洪鹏

　　　　杜　薇　韩　爽　蒋　强　孔令昊　李　雯

　　　　刘　倩　刘金玉　刘四喜　娄凤同　马广昊

　　　　穆　硕　潘灵芝　沈　慧　沈启明　王　宇

　　　　王海军　张建军　周秀芳　朱　旭

Copyright©2010, E. Grayson Cook. Movement：Functional Movement Systems–Screening, Assessment and Corrective Strategies由北京科学技术出版社进行翻译，并根据北京科学技术出版社与On Target Publications的协议约定出版。

著作权合同登记号　图字：01-2020-7000号

图书在版编目（CIP）数据

动作：功能性动作系统：筛查、评估与纠正策略 /(美)格雷·库克(Gray Cook)等编著；周维金,丁宇,钟毓贤主译. -- 北京：北京科学技术出版社,2021.7

书名原文: Movement：Functional Movement Systems–Screening, Assessment and Corrective Strategies

ISBN 978-7-5714-1087-2

Ⅰ.①动… Ⅱ.①格… ②周… ③丁… ④钟… Ⅲ.①运动性疾病—损伤—预防(卫生) Ⅳ.①R873

中国版本图书馆CIP数据核字(2020)第263478号

责任编辑：于庆兰	网　　址：www.bkydw.cn
责任校对：贾　荣	印　　刷：河北鑫兆源印刷有限公司
图文制作：创世禧	开　　本：889 mm×1194 mm　1/16
责任印制：吕　越	字　　数：590千字
出 版 人：曾庆宇	印　　张：25.5
出版发行：北京科学技术出版社	版　　次：2021年7月第1版
社　　址：北京西直门南大街16号	印　　次：2021年7月第1次印刷
邮政编码：100035	ISBN 978-7-5714-1087-2
电　　话：0086-10-66135495（总编室）	
0086-10-66113227（发行部）	

定　　价：149.00元

我是一个充满好奇心和紧迫感的人。同时，我身上又有着明显的注意力方面的缺点，这让我的人生充满了矛盾和趣味。幸运的是，有一股力量进入我的生活，帮助我克服了很多性格缺陷。"这股力量"拥有绿色的眼睛、金色的头发，甚至会严格控制自己的体重不超过55kg。最终，我被这股力量深深地折服了。

　　在家里，我们把"这股力量"叫作"丹妮尔"。

　　她是我完成这项工作的后盾和依靠。

　　我要将这本书献给我的妻子。谢谢你，丹妮尔！

预防、治疗和康复三者紧密关联并最终形成完整的链条，将是我们医疗服务体系完善的重要标志。但由于我国相关专业知识体系的发展起步较晚，重治疗而轻康复和预防是一段时期内客观存在的现象。尽管近年来康复医生、治疗师、体能教练等运动康复专业人员在不断引进和革新运动损伤预防和康复的相关理念，但系统性的运动损伤预防及干预体系的种类仍然较少。由周维金教授、丁宇教授和钟毓贤医生主译的《动作——功能性动作系统：筛查、评估与纠正策略》一书则很好地丰富和完善了国内运动损伤预防及干预体系。

该书由著名物理治疗师格雷·库克（Gray Cook）等编著，以功能性动作筛查（FMS）和选择性功能动作评估（SFMA）为主要内容，重点通过对人体动作模式中灵活性和稳定性的评估来寻找运动损伤发生的潜在风险，并给予针对性的纠正干预措施，最终降低运动损伤发生风险。本书为运动损伤评估、干预和预防类的康复书籍，相关知识涵盖了预防、治疗和康复三大领域，很好地起到了桥梁沟通的作用。同时，该书还纳入了一套完整的运动功能分级标准，包含对应的动作图片和注释供读者对照参考，从阅读形式和内容上做到深入浅出。该书逻辑严谨、理念新颖、实用性强，特别适用于康复医生、物理治疗师、健身教练、体能教练、骨科专业医生等。相信该书的出版能够为各专业人员提供帮助。

励建安

南京医科大学第一附属医院康复医学中心主任

美国医学科学院国际院士

得知周维金教授、丁宇教授、钟毓贤医生主译的《动作——功能性动作系统：筛查、评估与纠正策略》一书就要出版，我由衷地感到高兴。对于这本书，我期待已久！

近年来，随着我国竞技体育的发展，对运动康复提出了更高的要求。运动康复专业在康复医学和体育学之间建立起专业的沟通桥梁，将物理治疗、运动损伤预防的知识和技术应用于竞技体育、军事训练和大众健身。作为新兴专业，运动康复专业内容也在国际学术交流中日渐增多，相关理念应用于实际并逐渐得到发展。国务院《"健康中国 2030"规划纲要》的颁布，促进了运动康复专业应用空间的发展，为高校专业人才培养和康复市场发展提供了政策引导，这都将最终推动我国运动康复事业的长足发展。

在运动实践中，错误的运动姿势、孤立的训练计划都存在较高的运动损伤风险。本书内容为康复治疗师、职业教练员、体育社会指导员提供了专业参考，对于提高运动训练水平、降低运动损伤风险、改善康复训练效果均有很大帮助。

这本书凝聚了创作团队的集体智慧，是众人经验的累积和科学研究的宝贵成果，希望其中先进的运动理念可以得到大家的支持，衷心希望广大读者喜欢本书！

马　壮

锦州医科大学康复与运动医学院院长

译者前言

习近平总书记在党的十九大报告中提出"实施健康中国战略",把人民健康放在优先发展的战略地位,卫生工作从以疾病为中心转为以健康为中心,推动全民普及健康生活方式。全国人民积极响应党的号召,全民健身运动逐步开展,在健身房、游泳馆、社区活动场馆的人群逐渐增多。但随之而来的是运动损伤的人数也逐渐增多。因此,如何避免或减少运动损伤、普及科学运动知识、提高健身运动效果,是摆在我们康复专业人员面前的迫切任务。

在军事领域,为了适应世界新军事变革及我军现代化建设的需要,将军事训练伤减少到最低限度是部队康复专业人员的光荣使命,需要重点研究。

格雷·库克(Gray Cook)在其著作《动作——功能性动作系统:筛查、评估与纠正策略》中,将生物学、医学与运动训练紧密联系在一起,从筛查、评估、纠正和基础动作模式的概念出发,讲述如何最大限度地规避运动损伤的风险。这对正在或将要进行的普及科学运动知识、避免和减少运动损伤及军事训练伤都具有现实的指导意义。

本书由15章和附录组成,主要包括功能性动作筛查(FMS)和选择性功能动作评估(SFMA)两个系统。其中,FMS是专为无疼痛症状和肌肉组织损伤人群设计的损伤风险筛查系统,SFMA用于针对存在明确疼痛的人群进行评估。这本书的主要内容就是针对动作模式进行筛查、评估、分级和纠正,着眼于改善运动灵活性、稳定性、运动控制及整体动作模式。康复医生、物理治疗师、骨科医生、军事训练教官、运动员、健身教练、体育竞技教练等专业人员从这本书中都可以找到各自所需的内容。这本书对提高运动训练水平、减少运动训练损伤都有助益。

参与本书译校的解放军总医院中医医学部骨伤科和解放军总医院第六医学中心康复医学科的同仁认真阅读原著,尽可能理解其中蕴含的先进运动理念,经过10个月的努力完成了全书的翻译工作。现将我们的集体成果奉献给广大读者。由于水平所限,不足之处望读者不吝赐教。

周维金　丁　宇　钟毓贤
2020年8月于北京

在担任国家足球联盟的力量和体能教练的16年间，我一直在为科学地提高身体运动功能和持久力而努力，这些经验帮助联盟完善了训练系统，并且使筛查和评估更加严格与精确。作为联盟教练，我们没有犯错的余地或成本，因为一旦犯错，就是比赛失败或数百万美元的损失。

我在20世纪90年代末接触到动作筛查，并从此为之着迷。之后我遇见了格雷·库克（Gray Cook），他让我接受功能性动作筛查（functional movement screen，FMS）并发现我存在旋转稳定性不足，然后他指导我如何正确旋体并纠正相关错误。当我再次做旋体动作时表现相当完美，这套筛查系统让我的运动水平更上一个台阶。见面期间，库克表达了他的一些观念，他认为人类进化至今的各种关节和肌肉活动都是有神经系统参与的复杂运动，而不是简单和孤立的动作。他的观念使我确信，这一筛查系统有重要的应用价值。

毋庸置疑，这套筛查系统应用至今都很有效。我利用FMS训练专业足球运动员，而广大读者也可以将它应用到各自的专业领域，如训练运动员、私教客户、康复患者等，因为该方法通用、有效并充满魅力。

库克很好地将复杂的神经解剖生理学简化成实用、有效、通用的系统知识，从而为我们的工作提供了检验工具和标准。从库克的工作中，我还认识到筛查是多么重要，而FMS是一项我之前未接触到的但却很客观的筛查工具。

对我的专业来说，解读评估结果是件复杂的事。我们利用时速、功率、力量和动作筛查等观察运动输出的效率。当我们观察到一位运动员能够举起令人惊叹的重量时，会认为该运动员拥有出色的力量、独一无二的身体结构、优秀的无氧运动耐力、运动能力及相适应的营养支持。常言道，影响比赛的因素错综复杂，甚至生理节律和睡眠模式也会影响比赛结果。本书介绍的FMS为我们提供了新的评估模式，这些内容会提醒你做得是否正确，以便及时调整。我认为FMS也为各类其他评测手段提供了一个平台。

简而言之，FMS的运作方式是：在团队协作中，筛查系统建立了以运动员为中心的与周围专业人员相联系的模式，使执行教练与物理治疗师、运动员训练师、脊柱按摩师、医生及其他医学专业人员更紧密合作。

无论是在学校、竞技运动场还是军事训练场，教练、训练员、康复专业人员均可以对运动员进行比赛前的筛查，并且将筛查数据作为运动员是否可重返比赛的判断标准。在体育运动中，需要保证运动员一直可以上场而不是受伤下场，FMS就是一个很好的预测受伤风险的工具。在培训室，我们利用筛查来判断运动员的灵活性和稳定性，并通过纠正性训练来逐步提高运动水平。当一个动作完成得不充分时，我们就要进行评估。

筛查提供了一种运动基准。如果我们在赛前筛查出了疼痛，那么运动员将会接受医学专业人员的临床评估。筛查系统将疼痛的处理过程分为两部分：临床评估和采取简单的纠正性训练（基于评估发现的功能障碍）。康复专家会精确地指出潜在的问题并解决它，从而降低受伤的风险。毫无疑问，FMS结果可以准确反映运动员的身体耐久度。

我们在印第安纳波利斯小马队所做的工作都是建立在FMS基础上的——FMS就是我们项目的基础。

事实上，没有效率的运动体现不出运动员充沛的体力和强大的力量，没有流畅优美的高效运动就不能说很健康；在冲撞状态下保持力量和稳定是足球运动员的训练需求。筛查使我清楚地认识到以上内容，并且对运动效能（基础性和功能性动作）更加感兴趣。在深入学习功能性动作系统过程中，你会理解人类运动的发展，理清思路，继而获得健康、有力的运动能力。

通过本书，你会对运动的姿势、模式及发展规律有更深入的理解，同时你还会掌握核心训练、姿势及呼吸的相关知识。当研读并掌握相关内容后，你就可以在康复或训练领域利用这一筛查系统进行动作筛查。

利用这一系统你可以为周围的人提供最好的专业服务，因为该系统不管是在医学领域还是在竞技体育领域，都能够帮助患者或运动员增加耐力、加强预警、降低受伤概率、提高运动效率、减少训练时间，并为训练提供精确目标。

尽情享受和欣赏库克为我们呈现的丰富内容吧！相信我们都能够从中持续取得收获和成绩。

乔恩·托林
（Jon Torine）
体能教练
印第安纳波利斯小马队

假如你生活在一个热衷于运动和饮食的文明社会中，并且该文明社会的医学和运动科学达到世界领先水平，然而讽刺的是，该文明社会却充斥着肥胖、心脏病、腰背痛、损伤痛等身体疾患，你该如何应对？

假如你是一名私人教练，对如今公众被夸大的健身宣传所误导的情形有着清晰的认识，但也困扰于健身领域繁杂不同的专业理念，你该如何解决？

假如你是一名物理治疗师，却要面对一些讽刺的情形：人们愿意花很多钱进行每年的口腔检查，甚至美国人每年花 50 亿美元（约 320 亿人民币）治疗腰背痛，却不愿意花钱进行腰背训练。你该怎么做？

假如你是一名运动医学专业人员或力量塑形专业人员，立志于预防运动损伤，但现实是你的专业手段单一，你该怎么做？

假如你想要在举重、壶铃举等传统体育运动方面进行高阶训练，但对目前约定俗成的训练模式有质疑，你该怎么做？

假如你观察到武术、瑜伽等最古老的运动形式大多能将呼吸和运动融合为一体，但现代运动形式却缺乏这些互补效应，你该如何做？

假如你与运动康复领域中的精英一起工作，在这样的精英团队中你清晰地发现了一种观念，这种观念是被普遍认可的，但却被教育和研究领域忽略，你该怎么办？

假如你深入专业的体育领域后发现了一种运动基本原理，你该如何利用这种基本原理更清晰地解释相关运动现象？

假如你有机会在老练的军事人员、消防员、新老运动员、工人、舞者、摔跤手、运动损伤患者群体中寻找运动原理，你该如何做？

如果你有以上困惑，或有以上机会，或面对以上问题，那么你会形成什么意见，如何去表达，如何去行动？

我被上面这些问题困扰着，因为在我从事的专业工作中会不断面对这些问题。为解决这些问题而发展新的训练和康复项目却使我的困扰更加强烈。但是，我尽力利用相关专业人员的帮助和建议去建立一种体系。教练员和康复治疗师已经拥有足够的运动训练项目和流程，所需要的是针对基础运动建立标准的操作系统，利用这个系统在评估运动量之前先进行运动质量的评估。该系统会使教练员和康复治疗师的专业工作更加出色。

接下来我会介绍功能性动作系统，当你阅读时，请思考下面的一句话，这是我对运动理念的最深刻的哲学理解：

"首先是合理运动，然后才是经常运动，千万不能颠倒次序。"

格雷·库克

（Gray Cook）

目 录

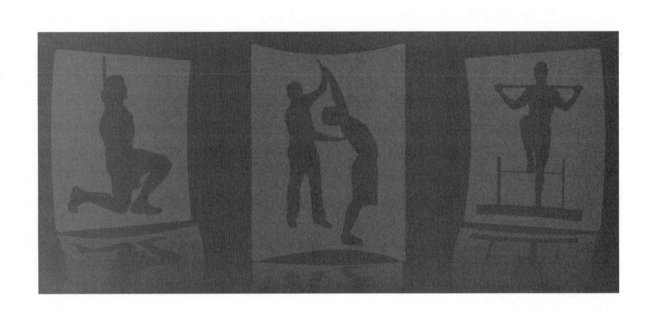

第1章
筛查和评估简介

运动是影响人体早期健康成长和发育的关键，而且在人的一生中，运动始终非常重要。运动专业人员虽然在不断推动了运动事业的发展，但是在运动训练领域，对运动风险因素尚无标准的筛查系统。康复专业人员往往对整个动作模式没有采取分级量表或评分标准来进行评估，而是分别评估动作的各个组成部分，并假设完整的动作评估是可以通过对各部分动作的评估来预测的。目前使用的筛查和评估方法并不全面，仅局限在运动损伤、运动成绩和特定活动中使用。

作为一门开展训练、评估和治疗工作的专业，想要从运动训练中获益，却没有观察和使用运动基本原理，这就带来了一些问题。如果放任这种情况继续下去，这些问题就会成指数级增长。

本书详述了一个标准的动作模式评估系统，该系统既可用在健身领域，也可以用在康复领域。该系统可以提高对风险的识别能力，使我们对运动损伤的判断更准确，如果缺少这样一个系统，我们就会很容易错过一些判断机会。

我们每个人都会出自专业兴趣来研发一套比较喜欢的方法以观察与运动有关的问题，并且在自己习惯的专业领域提出解决办法。高度专业化、缺乏辨别力的运动评估是一种最大的错误。这不是科学性的错误，而只是合乎常规的认识上的疏忽。对运动缺乏认识是问题的关键。但从本质上讲，缺乏对运动的理解才是问题的根源。

最好的保健和健身专业人员已经关注整体动作模式，他们在考虑特殊运动之前会先仔细考虑基础运动。最优秀的专业人员、教育家和研究员一致认为，基础运动是最重要的。

医疗保健和健身训练往往忽视基础运动，过多地关注表面现象。人们针对无力或高张力表现常常采用力量训练或牵伸训练来对症处置，却忽略了对动作模式的纠正。当一个人的髋部受伤或上背部僵硬，人们能很快地找到解决办法。作为外科医生、内科医生和物理治疗师解决上面这些问题时多依据自己所掌握的知识来决定治疗方案，而不是综合地进行考虑。方案有三种：基于结构为基础的手术解决方案；采用控制疼痛和炎症的药物解决方案；针对力学问题提出的康复方案。然而以上专业人员根据表面症状给出的解决方案并不能解决患者的根本问题。

内科医生、物理治疗师、体能和训练专业人员的客观判断力都是相同的，学习的解剖学知识也相同，只是从各种不同的视角看待运动。社会分工已经高度专业化，却从各自的专业角度误读了这些问题。我们虽然都在研究生物力学的专业内容，却缺乏基础运动标准。我们都在研究高张力、无力和疼痛等症状，但心里想的却不尽相同。其根源在于，虽然我们有一样的解剖学图谱，但对人体的运动图谱并未取得一致意见。

基础运动并没有像其他运动和康复专业那样重视定性和定量分析，这种情况有待改变。

对动作进行评估，包括评估身体健康状况或运动能力。如果对当前动作模式不进行筛查和评估那将无法进行下一步的评估流程。

只要有可能，都应该将运动功能障碍与体能及运动表现区分开来。过量的体育锻炼并不能有效地提高基础运动的灵活性和稳定性，而且还会带来一定程度的身体代偿反应，增加受伤的风险。

整体动作模式不应该仅仅停留在口头上，应该用科学和专业的眼光加以思考和规范，应该综合评价动作模式，而不是只关注于身体某一部位、关节活动度和运动要素。

我们通常只评估柔韧性和力量，但却忽略了那些可以改善运动弱链、避免受伤的自然动作模式。在基础运动中，整体运动可以优于或弱于各部分运动之和。从逻辑上讲，对动作模式能力的评估应该优先执行。

注意动作细节是很重要的，但只有建立基础运动并保持稳定之后，注意动作细节才有实际意义，才能有效地支撑身体结构和功能。

本书的建议很容易理解：在训练之前进行动作模式筛查。错误的动作模式会降低运动质量、增加受伤风险。如果能够发现错误的动作模式，就可以通过简单的训练加以纠正，然后根据标准重新评估。

动作模式中的不平衡和受限是我们评估的重要标记，通过这些标记可以识别出更高的受伤风险。当患者接受治疗后，即使症状消失，也依然可能被筛查出潜在风险。根据动作筛查结果可以将客户或患者分为三类。

可接受筛查——允许在不增加风险的情况下进行筛查。

不可接受筛查——会有受伤的风险，除非动作模式得到改善。

筛查中出现疼痛——存在近期发生的损伤，需要医疗人员提供更高级的身体评估，进一步改善运动。

筛查使人清醒地认识到随着活动的增加，意外和损伤的发生率就会增加。如果不进行筛查而坚持当前的运动康复方案，就会维持一种假象——功能性动作模式、灵活性、稳定性和本体感觉都是正常的。

骨骼肌损伤的首要危险因素是陈旧损伤，这意味着在医疗康复过程中忽略了一些情况。虽然目前的医疗和康复方法能够治疗受伤后引起的疼痛和相关症状，但却难以避免复发的可能性。因此，医疗康复过程不仅要处理好疼痛的发作，还要注意控制复发的危险因素。一旦控制和解决了疼痛症状，医疗或康复专业人员就可以通过简单的动作筛查来判断复发的概率，并建议患者如何降低受伤风险。

如果出现运动功能障碍，即使运动技术和技能水平尚可，那么建立在这种功能障碍之上的所有运动依然可能存在缺陷、违背原则或增加风险。有问题的动作模式显示出较高的损伤风险，但良好的动作模式并不能保证一定会降低损伤风险。如果能够完成基础运动，则力量、耐力、协调性和技能的掌握等其他因素也会在预防伤病中发挥作用。所以，基础运动是第一位的。

只要有可能，首先要做的就是把运动引起的疼痛和运动功能障碍区分开。活动不便而无疼痛感是可能的，活动正常但感到疼痛也是可能的。无论患者的体能水平如何，在骨骼肌肉评估和治疗方面有经验的医学专业人员都应该设法解决其运动性疼痛问题。所有优秀的运动专业人员都会积极预防损伤，而疼痛一旦出现，具备疼痛和相关运动功能评估知识的专业工作者就应该给予综合性评估。

我们必须利用所掌握的知识去筛查和评估运动功能障碍，以减少受伤风险并提高耐力，采用功能性动作筛查（functional movement screen，FMS®）就可以做到这一点。

解决了运动功能障碍后，还必须警惕其复发，这就须通过观察运动表现和特定的运动技能来监测和处理可能导致危险因素增加的其他原因。

FMS 是一个可靠的 7 步筛查预测系统，包括 3 项通过性测试。它以喜爱运动的人群的正常能力作为设计基础，对动作模式分级，对动作模式进行筛查，就能够对运动的缺陷和不对称性进行诊断、评估和分级。

通常认为，基础动作模式的缺陷和不对称性会降低功能性训练和体能训练的效果。最近的数据表明，这可能与运动损伤有关。FMS 的目标之一是找出动作模式中的缺陷，以便专业训练人员在进行体能训练之前，能够给予个性化的纠正性训练。经证明，无论是一对一训练还是群体训练，采用 FMS 都是有效的。

FMS 是适用于对没有急性疼痛症状，也没有已知的肌肉损伤人群的筛查系统。在 FMS 筛查之前或筛查期间如果客户出现疼痛就应转而接受医学诊断和治疗，并不是应用 FMS，而是应该使用选择性功能动作评估（selective functional movement assessment，SFMA®）。

SFMA 是以动作为基础的诊断系统，由 7 项全身性动作测试组成，对有肌肉疼痛的患者进行基础动作模式的评估。

当临床医生从动作模式角度进行评估时，就能够识别出患者主诉未提到的但却有意义的损伤。这一概念被称为"身体区域相互依存"，这是 SFMA 的特点。它能够引导临床医生找到最不正常但不疼痛的动作模式，然后对其进行详细评估。通过关注这种模式，有针对性地选择不会引起疼痛的治疗性运动，从而可以改善运动功能障碍。该系统的重点是纠正运动功能障碍，而不是针对疼痛。

SFMA 补充了现有医学检查的不足，并将姿势、肌肉平衡和基础动作模式的概念有效地融入肌肉康复的实践中。SFMA 为最好的治疗和纠正性训练提供了一个系统的干预流程。

FMS 和 SFMA 这两个系统的共同应用为专业人员提供了有效的分类和交流工具。用这两个系统指导个人或小组进行基础物理参数筛查以减少受伤的风险，安全地获得更大的体能或康复目标。

动作模式纠正策略是一种训练方式，重点是改善运动灵活性、运动稳定性、基础运动控制和整体动作模式，而较少关注健身规范和运动成绩。因为动作模式一旦建立，就自然会为普遍和特殊的健身规范创建一个平台，健身规范包括耐力、力量、速度、灵活性、体能和任务的特异性。

本书的内容就是针对动作进行筛查、评估、评级和动作模式分级。本书的目的是树立思考运动的方法，并指导你以整体动作模式的方法观察运动质量。从事评估、训练或恢复性运动的专业人员都会在本书中找到各自需要的内容。

人体本身就是一个奇迹，有着不可思议的耐力和弹性，有着惊人的表现和体能。人体注定会变得强壮，同时会优雅地老去。进行正确的运动只是人生的起点，我们不可能轻易就获得更好的身体素质、更好的体能和更好的运动表现，这些必须逐渐地养成。

动作筛查与评估的实践

动作筛查和评估的实践是一个讨论和记录动作模式的过程。当你学习了如何定性动作模式，你就会在训练和康复中首先应用该技术，你会更有自信，你的客户和患者也会从中受益。

作为专业人员的应用指南，将讨论如何应用定性动作模式为不同学科服务，并满足功能性动作评估的需要。你将会回顾有关 FMS 的详细介绍（用于了解健康人群运动质量的工具），同时深入研究 SFMA（该评估用于运动中伴有疼痛的人群）。

该系统的主要目的之一是通过筛查和评估，建立一个专业的观察动作模式的记录标准。在运动科学方面应该转变思维模式，认识到动作模式可以辅助反映运动功能障碍、肌肉问题和运动损伤。首先要关注的是基础运动质量，其次才是对解剖结构和特定动作的精细量化分析。一旦创建了运动图，就会发现动作与结构定量分析之间有切实的相关性。这种关注点的小小改变有助于为筛查、评估和纠正创建新的策略。

如果你还认为这本书是一本普通的运动书籍，那么你应该再看看上面提到的目标。普通教科书不是为了改变实践而设计的，但证据和新思想却能够对实践产生改进作用。作为运动和康复专业人员，如果不能理解身体为什么要按其动作模式进行运动，就可能会给客户和患者造成严重的伤害。这本书中所包含的知识能够支持以上观点，而解释动作模式中中枢神经系统和骨骼肌肉系统如何协同工作同样需要这些知识。

古希腊医学家希波克拉底曾说过："运动就是生命。"运动，特别是随意运动，是生命的象征。我们通过自主意识和自主反应进行活动。我们的活动结合了反射和自主运动行为。通常来说，反射是自主运动的基础，自主运动触发反射。就像硬币的两个面一样，我们不能轻易或实际地把它们分开。

当我们活动时，考虑的是随意运动，却未关注对运动意图起支撑作用的身体和心理的细微调节，在某种程度上，运动水平的高低可以反映出身体力量和身体不足之处。运动及身体表现也可以反映出情绪状态。

我们经常用纯粹的力学术语来谈论运动，但人类的运动超越了简单的角度、矢量、力和方向等。人类的运动是一种行为，我们应该在行为参数中认识它。在一般健身、训练、康复和医学治疗中，运动评估都会设置一个基线。用这一基线来评判我们对运动指导工作是否有效，运动技能有无提高或恢复到损伤前的功能水平。

如果能在运动的行为学和机械学方面达成一致，那么就能够一视同仁地看待运动评估和力学原理。为此，用人类行为方式的微妙之处来解释机械运动的真相，从而创造出综合的运动管理。用一套工具来发展这一理论就是本书的目标。

身体部位和动作模式

在机械学中，可以将一个大项目分解成数个利于管理的小项目。从科学角度来说，这种分解被称为"还原论"——常常用一种更基本的观念来替代或解释另一种观念。正如人体被解剖破坏一样，动作模式也被还原理论破坏了。我们用现代观念研究食物时，通常只关注能量。这种单一的观点可能会使人错误地认为：经过深加工的食品与天然食品含有同样的能量。大多数人并没有关注酶、微量元素、纤维和糖等指标，而仅用能量来衡量食物。两餐食物看起来很相似，却可能产生迥然不同的代谢反应。能量的限制和随后计算总能量的方法并没有让我们步入纤瘦而健康的社会。事实上，在大多数情况下，我们身体的脂肪比例变得更糟。

同样，如果把运动分解成一个个独立的部分并不能减少骨骼肌的损伤，也没有使人更健康或更苗条。问题在于还原论并没有实现真正意义上的平等分解，并缺少实践证明，而属于一种折中的综合观点。随着运动评估更加精细化，与其他学科一样，运动学家欣然接受了还原论。从解剖学角度出发，运动观察和分类变得更有条理并利于管理，但却缺少对整体动作模式的思考。

相反，模式和序列仍然是生物有机体比较喜欢的动作模式。模式就是由大脑控制的一系列单个动作的组合，类似于信息数据模块，其本质上类似于大脑运动程序，即控制动作模式的软件。也可以将模式解释成多个单一动作的组合，用以实现某种特定的功能。模式的存储能够提高效率，减少大脑的处理时间，就像计算机将多个相关内容的文档存储在一个文件夹中，以便更好地组织和管理信息一样。

基础运动储存在基础模式中，就像做频繁重复的动作一样。尽管科学家为了加深理解可能希望观察动作模式的每个部分，但作为运动和康复专业人员，我们必须明白，大脑能够识别序列，并利用序列来产生真正的功能和真实

的运动。

观察运动的各个部分可以提供清晰的理解，但观察动作模式就会形成完整的理解。研究细节可以赋予运动智慧，而对模式的理解则可以创造运动知识。对于学术研究，剖析有助于最终的理解。然而，如果我们的目标是以切实可行的方式来影响现实的功能性动作，就不能仅仅停留在简单的剖析上，而必须注重整体动作模式的重建和强化。

运动与动作之间的矛盾

在某些情况下，一些术语可以互换。而在另外一些情况下，经常从事运动评估的专业人员会做出一些微妙的假设。这就在运动和动作之间存在矛盾：假设一个运动涉及的每个关节的动作或移动范围都正常，那么涉及这些关节的这个运动也是正常的。

运动和动作的定义是相似的，但在利用运动和康复技术解决具体问题时却表达出不同的含义。运动通常是指一个正常运转的身体在自身力量的作用下改变位置的行为。动作是指一个或一组身体部位的活动。运动包含基础和高级的全身活动，如爬行、跑步或打高尔夫球。动作通常与特定方向的自由度有关，如 180° 的肩关节屈曲。

根据这种观点，可以说正常动作是正常运动所必需的。然而，动作的正常并不能保证运动的正常。动作是运动的组成部分，而运动还需要运动控制，包括稳定性、平衡性、姿势控制、协调性和感知性。

本书介绍了系统设计的初衷，旨在减少专业主观性和语义问题，以简化因焦点模糊或误会而产生错误理解。

权衡轻重的能力问题

在许多医疗评估实践中都可以遇到权衡轻重的能力问题。一些案例的评估是以下述假设为基础的：只要对一个功能失调的系统所存在的缺陷进行管理，就能够纠正整个系统。高度专业化的方法通常用于评估各个部分，而不是用于评估整体模式。因此，这种纠正系统通常看上去实行得很成功，但其实只处理了单个部分，忽略了协同作用和产生真正功能的整体模式。

以上问题会引起其他系统出现问题。因此，我们意识到必须考虑整体模式。如果将运动损伤简单归结为无力或僵硬，那么在功能层面上的问题就没有得到解决。孤立的评测只是一种积极的行为，但是却没有解决实际问题。

虽然对部分问题的处理使人感觉安全和舒适，但并没有解决全部问题，这种情况下我们可能会说："那不是我的专长"或"我已经尽力了"。我以前能说出这样的话，是曾认为我只是医疗和康复领域里普通的一员，我也曾参与过这种没有长远规划、不完善的运动管理系统。

这个问题并不仅仅存在于医学专业，其实它还存在于很多已建立的以科学为基础的各种领域中。现阶段，整体方法更像是一种时髦的呼吁和市场炒作，却没有真正地被付诸实践。其实，正确的评估系统已准备好，这是一种事半功倍的全面分析方法。

整体大于各部分之和

大多数人都知道并同意这句话，即"整体大于各部分之和"。但我们是否按照这一理念行事了呢？与这一理念一致的说法是：整体动作模式要大于各部分运动之和。那些从事训练和康复的人是在这样做，还是仅仅同意这种说法

而没有实际执行？当压力存在时，是管理运动的各个部分，还是调整整体动作模式？是选择专注于动作模式的一小部分并纠正它，还是希望整体动作模式能够自行调整？或者，首先关注动作模式并将问题作为一个整体来处理，让模式中的基本要素自然地恢复正常？

在某些情况下，对动作模式中的小部分进行处理是有好处的。然而，这并不支持一旦成功地处理了单个问题就可以忽视整体模式的做法。当一个人严重扭伤了脚踝或摔断了一条腿时，虽然局部已经痊愈了很长一段时间，但他仍然一瘸一拐地行走。这就如同大脑编程了一个"跛行"模式来运行身体。

在治愈之后，身体各系统并不总能够重置到最初或正常的运作模式。虽然身体损伤修复了，但残留的功能失调模式仍然没有改变，即整体比各部分之和差，分析各个部分的检查结果都无法解释功能失调模式的成因——这给了我们一个难题，就是将纯粹的运动力学和现实分离。我们消除了问题的根源，但由此根源产生生的习惯和倾向仍会残留。

这些运动趋势显示出不合逻辑的行为。因此，要有一个逻辑系统来监视这类行为偏差。我们要像观察各局部运动元素一样密切地观察动作模式。动作模式应该贯穿于我们工作的始终。在开始时，先对整体模式进行筛查和评估。只有这样才能将受限模式中的局部问题判断为主要问题。在刚开始工作时，不要过于关注问题，但应该做好记录，用于参考并实施监控。

举一个汽车前轮胎瘪了的例子。尽管可以测量其他三个轮胎的压力并可能发现气压不足，事实上这种测量没有产生重大影响。现在首要的任务，当然是鉴别轮胎变瘪的原因，修复它，

最后通过一系列测试来完成工作。一旦注意到前轮胎瘪了，其他的信息才变得很重要并要采取适当的措施。如果用压力计检测各个轮胎，可能都会显示出不同程度的低气压，如果只当作是一个低气压问题，就会直接补充空气，而没有认识到要修理变瘪的轮胎。这个简单的例子说明了评估优先性的问题。

再回来看人体，如果要努力改善受限模式中的某一特定部分，在干预结束时要重新检查该模式。如果动作模式最受限的部分没有变好，则干预结果并不理想。虽然有些方面可能已经发生了变化，但中枢神经系统没有识别出来。

简而言之，整体模式最大的好处是：最初能够引导评估关注点，并在结束时检查干预效果。

开始时应用功能性动作模式来决定研究什么，最后来看看大脑是否能识别出模式中各部分的变化。有些聪明而训练有素的人每天都会忽略"爆胎"，错误地把重点放在四个轮胎中气压的测量方面，过于纠结细微的缺陷和偏差，没有评测信息的优先级，因此忽略了主要问题——低气压和无气压哪一个要优先考虑。低气压确实是一个问题，但是无气压则是一个更大的问题。问题越滚越大，最终轮胎瘪了，不能动了。有时候，临床医生看起来更像一个在拼命地反复测量胎压的司机，而不像一个具有换轮胎技能的充满自信的技师。

以上基本逻辑并不是告诉我们忽略所观察到的每一个问题，只是利用一个客观系统来高效地对问题的信息进行评级和排序。我们白费了不少宝贵的时间去烦琐地测量没必要马上处理的问题。如果有必要去关注某些细节问题，可以设置基线并使用一些信息来标记进度，但是要明白哪些信息是要优先考虑的。一旦观察到初始变量发生变化，另一个变量可能会变成

要优先考虑的问题。如果你找不到漏气的轮胎，那么就放下其他事情继续找，因为那个轮胎是影响汽车前进的关键因素。

在对任何细节或变量进行判定之前，一定要对问题的信息进行评级和排序。必须客观、分清主次地着手解决问题，而不是从细微的测量开始。这条规则一定要牢记。

运动就是重要的事情

既然运动是重要的事情，就应该努力超越目前人类运动领域的实践和认知，从促进运动成绩的提高方面，到帮助重度失能的人康复，不能只是口头谈论一种新的综合运动方法，而是真的要有所建树。

为提高职业水准的努力有时会越过现状。许多"成功的"专业人员开发了一些有效的项目和流程，然后再针对他们熟悉的程序设计一些评估方法，这些专业人员就成了自己主观性的牺牲品。最客观的专业人员应该是那些知道自己缺乏客观性、利用评估系统来检测自己工作结果的人。

偏见：拿着锤子看什么都像钉子

这种偏见是人性的缺陷。没有规则和裁判，比赛就失去了意义和价值。我们不应该一边比赛一边自己制订规则——应该根据归纳法和演绎法来制订规则，然后使用各种技能来影响评分、排名和测量结果。

我们没有一个定性的运动标准来衡量运动和康复效果。专业人员已经认识到并开始讨论运动质量问题。在运动质量监测方面，有不同的分级标准，但这些定性标准远远没有达到类似定量标准那样的水准。

研究人员喜欢对运动进行量化研究，因为量化结果很清楚，而且适合用数字表示。但他们不喜欢研究运动质量，因为感觉很难测量。在现代运动和康复实践的发展过程中，由于这种偏见的存在，没有评估运动质量的方法。没有定性的标准，就只能利用定量方法来研究运动。

运动质量这一变量的缺失在一定程度上解释了为什么在所谓新的运动科学蓬勃发展的今天，成年人的腰痛和学生运动损伤等主要运动问题仍层出不穷。用科学的眼光看，定性评价和定量评价均应该被重视，否则就失去了判断力。

我们必须设计出更加人性化的评价系统，以防受到主观因素的影响。这些主观因素往往来源于我们的专业知识和经验，也来源于研究人员对定量数据天生的偏爱。

程序和系统

程序——为达到某种结果而预先设定的执行计划。

系统——其中一个步骤的结果决定下一个步骤实现结果的方法。

许多人习惯用程序与设计好的流程来解决问题，然而解决运动的问题则需要批判性思维，这种思维方式一般不会是设计好相关程序去解决特定问题。它主要是追溯问题的根源，系统地管理主要问题，同时发现影响判断力的次要问题。

如果只依赖于预先设定的计划而没有一组程序来及时修改它，那么，这个程序和流程的作用是有限的。系统通常更加高效，因为它们有持续重新评估的方法、依据内置程序设定的基线，并可以不停地调整进程，不断自我完善。

本书介绍了一个客观的系统，来帮助和指导读者。我们要谨慎处理运动问题，避免毛糙。请注意，它不是一个设计好的程序，而是一个能够持续监测、谨慎计算的系统。

该系统的作用是协助收集运动信息和管理动作筛查、评估及选择纠正性训练策略。

在阅读本书时，你会同时考虑定性方法和定量方法。本书看起来可能偏向定性方法，但那不是主要问题，两种方法没有谁比谁更好。在大环境中，我们更容易理解并乐于讨论定量观念，运动和康复专业人员常常从量化运动方面获利更多。而本书认为论述定性和定量两种方法同等重要。

为了获得最清晰的视角，必须首先使用定性方法来对信息进行评级和排序，然后再使用测量和数据这种定量方法来关注细节和步骤，从而实现主要目标。

一些健身客户更关注快速减肥，而不是整体健康。许多运动员专注于超人的速度、力量和耐力，而不是训练体育基础和平衡。他们认为基础建立得再好也没用，其实大多数的身体技能都是建立在基础之上的。

骨骼肌疾病患者往往过于关注疼痛的缓解，他们不明白控制基本症状与真正治愈之间的差异。对于疼痛，他们错误地认为疼痛是疾病，而不理解疼痛仅是疾病的一个信号，即使在疼痛消失之后，疾病仍然存在。

我们可能会责怪客户，但更应该做的是阐述我们所做的工作，可以在客户知道的量化标准之外再提供定性标准。如果我们走出第一步，那么保险公司和客户最终会接受我们的做法。当客户或患者只是关注定量指标时，我们的职业责任是引导他们认识和理解定性指标。作为一个专业群体，首先必须要设置一个定性标准，然后才能探讨相应的定性方法。从专业上平衡质量和数量之间的关系，能更加有效地实现目标。

然而，在讨论一个新的系统之前，有必要揭示我们这个行业目前存在的一些问题。

功能性动作系统的需求

对运动的审视和评估并不新鲜。自从人类开始观察以来，人们就对运动产生了兴趣。运动是人类生存、交流、娱乐和繁荣的方式。评估和筛查运动的能力已经发展成一门庞大的现代科学。这门科学提供的信息可以加深我们对运动的理解，当然，也会使我们一直保持好奇心。

动作筛查和评估之所以重要，是在于这两个系统在真实生活活动与医学评估、生物力学分析之间架起了桥梁，这座桥梁的重要性在于建立了动作模式的定性标准。

人类通过保护自己和获取食物的方式产生了运动，或者从另一个角度来看，人类为了获得快乐和避免痛苦就产生了运动。随着人体的生长发育，反射性的活动就发展成有意识和潜意识混合的运动。动作模式，即有目的地将灵活性和稳定性协调地组合在一起，从而产生高效的运动序列，这些相互关联的序列能让人们在活动状态下调控自己的身体姿势。

真正的科学并不仅仅是将自然的活动方式分解成最小的环节，还必须证明有问题的环节与动作模式之间的相互关系。如果过于关注局部解剖而忽略功能性动作所需要的模式，那么就是对运动结构和能量背后正常支撑系统的不了解。

模式的识别是动作筛查和评估的核心内容。如果能够首先识别功能性动作的支持模式，那么就能够成功地剖析每个模式的细小环节，或者选择将模式作为一个整体来管理，这样就会

利于深入重建主要动作模式。一旦模式建立起来，功能就可以建立在相应的结构上。

如果要改变、提高或恢复某一特定的运动，只有对动作模式进行筛查和评估，才能产生清晰的思路和理解。模式的细微退化也可以预测运动中受伤风险的增大。

换句话说，将运动分割后进行细微测量只是帮助收集信息，而想要利用这些信息则应具有逻辑思维。

动作筛查模式

为了便于理解，提高专业人员的指导能力，本书分成两部分介绍两种模式，分别应用功能性动作筛查（FMS）和选择性功能动作评估（SFMA）两种工具。

我是用 FMS 来表示功能性动作筛查，而你会在附录 6 中见到原始版本。但我很快意识到有必要开发一个应用于临床的对应版本。由于不清楚在哪里给动作筛查和临床运动评估之间划一条分界线，故 SFMA 就成了临床应用版本。现在这两个系统都属于功能性动作系统（functional movement systems）的范畴，并且都与字母 FMS 相关。

我们的目的是开发另一个概念，也由 FMS 这三个字母组成——functional、movement 和 standards（功能性、动作、标准）。如果能在现有的体能、健身、运动表现、运动技能和康复的基础上同时应用功能性动作标准，我们就能重塑运动质量，并逆转不重视质量的趋势。

本书将从第 5 章开始介绍第一个模式 FMS。FMS 的目标使用人群是与运动相关的专业人员，因为它涉及运动、娱乐、健身和体育，可应用于军事、消防、公共安全、工业和其他体力消

耗较大的职业。

FMS 不适用于那些在基础动作模式中出现疼痛的人。SFMA 则适用于筛查基础动作模式中出现疼痛的人。FMS 用于健康、运动积极的人，也可用于健康并不积极运动但又想改善身体活力的人。FMS 适用于以下专业人员。

娱乐活动教练

网球及高尔夫运动专业人员

户外活动教练

运动及体能教练

体育教师

健康及安全导师

舞蹈教师

瑜伽教练

普拉提教练

私人教练

按摩师

力量训练教练

体能训练师

物理治疗师

整脊师

医生

SFMA 适合治疗运动性疼痛患者的专业人员使用。我们改进了 SFMA，以帮助医学专业人员对骨骼肌进行评估、诊断和治疗，旨在选择最佳的康复和治疗运动。SFMA 会提高下列具有资格证的医疗康复人员的专业水平。

体能训练师

物理治疗师

整脊师

医生

我们的团队和导师为所有的健身和医疗专业人员讲授 FMS，为医疗领域获得执照和认证的专业人员讲授 SFMA。SFMA 是专门为治疗疼痛而设计的，虽然超出了健身和体育运动教练的工作范围，但这些专业人员学习这个系统也同样重要；而对于医疗专业人员来说，掌握 FMS 也同样必要。

两种模式之间的分界线

疼痛症状是功能性动作系统划分界限的主要依据。疼痛会改变一切，因此会使 FMS 的筛查结果无效。如果 FMS 结果显示一个活跃、健康的人在特定的动作模式下出现疼痛，那么这次筛查就结束了，因为它的设计目的不是用来对引起疼痛的运动进行分类，而是在运动之前发现疼痛。

设计 FMS 的最初目的是对损伤风险进行筛查并制订相关方案，而不是用于对骨骼肌的评估。一旦确定了风险，就可以通过对所从事的相关运动领域进行有组织且专业的评估，以获得更明确的信息，如果运动并发疼痛，SFMA 就参与到对骨骼肌的评估当中。

目前，在专业领域之间存在脱节现象，其实力量和体能训练专家需要了解医疗和康复体系。同样，那些从事医疗和康复的专业人员也需要更好地理解健身和训练体系。为了跨越这道鸿沟，医疗专业人员必须了解筛查，而运动专业人员必须了解评估，如果两者的目标都是为客户或患者提供最佳服务，则绝无其他捷径可走。

各专业之间需要相互理解并积极对话。我们的团队并不提倡任何一个人在自己的专业领域之外工作，而是呼吁围绕自己的专业领域与他人互动和沟通。思维模式的转变需要更好地沟通及理解不同语义。

我们都与运动打交道，因此，都需要理解人类运动的基本规则和原理。在所有行动中，基本规则和原理要优先于专业的方法和细节。即使面对先进的观念和不断变化的科学环境，最好的教师、教练、培训师、治疗师和医生也要对基本规则有着清晰的认识。

对基本规则的关注并没有损害创造力或智力。相反，这有助于将智力转化为专业智慧。在这里要强调一个哲学基础和观点——基本规则可以包容各种信息，但绝不接受用信息去挑战基本规则。

这本书不仅仅是一本速查手册，提供快速的解决方案或纠正处方，还包括如何通过筛查、评估和纠正策略来理解功能性动作，从而认识这三者之间的相互关系。

然而，许多读者会跳过他们所认为的无意义的哲学内容，而直接讨论筛查、评估和纠正策略。毕竟，这些工具很酷。不过，在不了解基本知识的情况下就跳到这一步，就相当于在未诊断清楚之前就开始医学治疗。

这本书在前三章主要介绍与运动有关的理念、观点和态度，这些入门课程不是想要指责专业的错误，如果你们读出这方面的意思，那并不是我的本意。专业造就了我能以一种特殊的方式看待运动，但专业也使我忽略了一些专业之外的警示性线索。我能够充分说明一些糟糕逻辑形成的原因，因为我也曾因专业限制而如此推理过；我能够详述简单的专业理论和相关训练方法，因为我曾经实际操作过。在犯过所有错误并有所觉察后，我就能够识别出在训练和康复过程中可能犯的每一个错误。我们将从专业角度来讨论与运动相关的哲学问题、实践问题和社会性失误。

提供所有这些信息的唯一目的就是帮助大家将思想扎根于一个坚实的、可理解的基础之上。许多聪明的运动和康复专业人员参加过我们的筛查和评估研讨会，并享受这段经历和全新的观念，兴奋地将所学知识应用到工作实践上。但当客户、患者和同事提出问题时，他们却难以解释即将进行的专业工作，而是经常打电话来请求帮助。虽然对他们使用我们的工具感到荣幸，但同样感到失望的是：他们并没有准备好去解释和明智地讨论功能性动作系统背后的逻辑。

虽然这个系统并不复杂，事实上很简单，但仍然导致很多疑问。所有的先进技术设备均触手可及，可为什么还要研究动作模式呢？我们已经拥有测力板、高速视频采集系统及其他高灵敏度的测量设备，这些系统的优势体现在哪？难道我们还没有筛查和评估动作的工具吗？

我们在研讨会上回顾和讨论了关于这本书的所有信息，尽管大多数参会者都很高兴并认同这些信息，或者他们没预料到自己会被要求为这些概念辩护和解释。现在花点时间阅读本章，或者至少稍后再回过头来阅读，你可能认同信息的部分内容，假如你不能解释和坚持这些内容，那么你就不能真正掌握它。

功能与解剖

对于理解运动来说，需要的是一种功能性方法，而不是解剖学方法。解剖学方法遵循基本的人体运动学，然而用孤立的解剖学方法进行详细解释常常使人难以理解运动的本质。

我们可以理解这些假设。例如，在某些动作模式下膝关节的伸展不太理想，可以针对膝关节伸肌进行运动训练，单独地恢复膝关节的伸展功能。一旦伸展功能恢复，它将自动整合到相关动作模式中，这就是基础的人体运动学，简洁而合乎常理。

但是，运动的基本原理是什么呢？运动是多样和复杂的。科学证明，运用一个针对膝关节伸展问题的基础的人体运动学方法在许多方面都不能解决问题。过于简单的观察可能会误导我们应用过于简单的方法解决问题。

- 我们看到的无力可能是由于肌肉受到抑制。
- 一块主动肌的无力可能是稳定肌功能较差的结果。
- 原动肌的功能差可能是拮抗肌的问题。
- 我们所看到的紧张可能是一种保护性肌张力增高、肌肉自我保护及肌肉协调不良。
- 我们所看到的糟糕的技术可能只是个人进行了一些没有经过认真选择的训练。
- 我们所看到的整体健康水平低下，可能是由于神经肌肉协调能力低下和代偿行为导致的额外代谢需求所致。

力量强化训练、伸展练习、额外的指导及更多的锻炼都不能解决上述问题。根据表面的观察就做出决定，等同于在医学治疗中只处理症状，而不顾及病因。

许多专业人员重视功能，但仍坚持用解剖学的方法来进行训练，即只训练身体某个部位，而不是训练动作模式。在这本书的最后，你会知道如何专注于动作模式，让身体各个部位的功能正常发展，而不是把注意力集中于身体的各个部位，指望正常的动作模式自发地产生。

功能障碍、疼痛和康复

我在物理治疗学校接受矫形科和运动康复专业培训和高级培训期间，对预先设定的标准化训练运动的内容基本不感兴趣，这些运动通常是在出色的徒手治疗之后进行的，这些纠正性训练所产生的真正作用有限，很多只是演练了一些笨拙或错误的动作，并期望任意的抗阻训练能以某种方式创造出力量、整体功能和能力。

大多数纠正性训练的目标都是改善组织的生理学特性，而不是提高运动控制。这些训练大多是高强度训练，包括语言指导和视觉反馈，但并不是我的科研和经验所定义的功能性纠正训练。这些训练没有让受训者对任何事情做出反应或感知，也没有考察感觉运动系统的能力，只是重复那些局部运动学的应用训练，或只是针对疼痛和功能障碍部位进行训练，希望通过训练产生积极的改变并减轻疼痛，难道不是这样吗？

许多医生和物理治疗师认为，假如在功能障碍区域或其附近增加活动，运动控制就会自动调整。然而，与其说这种活动引发了运动控制的调整，不如说是为代偿动作创造了更多的机会。

疼痛以无法预测和反复无常的方式影响运动控制，再加上缺乏规划和重复低质量的练习，使得一般患者几乎没有机会重建真正的运动控制。假设我们使患者的疼痛消失或减轻到可以忍受的程度，但却没有彻底地检查功能，也就不知道患者在康复过程中发生了多大程度的代偿。我们只是关心消除疼痛，并不是根据动作模式的标准来恢复功能。当我翻看自己和同事的患者的出院记录时，看到了事实真相——物理治疗出院记录中有关对症处理的内容远远多于功能恢复。

当我开始改进评估技能时，也尝试利用我所理解的反应性神经肌肉训练（reactive neuro-muscular training，RNT）进行试验，即使用小负荷来放大错误动作的练习，本书在第9章描述得更加详细，同时在第4章也有进一步讨论。来看弓箭步中出现膝外翻的例子，在膝关节处绑上一条弹力带，将双膝往内侧拉紧。当拉得非常紧时，就很难完成弓箭步。如果拉得不够用力，这种模式就不会出现改变。但如果拉力恰到好处，就会出现反应性对抗表现，即向内的膝关节恢复到一个更有效的功能位置。这一概念主要归功于本体感觉神经肌肉促进技术（proprioceptive neuromuscular facilitation，PNF）——这些练习只是 PNF 原则的延伸。

最佳阻力是在没有语言指导或视觉反馈的情况下让问题自行纠正，例如只发出简单的弓箭步指令，不要让牵拉使练习者失去平衡。由于这些技术的效果不错，我的同事们就开始模仿练习。他们观察了我让单侧膝关节病患者所做的练习，然后用同样的方法训练他们的患者，却没有成功。我最终认识到，不成功是因为他们根据患者的诊断或疼痛的部位将问题进行分类。

在此期间，我选择了一条完全不同的道路，不考虑患者的疼痛部位或诊断，只根据运动功能障碍来选择纠正性训练。我的同事们对疼痛和运动功能障碍想必给予了合适的治疗，但这种治疗对动作模式的纠正没有影响。在很多情况下，我发现进行治疗的部位离疼痛部位较远。在这一新的思路下，针对 2 例腰痛患者可能有完全不同的训练计划。他们可能接受相同的疼痛控制治疗，但运动功能障碍可能需要完全不同的纠正运动方法。

当我开始教授功能性训练课程时更加确信，需要一个判断功能性动作的标准。如果有 60 位康复专业人员周末参加一个功能性训练研讨会，可能会以 60 种不同的功能基线为标准。如果不能使功能诊断标准化，怎么能使功能治疗标准化呢？

随着教学和实践的不断深入，这种纠正性训练方法显现出很好的效果，看起来研究进程加快了，然而，新方法是有其规则的，其中两项主要规则是影响康复效率的决定因素。

第一个规则要求关注动作模式和其他参数，如体能表现和评估结果，这些内容很快会成为 FMS 和 SFMA 的基础。

第二个规则是遵守自然定律：灵活性必须先于稳定性。只有灵活性达到标准，反应性训练才有效。这就意味着：如果要想提高运动控制水平就必须先解决灵活性问题。换句话说，如果改变观念，就能改变行为。如果灵活性没有问题，并且感觉和运动通路正常，才有可能通过 RNT 结合相关练习来改善运动控制水平和动作模式。如果灵活性受限，就要首先解决灵活性问题。当然，期望在所有情况下都将灵活性正常化是不现实的。但是，不要轻易认为灵活性很难改善就不去进行任何尝试。在大多数情况下，灵活性是能够改善的。随着灵活性的明显改善，通过稳定性训练或 RNT 也可以处理运动控制问题。

灵活性问题属于运动功能障碍范畴，可能是不适当运动的意外结果，也可能是损伤处理不当、躯体压力、情绪压力、姿势紧张或较差的稳定性导致的结果。当人体试图完成某种功能时，上述这些问题中单独或几个问题叠加都会在某种程度上降低灵活性，有时降低灵活性是身体达到稳定的唯一途径，但这种稳定不是真正的稳定，通常会表现出僵硬或不灵活。但在感觉运动层面上，这只是无可奈何的选择。本质上是局部存在功能障碍，在整体水平上表现为持续的身体表现。

那些核心肌无力的人在肩带或颈部的肌肉可能会产生紧绷感，作为继续运动的代偿。那些患有慢性腰痛和存在稳定性问题的人，即使减少活动也会通过髋关节屈肌和腘绳肌紧张形成辅助支撑，但该代偿也同时影响了灵活性。身体给出了一个解决方案，尽管这个方案可能会损害某些区域的灵活性，但毕竟使功能运动进行下去了。

我们经常认为，髋部紧张会导致背部问题，但很可能是背部问题导致髋部紧张。关键是不要将紧张作为中心问题来看待。如果改善了髋关节的灵活性就可能使核心肌控制自然恢复，但可能要通过训练来促进恢复的过程。各种问题通常是分层次发生的，灵活性问题与稳定性问题常相伴而生。这两个问题都须得到监控和解决，但干预方法是从灵活性入手。附录1将对灵活性和稳定性进行充分讨论。

灵活性出现问题时，僵硬和肌张力的增加会为保障整体功能提供所需的稳定性。如果不以任何方式解决灵活性问题，系统将不启用新的运动控制水平，它将使用自己创造的代偿反应。

然而，如果灵活性得到改善，给身体提供了不再依赖僵硬和不适当肌张力调节的良机，在这期间，感觉运动系统共同参与的运动控制训练会要求主要稳定肌工作，而暂时不选择采用紧绷和僵硬。这时训练量的大小是关键因素，如果训练压力太大，身体就会默认执行原先错误的模式；如果训练未考虑主要稳定肌的能力，则不能将这些肌肉重新组合到姿势和运动控制中去。

该系统要求改善明确缺陷部位的灵活性。让患者做出具有挑战性的姿势或动作，如翻滚、四点支撑、跪姿或单腿跪姿。患者可能会被要求执行一个动作，或者只是被要求以一个稳定的状态保持某个姿势，然后逐渐过渡到不那么稳定的姿势，最后进入动态的模式。

婴儿进入这个世界时具有无与伦比的灵活性，并不断地进行着自然发展。通过研究婴儿成长和发育过程中的动作模式——滚动、缓慢爬行、快速爬行、跪和行走，我对运动有了新的看法。一种动作模式起着一块垫脚石的作用，实际上是建立下一种动作模式的基础。尽管接受的专业培训让我具备了这方面的知识，但直到看着女儿们蹒跚学步并自己解决了行走问题，我才接受了这一观念。当动作模式不正常时，运动和康复方面的最大努力就是尽可能复制这一金标准。

我们要做的就是改变运动。

我们了解了功能障碍的各种动作模式，并注意到不对称、功能受限和能力缺失。通过关注灵活性问题的方法去解决最基本的动作模式问题。这就是重置按钮，如果没有重置，所有的新项目都没有意义。当测量结果表明灵活性改善了，就没必要通过僵硬和紧绷来代偿了。

我们利用自然反应，使客户或患者在能够应付的水平上保持姿势、平衡或对齐。在这个水平上，他们能够成功地进行展示并获得积极的反馈。我们要不惜一切代价避免疲劳，尽量减少语言指导和视觉反馈，力争使每个人通过感觉做出反应。

平衡是无意识的，是天生具有的能力。要鼓励客户或患者不要想得太多或太用力，确保轻松呼吸。如果注意到客户或患者有呼吸紧张，就停止练习，试着让他们笑一笑或应用呼吸训练。随着控制能力的提高，训练逐步推进，但始终要注意不要过度练习，也不要把运动控制训练当成一个传统的训练。

每次训练课结束时，都要对功能障碍模式进行重新评估。如果训练成功了，你就知道下次训练课从哪里开始；如果训练不成功，你也确切知道不应该从哪里开始。如果训练成功了，还要建议其在家里进行少量的纠正活动，以保持训练效果。如果没有成功，还没有建立最好的运动控制训练，建议在下节课之前只做一些灵活性训练，或者做一些呼吸训练。

当你仔细看这些内容，会发现整个系统非常简单：那就是识别主要的运动功能障碍，核查是否具有适当的灵活性，并重新训练动作模式。

FMS 的历史

在迈阿密大学接受的物理治疗教育让我从许多不同的角度思考运动和训练。我接受的矫形科教育很简洁明了，采用了运动学和生物力学的基本原理。神经学教育则拓宽了我对运动和一些特殊问题的思考。当我研究 PNF 并开始把运动看作是相互关联的模式时，我意识到传统的矫形科、康复治疗并没有像重视基础生物力学那样重视神经学原理。你可以在后面的附录中阅读更多相关内容。

过去的健身和运动的普遍原则并没有像重视运动生理学那样重视神经学原理。无论是一般的训练还是骨科康复，都没有有效采用神经学技术。这些神经学技术可以用于改善所有类型的运动，解决神经方面的问题。治疗师采用这些技术使肌肉张力更合适，并促进肌肉参与运动。

神经学技术利用感觉运动系统和各种形式的刺激，为运动创造更理想的环境。PNF 和其他技术旨在应用被动运动、辅助运动、触觉刺激、身体姿位、轻微抗阻、呼吸控制及其他不易察觉的刺激等方法来促进运动。这些方法都是以运动和运动控制的正常能力为基础的。

许多观点如此常见，以至于被我们忽略了。在成长和发育过程中，婴儿的姿势发生渐进性变化，即逐渐掌握一种动作模式后，再尝试一种更具挑战性的动作模式。我们观察到婴儿使用身体的不同部位来运动，却没有意识到婴儿通过每个负重点和接触点来刺激产生更好的支撑和运动。

我们观看体育运动时并没有思考每种运动形式或健身活动中所包含的许多螺旋和对角线运动。我们没有注意到优秀的田径运动员细微的躯干旋转及手臂的相应动作。但当不那么优秀的跑者缺少这些动作时，我们就会立即感觉到他们动作的笨拙。很多时候，我们也注意到了这种动作笨拙的现象，却不清楚到底缺少了什么。由于我们对缺陷无法进行评论，也就忽略了明显的笨拙和微小的功能障碍，笨拙也就慢慢地成为一种常态。

这就是我以非诊断的方式提出 FMS 的原因。在我和同事们不断完善这个评估系统的过程中，发现很容易将提高体能表现与诊断测试分开，但这都不是我们想要的，我们只希望将运动标准化。FMS 通过评级和排序来识别运动问题，并在提出治疗方案和纠正意见前进行问题筛查。目前所有一切训练都是以肌肉力量、活动范围和体积为基础，而没有将运动的观点建立在标准之上，因为根本就没有标准。

2001 年，我在比尔·福兰（Bill Foran）任主编的《高水平体育竞赛》（*High Performance Sports Conditioning*）一书的一个章节中首次正式介绍了 FMS。自 1998 年我们开始举办筛查教学研讨会以来，该筛查系统就一直被推广。1999 年在许多地区的体育训练、力量和体能训练项目中就有更多的 FMS 相关内容。同年，该筛查系统在美国运动教练协会（National Athletic Trainers' Association，NATA）和美国国家体能协会（National Strength and Conditioning

Assocration，NSCA）的全国会议上获得认可。

为了阐述动作筛查并指导后续的纠正策略，我在《运动身体的平衡》（*Athletic Body in Balance*，Human Kinetics，2003）这本书中设计了一个人性化的自我筛查和动作模式纠正系统。这是一本实用的培训手册，对运动员、培训师和教练员来说是一本严谨的指南。它在运动和康复专业群体中同样很受欢迎，因为它改变了人们对综合功能和健身训练的观念。

《运动身体的平衡》为运动或训练在开始阶段的筛查提供了范例，因此，高级专业人员对这本书很感兴趣。他们开始认识到：通过筛查能够了解运动的问题，筛查为运动项目的选择和设计提供合理思路。他们也开始明白：即使疼痛已经控制，出院时进行筛查也能发现潜藏的功能障碍。

本书介绍的筛查和评估针对的是包含大部分特异性运动的基础动作模式，无论什么样的人群参与什么样的活动，都能够帮助他们在专业运动发展之前先建立一般功能性动作的基础。

随着人体的成长，所有人都有相同的运动发展阶段。先从头部和颈部的控制开始，逐步发展到滚动、俯卧、爬行、跪、蹲、站立、踏步、行走、攀爬和跑步，缺少其中任何一个主要的运动发展阶段都不可避免地会产生明显的运动受限或功能障碍，最终导致运动发育迟缓。随着年龄的增长，身体会逐渐发育成熟，然而一些能力却开始降低或丧失；人总是在一定程度上持续保持原有的功能性动作模式，但也可能因此变弱。

这种原有的功能代表身体各部位基本的灵活性和稳定性，综合起来就成了动作模式，与力量、速度、耐力或敏捷程度无关，基础功能支持着这些运动属性，而基础动作模式为更高

的运动技能奠定了基础。

优先观察和考虑质量，根据特定的运动、康复和训练需求而制订一般运动方案。只有掌握了基础动作模式后，筛查、评估、训练或运动控制才能做得更出色。

真正的运动管理系统必定会有一个通用的运动基础来支持特定的运动。一般而言，基础功能性动作系统适用于大多数人群或运动类型。如果有必要，可以在基础功能性动作系统不变的情况下，对系统数据的含义进行加权或更改。

一旦设立了基础运动质量的最低标准，对不同人群的运动表现和技能就有了基本一致的评价和考量。

辨认动作模式

设计筛查和评估系统的目的是对正常和异常功能性动作模式进行评级和排序。评级和排序结果有助于识别特定动作模式中存在的问题，在确认了问题之后就可以重点关注动作模式最薄弱的环节或受限最多的模式。除了加强最薄弱的环节外，其他任何环节的强化都不足以改变整体运动链的强度。

举个例子，一个400m接力赛的队伍可能拥有地球上跑得最快的4个人，但他们在交接棒时的表现并不流畅。虽然起跑、步频、步幅都很不错，力量和跑步动作都是无与伦比的，但总是无法顺利或高效完成交接棒，甚至会跑出自己的赛道。那么还须针对他们的力量、速度和体能进行训练吗？答案是否定的。梳理交接棒环节，强化最薄弱的环节才是提高比赛成绩的最佳途径。

在研究最薄弱环节的过程中，一旦对不同的动作模式进行了评级和排序，并明确了主要

的薄弱动作模式，就可以针对性地研究具体细节。虽然，最薄弱环节外的一些细节也起作用并且不能被忽视，但不要把它当成主要问题来处理。

由于人类的大脑是使用动作模式来产生运动的实际感知和活动方式，而不是依靠孤立的肌肉和关节活动，因此，识别模式非常重要，这些模式具有协调性、高效性和经济性，而疼痛和功能障碍则会造成效率低下的功能代偿。这种代偿是一种生存机制，掩盖了来自单个关节、肌群的各种信息或任何现存的动作模式。

人类的大脑对习惯具有亲和力。重复的行为会成为固定模式，当这些模式出现问题时就需要重新训练。人体及其每一个部分就像计算机的硬件一样，而产生动作模式的运动计划就像软件。当计算机的硬件换了，而软件并没有自动升级，旧的软件就不能发挥新硬件的大部分优点。

同样，没有改变运动训练计划之前，仅改变身体某特定部位的力量或灵活性则不可能改善运动质量。

对身体僵硬和无力部位进行治疗体现了最守旧的训练和康复计划的关注重点。从现代运动科学的角度看，即使通过局部测量发现无力或僵硬问题并给予积极处理，但不去改善整体动作模式，那么相当于什么也没做。这并不是说动作模式是运动科学的唯一组成。但我们确实认为，动作模式是首先需要关注的问题，也是最需要考虑的事。

现代科技的进步和提高会使人产生一个错误观念，认为一些事情会随着检测精度的提高而进步。但是，如果思维方式没有随着检测精度的提高而改变，那么一切工作都是徒劳的。我们需要新的运动组织工作。在你认真检查功

能性动作系统与当前的实际标准的差别时，请考虑使用上述关于动作模式的思维方式。

值得注意的是，检测就是根据逻辑系统的要求收集全部细节或具体数据，然后，逻辑系统对检测出来的数据有组织地进行评级和排序。在这一过程中，过度关注最详细的、最容易检测的客观数据是常见现象，但是数据的收集方式不应该影响数据本身的重要性。科学的进步是通过更高的目标和更精确的检测技术以达到提升思维的过程。必须记住，"中心点"这个词并不是指"变焦照抄"，而应该定义为一种清晰、简单的状态或特性。

检测：① 通过测量得到事物的大小、长度、数量或比率；② 人体某部位的尺寸大小。

逻辑：① 哲学中辩证演绎法和归纳法的一个分支，其目的是区分谬论和真理；② 关于论证和推断的一些系统或实例。

组织工作：一项复杂任务的计划和开启。

功能性动作系统组织工作的五项基本原则

基于自重的基础动作模式不会引发疼痛。如果出现疼痛就要收集更多的信息，以便决定是否需要调整、干预或停止活动和训练。如果放任不管，就会出现代偿动作和动作模式的改变，可能使问题加重甚至引起继发的运动问题。

即使没有引发疼痛，基础动作模式的严重缺陷也会导致代偿动作或替代动作，引起运动效率降低、继发性问题和运动损伤风险的增加。

身体左右两侧的基础动作模式，应该基本对称，这些动作模式不是以技巧为基础的，是在优势形成之前就存在。虽然单侧优势在普通技能训练职业生涯中比较常见，但基础动作模式中大量对称性能力在人的一生中应该始终

存在。

基础运动能力训练应该优先于体能训练。为了确保体能评测的纯粹性，必须建立一个良好的功能性动作基础。在体能评测过程中，会发现体能问题，也同时会捕捉到基础运动问题，而这些基础运动问题是体能训练解决不了的。

绝大多数情况下，基础运动能力应该在复杂的运动或复杂的技能训练之前出现。基础动作模式在复杂或特殊模式之前就已经发展了，是人体发育的一部分并且应该贯穿人的一生。基础运动为各种高级运动建立了神经肌肉活动的基础，当基础运动存在缺陷时，就会出现代偿或替代运动。

以下陈述可以概括出功能性动作系统五项基本原则的实际应用。

由运动引起的疼痛应该由医学专业人员去评估、处理、诊断和治疗。

在进行大量的健身、体能或体育训练前，需要对基础动作模式的不对称或缺陷问题（即灵活性与稳定性问题）进行管理。由于我们能够解释灵活性和稳定性与损伤危险性增加有关，因此，这样做是恰当的、合乎情理的。

应该确保应用的方法总能遵循以上原则。解决问题时，我们很容易陷入一个具体的方法中，然而方法会变得很容易改进或替换。创新、研究、经验和专业知识总是会推动我们追求更好的方法，但必须始终用以上原则来评价这些方法。这就是如何确保"发光的确定是金子"的有效手段。

功能性动作系统的目标概述

研究已经表明，神经肌肉系统中确实存在着运动危险因素，但需要用客观、连续的记录和沟通收集这些危险因素信息。现在我们可以做到这一点了，通过基本筛查和统计分析可以追踪不同人群参与活动的不同水平。

合理应用这一功能性管理系统（包括 FMS 和 SFMA）将会加强专业人员之间的交流。如果应用合理，就会得出对普通和特殊人群都有用的信息。对于从事指导运动员或运动人群的专业人员而言，这一系统能够帮助他们做出精明的决策和建议，从而降低运动的受伤风险。如果在增加运动量的情况下发现危险因素，可以推荐纠正策略给予相应处理。

对骨骼肌问题的早期发现能够降低因管理不善或未管理而导致功能障碍和失能的概率，筛查本身不会产生症状，但能够使错误模式暴露出来，而这些错误模式包含了高危因素，所以就有机会来预防受伤。

在疼痛和功能障碍同时存在且没有得到处理的情况下，会迫使神经肌肉系统产生代偿表现，从而掩盖主要障碍并继发相应问题，使问题更加复杂，受限持续时间更加久。

随着越来越多的健身专业人员投入到骨骼肌疾病的治疗事业，就需要实现方法统一，筛查便于沟通，诊断务必可靠和灵敏，而实现这些目标的前提是具有职业责任感和保持客观。

医学领域有一套筛查流程来诊断疾病和功能异常，发现早期潜在风险因素。但是，在受伤、功能异常或疾病出现症状之前，我们通常不会对骨骼肌肉系统进行正确管理。骨骼肌肉系统虽然是人体最大的功能系统，但却很少有人主动去管理它。人们往往热衷为人体其他系统开发相应的筛查手段来诊断早期疾病。

大量的问题就摆在面前。虽然有各种专业背景的专家来对骨骼肌进行功能评估指导，但是各专业人员之间还没有符合要求的筛查工具用以进行有效沟通，也不能像诊断其他器官疾病那样有能够正确识别骨骼肌肉系统风险的标准。

　　功能性动作系统的目标是把医学、康复、体育、健身、保健和运动竞赛等领域的人员聚集起来共同预防骨骼肌问题，而不是等损伤发生了再去做出反应。安全、可靠的筛查能够帮助客户和患者减少骨骼肌损伤问题，也能够提高我们早期发现潜在问题的能力。在这些有潜在问题的人群中，他们并不知道随着运动量增加他们将面临受伤的风险。

　　通过筛查和评估得来的信息可以转化为研究数据和实用数据，从而有利于专业的发展。

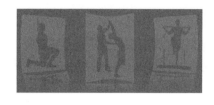

　　可以访问 www.movementbook.com/chapter1 获取更多内容、视频和额外资料（为全英文内容，读者可自行尝试浏览，以下章节同）。

（钟毓贤　王海军　娄凤同　周维金　译）

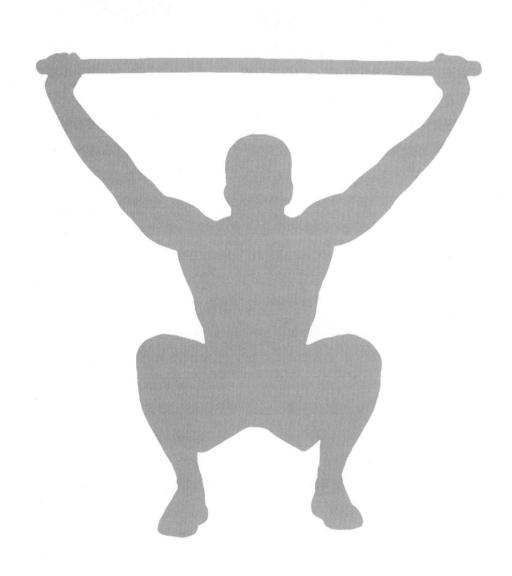

第 2 章

解剖学与功能学

结构和功能都与运动矩阵密切相关，两者不可分割。当然可以单独讨论功能性动作，也可以单独讨论解剖结构。在功能性动作筛查和评估中，不需要把重点放在结构上，但要了解它。首先是了解结构之间的相互联系，然后再深入研究功能性动作。在许多动作和姿势中人体各组织都是相互补充和支持的，其中的肌肉系统则完美地构建起螺旋和对角线运动。解剖学专家意识到人体结构的基本特征如何完全取决于所支撑的或相拮抗的结构。人体的肌肉和关节可以分为一级、二级、三级这三个实用性等级。每个关节都得益于该关节稳定肌与运动肌之间的相互联系。需要重视肌肉的附着点，早期的专家依据肌肉附着在骨面上的拉力点和到关节轴心的距离将肌肉区分为慢肌（shunt）和快肌（spurt）。

慢肌收缩能保持关节稳定是因为肌肉的远端附着点离运动关节较远。

快肌收缩有利于关节活动是因为肌肉的远端附着点离旋转轴较近。

人体运动学是研究肌肉及其附着点和基础运动的科学，但其研究深度不够。如果从人体运动学角度来看，肱肌是快肌，肱桡肌是慢肌。当然，从这个层面可以解释手持哑铃时屈肌的作用机制，但现实情况并没有这么简单。引体向上就是一个相反例证，肌肉的作用是根据运动时的机械特性和神经肌肉协调情况发生变化的，如手向固定的躯干运动和躯干向固定的手运动是两个不同的例子。

快肌和慢肌在结构和功能运动之间发挥着交互作用，不论做什么运动或是否被赋予正确的名称，这种交互作用是实际存在的。经过对运动的学习和提高，大脑学会了协调肌肉运动，从而形成熟悉的运动。有意识的大脑不是孤立地运作，在每一个随意运动中都会受到非随意反射的自动调节。其原因可能是因为感觉神经一直实时监控着随意运动。实际上，在运动中不用特意去想具体的肌肉，只考虑运动，肌肉就会按照人的意图和通过自动控制系统产生活动。这就是为什么运动训练不要刻意去引导客户或患者把注意力集中到特定肌群的主要原因。如果把注意力只集中在单一肌群，就表明我们还没有理解深藏在肌肉活动背后的支持矩阵。

很多人都希望有一份稳定肌和运动肌的电子表格，但大多数人都没有认识到肌肉的功能是随着人体姿势和关节活动而经常变化的。从一定程度上说，所有肌肉都有保持运动和稳定的作用。但有些肌肉只跨一个关节，其作用相对单一，对其他关节的影响较小。对于另外一些跨两个或多个关节的肌肉而言，其中一个关节所处的位置会显著影响到另一个关节附着的肌肉。这就衍生出主动不足和被动不足两个概念。

主动不足——双关节肌或多关节肌无力，没有足够的张力，两个关节不能同时完成全范围的运动。

被动不足——双关节肌或多关节肌不能延伸，不足以同时完成两个关节全范围的运动。

深层肌靠近骨面和关节，是一种稳定肌。可以想象将每层肌肉一层层地附着于人体骨骼就会最终形成完整的人体，请注意每层肌肉在人体上是如何跨多关节连在一起的。这种肌肉分层系统为多模式和多目的运动提供了结构基础。

令人啼笑皆非的是，一些健身和体能项目的主要活动目标是增强浅层肌群，还认为浅层肌群的作用要强于深层肌群。

肌肉系统支撑并驱动着骨骼系统，以对抗重力、稳定和协调运动。小的深层稳定肌通过产生阻力可以改善主动肌的运动效能，并能够通过对某可活动部位的稳定和支撑，促进另一部位的灵活运动。这种运动的发生速度以毫秒计算并且属于不随意运动。

股四头肌和腘绳肌的作用相反，各自包括4块肌肉。股四头肌中只有1块肌肉横跨髋关节和膝关节，而腘绳肌中有3块肌肉横跨这两个关节。这样，股四头肌就有3块肌肉只负责膝关节运动，而腘绳肌仅有1块肌肉只负责膝关节运动。人们常认为长的跨多关节肌肉是运动肌，而短的肌肉是稳定肌，下面就是证明这个观点并不绝对的一个例子。

举例

当你从坐位站起来时，股四头肌与腘绳肌同时运动，但股直肌与腘绳肌中的3块肌肉起拮抗作用。股直肌的作用是屈髋伸膝，股二头肌长头和半腱肌、半膜肌的作用是伸髋屈膝。多年来，从坐位到站立的过程中这两组拮抗肌同时被激活的情况，一直被称为"伦巴德

（Lombard）悖论"。

从坐位到站立的姿势中，股直肌和股二头肌长头、半腱肌、半膜肌都被激活了，并且长度没有改变，股直肌在髋关节处延长、在膝关节处缩短。腘绳肌的3块肌肉在髋关节处缩短，在膝关节处延长。从坐到站的过程中都没有观测到两组肌群长度的变化。值得一提的是，前后两组拮抗肌虽然均表现出张力增高，但是长度却没有变化，这听起来很像是稳定肌的作用。实际上，前后肌肉的作用相互抵消，听上去效率降低了，其实是节省了能耗。

事实上，肌肉的相互制约对关节的灵活与稳定起到了协调作用，类似于整体的稳定器和本体感受器。股四头肌中的股外侧肌、股中间肌和股内侧肌的作用类似于膝关节的局部运动肌和本体感受器。腘绳肌的股二头肌短头的作用类似于膝关节局部的稳定器和本体感受器。腘绳肌中的半腱肌、半膜肌和股二头肌长头在辅助臀大肌伸髋过程中可能起到辅助作用。臀大肌则有局部作用和整体作用，它附着于髋关节发挥局部运动肌作用，并连接于髂胫束发挥整体运动肌作用。前面的例子说明，在以不同动作模式进行运动时，同一块肌肉可能发挥着不同的作用，肌肉的作用与所要参与运动的动作有关，而与解剖结构显示的作用并不完全一致。下面的专业术语描述了肌肉在特定的动作模式下的作用，而不仅是解剖结构分类下所显示的作用。

整体稳定肌——跨越两个或多个关节、较大和较长的表层肌肉，该肌肉收缩的主要作用是产生张力以维持稳定性，主要功能是保持稳定和发挥静态本体感受器的作用。

整体运动肌——跨越两个或多个关节、较大和较长的表层肌肉，该肌肉收缩的主要作用是产生某个特定动作模式下的动作，主要功能

是产生动作和发挥动态本体感受器的作用。

局部稳定肌——跨越一个关节或多个脊椎关节、较短或较小的深层肌肉，该肌肉收缩的主要作用是产生张力以维持稳定性，主要功能是提供稳定和发挥静态本体感受器的作用。

局部运动肌——跨越一个关节或多个脊椎关节、较短或较小的深层肌肉，该肌肉收缩的主要作用是产生某个特定动作模式下的动作，主要功能是产生动作和发挥动态本体感受器的作用。

稳定肌训练与运动肌训练

经常看到像训练运动肌那样用向心或离心训练计划去训练稳定肌，这种观点认为强化了稳定肌的力量就能产生更有效的稳定作用。这种训练的确加强了稳定肌的肌力，但是对肌纤维募集的时效和数量几乎没有改善，而这两项指标才是稳定肌训练的本质所在。

稳定肌在一个关节上控制运动，而利于另外一个关节产生活动，或者在多个球形关节上产生持续张力，其作用不是去直接产生运动。所以，稳定肌的训练目标是在动静态中提供完整、有序的控制能力。

静态稳定是指在其他关节产生运动时，稳定肌所处的关节产生一个类似等长收缩的作用；动态稳定是指稳定肌通过调整时序和张力来保持关节在一个或多个平面的稳定，这有利于在特定平面内产生关键运动。稳定肌的作用随着关节活动范围的变化也会发生改变，如在一个运动阶段发挥静态稳定作用，在另一个运动阶段发挥动态稳定作用。

稳定性训练不仅仅是大众认为的单纯等长训练，如侧桥训练，在这个等长训练模型中有意识地维持张力是目的。但真正的稳定性是能轻松地控制节奏、随时调节肌肉软硬程度，其

概念容易和力量混为一谈。力量训练是指在反复的向心或离心训练后，肌力和耐力得到提高，但缺少真正功能稳定性所需的肌肉募集时序和运动控制。我们应该通过训练使用肌肉的方式来训练肌肉。在承载负荷和运动过程中，稳定肌需要比其他肌肉做出更快的反应来维持姿势和控制关节运动。

这可能是具有争议的，但事实是这样。稳定性训练应该是动态的、多环节的运动，且需要高质量地完成。如果动态训练不能保证动作质量，那么可以回到静态姿势训练。

在最佳状态下，稳定肌犹如功能互补的缓震器，对主动肌产生的爆发力进行控制和调和，从而保护关节、调整力线、平衡躯干，所以说稳定肌是个多任务处理器不足为过。

更进一步说，如果训练过程中始终重视运动质量和功能模式，就没有必要去单纯训练稳定性。然而在训练开始时，往往只训练部分动作模式，而不是完整的整体动作模式；只追求运动量的上限，而忽略了质的下限。可能有人会说我们需要提高，但是把动作模式分割成孤立的肌肉训练并不能高效地发展和提高。学步的幼儿没把动作模式孤立开来，而是在发育的每一阶段以整体动作模式进行活动。

加强稳定性的方法是训练基础功能动作模式，而不是像健身或体能训练那样脱离这个功能动作模式进行练习。实际上，有些运动和活动随着实践的推移可能会破坏稳定性，因此应该时刻监测并改善稳定性。

肌肉的功能——运动与感觉

肌肉由运动单位和其支配的肌纤维组成。运动单位通过接受神经末梢传递的信息产生相

应收缩反应或反馈，每个运动单位中的肌纤维分为快肌纤维（Ⅱ型）和慢肌纤维（Ⅰ型）。快肌纤维往往与肌肉的爆发力有关，而与耐力的关系不大；慢肌纤维具有持续收缩能力并能抗疲劳。其他非特异性肌纤维会随着时间推移而发展成不同类型肌纤维，这取决于主要从事哪种活动。考虑到遗传因素是一个主要影响因子，所以，许多研究人员已经不赞同对肌纤维类型进行分类。

更广泛地说，中枢神经系统通过自主控制和肌紧张能够弥补不同类型肌纤维的功能缺陷。通过自主控制和肌紧张我们管理着人体内各种活动。自主控制与原动肌相关的爆发和粗大的动作模式有关。人体通过肌紧张负责控制姿势，保持力线的稳定和完整，并且支撑身体结构，为原动肌高效地发挥功能提供适宜的稳定性。

肌肉具有运动和本体感觉的双重功能。肌梭感受到肌张力和收缩活动后向大脑反馈，大脑会产生三维运动映像图，以维持张力来对抗重力。

来自肌肉、关节、前庭系统、视觉系统的信息在运动感知系统中发挥着重要作用。其中，任何一个系统受到损害，其他系统必然产生代偿，这种代偿是一种很好的生存策略，但是随着时间的推移，会导致本体感觉系统受到干扰。

本体感觉系统在人体运动中起着关键作用。在运动时，本体感觉可以定义为触觉的一种特殊形式，它包括关节的运动觉和位置觉。想要做到恰当的运动控制，这种遍布运动链各环节的本体感觉功能必须完善。同样，当运动受限、僵硬或不协调时，本体感觉就会受到干扰。也就是说，运动影响本体感觉，本体感觉也影响运动。

关节和韧带

当肌肉不能很好地发挥作用时，关节就会受到不正常的压力，进而造成关节的磨损和微损伤，从而导致关节僵硬，反馈能力受限，这对肌肉系统提出更高的要求。受损关节会使周围肌肉受到抑制，发生肌肉紧张和失衡。

关节僵硬可能来源于关节损伤和缺乏活动的意外结果，也可能是为了增加稳定性而产生的继发改变。就像手经过长期磨损会长出老茧一样，长期滥用关节会导致僵硬。姿势和活动对关节软组织长期施加非自然应力时，这些组织为了自我保护就会变厚、僵硬，进而导致肌肉疲劳和拉伤。这种关节退变的主要原因是我们没有认识到错误的生活方式和活动会损伤到人体自我修复能力。

其他组织也会对肌肉功能产生补充。韧带保证了关节和关节囊的完整性。韧带和关节囊包裹住关节，使每个关节成为身体中的一个独立单元，关节囊内有滑液，具有减缓关节软骨摩擦并滋养关节软骨的作用。

关节的某些区域一旦应力过大，会造成关节囊的反应性增厚，这种关节囊增厚和部分韧带密切相关，还有一些韧带对关节起捆绑作用，为通过关节的力学运动提供完整、稳定的支撑点。

韧带不仅发挥着力学作用，而且能够提供反馈。它们虽不具备肌肉组织的收缩能力，但却极大地影响着周围肌肉组织的收缩能力。韧带感受器可以作为反射活动的一部分去促进和抑制肌肉的活动，这些都不受意识控制。

举个典型例子，当一条韧带受力时，它会立即自动地发出信号采取措施来减少这个应力的影响。韧带通过促进主动肌运动（该肌肉在所处位置和排列方式上可能会减少韧带的应力）对韧带施加保护，同时它抑制拮抗肌运动（该肌肉在所处位置和排列方式上可能会增加韧带应力）防止对韧带产生损害。韧带一般都排列在关节应力可能集中的部位。韧带通过自我保护，最终维持并保护了关节的整体完整性。

有时，由于接触、冲撞或应力太大而不可避免地发生韧带撕裂。但也存在不是由外部创伤引起的韧带撕裂，被称为非接触性损伤。疲劳是这种非接触性韧带损伤的一个因素，但不良的动作模式也会造成这类损伤。

看起来正常的运动，灵活性和稳定性的降低就会对韧带施加不正常的应力，正常的训练和活动看似不受影响，其实灵活性和稳定性正发生着细微的代偿。这种代偿会造成运动时的力矩不均、力线偏差，从而给韧带和关节带来过大的应力，进而影响肌肉活动，损害灵活性和稳定性。同时，这种代偿还会使运动中的肌肉容易疲劳，减弱肌肉的控制能力。

韧带和关节囊不仅起到保护和稳定关节的作用，还与神经系统产生相互作用，帮助感知关节位置、运动方向和运动速度。

虽然以现在的医疗水平能够重建和置换韧带，但外科医生不会在韧带组织与运动矩阵之间建立起灵活、自然的神经交互控制能力。一些严重损伤不可避免地需要外科手术修复，更需要尽一切可能利用科学的运动训练建立起一个"损伤缓冲区"。"适度弯曲"总是好于"折断"，同样，强健而具有韧性的身体要强于虚弱和僵硬的身体。

筋膜矩阵

筋膜组织支撑并连接了全身的运动部位。与韧带不同，筋膜组织并不是像韧带一样简单地连接于一个关节的骨与骨之间。它们从深层到表层、纵横交错地将全身编织成一个三维的网状结构，通过一条条线（筋膜链）将头和脚趾、左右手的示指相联。它们调控全身张力，提供动态稳定结构。筋膜网络与肌肉联系密切，提高了肌肉的收缩能力。筋膜网络还将特定运动的相关肌肉通过生物力学链联系在一起，产生自动协同运动与支持。托马斯·迈尔斯（Thomas Myers）将此矩阵称为"解剖列车"，这也是他的著作的书名［《解剖列车》(*Anatomy Trains*)］。

部分筋膜网络将肌肉包裹在它们的鞘膜结构中。这种鞘膜结构为肌肉提供了支持和压力，肌肉收缩和松弛时产生接近液压驱动的效果，将筋膜链拉得更紧。这些结构最终为正常或功能运动力线提供了张力和支撑。

由于这些筋膜链延伸至全身，一块肌肉收缩就会影响身体的其他部位。中枢神经系统将功能互补的肌肉视为运动程序中的协同伙伴。筋膜将这些肌肉连接起来，建立起一种力线关系。简单地说，神经系统和力学系统是相辅相成的。

如同骨骼系统支撑静态结构一样，筋膜系统支撑动态结构。功能性动作标准下，骨骼系统作为最坚固的组织产生的静态支持作用是恒定的。而筋膜系统在某些模式下既可能变得稳定坚固，在另外一些模式下还可以变得更灵活。

在动作模式中每一条筋膜链都有各自的作用。这个作用有时是支撑性的，而有时是易变性的。筋膜内在力度的变化可作为骨骼的力学补充，能够在不同领域、不同动作模式、不同时间节点满足各类运动需求。

呼吸

呼吸将运动矩阵中所有部分联系在一起，

但在西方的运动、竞技及康复训练方法中，最容易忽视呼吸。当涉及和讨论呼吸时，很容易想到去测量呼吸力学或最大摄氧量，而容易忽视呼吸的定性观察。当我们慢跑、举重、参加体育运动或进行腰背部康复时，并不注意呼吸的深度和节奏。对于瑜伽和武术大师来说，较浅和不连续的呼吸模式是低效的表现。

运动爱好者及运动员在休息间歇中常用口过度呼吸，这是一种表浅的胸式呼吸模式，而用鼻呼吸则是一种深部的膈肌呼吸模式。优秀的拳击运动员、铁饼运动员和马拉松运动员都能够利用正确呼吸来增加爆发力、力量和耐力。正确的呼吸是通过运动矩阵支持的能量驱动而提供动力的。

功能障碍、焦虑和紧张都会引起失控的压力性呼吸，而正确的呼吸控制能够帮助放松并恢复正常呼吸模式。深并慢的呼吸与副交感神经系统兴奋和脑电波的产生有关。在剧烈活动间隙能够控制呼吸并降低呼吸频率，是顶级运动员和精英战士的重要标志。控制呼吸和降低呼吸频率的能力能够增加心率变异性（heart-rate variability，HRV），这是一种测量运动中心率活动变化的指标。HRV 实际上是一种具有良好预示性的指标。研究表明，HRV 降低是心脏病发作后导致死亡的一个危险因素。HRV 和呼吸质量降低代表着系统的僵化，系统不能适应压力或在各级生理水平上对压力难以做出合理反应。详见附录部分对于 HRV 的介绍。

如果运动和保健专家不知道如何评测和应对呼吸质量的变化，那么他们就没法完成训练和康复的生理学目标。如果有一种训练能够激活正确的姿势和呼吸反应，那么另外一种练习也会破坏它。瑜伽、武术或一些专业训练力量和耐力的项目都把呼吸训练放到重要的位置，那么在我们的学术讨论和实践中也必须高度重视呼吸训练。

虽然本书的主要重点放在运动评估上，但我们也意识到，运动功能障碍往往也提示或伴随着呼吸功能障碍。呼吸和呼吸节奏训练在功能性训练方面陷入了两难情境：在大多数情况下，无论是完全放松还是高度疲劳的训练状态，都没有达到呼吸训练的极限。

运动时也会出现类似的情境：动作模式合理可行，但就是发挥不出全部的运动潜能。例如，分别测量一个人的髋和骨盆的活动度结果显示都很好，但是当他做蹲起动作时却不能到达应有的髋和骨盆的活动度，并且运动质量很差。同样，一个人无论多么放松或多么努力，都存在呼吸障碍，通常表现为无法达到呼吸的极值，这种障碍可以通过呼吸结构的调整来解决。

只要使用 FMS 和 SFMA 就会把人们推向动作模式的极限，从而清晰地暴露出运动受限和运动不对称。同时，还应该注意极限运动过程中的呼吸变化。很明显，一些姿势和位置的改变会影响正常呼吸模式，人们常常是浅呼吸，但在动作模式中又会屏住呼吸，这是不正常的呼吸模式。

在某些姿势中，人们经常不会意识到自己的呼吸方式是错误的，这些姿势可以被称为异常动作模式。用 FMS 的评分标准衡量这些异常动作模式会得出较低的分数。那些受过 SFMA 高级训练的人就会被要求去注意每种动作模式中呼吸的变化。

动作模式中的运动限值称为末端范围。如果在末端范围引起不必要的停息、屏气或呼吸困难，那么这一末端范围就是不正常的。因为这根本就不是在做运动，而像是在运动中求生。

在一种动作模式的末端范围内完成完整的、不受干扰的周期性呼吸的能力称为呼吸末端范围。呼吸末端范围和运动末端范围可以存在差异，如果二者确实存在差异，应该假设只有正常呼吸周期中的运动范围才是最佳功能性动作的范围。没有维持正常呼吸周期的运动不属于正常功能性动作和恰当的稳定反射。

颈前部肌肉组织是反映呼吸受限或表浅呼吸的有效指标。如果一个人的运动超过了可以把控的范围，就会通过颈部肌肉的过度紧张和表浅呼吸去进行极限控制。颈部及其周围肌肉在异常动作模式下会出现异常活动表现，如胸锁乳突肌和斜角肌就会形成特别明显的紧张带。不要以为它是正常的运动强化造成的，而是由于过度负重或者受到异常应力造成的。

现代社会对运动和呼吸的潜能一知半解，因为它们是建立在不完整的现实运动基础上，运动矩阵正对此做出反应。靠单个运动拼凑及刚刚满足要求的一维呼吸训练，只能够说是完成活动呼吸，而难以从事真正的运动。

想了解更多关于呼吸质量的问题请参阅本书附录。

神经肌肉网络

肌肉系统不仅仅引起了组织的收缩运动，它还在矩阵中通过肌肉排列产生张力来对抗重力。人体的自然趋势是保持头部直立和双眼平视。当平衡和姿势发生变化或被干扰时，感觉和运动系统就会进行纠正。感觉和运动系统的作用就是保证身体在不同环境和重力影响下保持平衡。

人体有三种感觉系统接受关于重心、重心变化和失重的信息，这三种系统分别是前庭系统、本体感觉系统和视觉系统。

- 前庭系统负责收集头部位置和运动的相关信息。

- 本体感觉系统，尤其是与脊柱等核心关节和肌肉相关的本体感受器，负责身体各部位和周围部位沟通运动信息。
- 视觉系统负责身体姿势及与周围环境相对位置的信息。

这三种系统紧密联系在一起，对维持姿势发挥着各自作用。然而，不要认为姿势是静止的某种状态，其实是一个运动状态，其中所有系统以一种互补的方式在发挥作用。它们在不断地变化和调整，以应对内部和外部环境的各种变化。

步行和跑步中的上体反向旋转就是一个很好的例子，上肢和下肢的交替运动能够很好地达到一种反向平衡状态，相当于肢体交替运动的轴心，此状态下的脊柱运动幅度很小。在这个例子中，四肢虽然在不停地运动，而脊柱和核心部位运动幅度很小，同时在不断感知和适应身体的运动，持续地将能量进行有效的传递和重新分配，从而产生富有节奏的运动。事实上，只要步行和跑步失去自然节奏，身体不平衡或运动不协调，眼睛立刻就会注意到这种情况，如跛行、摆臂不自然或跑步时脊柱屈曲。我们不会注意到自然动作，但会立刻发现功能性动作异常。

举个例子，我们要求一个客户做双臂抬高至前屈 90°。当伸直的双臂向上和向前抬起到 90° 时，身体会轻微地向后移动离开中心位置。在正常情况下，脊柱及核心部位不会移动，而足踝的运动幅度比较大。这一平衡策略其实就是重心自然地向后转移以保证其落在支撑面内。当手臂远离中心时，身体的其他部位就向相反的方向移动以保持平衡。脊柱和核心部位的肌肉会被激活，但不会产生运动——它们能感知到运动并通过踝平衡策略来维持平衡。

我们知道，肌肉通过收缩产生支撑力、维持姿势和传递能量。肌肉不仅是在矢状面上发挥力学杠杆作用以驱动运动，还以螺旋和对角线的组合方式进行三维运动，并协助创造最高效的动作模式。

中枢和周围神经系统通过感觉、运动和反射驱动运动。当身体在空间运动时，改变位置、姿势及运动的速度和运动平面使感觉系统接收到信息，对负荷、重力和各种触觉反馈做出反应。

运动系统产生并控制肌肉运动和稳定所需的张力，并根据感觉系统的反馈做出粗大和精细运动。不受主观意识控制的反射活动能够对肌肉的张力和收缩进行自动精细调节。这就能够让人将注意力放在手头的任务上，而无须关注那些完成运动所需的烦琐调节体系。

神经系统的发育顺序是从头到足，即先获得视觉运动控制，然后是头颈部，再到肩、躯干、肩带、骨盆，最后到达四肢。神经系统同时也遵循从身体中心向四周的发育顺序，即从脊柱到手足。先是躯干、肩和髋的粗大运动发育，然后才是手足的精细运动。

手和足具有比身体其他部位都灵敏的感觉反馈系统。大脑组织中控制手足感觉和运动的范围比重很大，这使我们在操纵物体移动时更好地控制物体、适应环境和变化。

开始运动时，反射活动就会发挥作用。许多反射活动不仅能够提供保护作用，还有助于发展出新的神经传导通路及动作模式，协助运动和操作物体。

有些人发育出较好的手–眼协调能力，如擅长投掷和打高尔夫球；而另一些人则向大型运动方向发展，如体操和跑步。一些人表现出过人的力量，而另一些人更偏向于速度、耐力、灵活性运动。在成长过程中，人会朝着某些特定运动发展，并随着时间发展会逐渐形成正确动作模式，也会出现我们需要尽力避免的错误动作模式。

身体出现问题时神经系统会作出反应。运动时如果身体正在忍受损伤和疼痛，那么就会逐渐适应由疼痛导致的错误动作模式。如果不让存在问题的身体部位进行运动，身体就会通过其他部位的过度运动来代偿，这种模式是适应环境的行为，而疼痛症状消失后这种模式仍然保留，这是一种生存机制。如果这种代偿模式应用久了，就会成为主要运动方式，它会诱发身体其他部位出现长期问题。代偿只是暂时的解决办法，不是长久之计。

目前越来越多的证据表明，受伤后运动会发生改变，并且这些改变没有发生在受伤部位，而是在远离受伤区域的多个关节上。疼痛对运动控制会产生负面影响，这种影响不可预测，并且个体差异明显。所以，解决疼痛之后并不意味着活动就正常了，一些潜在的危险因素依然存在。

运动不仅仅是力学系统和神经系统的作用，情感系统也会对运动产生影响。运动其实是一种身体语言，在情绪紧张时会感觉到肌肉的异常紧张。肌肉状态和身体姿势能反映出心情和情感——感到舒适身体就会放松，受到威胁身体就会紧张。人体通过改变姿势和运动肌肉提前适应活动变化。

运动问题并不总是遵循解剖学的规则。同一组肌肉的功能性和协调性在一种动作模式中表现良好，可能在另一种动作模式中就表现不佳。身体核心部位和双髋在下蹲时表现很好，但在右侧单腿站立或左腿弓箭步动作中却可能表现不佳。虽然都是相同的肌肉起作用，但不同动作模式对时序性和协调性的要求截然不同。

在不同的动作模式下相同核心肌群的表现存在天壤之别。在这个例子中，通过一组核心肌群训练是不能改善核心稳定性的。所以，想要改善核心稳定性，只能着眼于动作模式，而不是仅仅去训练问题肌群的力量和能力。

运动评估必须首先确定同行认可的功能和功能障碍评判标准。如果多种动作模式都存在一个共同的异常解剖结构，那么就必须给予识别和治疗。同样，如果解剖因素没有问题，但在两种动作模式中运动表现相差较大，那么就应该对这个错误模式进行评估。特定动作模式中存在问题可能是由于运动控制和运动时序出现异常。

真正的运动

观察一种运动，既不存在功能障碍也不受限，说明这种运动能够完成协调的功能性动作模式。基于这个原因，当发现运动受限或功能障碍，为了做出判断，首先要分析整个错误的动作模式。一旦确定是动作模式受限或出现功能障碍，要先对基础动作模式进行评估，再考虑对单个动作模式进行分解研究。首先，从整体角度观察运动，看是否有多个动作模式出现异常，或者仅是某单个动作模式受限。

如果只有某单个动作模式受限，那么可以有条不紊地将其分解和研究，通过重塑动作模式来解决模式受限的问题，而不是训练出现问题的某个部位。如果有多个动作模式异常，就要寻找可能会影响每个动作模式的共同线索。

我们还必须意识到，那些无法测量的东西和能够测量的东西一样重要。所有这些系统的功能都是相互补充的。一个系统起辅助作用，而另一个系统就起主要作用。如果身体的活动或姿势发生了变化，本来起辅助作用的系统就会被更多地激活起来，成为该活动的主导者，而另一个系统则转变为起次要作用。如果简单地利用肌动学或基础解剖学来描述这个运动矩阵，只会对运动造成不利的影响。

神经系统、肌肉组织、筋膜网络、韧带、关节和骨骼在运动中的相互作用错综复杂，过于强调其中一个系统的作用就会忽视其他系统的参与，但是从动作模式角度出发可以为观察运动矩阵提供一种启发。

作为运动和康复专业人员，应该感谢科学，因为它使我们能够量化这些解剖结构的作用。然而，不能过度孤立地研究这些系统，不要忘记每个系统之间的相互联系及共同作用的定性分析。

当构建人体图谱时，必须注意这不是在划分区域。图谱是一种增进交流、指引目标和促进理解的媒介。虽然人体运动的奥秘远不是一个简单的动作筛查或评估所能揭示的。然而，这些筛查或评估是一个好的开始，因为通过它们能够容易地捕捉到基础模式，而这些基础模式就是功能性动作的基础。

一旦建立了动作模式的功能分级标准，就能够对体能和技能进行评估。如果没有一套合适的动作模式评估基线就贸然地进行研究，则难以发现错误的基础动作模式是导致体能和技能水平下降的原因。

运动矩阵

对于专业人员来说，在讨论运动和功能障碍问题时，结构和功能之间的相互作用一直是一个中心议题。研究人员和临床医生通常采用生物力学的方法研究人体运动，并喜欢举出结构如何决定功能的例子。例如，矫形手术、支架手术或骨科手术都是通过改变结构来改善功能。

结构决定功能是一个易于理解、显而易见的理论。然而，我们还必须理解一个不常见但同样正确的理论，即功能也可以影响结构。

通过观察婴儿和儿童的发育，可以了解到功能和压力如何提高结构的完整性。一些活动可以增加骨组织纵横方向的作用力，从而提高骨密度。然而，在缺乏负重和基本活动的时候，即使坚硬的骨骼也会发生骨质流失和骨质疏松，从而破坏结构的完整性。压力和活动同样会影响肌肉发育。活动通过特定性适应加强需求原则（specific adaptation to imposed demands，SAID）影响结构——即人体会对所施加的负荷产生特定的适应性。人体组织根据活动量的大小持续地发生适应和重塑。

网球运动员的挥拍手臂具有超高骨密度，那么这种超高骨密度是与生俱来的，还是由多年的功能性适应而形成的？

一名杰出运动员是生来就具有优越的平衡和控制能力，还是经过后天发展出来的？许多人可能认为，这是遗传基因决定的，但是空乘人员在实验测试中也能够展示出超强的平衡能力。可否就得出这样的结论，空乘人员在飞机飞行时端稳饮料的能力极佳，这种能力是天生的？

遗传因素是发育中的一个极其重要的方面，忽略遗传在发育过程中的作用是不明智的。同样，认为生来就会具有各种能力也是不明智的。在一本研究著作《被高估的天赋》（*Talent is Overrated*）中，作者杰夫·科尔文（Geoff Colvin）提出了一个很好的观点，即超乎寻常的运动成绩不是与生俱来的。印第安纳波利斯小马队的橄榄球四分卫佩顿·曼宁（Peyton Manning）

并不是生来就手持一本美式橄榄球指导书，沃尔夫冈·阿玛迪乌斯·莫扎特（Wolfgang Amadeus Mozart）也不是手持一根乐队指挥棒进入这个世界的。科尔文运用大量的科学和事实证据说明，他们的巨大成功被归因于"刻意训练"。

他们都在早年接受过专业训练，他们都很早就掌握了成为各自领域佼佼者所需要的技能。在成功之前，他们都练习了这些技能很多年。练习的数量不是科尔文谈到的重点。他强调，实践的具体执行方式——"刻意训练"，是那些被认为是天才的人所共有的特点。精英中的精英都具备这种特点。他们将时间投入这种反馈的模式上，而不依赖于大量的重复来建立技能。

作为专业人员，我们训练康复和锻炼的技巧以帮助训练对象提高运动能力。如果要在自己的专业范围内建立"刻意训练"，就必须将运动控制在一个基线上，并不断检查训练计划。如果没有运动基线，就没法确定是否改进了动作模式的质量。当然，我们可能提高了体能或耐力，但是否有客观的标准来衡量动作模式的质量？一个客观的量表就能告诉我们动作模式的强化效果是正向作用还是反向作用，通过这种反馈方式能够帮助我们成长、有助于我们的职业发展。

人体运动的发育成熟过程也不例外，受到正强化和负强化的驱动影响。在出生之前，人体就开始学习如何运动——称之为运动训练。人体生来就具有灵活性和一些运动能力，但没有姿势、稳定性或动作的控制能力。人体通过收缩、姿势等对刺激做出反应，而大部分动作都是由反射驱动的。所以，人体必须通过后天学习获得稳定、协调、平衡和控制能力。

人出生后要建立姿势和动作模式，把灵活性、稳定性和姿势结合起来就创造了运动。虽然我们没有意识到，但除了吃饭、睡觉，我们大部分的工作时间都在进行运动训练，当然，仅限于骨骼肌肉系统能够实现的运动。大自然的运动教学是绝对专业的：基础、纯粹、不受干扰，纯粹得我们都不知道自己正在进行运动训练，而训练目标和规则清晰明确：抗重力、用感觉探索世界。另外，还有一个来自大自然的礼物——运动。

分解与重建

我们需要分解和重建这两种技能，但不幸的是，人们似乎更加重视分解，并且认为重建技能将会自发地实现。其实，重建比分解更有意义，而且基础模型是关键。在分解过程中又重回基础工作。按照这个逻辑，重建将促使我们学习这些基础，并从基础开始做起。应该把这些基础作为重建的支持结构，并且要找个方法来不断校准这个状态。

当老年人失去平衡或步行困难时，许多康复方法并没有重新审视步行的基础动作模式。相反，许多年长者的肌肉肌力不足被认为是唯一问题，他们被安排在卧位踏车上训练，或者接受下肢抗阻训练。我们必须考虑到协调、模式、反射性稳定与运动时序等因素也对行走发挥了作用，而且，这些能力并不能通过普通的力量训练或有氧运动而得到重建。

如果把重建看作是一个从基础开始的过程，人体就会采取一种不同且必要的方法来实现这个过程。只要花时间观察婴儿的滚动模式，就会发现这种模式是如何进化成幼儿的步行模式。滚动过程中，头部、双肩和骨盆的简单分离动作是天生具有的能力，这是构建步行协调性的基本要素。重建旋转是步行的第一步，如果旋转的对称性和熟练性还没有出现，就不要指望

幼儿做出成功的步行动作。

最后，我们需要讨论解剖和结构。下面的例子展示的是结构之间的对比和互补关系。所有这些结构在运动时相互影响。

结构可以促进功能，也可以限制功能。一个单一的结构可能是动作模式的主要限制因素。然而，一名优秀的专业人员要时刻注意是否有多个次要问题存在。有些问题在纠正主要限制后可以得到解决，有些问题还需要考虑更多的因素。

从整体的角度来分解和重建，体现了对比与互补的精妙关系。将结构分解可以为学术交流提供内容，但结构分解会破坏功能性动作的实质。这些系统不同但相互依赖。

以下是一些结构之间的对比和互补的例子。

- 骨骼系统的静态和刚性支持与筋膜系统的动态和柔性支持。
- 姿势控制的张力性肌肉活动与产生运动的运动肌活动。
- 单关节肌的单一作用与双关节肌或多关节肌的区域性作用。
- 控制冲动和兴奋性的交感神经系统与控制静息和消化的副交感神经系统。
- 有氧呼吸与无氧呼吸。
- 由关节带来的活动部分与由骨组织产生的坚固部分。
- 韧带的静态、非收缩性控制与肌腹及肌腱的动态、收缩性控制。
- 运动系统收集的运动觉和平衡觉与视觉系统收集的图像信息。
- 关节机械感受器调节的深触觉、压力觉、振动觉、位置觉和运动觉与肌梭调节的肌张力。
- 随意运动控制有目的的动作行为与反应和反

射动作控制的自发运动和反应。

- 大脑利用深沉而缓慢的呼吸可以使身体放松，同时大脑通过有力可控的深呼吸使身体充满活力。

还原论经常分解身体的结构和功能以了解它们在运动矩阵中的重要性和作用。当分解鉴别出一个特定的重点领域时，问题就出现了，我们会不自觉地过于重视这一单个领域或功能。这样做，会使人难以认识到这些结构或功能能够实现其作用其实是通过整体系统实现的。

将美式橄榄球作为一个例子，我们都喜欢关注四分卫球员，但是如果没有底线防守球员的保护，四分卫球员的效率就会受到影响。因此，四分卫球员能够取得出色表现离不开其他队员的贡献。在观察得分后的统计数据时，初学者很少能够注意到四分卫球员和底线防守球员之间的联系。

我们知道佩顿·曼宁的杰出成就——四次获得美国职业橄榄球大联盟（National Football League，NFL）的最有价值球员，成为 NFL 历史上最出色的传球手。可又有多少人知道那些为他的成功而去实施阻挡的底线防守球员？没有那些球员，曼宁的统计数据就不会那么亮眼了。经验丰富的观众能够了解整个进攻的内在联系以及它们如何运作。

我们对身体进行重建和分解时，情况也是如此。一定不要忘记通过运动矩阵的方式进行重建。

运动缺陷和功能障碍

人体的运动缺陷和功能障碍很少是由单一事件或单一原因造成的，为更好地了解运动缺陷和功能障碍的原因，最好对这些功能障碍进行分类，这样可以知道如何去避免运动矩阵受损。

运动功能障碍的分类——发育性运动功能障碍、创伤性运动功能障碍、获得性运动功能障碍。

发育性运动功能障碍

首先，不要将运动发育问题与导致终身残疾的发育问题混为一谈。当错过正确的运动时机，或一个正常的系统中出现不合适的活动，就会出现运动发育问题。

人在出生时，正常结构系统的发育需要一系列的运动挑战和时机。研究人员和医疗专业人员将运动发展中有意义的事件称为发展里程碑。婴儿先学会头颈的控制，然后才学会翻身。他们利用各种姿势和方法达成站立目标，每种姿势和方法都必须发生在某一年龄段，否则就是发育延迟，这种延迟可能会导致一些终身的问题。

从婴儿期到成年期，身体和大脑的发育有许多加速生长的阶段。生长不是线性的，也不受运动命令控制。一个孩子可能擅长运动，后来由于生长过于迅速或住院而造成运动能力发展受阻。

在青春期，人体能够以惊人的速度生长。例如，一名 14 岁的高尔夫球手在 6 月 1 日参加比赛，一个月后再打一场比赛，可能在那一个月就长高了 2.5cm，或者更高，然而他的手臂却没有长长。与之相反的情况也存在，随着手臂长得更长，身体却没有变化。由于他还没有适应逐渐成熟的身体，运动能力就会受到影响。

儿童基础运动能力不成熟或有缺陷时，进行高级技能训练就可能发生其他问题。在运动基础不健全的情况下反复练习投球、投掷、踢腿和高尔夫等活动，会减缓或改变儿童完整而平衡的功能发展。随着这些儿童经历青少年阶段后进入成年期，其功能性动作模式就会不完整，可能会导致不良的身体活动能力和较高的损伤风险。

筛查是确定现在的动作模式存在哪些问题的一种方式，这些问题是在过去的发育过程中形成的。与其他问题一样，尽早发现这些问题为适时纠正提供了最佳时机。由于模式是各种运动的基础，因此在运动情况不断发生改变时，就应该反复检查动作模式。

创伤性运动功能障碍

创伤可能会导致明显的运动问题。疼痛可以改变运动，但即使在疼痛消退后，已经改变的运动也许会一直存在。在创伤痊愈后，如果动作模式仍然异常，初始损害引起的组织损伤会加重。炎症、肿胀、关节积液和制动都会影响神经肌肉协调性、运动时机和运动控制。

运动代偿现象是一种原始的生存行为。这些代偿和改变了的动作模式不如正常动作模式那样有效率，并且会对其他区域造成压力。但是，这些代偿和改变了的动作模式确实使人能暂时地运动和工作。很久以前，这个选项让人在受伤后能够继续运动并且远离伤害。然而，这些代偿措施不是最佳的长远选择，如果得不到及时的识别和处理，这些代偿本身就会引起其他问题。

指导和执行正确的运动技巧不太可能改变不受意识控制的问题。我们必须识别引起功能障碍的动作模式，并进行重建，而不是希望通过指导一般性训练就能解决这个问题。

现代科学提供了许多措施去人为地减少或者掩盖疼痛，让我们进入一些本该避免的模式和姿势。不知情的运动员和健身爱好者通常会服用镇痛药来重返赛场或重新开始训练，他们会进入或徘徊在痛苦的模式中无法自拔，而不会依靠正常的模式和稳定反射来进行运动。即使疼痛被人为地掩盖，却掩盖不住较差的运动控制、反射稳定性和反应时间。

虽然以上措施能即刻显效，但与此同时，一些细微的危害也在悄然发生。对运动员来说，可能在下个赛季中，一个小伤就会酿成一场灾难，这时我们才发现潜在的各种身心衰弱和功能障碍。

由于疼痛已经消退，人们常常认为自己已经完全恢复或康复了，但是否完全恢复到之前的功能水平？那么起初的水平是什么呢？

在克服创伤对身体带来的损害时，决心和勇气是宝贵的财富，但这些特性不应该影响我们对伤后能力和功能限制的评估或判断。受伤之后身体为适应疼痛，运动控制会发生改变，通过康复训练也不能完全使之正常。我们正试图利用动作筛查来评估运动控制的适应性改变。

疼痛消除并不意味着完全康复，损伤之后仍会有残留。康复专业人员应该在康复过程接近尾声时利用筛查评估康复情况和再发风险。给出正确的诊断是健康从业者的首要责任，做出正确的预判也同样重要。这些都需要通过客观的工具来评估潜在风险。

以前采用的系统是通过以下几个方面评估损伤情况，如单个肌肉力量、关节灵活性、肌肉的弹性及平衡性。可能还会考虑到职业或专业运动的体能参数。

在新的评估系统中，如果没有获得全部的功能性动作模式，以上测试方法是可行的，但发现不了一些潜在的损伤，而筛查动作模式能够发现功能障碍。同样，即便动作模式异常，某些体能参数也可能在正常范围内。

获得性运动功能障碍

获得性运动功能障碍包括以下两种：在正常运动的基础上重复不正常的活动；在不正常运动的基础上重复正常的活动。

在正常运动的基础上重复不正常的活动

运动功能障碍产生的原因可能是相关活动要求较高的技能或训练，抑或是违反了正常的动作模式。例如，投球和投掷运动都在正常动作模式范围内进行。然而，如果在长时间内大量重复进行，可能会出现失衡。

因为投掷类运动是技术运动，不同于一般的非技术运动。由于选手们反复运动就发生了不正常的模式和运动障碍。选手们通常每天投掷数百次、每周投掷数千次，他们采用站立、侧向、跳起、转体、跑坐、跑动等姿势进行投掷训练。

频率、强度和持续时间，分别可以衡量运动和模式的累积效应。这些运动可以是日常活动、工作任务、兴趣爱好或体育技能的一部分。即使在良好的运动基础上从事这些运动，累积效应也会使一种动作模式发生显著的偏离。各种习惯性运动经常以各自特有的方式引起过度使用、代偿动作、姿势改变和骨骼肌失衡，如果不加以控制，就会发生疼痛和炎症等症状。

我们一般都可以快速轻松地处理疼痛和炎症，以为疼痛和炎症是出现异常情况的原因，其实它们只是结果。避免问题积累的最好方法是采用均衡和对抗的运动来抵消大量不正常动作模式的影响。通过某些特定运动可以筛查和降低对运动质量的不利影响。

单侧动作在许多运动项目中都很常见，如高尔夫和游泳运动员尤其注重在一侧进行换气。

在专项体育训练中，身体两侧的动作并不能一直保持平衡。但如果不断地筛查基础运动，就能够在问题出现之前采取积极的纠正手段。

习惯性姿势也可能出现同种类型的不平衡。与过去相比，人们更多地处于静坐状态。无论是脊柱还是双髋，屈曲模式占据了身体的主导状态。久而久之，这种身体屈曲的主导状态和行为就会妨碍正常的伸展。原始人类在一天中的大部分时间都是站立着的，并没有什么机会去坐着进行休闲或娱乐。

人们拥有同样的躯体，只是没有完善的运动来维持身体的正常运动状态。可以通过强化伸展运动来抵消身体屈曲的主导状态和姿势带来的影响，或者避免久坐，或者两者兼顾进行。评估久坐对屈肌影响的最好方法是筛查各个动作模式。这样会及时提示是否需要纠正或者是否需要去关注那些不良习惯。

在不正常运动的基础上重复正常的活动

看似正常和处在功能范围内的各种活动，也会造成运动功能障碍。如果之前的基础运动受限或不对称已经造成代偿动作，那么人们在执行基础运动任务中出现代偿就会引起相应问题，即缺乏灵活性和稳定性引起的问题。在一个错误的基础上重复功能活动，会造成过度使用、代偿动作、姿势变化和骨骼肌失衡。在许多情况下，人们会迁怒于所进行的活动，但实际上应该责备的却是支撑这些活动的不良基础。

正如前面讨论过的情景一样，如果不进行检查，诸如疼痛和炎症等情况将进一步发展。一些人会中断运动，出现动作欠佳或比其他人更容易出现损伤。当这些问题出现时，人们常把责任归因于活动，但这种追责掩盖了参与活动前运动质量的问题，而这通常是出现问题的真正原因。

在所有运动功能障碍的分类中，这个类别可能是最大的，也是最难理解的。每天，身材走形的人都试图重获健康、减轻体重并更加积极地运动。他们认为只要进行更多的运动，就会运动得更好。不幸的是，他们其实是在花大量时间做着低质量的运动，只是运动负荷或速度有提高。随着各种问题的出现，有些人会更换器械，有些人会修改训练计划，有些人只是简单地每天服用消炎镇痛药，还有一些人干脆放弃运动，等到来年再重新尝试。

运动功能障碍三种分类的概括性小结

发育性、创伤性和获得性这三种运动功能障碍的每一种，都可以与其他一种合并存在，但作为运动和康复专业人员，在工作中只能处理其中的一种。前两种通常是过去产生影响的内容，而第三种获得性运动功能障碍既有过去也有现在产生影响的内容。由于获得性运动功能障碍涉及对生活方式的选择，因而是最容易处理的。除此之外，可能就难以在确定问题出现之前判断是否存在不正常的动作模式，但无论如何都要予以处理。

那些具有损伤高风险的人通常会有明显的动作模式受限、缺陷和功能障碍的表现。在训练、活动和竞赛前常规进行筛查，是一种具有前瞻性的风险管理模式——提前发现不足并制订更好的训练方法。由于活动水平发生变化，疲劳负重和情绪紧张程度也会波动，因此，筛查不是一次性的事。动作模式可以反映生活压力对运动行为的影响。

确定当前问题对于预测未来风险至关重要。对动作模式进行筛查可以发现那些没有意识到疼痛或由于疼痛而自然回避某些动作模式的人。

为避免疼痛症状加重，在增加训练和活动之前剖析动作模式非常重要。这些人需要的是健康专业人员，而不仅仅是一个健身教练。

团队协作是最佳的选择方案。有些人在筛查时不会出现疼痛，但会表现出功能障碍，可将他们归为高风险人群。只有理解纠正性训练和体能训练之间不同的健身专业人员，才可以帮助高风险人群执行安全的动作模式，从而避开受伤风险。一旦通过纠正性训练消除了风险，就可以设计出训练计划，在提高氧供能力和运动能力的同时，维持健康的动作模式。

疼痛改变生活

在运动矩阵中疼痛的存在改变了健身和康复训练的规则。由于疼痛的出现，我们无法利用生理优势去解决运动功能障碍，也不能依靠力量、耐力和灵活性训练取得持续性效果。

疼痛改变了运动方式，使运动无法预测且高度个性化。我们不知道身体在疼痛的支配下会如何运动，只知道疼痛消失后动作模式发生了改变。功能障碍性运动和伴有疼痛的运动会显著影响力量、耐力和灵活性的真正长期维持。

如果有运动功能障碍，疼痛也是评估的一部分，与处理无痛运动功能障碍的方式不同，必须按照有序、可靠的方式进行管理。现代技术能够对抗疼痛，但这种只能暂时解决问题的方案却成为标准化模式并且流传开来。为了让运动员完成一场比赛或一项赛事，肌内效贴布、背带、药物和绷带在赛场上应运而生。现在这些临时措施（如外用膏药和治疗器具）已经成为常见的训练辅助方法。

电视广告也宣称不要因为疼痛而退出赛事，吃一片药或者一粒胶囊就能继续比赛。这些广告把疼痛看成是一种不便，并宣称日程安排比身体发出的信号更重要。这种很小的痛苦信息成为急促警报时，人们才会感到惊讶、烦恼和不便，就感觉这是第一次听到它一样。

疼痛是一种警示。早在疼痛成为慢性问题之前，它就开始提醒我们存在着力线不良、过度使用、失衡和炎症。我们能够接受生活中其他所有的警告信号（如计算机病毒警报或汽车仪表盘上油灯的闪烁），但当涉及身体时，就把疼痛的警告看作是一种不便，将疼痛掩盖起来以便继续活动。但如果忽视了疼痛具有的自限性，就等于忽视疼痛这一古老机制设定的初衷。

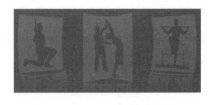

可以访问 www.movementbook.com/chapter2 获取更多内容、视频和额外资料。

（娄凤同　成琳　钟毓贤　周维金　译）

第3章
领悟运动

为了设法解决健康运动文化的需求，我们必须了解运动的目的，还必须进行研究。

作为健身和康复专业人员，我们常认为人们对运动质量、功能恢复、健身和运动能力的定义是一致的。翻看顶级健身和医疗专业人员的名单，每个人都有多重资历、2万小时的练习和不可思议的成功经验。这些权威人员著书立说、出版影视资料，各类报纸、杂志都把他们称为专家。然而，当这些专家聚在一起，针对提高客户体质、提升运动员成绩的最佳方法或促进患者康复的最有效途径进行讨论时，就会出现争执。虽然我们期待听到一些不同见解，可是这些兼具专业技术和艺术造诣的专家甚至在入门级标准操作流程（standard operating procedure，SOP）上都无法达成一致意见。

飞行员和外科医生在每次飞行前或接手一个新病例时都会遵从SOP。从其他行业来说，你可以说杰出的艺术家很少有一致意见，但是他们所使用实际材料的理化性介质是标准的。雕刻家和画家都会使用适合他们创作作品的材料工具。

物理治疗、脊柱按摩、运动医学、正规体育教育、私人教练和力量教练都是非常新的职业。在这些职业中，大多数正规的标准教育只有不到100年的历史。这些职业都使用运动这一相同的材料，但是都缺乏如同飞行员、外科医生和艺术家那般的具有连贯性和标准的操作规程。超出SOP之外的意见分歧是意料之中的，这让我们与众不同，但在SOP上的分歧会让我们显得不专业。如果没有一个标准，个人主观性会产生不利影响。我们可以一直探讨各种不同方法，并且这样做对专业有益，但是SOP应该成为保护我们的原则和指导我们的方法。

经验可以引导我们找到方法，而方法可以改变专业观点。有健美训练经验的私人教练可能会专注于发展肌肉和减少脂肪，而不会注重灵活性训练和身体姿势。热爱瑜伽的物理治疗师可能会更专注于灵活性和姿势，而忽略了安全返回工作、运动或日常活动所必需的基本体力和控制力。

这些简单的例子说明了个人喜好和生活方式是如何影响人们对健身和康复的看法。如果我们在职业生涯中接受并允许这种多样性和主观性内容的存在，公众会怎么想？公众认为我们是专家，可是有时我们甚至在基本原则和规范上都不能保持一致。可悲的事实是，媒体和广告商对健身文化的影响要比健身、体育和康复方面的专业人员更大。

我们需要调查以上观点和误解并理解公众的困惑，这样才能使人们从那些错误的经历中走出来，变得更健康。

我们需要为公众做以下几点内容。

- 提供基本道理和合理化建议。
- 理解公众的各种想法。
- 让公众看到实例和自信的专业人员。
- 传递公众不易获得的内容。

公众不需要赶时髦和权宜之计，也不需要来自同行的否定和批评。

理解公众的观点可以减少沟通上的困难。理解你自己的主旨是智慧，理解你的客户和患者看待你主旨的方法也是智慧。

运动知识和训练知识

我们需要了解信赖我们的那些人是如何看待运动的。很多人把健身和训练看作是一种练习文化，而不一定看作是运动文化。许多客户和患者的运动意识甚至更少，他们需要接受相应的教育。

人们的看法是，只要参与训练，就会自然而然地做出更好的运动，但是如果没有统一的运动基线来衡量，就没法进行评估。客户或患者最常练习的相关能力很可能会得到提高，但这在运动范畴内是缺乏远见的观点，相当于为考试而练习。

没有一项单一的练习可以代表人类运动的全部内容。练习前的运动基线显示，训练有时能帮助我们更好地运动，有时会导致更严重的功能障碍。

目前的练习项目存在两个难免的问题，即有些运动执行得过于频繁或强度过大，有些运动频率或强度过低。

好的方法并不能广泛适用。每个人的运动图谱也都是独一无二的。形成完美的运动图谱是可能的，但在如今很少见。当我们处在狩猎、

农耕时代，运动图谱可能都很好，然而自从开始进入工厂和办公室，运动功能就开始下滑，每个人都以独特却可预知的方式减少运动。

只有在设立了运动基线后，训练知识才能对运动有所帮助。

两大功能性动作系统

本文介绍的两大系统是具有基础性和逻辑性的，旨在减少专业人员的错误和设想。设计这两大系统是用来捕捉动作模式中最显著的功能障碍，如发紧、无力及灵活性和稳定性降低。这两种系统都是先考虑基础信息再考虑具体信息，具有较高逻辑性，而不强调高超的技术。

这些运动评估背后的概念并不新鲜，都是最优秀人才中杰出者的使用方法，只是没有以这种具体方式加以阐述。当人们审视导师时，经常关注导师技术的复杂性，而不是关注导师所坚持的基本原则。我们倾向于把想法变得过于复杂化，这是职业生涯早期没有对运动质量加以严格控制和简化的主要原因。

发生这种错误的原因很简单：特异性和专业兴趣扼杀了基本的客观性和逻辑性。

为了观察感兴趣的具体细节，我们必须聚焦于细节，但聚焦细节会影响视野，从而不利于思考和吸收基础内容。训练专业存在盲区，即没有意识到运动不只是服务于训练研究和相关项目。

研究和训练计划首先应支持和促进全面发展运动方法。训练研究经常会促进一个项目提升到更高水平的项目上。这种研究可以学习到运动的某些微观或单一部分，不会影响整个动作模式。如果我们不能为运动质量确立训练目标，而是对运动量进行持续研究，那么就会降低研究工作在知识发展和实际应用方面的价值。

人们认为，更加关注代谢问题而不是力学

问题的训练科学与运动科学的知识相同，这是认识上的一种倒退；相反，全面的运动科学知识应该优先于具体的训练知识。

我们是相信活动支配运动，还是认为运动支配活动？

认真考虑一下，体育活动和娱乐活动的训练规律和技能都是人类的发明，如举重、铲球、传球、射击、倒滑、回旋踢、侧手翻、开合跳和腿部伸展动作，这些都不是自然的创意。

人类运动发展超出了自然赋予的范围，开发出各种运动组合的多项相关活动、游戏、体育和练习。这不是一个"是先有鸡还是先有蛋"的疑问，真实的运动绝对先于逐渐发展起来的活动。如果不这么考虑将违反自然规律。

人们享受活动、竞赛、挑战，以及特定技能和运动带来的乐趣。但问题是，研究这些项目的内容太具体化了。

专家们对训练和体育技能的传授方法意见不一。从足球训练到高尔夫挥杆，从耐力训练到瑜伽，我们发展出各自特定的观点和方法。这种具体关注往往会忽视共同之处。

上述活动需要力量、灵活性、耐力、协调性、机动性、稳定性和平衡性。然而，高尔夫球手普遍缺乏灵活性，因此，进行高尔夫特有的灵活性训练很常见。其实全面提高灵活性更有价值，如有需要再去进行高尔夫特有的灵活性训练。同样，许多父母都在为立志成为棒球运动员的孩子寻找特定的投球练习，却没有意识到这些有抱负的孩子除了棒球连一个高质量的引体向上或俯卧撑都做不了，他们很少或根本没有参加过其他体育活动。

人们经常在整体素质不佳的基础上制订特定的健身计划，却对整体身体素质的提升不屑一顾，但要知道运动技巧训练是建立在整体运动能力之上的。也许是因为缺乏耐心、缺乏担当或对专业知识缺乏理解，许多人跳过了一般健身或基础运动技能的训练步骤，直接进入专业运动或特定的运动。专业运动应该是需要达成的目标，而不应该是起点。

大自然要求我们先学会爬然后是走。如果不能注意到这两类活动之间的共同属性，说明你就很难理解和掌握特定技能所依赖的共同基础。

人类在生长发育的过程中都经历了同样的几个运动阶段。我们无法确定哪个婴儿会成长为一名田径运动员、哪个婴儿又会成为拳击手。随着婴儿逐渐成熟，早期发育的基础支持着兴趣爱好和运动活动向多个方向发展。

这种发展的多样性引出了一个问题，如果运动的基础是如此相似又是如此原始，那么当选择不同运动项目时能否放弃这一基础？答案是否定的，除非你可以忍受低效的运动。

如果人要享受特定活动的乐趣，除了掌握基础运动技能，还要发展特殊技能，而不能挤占发展基础运动技能的空间。如果基础运动技能的训练时间达不到最低的满意水平，运动效率和持久性将会受到影响，一些运动技能水平也将降低。基础运动技能和顶级运动技能之间的差距有时看起来毫无关联，但这是一种错误的想法。

典型示例

你在跑步训练后出现膝关节疼痛，就认为这种疼痛与年龄、鞋或跑步的里程数有关，而没有意识到灵活性和核心肌力的下降。如果你的时间紧缺又不想错失每次跑步锻炼的机会，那就不做跑步前应该做的伸展运动和每周两次的力量训练，接着你又好几个月不做这两项运动，也没有把当前的膝关节疼痛和这些被忽视的训练内容联系起来。而正是因为这些被忽视的训练的存在，才能被称为一个全面的健身计划。然而，事实上你的生活就是坐在办公桌前，强迫自己每周进行几次准备不足的跑步训练。

肯定有人会推荐镇痛药或抗炎药来处理这个问题，虽然这些药能减轻不适，但不能解决根本问题。打一个逻辑比喻，就像你用抹布清理湿漉漉的地板，就以为已经解决了水管漏水的问题。但漏水才是主要问题，而不是潮湿的地板。同样，膝关节疼痛并不是主要问题，支撑膝关节的力学结构才是问题所在，而疼痛仅是结果。

在这个运动高度细化和专业化的社会里，我们忽略一个简单的运动问题就会限制特定的身体能力的提高。建立完美的基础运动并不必要，但建立最低限度的基础运动是必需的。

人类的基本目标是生存。人生活在世界上只有努力去做才能完成完美的动作。大脑将保证生存作为首要任务，就把技术的完善和特定动作的训练放在次要地位。

请牢记人类运动的规律，以及重视每一次努力中所蕴含的价值。这些规律有共同的特点，即简单和直接。不良的动作模式会放大一些特点，如僵硬、无力、受伤、不对称、疲劳、疼痛和不熟悉的环境。大脑为保证生存而引发这些不适，大脑为人的生存提供了临时解决方案，但这种生存技巧不应该成为常态。

大脑在生存或压力模式下执行的指令是默认的，这些指令有助于节约能量，避免进一步的压力。现在想象一下有人承受着身体上的压力进行减重或物理治疗。以下是生存状态下大脑发出的一些建议。

- 避免产生运动受限和僵硬的姿势。
- 避免采用不熟悉的动作模式。
- 避免疼痛和压力。

- 如有需要和可能则进行代偿和替换。
- 需要获得动作的数量时则可降低动作质量。
- 尽可能节约能量。
- 不要依赖无力或不稳定的体位和动作模式。
- 采用阻力最小的运动路径。
- 寻求舒适和快乐。

可以想象一下某些人在以上状态下训练的情景。当要求基础动作模式有障碍的人进行训练时，他们都会以这种运动功能障碍模式进行反应，并且没有意识到要去避免运动功能障碍。这就是为什么过度的动作训练并不会产生有效的运动学习。

例如，一位女性客户髋的稳定性和核心控制较差。你是否还记得每次她做弓箭步时，她的膝关节都会外翻。更多的弓箭步训练只会使这种功能障碍重复出现，而不能纠正它。我们必须创建无损害的训练和纠正性训练。运动前进行筛查则可避免弓箭步训练的各种问题。克服自身的惯性行为是完全可能的，但如果在指导、教育、训练和康复过程中存在潜在的问题，那么自身的惯性行为将是一种默认模式。如果没有一个持久的、针对运动障碍及其相关行为的追踪系统，这些惯性行为通常还会出现。

只关注锻炼、培训、体育技能和康复流程而忽视运动时，就会发生这种情况。当身体出现问题时，通常会避免一些运动，从而产生代偿动作。训练和康复专业人员试图通过指导或训练来解决这个问题。然而，由于问题不受意识控制，所以语言指导是不合适的。当问题的性质与所提出的建议不相符时，世界上所有的正确指导都无济于事。

我们可以轻松并成功地控制人体各种运动惯性。为了创造清晰、正确的动作模式和良好的运动基础，则需要：

- 消除疼痛；

- 减少或解决运动、动作模式和不对称性的问题。

一旦做到这一点，就建立了进行重复运动和强化基础动作模式的训练基础。这将提高运动的熟练程度、灵活性和反射稳定性。如果曾经出现过动作模式异常，但现在已没有疼痛、不对称，也不受限制，这时更应该注意并强化这种纠正后的模式。

让客户或患者做的运动应该具有功能柔韧性，并且能自然地激活核心反射稳定性。如果他们的工作需要灵活性和稳定性，就必须去训练，一旦灵活性和稳定性达到一定的水平，就应该为他们提供更高阶段的训练计划，使他们在保持原有能力的基础上得到提升。

如今的许多训练计划，可以使人们拥有美丽、优雅得如雕塑般的身材，但不能够帮助人们向前触摸到脚趾、向后完成全范围的伸展；而那些可以参加铁人三项比赛的人，却不能将足跟贴在地面上下蹲到一个放松的静止体位。

许多患者虽然已成功完成心脏康复计划，并且达到心脏和呼吸系统的训练目标值，却仍显示出严重受损的功能性动作模式。这些模式可能最初就损害了运动效率，也可能当初就引起心血管系统疾病。

蹬卧式功率自行车的同时观看心电监护器和电视节目确实可以促使心肺呼吸系统良好运转，但无法增加真正的功能性动作所需的多系统互联能力。改良版的太极拳或瑜伽可以很好地达到心肺锻炼的目标，还能够改善呼吸控制、耐力、平衡、协调、姿势、自我形象和身体自信心等方面的能力。如果身体和情绪压力超负荷时心脏病仍会发生，而下次的心脏病发作不一定会发生在蹬卧式功率自行车时。大多数人认同靠呼吸控制和动作模式能够减轻心脏压力和预防心脏病发作，而不是靠功率自行车来改善心脏功能。

现代化的健身器材可以让你坐下来甚至懒散地训练，如用手臂进行推拉训练，用腿进行屈曲和伸蹬训练，还可以帮助躯干进行屈曲、伸展和旋转训练，而不必强迫使用者双足站立维持平衡或需要稳定肌群正常地参与运动。

想象一下，人们在进行肌肉运动的同时不需要控制自重、保持平衡或调整力线，这可不是生活中的现实情况。当老年人在飞机上将随身携带的行李举起放进行李架时，他没有靠背去支撑，他能够依靠的是自己的深层和浅层核心肌群。他的足、腿和背部的肌肉能够感觉到所处的位置和承担的负荷，并保持直立姿势。他的身体处于动态变化中，那种协调性是许多现代机器不能提供的。

武断地聚焦于健身目标和运动技能而不考虑基础动作模式并不是个人的错误，而是由社会组织造成的，因为社会组织没有将基础运动质量包含在健身的定义中。

人体运动习惯与专项活动、训练和体育运动规则形成显著差异。我们所教授的各种姿势、力线和运动对于执行各种专项活动或体育运动可能是正确的。具有讽刺意味的是，人们常常在试图教授和指导运动技巧之前并不去检查基础动作模式。我们之所以被称为运动康复专业人员，是因为我们能够掌握一个系统来评估这种基础动作模式，否则就不能说我们具备了评估和教授真实运动的能力。

专项活动之前的基础运动

当基础运动受限或受损时，身体就会遵循必需的生存法则：节省能量、代偿动作、避免疼痛、避免不熟悉的动作。出现不良表现通常是由于身体在试图适应异常情况，而不是在解决问题。只有当正确的动作模式出现并且作为基础运动时，才能靠增加训练量、增加训练强度来训练特定的技能。

大多数专业人员都同意在进行专项活动之前需要有一个基础运动的观念，但行胜于言。许多人没有采取持续有组织的行动来坚定执行这一观念，因为这需要时间、组织、培训、周密的安排和一个可靠的系统。不幸的是，一些人仍然向消费者兜售获取运动成绩、健身或健康的"捷径"。客户或患者也都不想在处于比赛、训练和功能恢复的兴奋状态下听到关于基础因素的指导和要求，而且也很难抵抗关于"快速修复"的诱惑。

专项活动可以破坏基础运动功能，迫使身体只以某种特定模式工作，但我们可以采取反制措施。请观察那些更容易完成特定运动的体育运动，如打高尔夫球的挥杆动作，通常只将注意力集中于身体一侧，向左或向右挥杆。此外，那些专注于跑步、田径赛场或在球场上比赛的人，都具有过度发展下肢肌肉和相关动作模式的趋势，而忽视了其他动作模式。专项活动在一些动作模式中可以提升力量、耐力和爆发力，但在某种程度上会导致基础运动的削弱，如灵活性和稳定性。

维持这个基础是一项旷日持久的战斗，更像一个旅程，而不是最终目的地。活动越专业、复杂和极端，基础的维护计划就越重要。在工作中，应该定期监控基础运动。忽视这些基础运动会失去很多好处。

虽然专项活动能够促进运动、保持健康，但整体效果或长远效益有限。高水平的健身或训练经常会掩盖基础运动功能障碍。

现代化设备和规程使我们在有运动功能障碍时也能进行健身，但因没有良好的基础支撑，这种健身效果往往短暂并难以维持。它就像一层外包装罩在功能障碍和失衡系统的表面，引起代偿和低效，缓慢地侵蚀掉训练的各种意愿和努力。

身体有能力超越基础动作模式限制，还能够超越灵活性和稳定性参数限制范围。肌肉有能力打破关节的整体性，肌力能够打破稳定性，柔韧性能够破坏姿势控制，肌肉失衡能够导致一些肌肉过早疲劳及另一些肌肉的失用。

一个突破了基础运动框架的能量系统是引发损伤的温床。

理解活动、训练和体育运动

活动、训练和体育运动需要身体以更加用力的方式产生行动和行为。每个人对这些词都有不同的感受。

活动

训练

体育运动

人们可能会更加认同其中某一个词，但这里的每一个词都在某些方面代表了一种更加充满活力的生活方式。人们从各自的喜好和经验中推导出这些词语的重要性。有些人不愿意练习而喜欢比赛、竞技和体育运动；有些人不喜欢体育运动的规矩或竞争强度，而热衷于锻炼带来的心灵的宁静和内在的自信；有些人喜欢舞蹈和音乐类的艺术活动，虽然这些艺术活动对身体素质要求很高，但仍不被视为运动。

来自不同时代和拥有不同文化背景的人共同参与训练、艺术活动和体育运动的机会有限。然而，这些人可能对体能活动、体力劳动和身体技能都有很大的兴趣，可以在无须竞争或训练的状态下享受积极的生活方式。他们不看重组数和重复次数，除了在体育馆中每周训练 2~3 天外还进行其他活动。他们进行日常活动或为完成任务而进行劳作，所耗费的精力与那些进行训练或娱乐的人差不多。

多数健康人开始热衷于提高运动能力的一些活动，并且享受这种身心体验带来的乐趣。毕竟生命是在运动中前行。

然而，许多理念被扭曲了。就如人们很喜欢的武术文化，它的意图并不是为了进行竞技，而是起源于一种基本的自卫需求。早期的武术行家并不会专门为了消耗能量、竞技比赛而进行培训和训练，而是为了获得能力和进攻防守效率。完美且有目的的运动成了关注重点，而其所带来的身体训练效果只是自然的意外连带结果。

人们更喜欢瑜伽文化，它的最初意图也不是提供风靡一时的柔韧性训练，而对于许多西方人来说柔韧性训练就是瑜伽，他们没有意识到瑜伽本身并不是一种锻炼手段，而是每天进行冥想，将呼吸和动作合为一体，由此产生灵活性、稳定性、耐力、力量、耐心，并以提高每天的生活质量为重心。

相反，经常听到客户说："教练在今天的瑜伽课中真的开始教踢臀动作，我真的做到了。"增加的训练强度如何能够帮助一天中其余时间的训练呢？也许早晨最好的开始是一个良好的踢臀动作。

人们经常关注燃烧能量的各种副作用，而忽视了它在运动中获得能力和效率的主要目的。当注意力集中在一个定性标准时，它将产生两方面的作用：一方面可以提高运动质量，另一方面还会对体能训练产生积极作用。

培训、训练和康复都应该具有目的性、准确性和连续性。

喜欢久坐的社会习惯决定了我们需要更多的运动。出于对自身懒惰的忏悔，我们会用各种活动、训练和体育项目来弥补。然而，认为增加难度就会带来健康是一种误导。运动和康复专业人员应该把重点放在那些实用的活动上，而不是难以实现的活动上。

许多人错误地认为，任何活动都能够产生所希望的训练效果。这种观点是"多多益善"哲学的一部分。人们认为增加难度是体育运动、训练和活动的具体手段。其实并不是，艰巨的任务才是手段。

困难与艰巨的任务

困难——一件难以完成、处理或理解的事情。

困难 = 令人身心疲惫，吃力地进行。

艰巨的任务——测试能力的一个任务或情境。

艰巨的任务 = 训练、准备。

任何健身或训练专业人员，在体育项目、训练和活动中都可能遇到困难。对于一个人或一个群体来说，在非常危险的困境中来设计艰巨的任务则需要智慧和更高的目标。完美的训练应该考查不断变化着的身体健康状况，也需要接受训练的人利用经验和知识来克服障碍，诸如体重、时间、距离、位置，以及各种特定训练和任务等。

艰巨的任务可以促进身心的联系，提高运动效率，管理情绪，在压力和疲劳状态下保持专注。为完成艰巨的任务应该力求将直觉和本能运动与技能相结合，不应该机械性地过度指导和过度训练，因为这会增加疲劳感。

身体上的困难会让人们更加坚韧，给身体

精细地设计艰巨任务能使人们更加强壮。各种活动、训练和体育运动应该体现出对身体的挑战。在面对身体、心理和情绪困难时，挑战能够培养人的本能和清晰的管理能力。如果专业人员具有清晰的目标和明确的标准，就能够将某种困难转化成建设性的机遇。

在训练和康复中，训练的目的是提供挑战。接受这种训练的人应该能很快地把困难转化成挑战。这种转化能力正是训练和康复的目的，也是学习的真谛。

专业选择的十字路口

已经证实，如果不受疼痛或失能的限制，运动会更显活力。现在必须思考入门的问题：谁是老师？在一项新的活动中要保证安全并促进运动学习，监管是慎重而且必要的。

如果我们要训练或教授动作，我们有责任在开始训练之前进行功能性动作筛查。我们还有责任分清需要纠正的运动与对身体无害的运动。如果从医学或康复能力的角度来评估运动，我们有责任在进行纠正性训练前为功能障碍或疼痛患者评估动作模式。

困难和挑战的概念支配着特定的活动，因此它们适用于所有科目。在体能教育、体育运动、高水平运动员训练和康复治疗中，都是直接针对成绩和提升自我能力方面而设计的各种挑战。我们不应成为困难的分销商，也不应养成依赖的习惯，而是希望顺其自然地取得成绩和提高。

在训练和康复领域，一些专业人员故意把训练观点复杂化以获得金钱利益。客户和患者可能愿意为这些困难和复杂化的训练付钱，但这并不意味着他们能够理解这些内容。毕竟我们是专业人员，拥有洞察力、技能和理解力。长期以来，公众一直认为困难和复杂的运动总是会对身体更好，相当于他们觉得没有付出就没有收获。现在该由我们来揭示健身的真相，该由我们来打消这种自以为是的念头，甚至该去抵制那种为利益而鼓动客户和患者对复杂训练产生依赖性的贪心念头。

如果我们能帮助客户和患者享受生活，而不仅仅是生存时，他们就会全身心地投入到训练中。一些权威机构中的健康和健身专家总是有意无意地坚持使用各种有困难的训练形式，让人们产生越挫越勇的依赖感，这是一种糟糕的长期商业模式。

为了帮助那些信任我们进行训练指导和培训的人，我们必须不断寻求系统的方法，从而提出最适宜的挑战，共同形成一些能够影响公众的观点。这些观点既有顽固倔强，也有漠不关心，但专业人员的职责是坚持自己的观点并进行自我评价。

疾病、损伤和不适

在就诊者中，与骨骼肌相关的疾病、损伤和不适的病例占了很大比例。据美国国家损伤防控中心（National Center for Injury Prevention and Control）估计，每天有超过 1 万名美国人为体育、休闲和训练活动相关的损伤寻求医疗帮助，其中下肢损伤占绝大部分，这还不包含到基层医疗机构就诊的第二或第三常见病因的脊柱疼痛。

各种骨骼肌问题的诊断和治疗一直以来主要依赖医生的意见。在绝大多数情况下都会使用药物来控制与骨骼肌损伤、疾病、不适和疼痛有关的各种症状，但这些方法本质上都不具备治疗性质，尤其在运动方面更无价值。

虽然药物能够减少运动引起的疼痛，但并没有纠正运动问题或恢复运动控制。当医学专家试图给出治疗措施时，大多都是临时止痛方案。很遗憾，专业人员和患者却都把这种临时缓解方案视为解决方案。

在过去的十年里，人们在寻求治疗肌肉疾病的方式上出现转变。临床医生不再是唯一的选择。在许多情况下，物理治疗师和整脊师可以直接处理患者而无须医疗转诊。

同样，力量训练教练和运动训练师也在直接接触运动员的各个岗位上提供服务，并由运动医学向紧急处理、康复和预防方面发展。对于风险的早期预测、经康复回归活动方面，力量训练教练和运动训练师的作用经常发生重叠。

体育教练、体育教师和团体训练师经常是第一个发现各种肌肉疾病的专业人员，通过专业学习，就能够开展治疗。

私人教练的工作是培训热情高涨的健身爱好者。这份工作有机会去进行动作筛查并讨论纠正性训练与健身训练的不同。

如果出现疼痛，训练员可求助于健康专家对患者进行评价。如果没有疼痛，但能观察到显著的运动受限或不对称，可以在执行传统训练计划之前实施纠正措施或者寻求一位健康专家的纠正性训练指导。

在筛查训练和体育竞技相关的受伤风险预防方面，大中院校和专业水平的教练都处于关键岗位。在训练之前对运动员进行体格检查经常会发现未确诊的问题，这些问题可能会因身体活动而加重。凡遇这种情况，快速确诊和合理转诊可以防止因活动增加而可能引发的问题。

薄切片理论

在《切片》（*Blink*）一书中，马尔科姆·格拉德威尔（Malcolm Gladwell）讨论了薄切片现象。薄切片是指任何领域的专家所具备的透过信息迷雾进行观察和决策的能力。顶尖的专家就是这样做的，不会去循规蹈矩。这种能力起源于职业直觉，但它其实不止于此。格拉德威尔把专长定义为一种先进模式的识别能力，并且说明了专长和经验并不等同。经验只能展示出高水平的技术性技能，而专长却被定义为解决问题和创新的先进方法。

技术水平很重要，但只有在适宜的情况和适宜的时机下才能发挥作用。任何领域的专家们都能够准确和迅速地识别各种模式，而新手们在这个过程中跌跌撞撞，可能无法识别那些最重要的特征。这是因为过多的细节和无关紧要的差异分散了注意力，妨碍他们做出决定和解决问题，而这些新手不具备的能力恰恰是一名专家所具有的重要品质。

格拉德威尔实际上倡导的是：在讨论人体其他运动形式时把动作模式作为第一个有指导意义的指征。他说明了在不同领域内那些成功的专业人员，都使用动作模式作为主要先导，然后在最初的动作模式所指出的一个特定方向上进行进一步研究。

动作筛查和评估会迫使专业人员发展观察特定模式的技能。将这些技能与那些更加专业细致的检查技术相结合，训练和康复专业人员才算真正具备专长。一些人建议动作筛查和评估应该由仪器或数字化设备进行操作，以便增加数据和减少错误，但这样做将与专业发展背道而驰。我们只是需要重新认识运动，而不是把它分解开来。

专业的直觉具有高度的熟悉程度，同时包含系统客观性。在审视这些定义及进行筛查、测试和评估时，请参考这些建议和概念。

筛查、测试和评估概述

从表面上看，各种专业测试程序和相关评估比简单的筛查显得更加周密，但各种筛查进行了基本分组和分类，从而提供了一个最佳的起始点，去掉特异性是有必要的，因为此时最重要的事情是采用最可靠和最适宜的筛查分类方法进行分组。一旦完成合适的分组，对他们进行测试和评估才能够满足特异性需求。

特异性可能显得更有价值，但容易忽略普遍性。例如，显微镜对于生物切片的研究很重要，但首先必须远离显微镜去寻找合适的切片来进行研究。筛查为特异性的测试和评估提供了客观判断力，以提炼出最相关的信息。

没有初步筛查的特异性测试可能会产生医学上所说的假阳性。一个常见的例子就是对于随机抽取一组人群进行腰部 X 线检查，X 线片可能显示那些没有疼痛或无运动功能障碍的人的脊柱发生了退行性变化，而那些被疼痛或运动功能障碍困扰的人的脊柱却显示正常。

为了清晰说明这个问题以促进无障碍沟通，对筛查、测试和评估这三个术语进行如下定义。

筛查

一个选择合适人群的方法。

目的是预防不愉快或危险的事情发生。

价值：进行分组和分类，检查危险因素。

测试

利用一系列提问、问题或实际任务来测定知识或经验的能力。

这种测定不需要解释。

价值：测定能力。

评估

检验某事物，并对它进行判断或评价。

根据多方面因素计算出一个数值。

价值：估计能力受损情况。

无论是 12 分钟的功能性动作筛查（FMS），还是 5 分钟的选择性功能动作评估（SFMA），都不能取代其他形式的体能表现或技能评估。

FMS 作用如下。

- 证明在特定范围内动作模式是否产生疼痛。
- 明确那些虽然活动或训练中没有出现疼痛，但动作模式提示有较高受伤风险的人。
- 明确需要避免的专项训练和活动，直至达到所需的运动能力。
- 明确恢复运动能力最为有效和高效的纠正性训练流程。
- 创建标准化动作模式基线以供将来参考。

动作筛查具有专门的价值，不是传统的评测系统。由于利用了等级分类，所以，动作筛查看上去是一个评测系统。这种等级分类通过 7 项测试和 3 项通过性检查，对类似的熟练或有缺陷的动作模式进行分组和分类。

对有显著运动缺陷的人进行身体能力测试可能会得出效率较差的能力值。如果没有正确的运动观，测试者可能会错误地建议受试者执行额外的动作，从而获得正常能力的测试值。

同样，对筛查值显示出平均水平的人进行相关运动评估，可能不会发现有特定统计学意义的结果。请记住，完善运动表现并不是动作筛查的最终目标，筛查是用来鉴别运动缺陷的，应该在运动缺陷中发现问题所在。

我们使用筛查进行分组、预测和预报危险因素。筛查还能够提供与提升运动表现有关的指标，但首要的工作是预报危险因素。筛查还能够为纠正性训练和体能训练的方案设计提供参考。如果需要更多的资料时，测试必须提炼这些数据，这就要求我们能够从特定的表现或技能中发现更多可预测因素。

评估更适合于诊断，而不是预测，当筛查和测试提示有发生疼痛和严重功能障碍风险时就要进行评估。评估更容易出现主观错误，所以需要公正的判断技能。评估前进行筛查是确保评估准确和恰当的最佳方法。这意味着对一组人进行风险筛查要比评估一个无症状个体是否存在潜在问题要好。

除了传统的测试，通过合适地筛查和评估能够提高解决问题和决策的能力。在人体运动评估和纠正领域，你会成为一个更好的"薄切片"大师。

关于筛查和评估系统的概述

现在是把动作筛查和评估作为运动或医疗工作人员使用的工具去做一概述的时候了。这里所介绍的筛查和评估系统并不是完整的评估过程，而只是其中的定性部分。它们应该被用在身体训练或医疗体检计划中，以及你与客户、运动员或患者建立关系的开始阶段。这些系统可以对运动受限、不对称和导致疼痛的运动进行明确分级和指导处置方向。如果被正确应用，系统就会以合理的方式自动执行一系列运动评估。也可以在各种训练或治疗过程中应用该系统，来证明取得的进步或重新检查还需要进行处理的运动受限。

动作筛查

训练前的筛查系统。

动作筛查——FMS 被应用于训练、体育运动和相关活动时，其作用是筛查运动风险。筛查还可以根据动作模式为训练设计提供有用信息。其他训练风险则完全由每名体能训练专业人员酌情处理并承担责任。你仍然可以进行定量评估、体能评估和技术评估，还有责任在动作筛查之前了解禁忌证和相关风险。

运动评估

纠正性训练之前进行临床运动评估。

运动评估——SFMA 能够从功能障碍模式中分离出疼痛诱导的异常动作模式。一旦完成了运动评估，临床医生必须收集合适的损伤参数，如力量、关节活动度和平衡功能，才能做出诊断、提出治疗方案和制订纠正性训练策略。作为一名临床医生，还有义务对患者的病史、目前情况、神经和血管系统进行理清和排查，除了运动评估外，还要进行特殊的检查。

得出的信息将有助于对肌肉相关的运动功能障碍进行评价和治疗。只要损伤与疼痛和功能障碍有关，作为医疗专业人员就有责任鉴别功能性动作评估和损伤之间的关系。

SFMA 不适用于急性疼痛患者、外科手术后运动受限患者或不能接受纠正性训练的患者，而可以用于为患者制订新的治疗计划或者在进行纠正性训练之前使用。

功能性动作系统的概要

只有当你熟悉筛查和评估系统后，才可能完全清楚这个概要，它将有助于理解各个系统存在的目的。一旦你阅读了后续介绍的筛查和评估的详细部分，请重新阅读此概要。再次阅读它时，对这些系统将会有更加深刻的理解和信任。

基础运动系统——功能性动作筛查

我们首先使用功能性动作筛查（FMS）的 7 项测试和 3 项通过性测试对功能性动作模式进行筛查。如果你是一名体能训练专业人员，在一个或更多的测试中发现客户存在疼痛，那么你可以建议客户接受医疗专业人员的临床评估。在进行委托时，需要寻找一名理解 FMS 的临床医生。如果他还对 SFMA 很熟悉，那么这会对改善诱发疼痛的动作模式非常有帮助。

- 利用即将在第 6 章学习到的分级系统，对存在受限和不对称但没有疼痛的动作模式进行分级和排序。
- 在提高运动水平之前，确认并分析那些出现疼痛的动作模式。
- 确定组内等级最低或最不对称的动作模式。如果存在多个这样的动作模式，选择最原始的模式。
- 寻找出那些产生持久性运动问题的活动和习惯，并提出暂时中止这些错误活动的建议。
- 开始对鉴别出来的模式实行纠正策略，并且一定要让客户能够理解并坚持执行这个策略。
- 在最初应用后，或者根据情况和反应进行了一系列应用之后，重新对受限环节进行测试，并与之前的基线比较。
- 如果与基线比较得到了积极的结果，就继续实施所选择的策略。如果没有得到积极的结果，就重新核对 FMS 得分及其中限制最严重或排序最低的测试。在必要时重复这些测试。
- 在纠正性训练中注意细节，以保证正确地教授了训练动作。
- 确保这个进程的有效性。过程太快会造成代偿，但过程太慢可能会无法顾及必需的纠正。
- 如果你在最低等级的测试中观察到某种变化，再一次执行 FMS 来建立正常参数或建立一个新的动作模式纠正次序。

一旦筛查得分达到了令人满意的水平，就要制订一个练习和训练计划，使纠正策略的需求最小化，同时维持令人满意的运动和表现。

临床系统——选择性功能动作评估

当疼痛出现时，临床医生可使用选择性功能动作评估（SFMA）来评估各个基础动作模式。由于 SFMA 的实施需要拥有专业康复和治疗的知识与经验，这已经超出了体能教练的实践领域。出于这个原因，在讨论 FMS 时，我们使用"客户"这个词，而当出现疼痛需要使用 SFMA 时，我们使用"患者"这个词。

- 消除那些存在功能障碍但不出现疼痛的运动，我们称之为"寻找路径"。消除各个存在功能障碍的运动之后，消除那些具有功能但出现疼痛的运动，我们称之为"寻找标志"。再消除各个出现疼痛的运动，来减少不必要的疼痛。
- 不要破坏那些正常且不出现疼痛的运动。
- 只有在前两次动作模式无法回顾或不合理或无法提供有用信息时，才能分解那些存在功能障碍伴随疼痛的动作模式。
- 有功能障碍而无疼痛的动作模式会表现出灵活性和稳定性的问题，应该采用变化负荷和单侧检查的方法来观察受限程度和不对称。
- 测量解剖学区域内的损伤，进一步明确徒手肌力评定、关节活动度测量、韧带张力测试、神经紧张体征、关节灵活性评估和软组织评估的结果。
- 分解功能正常但出现疼痛的动作模式，并采用变化负荷和单侧检查的方法来观察出现疼痛的动作。请注意那些出现疼痛或疼痛不被诱发的最低水平。
- 根据分解那些存在功能障碍但无疼痛的动作模式和损伤测量中收集的信息，形成初步诊断。

- 发现那些导致运动功能障碍长期存在的日常生活活动、工作活动和训练习惯，提出暂时中止这些不良行为的建议。
- 根据功能性诊断执行各种治疗和纠正策略。
- 重新检查基本情况并进行损伤测量，确定是否发生了变化。
- 重新评价引发疼痛的分解动作模式，如果最低等级的分解动作模式发生变化，则向后退回到基础模式。
- 重新评价功能障碍运动的程度，如果最低等级的动作模式发生变化，则向后退回到基础动作模式。
- 如果与基线比较得到了积极的结果，就继续实施所选择的策略。如果没有得到积极的结果，重新检查数据和分解动作模式。

一旦 SFMA 产生的效果令人满意并且疼痛消失，就使用 FMS 来评估活动量增加损伤和复发的风险。在患者出院或即将出院时，临床医生可以制订运动和训练计划，使纠正策略的需求最小化，同时维持令人满意的运动和表现。如果 FMS 提示风险持续存在，就要设计一个计划来有效降低风险发生的概率。

创建功能性动作标准

当代运动训练专业人员应该熟悉通用的康复标准。健身专业人员也要思考将功能恢复、系统平衡和各种纠正性训练用到健身专业，而不是简单地认为常规训练就能够纠正各种动作模式问题。同样，康复专业人员也千万不要认为疼痛消失就是停止治疗的主要标准。临床医生应该同时考虑疼痛和功能，并且建议大家更新常规训练和健身方面的知识。

功能恢复同样重要，它预示着取得了长足进步。确定功能标准的最好方式是解决力量和活动范围问题，还要理解功能性动作模式所要求的和令人满意的最低标准。

在关于肌肉测试的经典理论中，弗洛伦斯·皮特森·肯德尔（Florence Peterson Kendall）和伊丽莎白·肯德尔·麦克科莱瑞（Elizabeth Kendall McCreary）——美国徒手肌力分级测量法的创始人，发现不应该在肌肉无力或病理性收缩状态下去制订力量训练计划。他们首先观察各种正常肌肉收缩情况和相关动作，然后以测试、治疗和练习为目的，勾画出尽可能多的单块肌肉。对无症状患者进行角度测量可以得出单一关节活动范围的数值。他们对肌肉正常收缩特性和关节活动的观察，为建立合理的肌肉功能目标提供了基线。这也可以被用于对单一肌群的功能障碍进行评估和分级。

纵观康复发展的历史，临床医生们都是在利用从正常人群那里得来的数据。来自正常人群的动作模式信息，很大程度上影响着临床医生处理患者的方式。作为医疗专业人员，采用从正常人群那里得来的数据，将力量、关节活动范围和平衡测量数值标准化。然而整体动作模式既可以反映力量、关节活动范围和平衡状态，更可以显示基础动作模式的受限和不对称性。因此，也应该考虑将整体动作模式设定为损伤的判定标准。

我们现在所使用的平衡、本体感觉和保持平衡能力的概念，是来源于正常人群的测试和观察结果。即使是从正常人群中得到的数据，还是缺少与各种正常功能性动作模式有关的信息。为什么不去正常的、无症状人群之中寻求动作模式的信息和基线呢？

近 20 年来，康复专业已经从传统的单一力量训练方法向综合的功能性训练方法转变，其中包括了本体感觉神经肌肉促进技术（PNF）、肌肉协同和运动再学习技术。运动训练专业人员也开始采用各种功能性训练方法，脱离单一的肌肉训练。

为了进一步发展这一趋势，必须描述正常人的理想运动状态，以便制订功能性训练计划和纠正策略。如果没有功能性动作标准，就难以制订出与功能相关的流程和计划。目前，大多数训练程序如肌肉测试、关节完整性测试和关节活动范围测量等都建立在单一、客观的评价技术基础上。

力量训练教练和私人教练虽然不是很理解正常运动的价值，但在发展和提高推举、硬拉、蹲举、开立和单腿站立等功能性训练模式方面做出了巨大的努力。这已经是巨大的进步了，但在开始执行体能训练计划之前，应该首先强化各种功能性动作模式，纠正和改善存在功能障碍的动作模式。

如果理解了一个人或群体的运动基线，就能够提出哪些动作模式功能正常、哪些存在功能障碍。通过记录那些积极参与运动、具有高水平功能和无损伤人群的各种功能性动作模式，就能够对理想动作模式有更深入的了解。

运动及康复专业人员在没有考虑基础运动功能的情况下对运动及职业任务进行特定的测试及训练，这种情况很普遍。没有系统地研究动作模式就会认为动作模式是正常的，但根据经验和初始研究往往证明它们并不正常，即使研究的人群是健身人群和积极运动的人群。理解并检查人体运动的基础方面和共同特性非常重要，并需要认识到它们在许多领域活动中是普遍存在的。

本书的主要目的是让大家关注运动，相信自己的眼睛，关注一下人体运动的基础模式。不要过多地在你的专业研究领域或专门学科内狭隘地考虑运动，只需侧下身看看就能解决问题。

不幸的是，人们经常将运动评估看成是抽象和孤立的测量，甚至用电脑模拟来思考问题。一些人将真实的运动"科学地"分解，而另一些人则专注于单一的训练或康复，以至于他们思考运动时会局限于自己擅长的领域和方法。

本书中的这两个系统，是帮助你用眼睛捕捉各种动作模式的工具，通过清除头脑中可能还没有意识到它存在的偏见来让你深刻理解新的理念。目前，关于运动和康复中各种动作模式行为所做的决定，都还没有一个可依据的标准。我们中的大多数人已经习惯于相信那些传统运动评估系统，但必须承认这些评估系统并不完善，还可以改进。

把动态的三维运动转换成更加适合我们观念的语言，在这种转换过程中，却不幸地丧失了宏观上的认识。巧合的是，本书中的两个系统也是以语言为基础，而且迫使我们面对考虑和描述人类运动的许多方法之间的差异和矛盾。

在正确使用的前提下，它们能将各种技术性和专业化测量工具与各种实践性和行为学工具有机地结合起来，形成一种更好的理念。如果各个单一的测量数值与完整动作模式之间出现差异时，它会促使我们深入挖掘、调查，并且把问题解释清楚。

在这个过程中我们会逐渐成为专家。

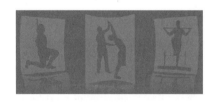

可以访问 www.movementbook.com/chapter3
获取更多内容、视频和额外资料。

（成琳　钟毓贤　周维金　译）

第4章
动作筛查

功能性动作筛查（FMS®）是一种运动风险管理工具，作用是精确查明哪些部位存在动作模式受限及不对称。尽管这些问题通常与损伤风险相关，但问题出现之前健身教练和训练积极分子在很大程度上会忽视这些缺陷。预测损伤风险的能力与评估和治疗的能力同等重要。通过筛查不同人群所获得的信息，将为功能性动作模式的发展或衰退提供非常重要的数据，从而明确哪些情况是令人满意的，哪些情况是令人不满意的。

文化活动对功能性动作模式会有特定影响，而筛查能够在这方面提供相关信息。制订了运动标准就可以提醒我们注意那些已经偏离了正常运动水平的人。动作筛查可以追踪那些存在受限和不对称动作模式中出现的定性偏差，而运动能力测试则可以追踪那些与各种运动参数相关的定量缺陷。

如果联合采用动作筛查与能力测试将比单独使用其中的一种方法对人体运动的认识更加完整。这种联合使用提供了定性与定量之间的持续平衡，如果二者缺一就可能会破坏评估的效率。科学研究偏重于运动能力和数量。所以，在教学和训练人体运动过程中，要考虑质量的问题。

例如，对于老年人来说，我们应该首先关注运动质量的缺陷，然后再考虑力量、灵活性和耐力等定量缺陷，并且不建议为老年人制订体能和平衡训练计划。针对每个人的纠正计划都需要考虑个体差异。

再举一个例子，有缺陷的落地力学机制可以解释为何年轻女性前交叉韧带（anterior cruciate ligament，ACL）受伤率逐渐增加。如果只考虑追求跳跃运动的能力，那么与跳跃训练相关的临床治疗和计划似乎是明显的补救措施。然而，如果把这些存在跳跃力学结构缺陷的年轻女性分成两组，就可以设计出一种更个体化的纠正方案。

动作模式问题组——在一个或多个基础动作模式中，灵活性和稳定性方面的各种基础缺陷可引起运动受限和不对称。

运动能力问题组——各种基础动作模式没有缺陷，但在与某一特定运动相关的运动能力参数和运动技能方面存在缺陷。

兼具动作模式和运动能力两方面问题的人群，属于动作模式问题组，因此，没有必要设置第三组。

- 运动能力测试中任何阴性结果也可能表示存在运动缺陷。
- 运动能力测试的任何阳性结果表明存在没有被记录的代偿动作，因为基础灵活性和稳定性缺陷虽然存在，但运动能力测试无法发现。

在开始工作时就设置运动基线是说明和调查运动相关问题的最佳方法。否则，当出现运动问题时，只观察运动能力会使人产生那些基础支持性动作模式处于正常范围的假象。可以通过研究力量、柔韧性、耐力或其他参数来设计解决方案，但是这些数据只能反映运动数量，不能代表运动质量，而运动质量才是所有运动功能的基础，是在一个运动平台顶端的运动能力的表现形式。

我们倾向于首先调查运动能力的主要原因是我们接受的培训都习惯根据运动能力的数据提出解决方案。例如，如果观察到肌力下降就会给予肌力增强训练，如果发现僵硬就建议拉伸训练。人们总是忙于测量运动的定量指标，而忽略了定性方面的内容及相关标准化内容。

我们处理完具体可测量的定量数据后希望整个动作模式可以自动纠正。然而，动作模式才是运动能力的基石，在进行运动能力分析和训练之前，必须将动作模式维持在合理的功能性水平。

14世纪英格兰逻辑学家、圣方济会修士威廉（William of Occam）提出一个科学理论："如无必要，勿增实体。"而将评估动作模式作为一个起点则符合这一理论。

这一说法被称为"奥卡姆剃刀"（简约法），可以扩展为现代科学家和专业人员追求本质和内涵的原则。这一理论告诉我们，解决问题的方法不应该不必要的复杂化，即越简单越好。

运动基线的概念很简单，但是它所承担的责任却很复杂。为了确定运动基线，应该只关注各种动作模式，而不是运动能力。所观察到的各种动作模式必须能够基本体现出实用性和可能的期望值。运动基线应该能够展现当前使用的各动作模式，以及那些对生长发育至关重要的动作模式。这个基线必须是可复制的，并且能够用于交流及分级。

如果要运用奥卡姆剃刀理论，让事物保持简单，就须牢记爱因斯坦的一句著名格言："奥卡姆剃刀理论可以从两方面进行切割，事情应该尽可能简单，但不能更简单。"

FMS 剃刀

必须设置功能性动作基线以评估基础动作模式的缺陷，能够有效地利用奥卡姆剃刀理论解决各种运动相关问题。无论是老年人的平衡问题还是日渐增加的年轻女性 ACL 损伤问题，只要出现某种运动缺陷，就可以给出最简单合理的解释。如果某些运动与该基线相比没有出现缺陷，那么就有必要进一步调查相关的体能、运动能力和神经肌肉功能参数。我们也能够为 FMS 开发一个剃刀理论，即首先要考虑运动质量的最低标准，然后才是运动数量和身体能力。

这意味着，首先应该以最低质量标准来衡量与运动相关的各种问题和缺陷。如果一个运动的最低水平达到令人满意要求，才能去考虑运动的各种定量因素和特定因素。

如果运动质量没有达到最低标准，那应该重点关注运动质量而不是身体参数。

综上所述就是"FMS 剃刀"的含义。这意味着，在达到运动质量的最低标准之前，不应该试图提高运动的定量指标。功能性动作系统只是一种支持定性标准的方法，在不再需要或者由更全面、更有效和更高效的方法取代之前，把 FMS 和 SFMA 作为基础功能性动作质量的测量方法并设立标准，目前已证明是有价值的、可复制的、有用的和高效的。它们还有助于将当前的练习和训练实践与人体运动发展的基础运动联系起来。

在成长过程中，年轻人通过执行基础运动

任务的各种反射性运动来发展感知能力。这个进程是基于成熟和学习而发生的，并且由身体的近端向远端发展。婴儿首先学会稳定脊柱和躯干的各个关节，最终发展出对四肢的共同控制。婴儿通过对不同程度运动控制引起的刺激反应来学习各种基础运动。

从头到脚、从躯干到四肢的动态发展历程贯穿人的一生，随着年龄的增长还会出现相反变化的趋势。人体躯体下部和上肢是最晚学会运动的部分，也将最早呈现衰退迹象。人们受到习惯、生活方式、训练或这三种因素叠加的影响而转向特殊的技能和运动，这就是运动的发展。

大多数人都倾向于重复特定的运动技能，技巧训练在维持一般的能力方面可以起到一定的作用。但是，这些特定的动作模式并不能保持基础动作模式的平衡。

消防员训练就很好地说明了这一点。为了提高能力，消防员不断训练某些特定动作。最初是采取主动运动来训练的，随着这些动作的不断重复，这些动作就被储存为中枢性指令，引导他们潜意识执行任务。

潜意识能力包括认知编程，这是中枢神经系统最高水平的功能。然而，训练中执行了低效和不对称的动作就引发了许多问题。即使动作模式没有问题，如果在训练中运动技能主导了动作模式或者出现不对称，则有可能发生基础运动功能障碍。同样，疲劳状态下练习各种动作模式，也就如同这类训练一样，会损害基础运动。

采用技巧性运动训练会加大受伤程度。例如，一名在灵活性和稳定性之间不均衡的消防员，在执行诸如拖拉水管、攀爬楼梯和伤员背负等任务时就易出现损伤。这名消防员将会使用各种代偿动作来执行任务，以克服那些稳定性和灵活性上的缺陷。这种代偿模式是在训练过程中形成的，其后人体就会产生一种不良的运动，而无论未来何时执行任务都会潜意识地进行这种不良运动。此外，它还会造成更大的灵活性和稳定性失衡及缺陷发生，而这些都是受伤的危险因素。

这些问题在所有积极参与运动或训练的人群中都很常见。有一个基本假设：一般的活动、练习和竞技训练都会提高运动水平，但在尚未制订出一个运动标准之前，则无法进行客观地评价。虽然，训练或体育任务能够对人体能量系统产生调节作用，但也强化了最初发生的代偿动作，而不是减少或消除这些代偿动作。在这种情况下，人们只能在基础运动功能障碍的基础上增加常规或特定的体能训练。

在许多情况下，由于肌肉失衡、习惯性不对称运动、不正确的训练方法及损伤恢复不完全而造成代偿动作模式，继续呈现存在功能障碍的活动，导致很多动作模式丢失。对这些问题的纠正很少能够促进动作模式自发地重建，这是人体的一种普遍趋势，即倾向于一个或两个偏爱的动作模式，而不是达到各种动作模式之间的均衡。

遭受某种伤病痛苦的人如果损伤没有得到治疗或治疗不当，本体感觉输入将会减少。本体感觉功能的丧失对动作模式的行为会产生负面影响。这导致了灵活性、稳定性受损和不对称运动的发生，最终出现代偿动作模式。这可能就是先前损伤的原因，是造成人体损伤的最显著危险因素。

目前，康复存在的一个问题是没有将完善的功能性动作评估作为出院标准的一部分。损伤治疗最初的重点是减轻症状和控制疼痛，但疼痛消失和症状解除并不意味着功能运动的恢复。患者完全有可能做出无痛但存在功能障碍的动作，这会使患者处于再次受伤的危险中。

结束康复治疗过程前，可以通过标准的功能性动作筛查为无症状患者的受限或不对称动作模式进行评估和分级。然后，就可以采取措施来解决那些导致损伤危险性增加的不良运动问题。

可能的解决方案如下。

- 阶段诊断或用二级诊断继续进行康复治疗。
- 提供一个康复后的治疗计划。
- 继续在健身场所进行有监督的纠正性训练。
- 在有资质的私人教练帮助下居家训练以完成运动目标。
- 持续进行自我纠正性训练项目，并反复检查运动质量。

如果患者疼痛已经解除，除非研究人员可以提供强有力的证据来证明运动功能障碍是造成损伤的重大危险因素，否则保险公司不会为功能运动的康复过程支付赔偿金。其他专业的医疗人员也经常筛查并治疗常见的危险问题，但在肌肉问题和康复领域这样做的人不多。

我们应该创造出可替代的合理解决方案，如制订康复后计划。健身和健康中心通常以教育和培训方式来对患者进行心血管健康管理，但如果相关标准建立起来，那么这个行业就会接受以功能性动作为目标的纠正性训练。

回顾以往的损伤或力量失衡与柔韧性失衡的病例，很难确定哪个危险因素更容易引起损伤。在这两种情况下，二者都会造成功能灵活性和稳定性的缺陷，并导致疼痛、损伤和运动能力下降。

研究人员考利维奇（Cholewicki）和潘加比（Panjabi）发现，脊柱不稳定会导致肌肉出现代偿、疲劳和疼痛。研究还发现，脊柱不稳还会导致脊柱的退行性改变，而这正是由于先前的损伤、僵硬或疲劳等因素干扰了肌肉激活的顺序。

另外，有腰痛发作病史的人在进行定时往返跑时，步速明显慢于那些没有腰痛病史的人。

预防损伤和提高运动能力的重要因素就是鉴别出灵活性和稳定性的缺陷，这两者会影响整个运动链中运动程序的动态生成。由于动作模式的复杂性，使用传统的静态方法很难评估它的缺陷。因此，应用涉及整个运动链的功能性测试首先要确定的是有无动作模式缺陷。

损伤对运动的影响

以下描述的研究内容是指导我们观察动作模式和功能相应关系的众多研究之一，避免我们视野狭隘。

骨骼肌损伤的评估和治疗中，需要考虑到远端关节的局部损伤对于身体近端肌肉功能可能会产生的影响。然而，很少有人体实验来证实这个观点。因此，有人进行了一项对照研究。在这个研究中，将有严重单侧踝关节扭伤史的受试者与相应对照组受试者对比，比较两组髋部肌群的功能。采用表面肌电检测方法，观察俯卧位下伸髋过程中臀大肌、腘绳肌、身体同侧和对侧竖脊肌群的激活方式。

该研究分析揭示了有受伤史的受试者在肌肉激活方式上与对照组受试者相比有显著差异，这些变化在身体受伤一侧和非受伤一侧都存在。两组之间的显著差异是有受伤史的受试者臀大肌激活时间延迟。研究发现，受伤后远端肌肉功能发生改变，这就强调将评估扩大到受伤对侧和受伤部位之外的重要性。

由此造成的身体近端部位改变可能是一种本能的抑制性保护反应，以减少进一步损伤，同时还可以减少或改变损伤远端部位的本体感觉。这种传入信息的缺失会造成在功能活动中身体近端肌群协调性降低。最后，原始损伤性疼痛引起了这种变化，即使损伤已经痊愈，由疼痛反应所造成的抑制性作用也会有残留。

弗拉基米尔·简达（Vladimir Janda）和其同事们在研究中观察到的以上几方面似乎都有道理。然而，他们所发现的结果比发现的原因更具有意义，扩大了完全康复的标准范围，将原发性远端损伤引起的继发性近端改变也纳入其中。

我开发了 FMS 来鉴别运动链中存在代偿动作模式的人群。在筛查过程中，通过观察左右两侧的不平衡、灵活性和稳定性缺陷来实现这个目的。FMS 中的 7 类运动项目检验人体由近端向远端运动的能力，这种运动过程能够使人体运动更加有效。无论是培训师还是临床医生，一旦利用 FMS 鉴别出最显著的功能障碍、不对称或低效的动作模式，都能够制订出纠正性训练方法，从而规避诸如不平衡、代偿、微小的创伤性障碍和损伤等问题。

动作筛查属于哪个领域

动作筛查是否可以取代医生的体格检查？或者说它是一种用来评估身体能力和状态的体能测试？又或是活动前进行的分级检查和能力测试？

只要是为了增加、修改或维持活动而回顾检视相关训练计划，那么如何应用和在哪里应用动作筛查就会变得很简单。对于那些想要参与体能活动的人群来说，动作筛查工具填补了活动前医学检查和能力测试之间的空白。能力

测试和技能测试都是身体素质测试的范畴。

举一些相关的例子。

个人健身客户——这名客户将由医生进行一次体格检查，或许还要进行一些耐力测试来评估心血管的健康情况。

高中足球队员——运动员将接受队医的体格检查，然后进行力量、速度测试，以及特定姿势的训练和测试。

消防员——消防员将由指定的医生进行体格检查，然后进行与工作性质相关的身体能力和越障测试。

这样的例子有很多，这些例子仅仅重视医学排除性检查和足够的身体活动能力检查。在上述这些例子及其他诸如此类的情况中，都不能发现与运动相关的风险问题。

此外，有观点认为，较差的身体活动能力只能通过进一步的身体训练才可以补救。不良的运动身体力学会增加能量消耗和不必要的身体负荷，却常常被视为身体能力不足而错误地进行检测。在这种情况下，运动功能障碍被掩盖，并导致较差的健康状态和能力评分。运动员会更拼命地继续进行训练，但这样做很可能使问题长期存在，并进一步导致运动障碍日久难改。

在参与体育活动、训练和较高水平的职业比赛之前，通常要求运动员接受医学体检，目的是排除可能会严重影响体力消耗和体能任务的医学问题。这一过程中重点关注的是一般健康问题，以及心脏、呼吸和其他重要系统有无缺陷，但很少或根本不进行动作筛查。运动前进行医学检查，并不是一种运动评估，因为此评估中运动本身不是重点，因此也不能排除运动功能障碍、活动受限或运动不对称。

能力测试过程中，假设运动量足够，就直接进入身体素质测试。这种测试重点关注力量、

耐力、协调性、敏捷性和特定的能力。在竞技活动中，它通常是被用来设定体能和技能的基线；在健身领域中，它被用来对大众身体素质进行评估、分级并确定目标。在军队这样的职业环境中，它被用来评估身体状态和确定运动能力的最低水平。这确保了训练和职业工作期间的安全，并确保身体处于最佳状态。

医学检查能确保没有严重的、可识别的医疗问题、疾病和失能，这种活动前的排查非常重要。

动作筛查适合在医学检查和能力测试之间进行。每个阶段代表了身体能力层次结构中的一个步骤。这个过程中，可以假定进行活动前的医学体检能够大致确保健康，但不能保证功能性动作模式的完整和合格。有的人可能身体健康，但运动功能较差。动作筛查从动态和功能的角度来评估运动时的疼痛问题，而不考虑具体的身体能力表现，因为那是以后要考虑的问题。

通过动作筛查可以识别灵活性和稳定性问题，也可以观察基础运动受限和不对称的问题。这意味着动作筛查之后在身体能力测试中发现的任何问题都可以视为运动能力问题。相比之下，动作筛查中发现的问题会极大地影响运动能力。由于这些问题属于运动功能障碍，因此并不能通过身体能力训练而得以纠正。如果没有动作筛查，就会缺少评估运动能力低下的正确手段。专业人员必须在运动能力测试之前发现各种运动问题，以确保他们是在检查"运动领悟能力"，而不是"运动能力"。

根据运动功能将筛查进行相应的层次分类。

针对基本健康状况的体格检查或医学筛查——重要系统的正常运行。

针对基础运动的功能性动作筛查——基础功能性动作的领悟能力。

针对普通健身和竞技爱好者的运动能力测试——基本能力、爆发力、耐力、协调性、力量、速度等身体素质。

针对特定能力的技巧测试——从事专业化活动的特定身体素质。

我们能够同时开发这些特征性的筛查方法。一方面，没有必要在基础运动训练之前具备完美的健康状态；另一方面，也没有必要在身体能力或素质发展到某种程度之前具备完美的运动。同时，我们也不必在发展特定的能力技巧之前就将基础运动能力训练得完美。我们的目标是将每个层次的水平都控制在最低标准之上，而不是追求完美和最佳，并且，一个层次水平的提高不应该造成另一个层次水平的缺陷。

动作筛查的结果

一些健康问题比基础运动或功能性动作目标更重要。

骨折需要复位和固定——这是基本健康。

一旦骨折愈合和对位良好，就要设法运动——这是基础运动。

当基本的灵活性和稳定性得到恢复时，开始寻求综合运动耐力、力量和速度——这是基础运动能力。

最后，当肌肉和关节达到质量和数量方面的功能条件后，就开始发展或重新开发特定的运动技能——这就是特定运动能力。

我使用骨折这种简单的例子是因为目前还没有一种标准化的运动评估方法，而部分从事运动和康复专业的人常常混淆了这种层次结构体系。人们已经制定了医学上的各种最低标准，甚至是能力和技能的最低标准，但还没有确立和可使用的关于运动的最低标准。

设计动作筛查是为了捕捉那些由功能动作模式所引发的日常生活活动或基本医疗检查中可能无法发现的疼痛。人们通常能够学会如何避免那些有问题的动作，而筛查却是通过多种姿势把功能运动推到极限状态，从而揭示那些未被发现的潜在问题。

如果在动作筛查时没有发现疼痛，而发现了严重的受限或不对称，那么，这些受限或不对称在纠正之前就属于运动缺陷。针对基础运动能力和特定运动技能进行的所有努力训练，都会因为一个运动问题而沦为效率低下的牺牲品。

一次动作筛查可能有 3 种基本结果。

由运动引发疼痛的人，需要接受进一步的医学评估。接受选择性功能动作评估（SFMA）或由医学专业人员诊断。

表现出运动功能障碍的人，需要接受纠正性训练来解决问题。在动作筛查显示动作模式不会引起损伤风险的增加之前，这些人都应该避免进行过多的特定性训练，在出现新的改变之前，让他们保持在这个水平进行训练。

还有人在进行更高等级的健身训练之前需要筛查以明确动作模式不会增加损伤风险。他们可以进行身体能力训练，但要定期进行医学体检复查和动作筛查。

以上是一种新的动作筛查范例。

活动前筛查和能力测试的回顾

在过去，运动医学模型建议活动前需接受体检，然后，再进行能力评定。当评价一个人活动前的准备状态时，这个系统方法无法提供足够的基线信息。一般来说，活动前的健康医学检查只包括重要系统检查和一些疾病的筛查，这些检查是为了将部分不适合参加某些活动的人排除。由于动作模式不是传统医学检查的组成部分，在这些情况下，人们很少考虑功能性动作模式。

很多研究者都认为，过去没有既定的标准来衡量哪些人在活动前具备了功能条件和身体条件。最近，很多医学团体就在这一领域建立了更多共识、达成合作。但是，这些是从医学角度提供基线信息。大家还应该共同努力来确定基础运动基线，从而决定如果人们无法在基础运动基线水平上进行运动，是否可以参与该项活动。

在传统的评估系统中，完成活动前的体格检查之后紧接着要进行运动能力测试。一般的运动能力测试包括仰卧起坐、俯卧撑耐力、力量测试、耐力跑、短跑、敏捷性运动，以及能够体现身体能力的定量测试。在很多竞技和职业活动中，这些能力活动已经变得更加专业，迫使人们去完成那些明确规定的各领域能力的任务。

运动能力测试通常会收集基线的定量信息，然后试着建立目标和给出建议。这些建议都是根据标准化的规范信息提出的，可能与个人的特殊需求无关。

同样，在许多情况下，运动能力测试提供的客观信息，不能用于评估人们执行特定运动的有效性，并很少考虑到功能性动作的缺陷，而这些缺陷会限制运动能力或造成运动者轻微的损伤。所规定的力量和体能训练计划常常是为了提高敏捷性、速度和力量而制订的，但没有考虑到基础动作模式的质量和效率。

例如，一个人在仰卧起坐测试中的得分高于平均水平，但是完成的运动质量较差甚至无效。他通过上肢和颈椎的代偿完成运动，而不是用躯干来完成。另一个人同样获得很高分数，但他高效率地执行了运动并且没有代偿。相比之下，这两个人分数都高于平均水平，但在运动效率方面却截然不同。

如果明白了功能性动作模式上的主要缺陷，还能够将这两个人的运动能力判断为相同吗？上述两个运动例子，在功能灵活性和稳定性方面存在很大的区别。但是如果没有评定，就无法识别这些差异。

活动前筛查或能力筛查的目的就是为了减少损伤、提高工作能力，最终提高生活质量。是否需要进行活动前筛查或能力筛查？标准的健身评估能否达成既定目标？目前的研究对这两个问题没有达成一致意见。标准化的筛查不能提供个体化的运动分析。但是，假如把FMS纳入活动前筛查工作中，将可以筛查出谁具有执行特定运动的能力。

对于任何训练和康复专业人员来说，观察那些无症状但执行功能性动作模式困难患者的反应是非常重要的一课。通过为从事运动职业的健康人群提供动作筛查，例如工人、消防员、运动员和其他高强度体力工作者，就能有大量机会获得功能性动作模式的很多知识。

针对无症状群体恢复功能性动作模式过程中积累的技术，将有利于为有症状群体动作模式的恢复制订治疗方案。现在，运动专业人员将FMS应用在各个层次的健身人员、运动员、军事人员、消防员和其他行业的人群。由于检查的是人体健康问题中被忽略的那部分及运动能力问题，所以筛查的结果非常有价值。

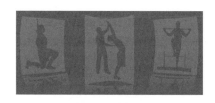

可以访问 www.movementbook.com/chapter4 获取更多内容、视频和额外资料。

（刘倩　钟毓贤　周维金　译）

第5章
功能性动作系统和动作模式

回顾运动的理念、描述和分析时，就会发现 FMS 创建了一个观察动作模式的系统性方法。这个系统不仅仅局限在一般字面意义的测量，而是用数值评分对动作模式进行评级和排序，注意力集中在明显运动受限或不对称方面。

我们可以更细化地去研究这些动作模式的缺陷，如果只关注动作模式而忽略各个细节部分，很多不易察觉的、微小的运动问题就会自我纠正。这并不是说，用这种方法就可以解决那些未经诊断的损伤或严重异常，但是对于许多运动问题来说确实非常有效。

与 SFMA 不同，FMS 不是诊断系统，不是针对每个模式的疼痛发作或运动减少问题，其作用是为积极运动的人群划定一个最低标准。如试图做出单独的诊断会产生一个额外的步骤，而不会提供更好的纠正方案，在一些情况下甚至会减少可选项。在 FMS 中，除了鉴别运动受限或不对称的模式，不需要去鉴别其他的情况。

恰当的指导和对细节的关注可以发现运动不对称，以及灵活性和稳定性的严重受限。制订和执行计划中，必须注意受限和不对称，直到它们在一个或多个动作模式中消失为止。FMS 的目标是解决不对称和严重受限问题，这些问题可以通过评分系统鉴别出来。

SFMA 为每种动作模式提供了进阶内容，人们注意到这一点并且假定这意味着运动效能

更强大、更高效。对两个系统都有应用经验的人会发现，FMS 和 SFMA 中很多纠正顺序是平行一致的。FMS 的理念很简单：当知道运动需要纠正时，我们不会在运动进阶上花时间，而纠正顺序就能体现出水平。

SFMA 的动作模式强度弱于 FMS。FMS 中的弓箭步、俯卧撑、稳定旋转是很有难度的，但 SFMA 并不需要这些。同时，SFMA 不使用顺序量表，但要求具有更出色的观察能力。

毋庸置疑，两个系统都要求观察者针对一类运动执行 4 个选项中的一项。在 FMS 中为每个动作模式标定 0~3 的分数，与之对应提供 4 个选项。在 SFMA 中，根据疼痛或功能障碍的存在与否分为 4 类，同样提供 4 个选项。限制操作数量可以提高操作的可靠性和解释的统一性。

如果出现疼痛，SFMA 将引导人们对骨骼肌进行评估。尽管在一些急性问题发生阶段使用它是不现实的，但对一些患者的初始检查是有帮助的。检查已暴露的功能障碍区域之外的部位会使检查过程复杂化，而 SFMA 从临床角度为纠正性训练提供了一个独特的理念。

除非已经证明某区域确实存在急性功能障碍，SFMA 并不能说明疼痛区域就是功能障碍区。同样，功能障碍可能存在于各种动作模式或没有疼痛的部位中，这又会使之更加复杂。与运动功能障碍的书面概念相比，将 SFMA 加

入运动评估则直接从实践角度提供了一个整体评估方法，同时优化了纠正性训练选项。

在康复过程中或结束时要再次使用FMS以便发现未来发生损伤的风险。FMS的应用标准很简单，就是运动中不出现疼痛。而只要出现与运动相关的疼痛症状时，SFMA则是优先考虑的工具，以便决定纠正性训练和功能性训练进程。当开始讨论两个系统时，使用图片的方式介绍更合适。

FMS

深蹲｜跨栏步｜直线弓箭步｜肩部灵活性
主动直腿抬高｜躯干稳定俯卧撑｜旋转稳定性

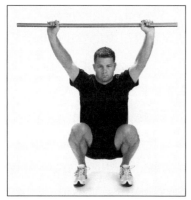
深蹲

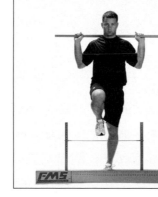
跨栏步

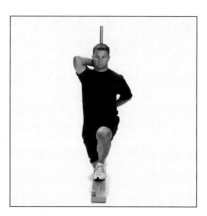
直线弓箭步

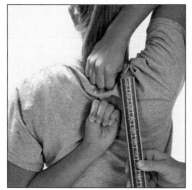
肩部灵活性

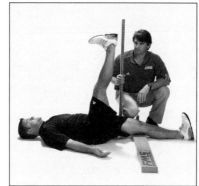
主动直腿抬高

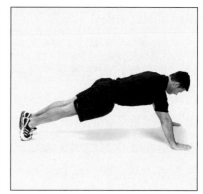
躯干稳定性俯卧撑

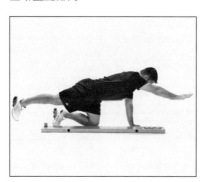
旋转稳定性

SFMA最高级评估

颈椎 | 上肢 | 多节段屈曲 | 多节段伸展

多节段旋转 | 单腿站立 | 双臂过头上举深蹲

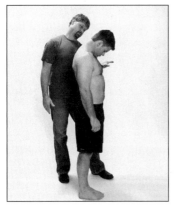

颈椎

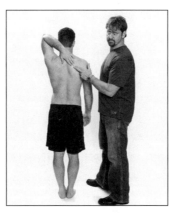

上肢

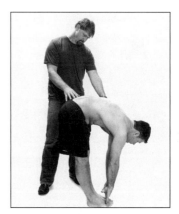

多节段屈曲

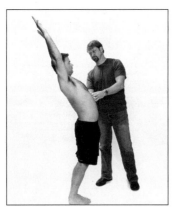

多节段伸展

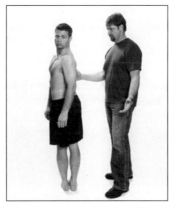

多节段旋转

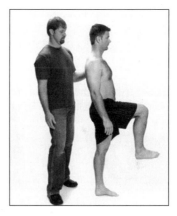

单腿站立

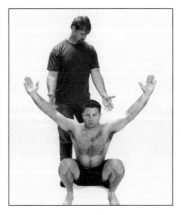

双臂过头上举深蹲

SFMA解析

颈椎

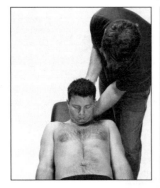 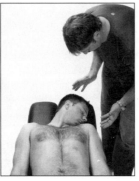 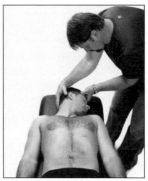 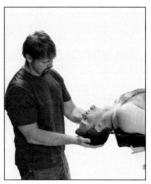

仰卧位颈椎主动屈曲，124 页｜仰卧位颈椎被动屈曲，125 页

仰卧位寰枕关节主动屈曲，125 页｜仰卧位颈椎主动旋转，126 页

颈椎被动旋转，126 页｜C1~C2 旋转，127 页｜仰卧位颈椎后伸，127 页

上肢

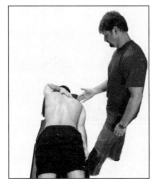 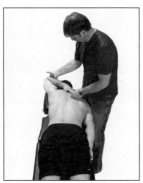 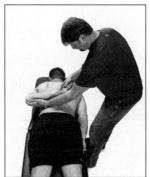 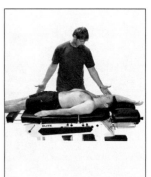

俯卧位上肢主动运动，128 页｜俯卧位上肢被动运动，129 页

仰卧位上肢交互运动，130 页

多节段屈曲

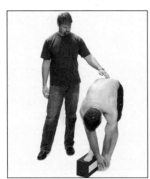 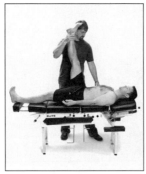 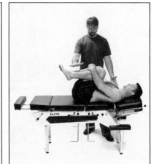 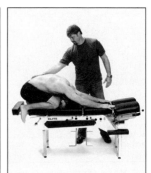

单腿站立体前屈，131 页｜长坐位触摸足趾，132 页｜主动直腿抬高，132 页

被动直腿抬高，133 页｜俯卧位向后摆动，134 页｜仰卧位双膝触胸，134 页

SFMA解析

多节段伸展

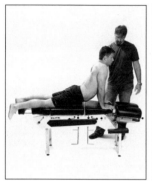 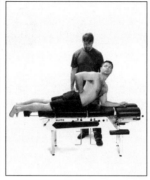 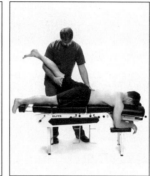 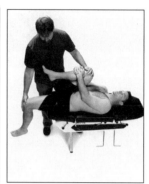

脊柱伸展

无上肢参与的躯体后伸，139 页｜单腿站立躯体后伸，139 页｜俯卧撑，140 页

腰部固定（内旋）主动旋转 / 伸展，140 页｜腰部固定（内旋）被动旋转 / 伸展，141 页

俯卧位肘支撑旋转 / 伸展，141 页

下半身伸展

站立位髋关节后伸，142 页｜俯卧位髋关节主动后伸，143 页｜俯卧位髋关节被动后伸，143 页

法伯尔试验，144 页｜改良托马斯试验，145 页

上半身伸展

单肩后伸，146 页｜仰卧位双髋屈曲背阔肌拉伸，146 页

仰卧位双髋伸展背阔肌拉伸，147 页｜腰部固定（外旋）旋转 / 伸展，147 页

腰部固定（内旋）主动旋转 / 伸展，148 页｜腰部固定（内旋）被动旋转 / 伸展，148 页

多节段旋转

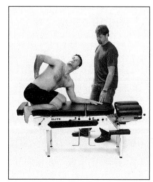 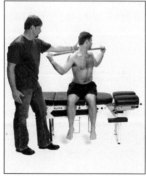 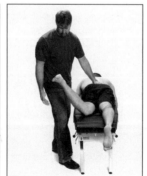 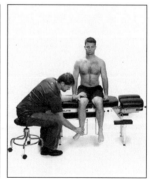

多节段旋转受限

坐位旋转，152 页｜腰部固定（外旋）主动旋转 / 伸展，152 页

腰部固定（内旋）主动旋转 / 伸展，152 页｜腰部固定（内旋）被动旋转 / 伸展，152 页

俯卧位肘支撑旋转 / 伸展，152 页

SFMA解析

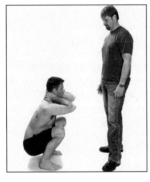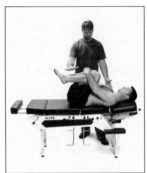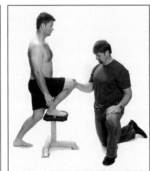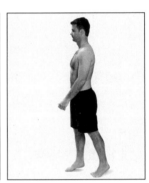

单腿站立

筛查的概念

FMS 可以在工作中提供很多帮助，但其中心目标是为积极的生活方式去除掉那些不被支持的运动。

专业人员经验的参差不齐可能会影响运动训练和康复。如果作为专业人员的我们不承认这一点，那么这种主观因素本身就是一个问题。许多研究表明，专业人员的盲目自信有时是没有根据的。这个系统可以帮助我们保持客观性。

FMS 和 SFMA 并不能做出完整的评估，而是对其他运动系统的评估进行补充。FMS 提供了以运动能力与特定活动信息为背景的基本观点。SFMA 则将运动中的疼痛和功能障碍性疼痛进行区分，提供了一个针对损伤评定和测试流程的全面运动观。

FMS 中的大部分动作模式和 SFMA 中部分动作模式与一些同名训练方法是有关系的。然而，这种相关性不代表训练熟练度或训练表现，仅仅提示动作模式中可能存在问题。如果以存在问题的动作模式进行训练，其中的任何一部分都将会影响运动能力。

这两个系统中的 7 个运动项目相互联系并同等重要。没有哪个运动比其他运动更加重要或不重要。如果某一种运动的讲解显得复杂或冗长，并不意味着这一运动比其他运动更重要或更有意义。

即使你认为某个动作测试对客户来说可能并不重要，也要做完全部筛查测试项目。利用 FMS 方法能够全面掌握一个人的运动方式，且并不会花很多时间，所以并不值得为了节省时间跳过一些测试。如果你选择跳过的测试正好是确认某个人最弱链的测试，你会因错失相关针对性训练而不能解决问题。

FMS 的前 3 项测试——深蹲、跨栏步和直线弓箭步是非常重要的，因为这些测试体现了在人们每天经历的 3 个基本足部姿势下的核心稳定性。不过，FMS 中的其他 4 种测试则有助于系统地提炼信息，这正是 7 项测试通过相互作用的方式来帮助我们识别最弱链。

使用 FMS 和 SFMA 的专业人员从不询问哪种模式是最重要的，只有没有筛查经验人才会问这个问题。他们想节省时间，却没意识到正确使用这个系统会帮他们节约多少时间。记住 80/20 这个规则，即 80% 的成功往往取决于 20% 的行动。我们要做的是找到那 20%，而完整的筛查能为我们做到这些。

不管什么人、健康与否、能力如何，有一个主题总是重复出现：具有最严重受限或最明显不对称的动作模式，往往包含所有问题。这个动作模式就是最弱链。

有时，这种动作模式中就包含着最弱链的原因，例如关节显著受限、肌肉紧绷或者节段不稳。更多的时候在同一条运动链上我们会见到原动肌紧绷、关节稳定肌差和关节僵硬，分开处理每个问题往往不会恢复正常的动作模式。但是，处理整体模式却可以同时提高原动肌的柔韧性、稳定肌的协调性和僵硬关节的灵活性。

要习惯于说："动作模式是最弱链。"在某个动作模式中可能会发现一些需要特别注意的额外因素，即使这些额外因素有可能会改变动作模式，但是永远不要认为关注这些额外因素就会改变模式。

要一直使用动作模式、检查动作模式并且维持正确的动作模式。

筛查的注意事项

我们把深蹲、跨栏步和直线弓箭步称为"三

大测试"。早期就有学者在筛查中使用三大测试的名称并一直沿用下去，并不是其他的测试不重要，而是这 3 项测试代表了足部的 3 个主要姿势。

我们把主动直腿抬高、肩部灵活性、躯干稳定俯卧撑和旋转稳定性称为"四小测试"，这些更能代表基础的功能，在这 4 项测试中呈现的问题在一定程度上可以反映出前 3 项测试中需要弥补的部分，FMS 中所有的测试都着眼于灵活性和稳定性，但是在四小测试中，每个测试都只侧重于其中一个方面，直腿抬高和肩部灵活性测试侧重于灵活性，剩下 2 项则侧重于稳定性。

要一直关注四小测试，所有的分数都一样重要。如果一个人在多项测试中分数都比较低，那么四小测试的分数更为重要。在此情况下，四小测试对于纠正策略的实施更加安全和有效。

还可以将 7 项测试分为基础性测试和功能性测试两类，这将提醒你在没有掌握基础动作模式的前提下，不要关注功能模式。我们把三大测试定义为功能性测试，四小测试定义为基础性测试。

由于跨栏步、直线弓箭步、主动直腿抬高、肩部灵活性和旋转稳定性都是不对称性模式，分为左侧、右侧，所以这几项测试结果对左侧和右侧分开记录。

深蹲和躯干稳定俯卧撑是直线对称模式，因为在这些测试中不能单独地观察到身体的左、右两侧的区别。所以当你注意到在多个测试中均有较低分数时，应该先测非对称性模式，后测对称性模式。

筛查结束之后，应该在直线对称模式之前先为分离模式制订纠正策略。在直线对称模式测试中，需要更高程度的神经肌肉控制。分离模式会使纠正策略放大灵活性或稳定性方面的功能对称性。实际上，一个有缺陷的直线对称

模式可能包括分离模式中的一个不对称动作。因此，从逻辑上讲，在处理直线对称动作之前，就应处理所有的不对称动作。

假设不对称性问题可以导致直线对称模式和分离模式下灵活性或稳定性降低，那么只有分离模式下的纠正策略才能发现这个问题。分离模式中针对直线对称模式的纠正策略的前提是不存在低级别的不对称性问题。

在最弱链未被纠正之前，最弱链会一直影响你的动作行为。

功能性动作筛查标准

FMS 分级系统及相关设备都是基础的、有效的、可靠的。该系统将动作完成程度划分为三个等级：完美完成，给 3 分；能完成但有代偿或不是很标准，给 2 分；不能完成，给 1 分。

如果在 FMS 的任何一项测试中感受到疼痛，得 0 分，这就使其他所有测试的得分无效。此时，如果你是一名有执业资格的临床医生，你可以去执行 SFMA，或者转给医疗专业人员进行评估。

大多数人都意识到这一问题的严重性，如果他们感到疼痛，就不应该继续进行 FMS 的检查。这样的客户需要由专业医护人员进行临床检查。他们知道客户受伤了，但还没有得到相应的诊断，下一步需要进行的就是确诊。

同样，如果客户说休息时不感到疼痛，但是在运动时会发生疼痛，那么，你应该为他们进行评估。

FMS 设计

FMS 是简单易懂的——这是设计赋予筛查的力量。该检测使用 4 个基本筛查方法，通过创

建一个系统来捕捉疼痛和功能障碍。由于我们测试的基础模式形成了运动和专项运动的基本属性，建议在健身和运动训练之前进行筛查测试。

如果要给客户增加活动量、进行热身准备或体能训练，就需要做动作筛查。正如前文所述，该筛查不是简单的重复，因为它并不能取代活动前的医学检查或体格检查，而是作为动作测试的一部分进行补充筛查。

FMS 的 7 项测试分为初级测试和高级测试两组。

初级动作模式

基础灵活性和稳定性模式如下。

- 交互伸展模式。
- 仰卧位交替抬腿模式。

从一个动作模式过渡到另一个动作模式则需要具有较高的稳定性、协调性和控制力。

- 躯干稳定俯卧撑模式。
- 四点支撑旋转稳定模式。

高级动作模式

- 深蹲模式。
- 跨步模式。
- 弓箭步模式。

初级动作模式要优先于高级动作模式且支持更高水平的模式。没有纠正初级动作模式的问题而直接去训练高级动作模式是可以的，但这是不可取的。因为基础功能障碍不解决，高级功能性训练中往往会发生代偿或替代运动。

纠正筛查的顺序提示，要在完成初级动作模式后再进行高级动作模式筛查，在初级动作模式中，要先纠正灵活性和稳定性。

该筛查对存在问题的动作模式可以进行分级和排序，共分为 3 个能力水平。

3 分

能完成运动，且符合 FMS 测试标准；如果出现疼痛，分数为 0。

2 分

能完成运动，但是有明显的代偿，按照 FMS 测试标准存在对齐缺陷或丧失；如果出现疼痛，分数为 0。

1 分

不能完成运动，且不符合 FMS 测试的标准。同样，如果出现疼痛，分数为 0。

4 个基本筛查步骤

- 动作筛查时观察是否有疼痛。
- 动作筛查时观察受限的动作模式。
- 动作筛查时观察不对称动作模式。
- 刻意的重复筛查以便减少误差并明辨运动是否与标准一致。

观察疼痛

如果一种或多种筛查测试中出现疼痛，那么筛查结束。运动受限和不对称不是首要问题。运动的第一原则是：疼痛可以改变任何事。

如果客户在运动过程中存在疼痛，最好接受进一步的专业筛查，如利用 SFMA 来深究这个问题。疼痛会削弱客观信息的系统性聚集，疼痛使人产生恐惧、不安、夸张行为和痛苦。

"是疼痛引起错误运动，还是错误运动导致疼痛？"

如果没有客观的测试工具或系统，就不可

能回答这个问题。

面对疼痛时运动可以不发生变化并且能够自我修复，这个观点并没有得到科学验证。对此进行研究是值得鼓励的，并且影响很深远。

当你意识到运动过程中经常会出现疼痛时，就应该把它看成是早期的警告信号。身体有能力变通地应对疼痛、忍受疼痛这一自然反应，这是一种很好的生存机制，但只有在没有其他选择时，才会将此作为临时的替代方案。疼痛不是敌人，甚至不是一个问题，它仅仅是感染、不协调、错位、肌肉活动不当、炎症和结构完整性受损所引发的警示信号。

"不要轻易屠杀信使，至少在你真正找到问题的根源之前不要这样做，因为疼痛只是身体出现问题的一个信号，而不是问题的根本。"

疼痛是一种生物警示灯，提醒人们注意化学或力学问题，或者两者兼而有之。掩盖疼痛并不能让问题消失，反而会降低发现真正病源信号的能力。

化学性问题包括炎症、感染、组织的非机械性刺激、肿胀和渗出。

力学问题包括关节错位、关节和周围组织活动受限、结构完整性受限及神经肌肉控制受限，还可能包括任何其他物理性、功能性或结构性受限问题。

很多时候，这两种问题会同时发生。足踝扭伤早期会有化学和力学方面的问题，如炎性渗出产生明显疼痛。随着时间的推移，肌肉保护机制和关节组织液渗出将导致组织的整体僵硬。疼痛会随着时间的推移而减轻，但仍会在特定的运动中出现。在这个阶段，踝关节活动不适减轻，但在活动终末端仍然会感到疼痛。早期，在正常活动范围内，肿胀和肌肉保护机制会导致早期机械性张力增高。

动作筛查能够发现力学问题，对一个完全没有疼痛困扰的人进行这7项测试，可以暴露出其大部分与运动相关的力学问题。如果其中一个或多个测试导致了疼痛，请注意引起疼痛的动作和疼痛部位，并根据问题评估需要进行适当转诊。

即使疼痛只出现在一项动作筛查测试中，也能确定其存在潜在的损伤或运动时受伤风险增高的情况。因为这时的身体已经受伤了，只是人们还未觉察到而已。

疼痛在任何水平的运动中都有可能发生。疼痛的产生与肉眼观察到的运动质量无关，但为了日后参考，记录引起疼痛的运动质量水平是可以提供帮助的。任何引起疼痛的动作都应由医疗专业人员进行适当的检查，这意味着必须停止FMS，然后进行SFMA或是直接转诊。

当出现疼痛时，由于不清楚疼痛与动作是如何相互影响的，所以筛查评分不可能提供有价值的信息。在筛查中，发现动作可以诱发疼痛，而这些疼痛之前是未被检测到的或没有被意识到的。FMS筛查的步骤可到此结束。

观察受限的动作模式

筛查的第二个步骤针对的是明显的活动受限，FMS的7项测试会反复检查最普通的基础运动功能，每项测试的关节活动度要求均低于或略低于临床和康复正常的测量标准，与临床检查单个关节范围不同，动作筛查要求客户展示多个关节在正常范围内同时活动，这样就能够筛查出代偿动作。如果在一项运动中某一个关节不能充分参与，那么，另一个关节就会失去一定程度的稳定性，或者通过过度活动才能保证运动的完整性。这将导致运动质量明显下降，在筛查中就能被发现。

在使用附录9中描述的评分标准对每个模

式进行分级后，将 7 项筛查结果进行排序，从而发现 7 项筛查中各自最受限制的动作模式。用第 6 章的记分表给每个动作模式打分，然后给所有最受限的模式排序。最受限的模式是 7 项测试中得分最低的模式，它包含了最重要的灵活性和稳定性缺陷。

还有一种效率较低的方法是分别评估身体的各个关节以明确正常或异常的活动范围，然后对单个关节进行常规测试分析。此种方法只能明确单个关节是正常的，而不能有效地明确该关节在整个动作模式下的功能是正常的。这种方法理应明确一个关节在一个模式内能正常地发挥功能，但实际上并没有通过功能的方式来证明这一点。

首先，通过查看动作模式，可以发现哪一种模式是最受限的。一旦确定，这个模式就体现了最严重的灵活性或稳定性问题，或者两者兼而有之。如果需要的话，接下来可以单独检查客户的各个关节，以确定哪个部位出现了灵活性或稳定性问题。如果这些检测在单一动作下表现正常，而在协同工作下效率很差，那么单一动作下检测出的正常状态几乎没有现实意义。

不同 FMS 测试水平各异，有些测试包括复杂的运动任务，有些则较为原始。"原始"一词隐含着运动在成长和发展中的层次结构，这就使"先会爬后会走"的格言有了字面解释。

观察不对称动作模式

不对称表示功能动作模式的不均衡，是 FMS 的第三个筛查步骤，它是用来描述结构和功能的问题。FMS 提供了 5 次机会来测试和观察不对称性，在这 7 项测试中有 5 项需要单独进行左侧和右侧的评估。

在过去，医疗和康复专业人员对结构不对称的研究要比对功能不对称或运动不对称的研究更细致。结构不对称可能是腿长不一致、脊柱弯曲异常、发育异常、创伤性损伤、关节的异常改变或手术引起的结构改变等。功能不对称是指身体左右两侧的功能和运动能力明显不同。

在开始时，识别结构不对称比解释功能障碍的复杂性更重要。我们先处理初级动作模式中观察到的不对称，然后再处理高级动作模式中的不对称。

不对称有时是结构不规则和功能不平衡共同引起的，我们对功能不对称的控制力要大于对结构不对称的控制力。

举一个很好的例子，轻微的结构性脊柱侧凸，当伴有灵活性和稳定性问题后，将会加剧侧凸。随着时间的推移，这两个问题可能相互叠加。纠正性训练可以对不对称的功能部分产生显著改善，长远来讲甚至可以减少结构的衰退。因此，纠正策略可以提供改善功能和防止结构恶化的方法。

刻意的重复筛查

第四个筛查步骤就是故意或重复地做动作。在不同的模式中重复做最常见的动作，以寻找持续性的受限问题。在每个动作模式中，不同身体部位具有不同的功能。

- 灵活性——在无帮助的情况下，表现出不受限制的运动自由度。
- 静态稳定性——能在其他关节运动或位移时保持该关节小幅度运动或静止状态，同时维持正常的力线。
- 动态稳定性——在支撑位自由地运动，并维持正常的力线。

例如，在动作筛查中的 5 个动作模式都用到了髋关节伸展。筛查中利用屈膝和伸膝两种方法观察髋关节在负重和不负重体位时的伸展情况，这种刻意的重复动作有助于看清问题的本质。

如果不考虑膝关节位置或负荷如何，只要髋关节伸展始终受限，就说明是髋关节的灵活性问题。然而，如果髋关节的伸展只在某些动作模式中受限，而在其他模式下不受限，那么，髋关节的灵活性就没有大问题。髋关节灵活性受限问题在多个动作模式中表现不一致，则提示骨盆－髋关节复合体有稳定性问题或特定的柔韧性问题。

对髋关节而言，膝关节屈曲时跨关节的股直肌会限制髋关节的伸展，因为膝关节屈曲会显著增加股直肌的张力，而膝关节伸展又会通过肌肉长度和张力对髋关节产生不同影响。

FMS 中一些刻意重复的实例

髋关节伸展：5 次测试。

髋关节屈曲：4 次测试。

肩关节伸展：3 次测试。

肩关节屈曲：4 次测试。

膝关节伸展：3 次测试。

膝关节屈曲：4 次测试。

肘关节伸展：3 次测试。

肘关节屈曲：3 次测试。

踝关节背伸：3 次测试。

腕关节伸展：2 次测试。

四肢对称和不对称的活动状态下进行静态脊柱稳定性测试，这种筛查出现过 2 次或以上；四肢静态和动态稳定性测试出现过至少 3 次。在负重情况下的上肢和下肢稳定性也会被测试。

筛查过程中的疼痛与不适

疼痛是一种包括悲痛、压痛、灼痛、绞痛、挤压痛、刺痛、放射痛、锐痛和酸痛在内的身体感觉，这种感觉经常无法形容和解释。

当患者在测试时感到疼痛，测试得分为 0，并需要接受专业临床医生的评估。当测试未完成时，你可以自行决定是否继续进行 FMSA 筛查。但无论如何，建议患者不要练习或从事任何能引起疼痛的相关动作。

疼痛的标准检查

- 常见疼痛——规律发作或持续性疼痛基础上加重的疼痛。

- 由普通运动产生的疼痛——日常生活活动和锻炼中出现。

- 焦虑或压力表现——患者过度关注疼痛，并因疼痛感到心烦意乱。

- 不适——是一种非痛苦性或警示性的身体感觉，包括忐忑不安、由运动或按摩导致的轻度紧张或酸痛。

不适的标准检查

不常见的不适——不经常发生或不规律发生。

只有动作笨拙时才会出现的不适——日常生活活动和锻炼不会引起。

没有焦虑或紧张表现——不适已经出现了，但是没有痛苦，通常这种不适会伴随重复运动而减轻。

筛查结束前出现疼痛，仍继续进行筛查的风险如下。

- 疼痛可能会加剧。

- 患者可能会感到恐惧或忧虑。

- 疼痛的产生可能会影响患者的运动，从而不能清楚地了解患者目前的功能状态。

筛查结束前出现疼痛，仍继续进行 FMSA 筛查的好处如下。

- 完整的筛查可以全面反映运动情况。

- 发现 2 种及以上的动作模式可以引起同样的

疼痛。

- 如果进行所有的动作模式测试，可能会发现不同的疼痛。
- 一个完整的动作筛查可以设置一个基线作为未来纠正的参考。

不适的评分标准和疼痛一样，所以，不是必须要求转诊，但你有责任监督测试结果。0分表示在参与的动作模式中发现不适，并要在每个运动阶段都重新检查有无不适。

不要过于专注于这种模式的纠正策略，相反，需要关注除 0 分外的最低分或最不对称性的运动，并在纠正性训练后重新检查有无不适。如果这种不适感没有变化，那么针对非 0 分的纠正策略可能不会对目标动作模式产生积极影响。如果你接受过相关培训并合格，就可以转而应用 SFMA，或者转诊给临床专业人员。

FMS 评分——结果分级

3 分——具有充分完成功能性动作模式的能力。

2 分——有能力完成功能性动作模式，但可能出现一定程度的代偿。

1 分——不能完成一个完整的功能性动作模式。

0 分——出现疼痛，需要进行 SFMA 或转给临床专业人员。

如果发现疼痛，具有 SFMA 应用背景的医疗或康复专业人员将能给予最大帮助。如果发现疼痛，而你并不具有专业资格，一个了解 SFMA 的临床医生将将是转诊的最佳选择。

自始至终都要处理发现的运动受限

与存在代偿模式仍能成功完成的动作模式相比，不能完成则是一个比较严重的问题。

在处理代偿动作之前，必须解决运动受限或不能运动的问题。

不对称或单侧受限比对称或双侧受限更有意义。

在筛查中可以对左、右两侧分别进行检查，单侧不能完成比双侧均不能完成存在的问题可能更大，非对称性代偿比对称性代偿的问题更大。

FMS 的评分很重要。然而，对筛查结果进行分析比开出训练处方更重要。FMS 有一个旨在消除危险因素的分层设计结构。

- 首先，通过应用 SFMA 或咨询医疗专业人员来消除患者的疼痛困扰。
- 在疼痛问题解决后，消除初级动作模式中最不对称的部分。
- 然后消除下一个不对称的部分，直到不对称运动全部被解决。
- 只有在不对称性问题都被解决的情况下，运动项目的目标才能设为 3 分。

通过性测试

肩部灵活性、躯干稳定性俯卧撑和旋转稳定性这三种动作模式都附加了通过性测试。

通过性测试与 7 项动作模式测试不同，它们不是按照 3、2、1、0 这样的得分模式打分，而是按阳性或疼痛、阴性或无痛来记录结果的。

关节部位的最大活动范围是辨别灵活性或稳定性不良的指标，这些测试就是观察关节部位的活动范围来进一步了解功能障碍。当相邻的关节灵活性降低时，肩复合体和腰椎 - 骨盆区域通常会放弃一定程度的稳定性来进行代偿，这些区域就需要更进一步的筛查。

肩部灵活性动作模式

撞击通过性测试

躯干稳定性俯卧撑动作模式

俯卧撑通过性测试

旋转稳定性动作模式

后摆通过性测试

这些通过性测试将在后面与它们关联的筛查内容中进行描述。

活动范围的思考

FMS测试的关节位置不会超过正常的活动范围。动作模式筛查的特有观念就是观察多个关节在正常活动范围的运动状态。有些动作筛查中关节需要负重，因此，可以在负重和不负重的状态下观察关节的功能。

筛查会使明显和细微的功能受限情况暴露出来。一些活动受限是由习惯、生活方式和运动形式所造成的。其他活动受限来源于曾经的损伤，但疼痛或肿胀症状已经消失，由于损伤愈合不完全，软组织仍然表现出无力和紧绷。

活动范围是判断灵活性和稳定性是否降低的标准

在活动量过大、过小或者活动种类太过单一的情况下，胸椎、踝关节和髋关节在正常活动范围内的灵活性均会普遍降低。过度的运动，也就是身体的稳定性与运动需求不匹配时，常常会导致身体出现僵硬。在运动受限的情况下，身体会因维持运动和体能而牺牲灵活性、稳定性及稳定肌和运动肌之间的协调功能。当缺乏运动多样性时，如一个人只参加一项运动，也有可能出现动作模式的退化。

对于身体曾经受过损伤的脆弱部位（如腕关节、肩关节、下背部和膝关节）来说，它们通常会遗留了紧绷和无力。

功能性动作筛查的测试说明

当你查看每项动作筛查测试的具体标准时，需要注意它们带来动作模式和姿势发育与生长的相似性。反复观察不同模式下冗余的关节运动，可以为筛查运动受限和不对称情况提供更多的机会。请记住每项测试的标准与其说是检查动作模式，不如说是对其进行分级和评分。

关键点：如果其中一项测试出现了疼痛，那么继续训练和活动就可能使潜在的问题进一步加重。

该系统建立在分级动作模式的基础上，以打造清晰的、可沟通的、可靠的、可重复的体育活动。测试标准为个人和群体患者提供快速的医疗规划和有效的管理方式。一旦收集到所有的测试分数，按照该系统的方法，就能得出最佳的训练选择。

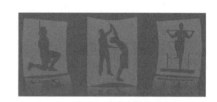

可以访问 www.movementbook.com/chapter5 获取更多内容、视频和额外资料。

（刘倩　曹蕊　钟毓贤　周维金　译）

第6章
功能性动作筛查的相关说明

FMS可以捕捉基础动作模式中的运动控制，以及不需特定技巧的基础运动能力。它能够确定最显著的运动缺陷区域、发现运动受限或不对称问题，并且最终将这些问题与结果联系在一起。一旦发现最显著的不对称或缺陷，可以根据需要应用更精确的测量方法。

筛查的最初想法是用一个简单的运动评分系统来评价动作模式的质量，它不是用来诊断或测量关节的单独运动。单独测量某一关节是对动作模式的一种损害。人体结构太复杂，所以在初期筛查阶段不能将运动割裂开来。

这个系统刚开始是为了给高中运动员的动作模式进行分级和排序而开发的，但经过多年的改进，我们发现它的用途超出了最初的预期。虽然自1998年正式采用该筛查系统以来，我们一直没有更改过它，但使用它收集到的资料已扩展了纠正性训练和康复范围。筛查教会了我们该如何使用它，并帮助我们在运动纠正中获得及时而有价值的反馈。

我们共同的专业经验往往来自与筛查标准相违背的病例，而不是来源于每次对筛查的修改。我们已经多次修改了观察筛查测试数据的方法，但没有改变收集信息的方式。在某种程度上，这代表了我们工作的进步，并没有体现筛查方式的发展。筛查测试耐心地等待我们去认识和理解它，因此我们有必要花10分钟去了解它。

本章介绍的FMS连同随后的两个SFMA章节，是这本书颇具吸引力的部分。在你对他人进行测试之前，花时间阅读这一部分内容可以更全面地理解筛查。

FMS测试内容

FMS由7项动作测试组成，包含对灵活性和稳定性之间的均衡测试。所采用的动作模式能让医疗及健身专业人员观察到客户的基础活动、控制性运动、稳定性运动，并暴露出客户的肌力薄弱、不平衡、不对称和运动受限的问题。

若筛查中的运动与运动员的动作相仿时，这也仅仅是巧合。筛查既不是训练手段，也不是竞赛手段。它纯粹是为运动进行评级和排序的工具。

筛查的应用价值在于简单、实用，能够提供一个新的工具来评价运动表现和耐力。它的主要用途不是去明确为什么存在功能障碍或错误的动作模式，而是发现哪些动作模式有问题。

FMS能够揭示出动作模式中出现的功能障碍或疼痛，或两者兼而有之。

很多人能够进行全范围关节活动，却不能有效地完成测试中的动作。那些在测试上得分较低的人往往在日常生活活动中使用的是代偿动作模式。如果这些代偿动作模式继续使用下去，那么就会强化错误运动，从而导致生物力学的恶化，增加今后损伤的风险。

大众对 FMS 这样精心设计的系统有最低限度的了解即可，可以建议他们访问功能性动作系统的网站 www.functionalmovement.com，观看视频来进行初步了解，该网站还有 FMS 中的 7 个动作测试和 3 个通过性测试的视频演示。

你可以在附录 10 中找到关于测试的详细说明。

筛查的要点

为了正确地使用 FMS，你需要熟悉以下骨性结构或体表标志。

- 胫骨粗隆。
- 髂前上棘（anterior superior iliac spine，ASIS）。
- 外踝和内踝。
- 腕横纹。
- 膝关节线。

FMS 套装工具及装配

可选的测试套装工具装在一个 2 英尺 ×6 英尺（0.6m×0.8m）的盒子中，你也可以使用自己的测试工具。在盒子的一端，有一个可活动的盖子，打开盖子就可以看到 FMS 测试所需要的工具。

- 一根 4 英尺（1.2m）的长杆。
- 2 根短杆。
- 一个小的带盖工具。
- 一条弹力带。

将 2 根短杆取出后插入盒子的孔中，为了稳固短杆必须用力插。在盒子一端的一个小孔中插入小的带盖工具，用于在竖直位置时设置平衡栏架。然后将弹力带放在两根直立杆上形成栏架。

盒子——用于转运工具，做深蹲测试时提供额外辅助。它还在直线弓箭步和旋转稳定性测试中使用，为测试提供标准依据。

长杆——应用于深蹲、直线弓箭步、跨栏步、肩部灵活性和主动直腿抬高测试中，以提高筛查结果的信度和效度。

栏架——由基底板、2 根 2 英尺（0.6m）PVC 材质杆和一根在杆子之间的弹力带构成，此栏架用于跨栏步测试、躯干整体测试，以提高结果的准确性。

筛查时测试者应该站在哪里

在测试中测试者站在哪里是一个常见的问题。因为在每次测试中，你可能要观察 3~4 个不同的点，每个测试都会让你有同一时刻需要处于两个位置的处境，这也是需要客户每个动作要重复 3 次的原因之一。如果需要，可以有多次机会观察同一个动作模式。

观察运动时要考虑距离和移动两件事。考虑到这两件事也就解决了测试中涉及的大部分问题。

距离

测试时测试者后退一步，留够距离，这样就可以看到受试者的整体。大多数关于受试者该站在哪里的困惑都来自太过接近和过于专注测试中的某一个部分。站在足够远的地方，可以让观察更全面，整个运动的测试结果也就变得更加清晰。

移动

每项测试都有 3 次机会，所以不要担心在测试期间来回移动。在某些测试中，站在一个人的侧面或面对着他，会找到最佳的观察位置。充分利用这 3 次测试，如果从一个角度无法准确观察，就换个角度观察。

FMS 测试清单

深蹲动作模式	主动直腿抬高动作模式
跨栏步动作模式	躯干稳定俯卧撑动作模式
直线弓箭步动作模式	旋转稳定性动作模式
肩部灵活性动作模式	

功能性动作筛查

得分表

姓名		日期		出生日期	
地址					
省、市、邮政编码			电　话		
学校 / 隶属单位					
身份证号	身高		体重	年龄	性别
主要体育运动			主要姿势		
优势手 / 腿			以往测试得分		

测试		原始成绩	最后成绩	评价
深蹲				
跨栏步	左			
	右			
直线弓箭步	左			
	右			
肩部灵活性	左			
	右			
撞击通过性测试	左			
	右			
主动直腿抬高	左			
	右			
躯干稳定性俯卧撑				
俯卧撑通过性测试				
旋转稳定性	左			
	右			
后摆通过性测试				
总分				

　　原始得分：指左侧、右侧的得分。7 项测试中有 5 项测试需要分别测试左右两侧并将分数记录在表中。

　　最后得分：指测试的总得分，在原始得分中，单侧的最低分作为最后得分。例如，一个人右侧得 3 分，左侧得 2 分，那么他的最后得分为 2 分，将最后得分相加得到总分。

深蹲动作模式

目的

深蹲动作模式是许多功能性动作的组成部分。在髋关节和肩关节处于功能对称姿势下，深蹲动作模式充分展示了四肢协同的灵活性和核心稳定性。虽然现代日常生活中一般不经常进行充分深蹲这个动作，但在热爱运动的人群里深蹲训练则是最基础的运动。

深蹲动作模式可以很好地体现肢体灵活性、姿势控制能力、骨盆和核心稳定性。执行正确深蹲是一项挑战全身力学和神经肌肉控制的运动。我们用它来测试双侧髋、膝、踝的对称性、灵活性和稳定性。

双手持杆举过头顶的动作需要双侧肩关节、肩胛区及胸椎对称的灵活性和稳定性，同时能很好地控制骨盆和核心区的稳定。只有这样，该项测试才算完整地完成。

说明

受试者起始的姿势是两足开立、对齐，略宽于肩，然后将木杆举过头顶，调整手部位置，肘关节屈曲90°。

接下来，受试者肩关节屈曲并外展，肘关节完全伸直，将木杆举至头上方，告诉受试者慢慢下降到尽可能深的蹲位，足跟着地，头和胸部朝前，木杆尽量向头顶正上方推举，膝应与足尖对齐，不要出现外翻。

最多可以重复3次，但如果第一次的运动符合3分的标准，就无须再做一次测试。如果任何一次都没有达到3分的标准，就将FMS中常用到的木板放在双足跟下进行测试。如果在使用木板后，仍然没有达到2分的标准，受试者则得1分。

测试技巧

1. 从正面和侧面观察受试者。
2. 无论是使用FMS套装工具还是木板，当足跟被抬高时，包括足在内的所有部位的位置应该保持不变。
3. 测试时，不要判断模式或分析得分。
4. 不要指导运动，如果需要，只需重复运动要求。
5. 是否出现疼痛？
6. 当存在疑问时，给予低分。

深蹲动作模式的可能结果分析

- 躯干上部灵活性受限可能是由于肩胛骨或胸椎灵活性较差，也可能两者皆有。
- 下肢灵活性受限，包括闭链运动踝关节背伸受限或膝关节、髋关节屈曲受限。
- 另一种表现不佳的原因可能是稳定性和控制能力较差。

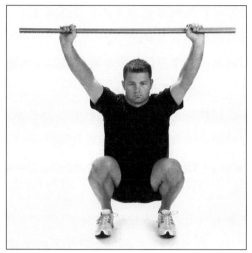

深蹲 3 分（前面观）

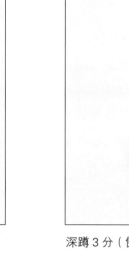

深蹲 3 分（侧面观）

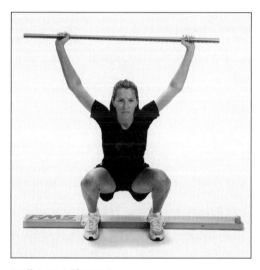

深蹲 2 分（前面观）

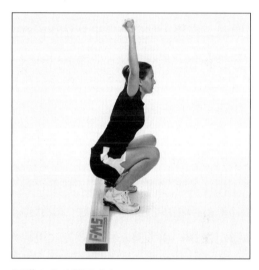

深蹲 2 分（侧面观）

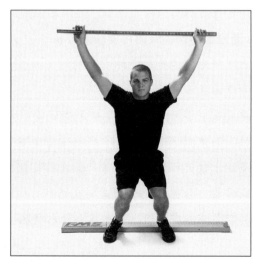

深蹲 1 分（前面观）

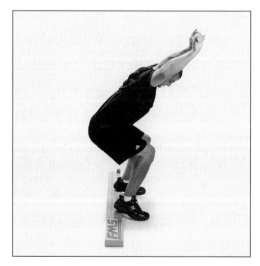

深蹲 1 分（侧面观）

跨栏步动作模式

目的

跨栏步动作模式是由位移和加速度组成的整体，虽然大多数活动中的迈步动作幅度没有达到这个程度，但跨栏步这个动作能够将各种步行的代偿动作或不对称性都暴露出来。这个测试考验人体迈步及大步走的力学能力，也测试了单腿站立时身体的稳定性和控制力。

这项运动需要髋关节之间恰当的协调和稳定，因为这项运动是双侧不对称运动，当一侧肢体自由移动时，另一侧肢体就要承受全部的身体重量，在整个动作模式中骨盆和核心必须保持稳定。双手举起木杆，始终保持过肩，让测试者能进一步了解在迈步模式中身体上部和躯干静态姿势的控制能力。

在基本迈步动作中身体上部运动过多是一种代偿表现。如果身体的灵活性、稳定性、姿势和平衡都发挥恰当作用的话，则不会观察到代偿动作。跨栏步测试对髋、膝、踝双侧灵活性和稳定性是一项考验。由于该测试可以观察身体功能性对称问题，因此也考验了骨盆与核心的稳定性和控制能力。

说明

开始测试时，首先测量受试者的胫骨高度。由于很难找到胫骨和股骨之间真正的连接线，因此，胫骨粗隆的顶端中心是一个可靠的标志。

为了将之前提到过的栏架调到适当的高度，让受试者右脚外侧站立在栏架的底部，与一根栏架的立柱平行，将栏架上的标绳滑至胫骨粗隆的中心位置。然后，再调节另一侧，使两端维持在同一水平线上，此高度就可以准确显示胫骨粗隆的高度。

另一种测量方法是用木杆测量从地板到胫骨粗隆的距离，并将绳子提高至该水平，让受试者站在栏底中心正后方，足跟和足趾均触地，足趾对齐并接触栏底。

栏杆横跨肩部，在颈部下方。要求客户保持脊柱挺直的同时跨栏，足跟触地。然后，做出动作的下肢再回到起始位置，整个过程缓慢、有控制。

如果没有达到3分的任何一个标准，则将得2分。如果没有达到2分的任何一个标准，则得1分。

测试技巧

1. 确保栏架线正确对齐。
2. 在测试开始时要告诉受试者尽可能地将下肢抬高。
3. 注意躯干要稳定。
4. 从正面和侧面观察。
5. 注意跨栏侧下肢的得分。
6. 在每次重复测试过程完成之后，确保站立侧下肢的足趾与跨栏保持接触。
7. 测试时不要判断模式或解释所得分数的原因。
8. 不要指导动作，如果需要，只简单地重复说明。
9. 观察是否出现疼痛。
10. 当存在疑问时，给予低分。

跨栏步动作模式的可能结果分析

- 出现问题可能是由于站立腿的稳定性差和跨步腿的灵活性差。

- 重要的是认识到该测试不是测试单一的部位，而是测试动作模式。当一侧跨步腿髋关节做出最大程度屈曲，另一侧支撑腿髋关节则需要充分伸展，这既需要双侧不对称运动的髋关节具有灵活性，也需要动态稳定性。

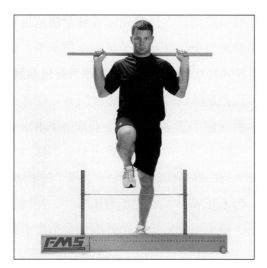

跨栏步 3 分（前面观）

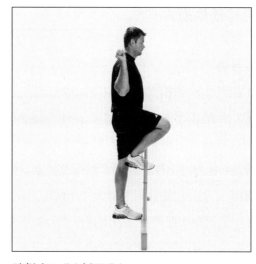

跨栏步 3 分（侧面观）

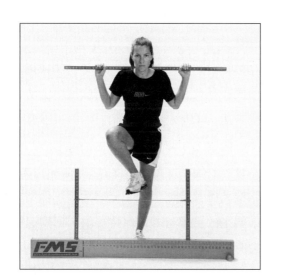

跨栏步 2 分（前面观）

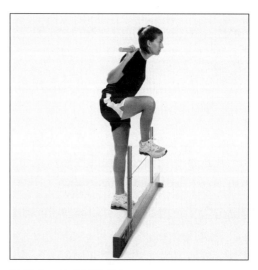

跨栏步 2 分（侧面观）

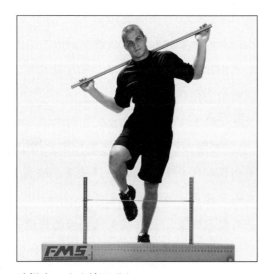

跨栏步 1 分（前面观）

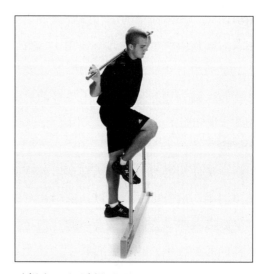

跨栏步 1 分（侧面观）

直线弓箭步动作模式

目的

直线弓箭步动作模式经常出现在训练、日常活动和体育运动中，它是减速运动和方向变化的一个组成部分。虽然直线弓箭步动作模式需要的运动和控制能力比其他许多活动都要高，但在基础模式方面它能够对身体左右功能进行快速评估。它让身体保持在一个既定位置，从而集中检查模拟旋转、减速和横向运动产生的应力。在髋关节处于不对称的位置且需要同时负重的情况下，此模式的窄基底特点要求骨盆和核心区在运动开始时具有足够的稳定性并有持续的动态控制能力。

直线弓箭步动作模式中下肢处于分开站立的姿势，而上肢处于相反的模式。由于它只要求脊柱稳定，所以这个模式符合人体自然状态下上下肢正常平衡相互交替的规律。这项测试还考验了髋、膝、踝及足的灵活性和稳定性，同时也考验了背阔肌和股直肌等多关节肌的柔韧性。

真正的弓箭步需要向前迈一步并且身体重心下降。而直线弓箭步测试只观察身体重心上下移动；对于一个简单的动作筛查来说，迈步变化太大并且表现出太多的不一致。直线弓箭步这个运动中，双腿前后分开的窄基底姿势和双上肢的反向姿势为我们提供了足够的机会来发现灵活性和稳定性问题。

说明

胫骨长度测量可以通过测量从地面到胫骨粗隆顶端中心的长度，也可以从跨栏步测试中的栏架高度获得。告诉受试者后侧足的足趾放在木板的起始线上，测量胫骨长度，让受试者将前侧足的足跟放在木板上适当的标记处。在大多数情况下，在使用手持木杆之前，更容易确定足的合适位置。

把木杆放在背后，接触头部、胸椎和骶骨。客户前侧足的对侧手置于颈椎后方抓住木杆上部，另一只手置于腰椎后方抓住木杆的下部。直线弓箭步测试时，身体重心上下运动过程中木杆必须保持垂直位置。

为了完成直线弓箭步动作模式，受试者后侧腿的膝关节缓慢下降触碰前侧足后跟所在木板的位置，然后再回到起始位置。

如果没有达到 3 分的任何一个标准，则得 2 分。如果没有达到 2 分的任何一个标准，则得 1 分。

测试技巧

1. 前侧腿是要评分的一侧，但这只评价动作模式，并不评价身体某一部位或某一侧的能力。
2. 要记住是在测试模式，而不是测试单独的部位。
3. 木杆保持垂直，在整个运动中都要与头部、胸椎和骶骨接触。
4. 前侧足的足跟与木板保持接触，回到起始位置时后侧足的足跟与木板接触。
5. 注意是否失去平衡。
6. 与受试者保持较近距离以便保护，防止受试者因完全失去平衡而受伤。
7. 测试时，不要判断模式或解释得分的原因。
8. 不要指导运动，如果需要，只重复说明。
9. 观察是否存在疼痛？
10. 当存在疑问时，给予低分。

直线弓箭步动作模式的可能结果分析

- 前侧腿和（或）后侧腿的踝关节、膝关节和髋关节的灵活性可能不足。
- 动态稳定性差，无法完成完整的动作模式。
- 胸椎关节活动受限可能会影响测试更好地完成。

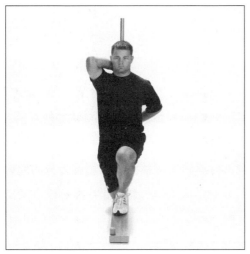

直线弓箭步 3 分（前面观）

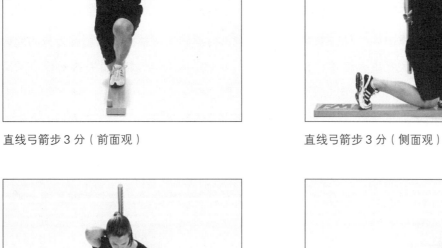

直线弓箭步 3 分（侧面观）

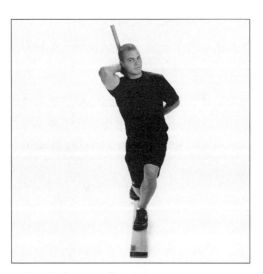

直线弓箭步 2 分（前面观）

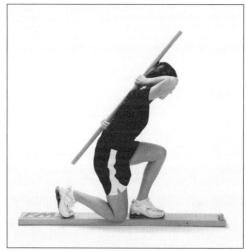

直线弓箭步 2 分（侧面观）

直线弓箭步 1 分（前面观）

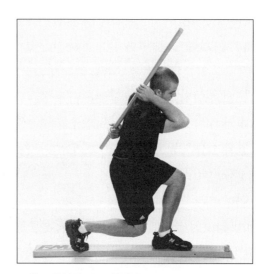

直线弓箭步 1 分（侧面观）

肩部灵活性动作模式

目的

上肢与肩部进行相应运动过程中，肩部灵活性动作模式展示了肩胛-胸壁关节、胸椎及胸壁的正常互补运动节奏。虽然基础运动里没有包含所有的往复伸展动作模式，但是每个运动都达到了主动运动的最大幅度，留给代偿动作的空间很小。因此，去掉代偿动作以后就可以清楚地了解评估对象的运动能力。

在进行上肢运动前，颈椎及周围肌肉组织应该处于放松状态和中立位，胸部应自然伸展。

通过这种动作模式可以观察双侧肩关节活动范围，一侧肩关节的伸展、内旋和内收与另一侧肩关节的屈曲、外旋和外展的能力。

说明

首先，通过测量腕横纹到中指尖的距离来确定评估对象的手长。评估对象双足并拢站立，双手握拳，拇指内收被包在其他手指内。然后，受试者将一只手置于颈后，另一只手置于背后，双手同时伸出相互靠近，一侧肩关节进行最大限度的内收、伸展和内旋，另一侧肩关节进行最大限度的屈曲、外旋。

在测试过程中，手应该平滑移动，并且应该保持握拳状态。测量两手之间最靠近点之间的距离，以确定评估对象的对称伸出能力。

针对评估对象的双肩分别进行最多3次的肩部灵活性测试。如果任何一项未达到3分标准，则计2分。如果任何一项未达到2分标准，则计1分。

测试技巧

1. 如果测试时有高低肩表现，则其中较高的一侧是被测试评分的一侧。请注意，这里仅评价动作模式，并不是评价身体某个部位的功能。

2. 如果手长与被测量的两点之间的距离相等，则得低分。

3. 如果在通过性测试中出现疼痛，则得分为0。

4. 确保客户在初始位置时不要试图使双手互相靠近。

5. 测试时不要去评估模式或解释评分的原因。

6. 不要指导动作测试，如果有必要，只重复说明。

7. 观察是否有疼痛？

8. 在测试过程中如有疑问，则扣分。

肩部灵活性动作模式的可能结果分析

- 大家最关心的是关于外旋活动度增加的公认解释——这是需要高举的投掷运动员以牺牲内旋为代价而获得的。从某种意义来说这个说法是正确的，但这不是此项测试首先要考虑的问题。

- 肩胛骨的稳定性取决于胸廓的灵活性，这应该是测试的主要关注点。

- 胸大肌、背阔肌和腹直肌的过度强壮和缩短均可引起肩前倾姿势或圆肩。这种异常姿势使盂肱关节和肩胛骨的灵活性降低。

- 肩胛-胸壁关节功能障碍的问题可能会存在，导致盂肱关节灵活性降低，这个问题的严重性仅次于肩胛-胸壁关节的灵活性或稳定性降低的问题。

- 由于双臂向相反方向运动，该测试属不对称运动。同时，该测试还要求在保持姿势控制和核心稳定条件下两侧手臂的同时伸出。

通过性测试

在肩部灵活性测试结束时还有一个通过性测试。这个测试不需要评分，而是观察疼痛反应。如果产生疼痛，则在评分表上记录加号（+），并且对整个肩部灵活性测试给予0分。

　　受试者将手掌放在对侧肩上，尽可能高地抬起肘部，同时保持手掌与肩关节的接触。由于单侧肩部灵活性测试有时不会检测到肩部疼痛，因此必须进行通过性测试。

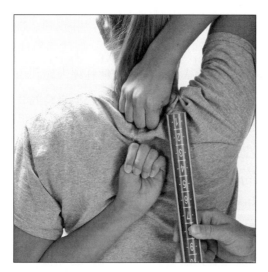

右肩灵活性 3 分

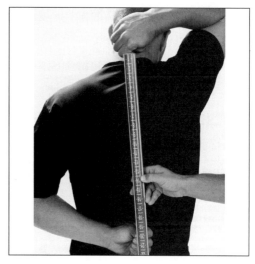

右肩灵活性 1 分

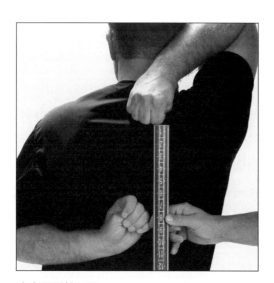

右肩灵活性 2 分

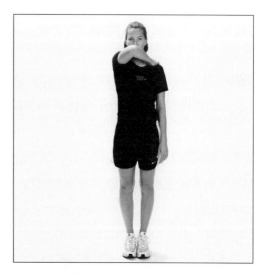

主动肩胛骨稳定性测试（肩部通过性测试）

主动直腿抬高动作模式

目的

主动直腿抬高运动可能看起来是一种最简单的功能筛查，但不要被其简单性所蒙蔽。这种模式不仅可以评估一侧髋关节主动屈曲灵活性，还可以测试模式中初始和持续的核心稳定性及另一侧髋关节的伸展能力。主动直腿抬高动作模式主要评估的内容不是一侧髋关节的屈曲能力，而是不负重姿位下双下肢分开运动的能力。当多关节肌的柔韧性受损时，常常会丧失这种运动。

臀大肌、髂胫束复合体和腘绳肌是最容易导致髋关节屈曲受限的结构，而髂腰肌和骨盆前方肌肉会导致髋关节伸展受限。这种动作模式测试保持骨盆和核心稳定的条件下双下肢分开运动的能力。在保持骨盆稳定性和对侧下肢主动伸展的同时，还测试腘绳肌和小腿三头肌的柔韧性。

说明

受试者仰卧位，双手置于身体两侧，掌心向上，头部平放在地面上，双膝下放置一块木板，可以是功能性动作测试板，也可以是上文描述的类似尺寸的木板。双足应处于中立位，足底垂直于地面。

在髂前上棘（ASIS）和膝关节线之间找一个点，并在此位置垂直于地面放置一根木杆。接下来，受试者保持踝关节和膝关节的起始姿位，抬起下肢进行测试。

在测试过程中，另一侧下肢应与木板保持接触，足趾应向上保持在中立位，并保持头部平放于地面上。

受试者被测试的下肢抬到最高位置后，请注意被测试的下肢踝关节与对侧下肢踝关节的位置关系。如果踝部超过木杆，则得 3 分。如果踝部未超过木杆，则移动木杆，就像从被测下肢的踝关节处挂一条铅垂线一样，并再次按评分标准记分。

双腿分别进行主动直腿抬高灵活性测试，每侧最多进行 3 次。如果任何一项未达到 3 分，则评估对象得 2 分。如果任何一项未达到 2 分，则得 1 分。

测试技巧

1. 抬起的下肢一侧即是被评估侧。
2. 如果难以找到膝关节线，可以通过屈曲和伸展膝关节来确定。
3. 确保不动的一侧下肢保持中立位。
4. 测试时不要去评判模式或解释评分的原因。
5. 不要试图指导动作测试，因为这并不是运动训练。如果评估对象在执行中出现错误，只需重复说明，而不是提供纠正措施。
6. 观察是否有疼痛？
7. 如有疑问，则扣分。

主动直腿抬高动作模式的可能结果分析

- 只靠骨盆控制可能不足以完成这种动作测试。
- 对侧髋关节伸展受限可能会引起评估侧髋关节活动度下降。
- 受试者抬起下肢时可能暴露腘绳肌的柔韧性降低问题。
- 通过评估双侧髋关节灵活性不对称问题，可以将身体的这些问题都暴露出来。当模式正确时，非移动侧下肢会表现出自我稳定性，而移动侧下肢会自然地表现出较好的灵活性。

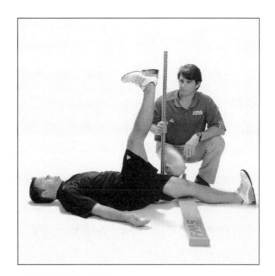

主动直腿抬高 3 分

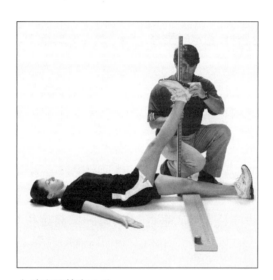

主动直腿抬高 2 分

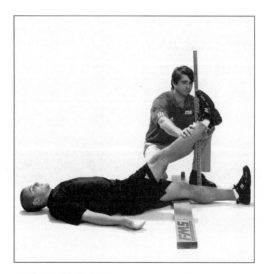

主动直腿抬高 1 分

躯干稳定俯卧撑动作模式

目的

躯干稳定俯卧撑是一种独特的在地板上进行俯卧撑训练的简单重复运动，它是观察核心反射稳定性的一种基本方法，而不是用来测试或评估上半身的能力。这种运动利用上肢发起俯卧撑运动，而不允许脊柱或髋部出现运动。

伸展和旋转是两种最常见的代偿动作，这些代偿动作提示俯卧撑动作模式中的主动肌的激活早于稳定肌。

躯干稳定俯卧撑测试的是上体在进行闭链、对称运动时，其在矢状面上维持脊柱稳定的能力。

说明

评估对象需采用俯卧位，双臂伸出过头。在此项测试中，男性和女性有不同的起始位置，男性的双手拇指与头顶在一条直线上，而女性则可稍微下移，使双手拇指与下颌齐平。然后，根据评分标准将拇指降低到下颌或肩关节水平。膝关节完全伸展，足踝处于中立位，足底垂直于地板。

保持这个姿势进行一次撑起动作。身体应整体撑起，测试中脊柱不要晃动。如果无法在起始位置进行俯卧撑，则将手降低到更容易的位置。如果用双手与头顶平齐的方式运动满足所有标准，则得分为3分。如果用手在下颌处完成动作，则得分为2分。如果评估对象不能完成动作，则得分为1分。

最多做3次躯干稳定俯卧撑。如果没有达到3分的任何一个标准，则评估对象得2分。如果没有达到2分的任何一个标准，则得1分。

测试技巧

1. 受试者的身体应整体撑起。
2. 每次尝试都要确保受试者保持手的位置不动，

并且当受试者准备撑起时，手不会向下滑动。
3. 确保胸部和腹部同时离开地面。
4. 如果在通过性测试中出现疼痛，则得分为0。
5. 测试时不要去评判模式或解释评分的原因。
6. 不要指导运动，因为这不是运动训练。
7. 观察是否有疼痛？
8. 如有疑问，则给予低分。

躯干稳定俯卧撑动作模式的可能结果分析

- 如果受试者在此项测试中表现不佳，可能是由于其核心反射稳定性较差。
- 测试过程中，上肢力量差和（或）肩胛骨稳定性差均可能导致得分较低。
- 髋部和胸椎灵活性受限会影响受试者保持最佳起始位置的能力，也会导致测试得分较低。

通过性测试

躯干稳定俯卧撑测试结束后，进行通过性测试。此项测试并不进行评分，仅仅用来观察评估对象是否有疼痛反应。如果产生疼痛，则记录加号（+），并且整个俯卧撑测试为0分。从俯卧撑起始位置向上抬起身体，使脊柱不再处于伸展状态。如果评估对象无疼痛，则将两种测试情况都记录下来，以备将来参考之用。

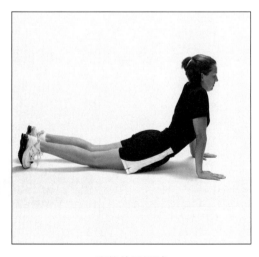

脊柱伸展测试

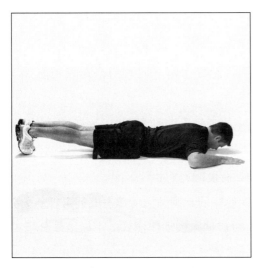

躯干稳定俯卧撑起始位置，男性 3 分

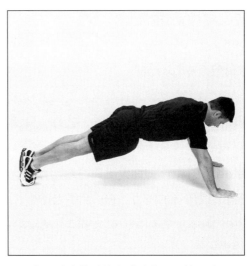

躯干稳定俯卧撑完成动作，男性 3 分

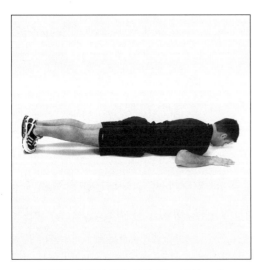

躯干稳定俯卧撑起始位置，男性 2 分

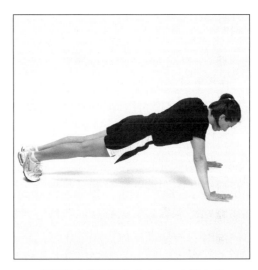

躯干稳定俯卧撑完成动作，女性 2 分

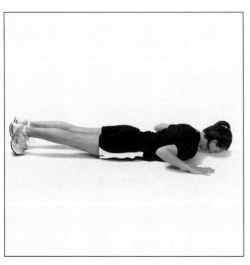

躯干稳定俯卧撑起始位置，女性 1 或 2 分

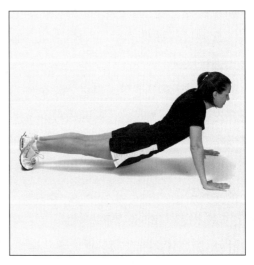

躯干稳定俯卧撑完成动作，女性 1 分

旋转稳定性动作模式

目的

旋转稳定性动作测试可以观察受试者在上肢和下肢同时进行运动时，骨盆、核心、肩带等身体部位在多个维度上的稳定性。这种动作模式很复杂，需要有良好的神经肌肉协调能力，以及躯干进行力线传导的能力。它采用了人体生长发育过程中的基本爬行动作，来源于爬行动作模式。

该测试有两项重要意义：一是展示了身体在水平面上的反射稳定性和重心转移能力，二是反映了身体灵活性和稳定性的协调运动能力。

说明

受试者像四足动物一样四肢着地，四点支撑位，在手和膝之间的地板上放置一块功能性动作测试板或类似标有尺寸的板。该板应与脊柱平行，肩和髋相对于躯干成 90°，足踝处于中立位，足底垂直于地面。

在运动开始之前，双手张开，拇指、膝和足都接触到测试板。受试者在屈曲同侧髋和膝关节的同时，应屈曲同侧肩关节，然后将肘向膝靠拢，并保持与板平行。当膝和肘靠在一起时，脊柱可以弯曲。

如果需要，受试者的双侧肢体最多可分别进行 3 次测试。如果动作一次性完成，则没必要再次进行测试。

如果测试未达到 3 分，则让受试者采用上述相同方式上抬对侧肩及髋（两者成对角线）完成测试动作。进行对角线测试动作时，手臂和腿不需要与板平齐，但肘和膝一定要与板上方接触。

测试技巧

1. 运动的上肢所在一侧是被测试侧。
2. 确保单侧肢体保持在测试板上方，这样才可以给予 3 分。

3. 进行对角线测试时，膝和肘必须在板上方互相接触靠拢，这样才可以给予 2 分。
4. 确保脊柱平坦，髋和肩在起始位置成 90° 屈曲。
5. 测试时不要去评判模式或解释评分的原因。
6. 不要试图指导运动，因为这不是运动训练。
7. 观察是否有疼痛？
8. 如有疑问，则给予低分。

旋转稳定性动作模式的可能结果分析

- 如果评估对象在此项测试中表现较差，可能是由于躯干和核心的反射稳定性降低。
- 肩胛骨和髋关节稳定性受损也会导致表现不佳。
- 膝、髋、脊柱和肩的灵活性受限会降低完成整套动作的能力，进而导致测试分数降低。

通过性测试

在旋转稳定性测试结束后还需要进行通过性测试，此项测试并不进行评分，仅仅用来观察客户是否有疼痛反应。如果产生疼痛，则记录加号（+），并且整个旋转稳定性测试为 0 分。受试者像四足动物一样四肢着地，从此姿势开始后移躯干，使臀部接触足跟，胸部接触大腿，通过这种方式使脊柱不再处于屈曲状态，双手保持在身体前方，尽量向前伸出。如果此动作有疼痛，则给予 0 分。如果评估对象无疼痛，则记录两种测试情况，以备将来参考之用。

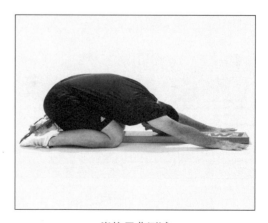

脊柱屈曲测试

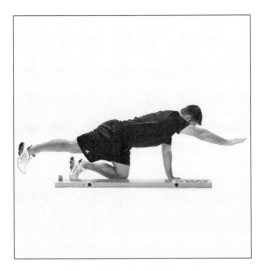

旋转稳定性伸展动作 3 分

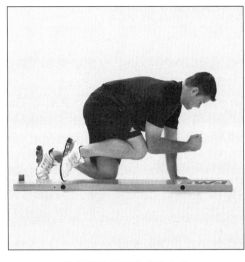

旋转稳定性屈曲动作 3 分

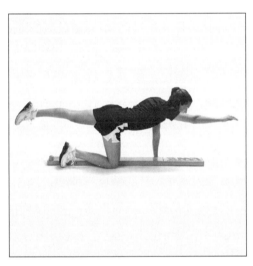

旋转稳定性伸展动作 2 分

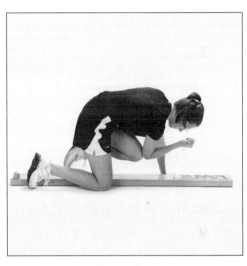

旋转稳定性屈曲动作 2 分

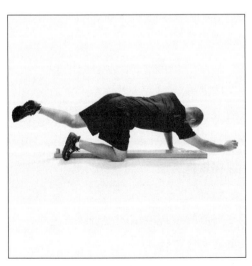

旋转稳定性伸展动作 1 分

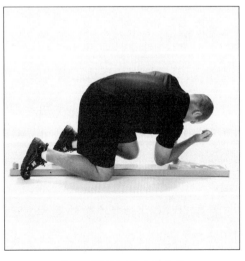

旋转稳定性屈曲动作 1 分

功能性动作筛查结束语

运动和康复专业人员应把这 7 种筛查测试方法作为与正常和非常健康人群进行沟通的有效手段，从而制订清楚的训练计划。通过对这些动作模式的总结分析可以改进训练并开发出更完善的训练方法。另外，从 FMS 获得的信息可以帮助专业人员更好地服务两类人群，一类是想要提高运动效率的人群，另一类是想要减少或避免运动损伤的人群。

在筛查初始阶段观察普通人群在各个动作模式所得的分数和表现是非常重要的。没必要为不同的人制订不同筛查方法。换句话说，动作筛查不需要刻意区分舞者、运动员类的精英人群筛查和健康的老年人群筛查。

一套可以为研究者提供功能性和风险方面的生物指标和预测因子的通用测试方法在统计学上非常有价值。理想情况下，后续研究人员可以了解物理治疗中的实际临床需求，并专注于这些生物指标，以开发更有效的评估工具。

为了实现这一目标，就需要首先获得客户的这些功能性动作模式，讨论它们的分布情况，分析哪些是功能正常的，哪些是功能障碍性的，影响了哪些结构，进而创建可以帮助我们达到更高水平的信息。

日益增加的运动风险

FMS 会同时提供正面和负面信息，理解这一点非常重要。两种信息都很重要，必须将它们纳入训练和康复计划，以管理运动和活动中的风险。

正面信息提供了改善有缺陷动作模式所需的纠正策略，同时还展示了哪些动作模式可以被有效地执行、调节和训练。

负面信息则提示应建设性地暂时停止一些运动方式，这些运动方式可能会增加运动风险或阻碍纠正策略的正常实施。

不要认为只要增加纠正性训练就能完全改善错误的动作模式，运动习惯、训练项目、活动、职业工作及竞技活动都可以使错误的动作模式变得根深蒂固。如果持续重复错误的动作模式，即使有纠正性训练，也会在中枢神经系统内形成一场"拉锯战"。

纠正性训练的目的是重新设置身体的灵活性和稳定性，而其他动作则会促进代偿动作的产生，破坏了纠正性训练的积极效果。此时的解决方案就是暂时停止这些活动，直到建立了有效的功能运动平台。经过重新筛查证实功能性动作能力恢复后，就可以重新引入这些活动，或者替换为风险较小、回报效率相当或更高的其他活动。

下面的活动列表给出了与有效运动效果相反的运动，因为这些运动没有提供纠正作用，应暂时停止。如果要正确执行这些运动，可能需要一定程度的代偿。如果做一些改变可能会降低风险和代偿，但即使这样也不会很有效。

这些建议适用于 FMS 中出现的所有不对称情况和所有得分为 1 分的情况。至少需要得到 2 分才有必要进行这些训练。

基础灵活性

主动直腿抬高——高负荷闭链运动，跑步和爆发性训练。

肩部灵活性——高负荷臂推拉、头顶上举推拉。

亚极量稳定性

旋转稳定性——常规核心训练，以及可以形成高阈值的核心控制能力训练。

高阈值稳定性

俯卧撑——上下肢高负重，剧烈的爆发性

训练。

功能性动作模式

直线弓箭步——涉及弓箭步模式的训练或负荷。

跨栏步——涉及单腿运动的训练或负荷。

深蹲——涉及部分或全幅度下蹲运动的训练或负荷。

动作筛查的改进

动作筛查能够对积极参加活动的人群的运动情况进行全面的了解。如果希望了解某一人群在所有运动维度上的功能运动能力是否完整，就可以采用它。同样，它适用于那些需要提重物的人群或者需要平衡性、协调性和正常柔韧性的各种活动的人群。它也适用于需要中到高度体力需求的职业人群，参加高强度运动项目、竞技体育和所有其他强体力活动的职业人群。在一些骨骼肌肉损伤普遍存在的场合，它也是一种预测风险的有效方法。

有些人存在的运动受限是自身造成的，或者是由于体能缺陷、失能或医学制约因素所致。由于这些受限的存在，无法进行完整的 FMS，在这种情况下期望值不可过高。但尽管如此，动作筛查还是可以提供有价值的信息，能够用于风险评估，为制订有效训练计划提供所需信息。

对于有些客户完整的 FMS 可能无法完成，但改进后的筛查方法仍然可以设定一些基线。有些客户可能永远无法完成完整的 FMS，但完成筛查并不是目标。筛查只是一种观察功能性动作的工具，最终目的是纠正和保持功能性动作。如果对筛查方法的修改可以支持这种做法，我们就达到了目的，修改过的筛查方法仍然具有实用性和目的性。

动作筛查改进版可用于以下人群。

- 有医学制约因素的人，如心脏病康复患者。
- 有健康问题和永久性医学制约因素的健康客户。
- 病态肥胖的人，他们在锻炼时有局限性。
- 身体正在恢复的人，在其身体功能允许进行测试前，可以采用改进后的筛查方法。
- 由于永久性退行性改变，老年人可能无法完成完整的 FMS，但是改进后的筛查方法仍然可用于为其提供锻炼选择和纠正策略。

有些人认为，应该为参加训练或竞技运动的儿童修改功能性筛查方法，但这是不正确的。儿童正处于成长阶段，正在发展和提高身体能力，每个孩子身体功能成熟的年龄也不尽相同。全面的筛查对于他们正在成长中的身体是一个挑战，但这正是获得全面分析的最佳途径。全面筛查可以提供更好的风险评估，更准确地表达训练或竞技运动的需求。

如果儿童参与了有组织的体育运动或正式监督下的训练，全面动作筛查是慎重而适合的。筛查可以暴露与风险相关的运动缺陷，让身体进行更好的准备工作。孩子们可能在全面筛查中表现不佳，但他们正在成长，只要不存在身体受限，筛查得分也会随之提高。

对测试方法的修改并不意味着它们被彻底更改了或者降低了运动标准，仅仅是处于谨慎和安全需要减少了测试项目，其重要性在于提供了生命全周期的运动视角，与视力和血压检测的意义相同。采用相同的测试标准可以观察到一个人一生中运动的进步和衰退。不同生命阶段的测试分值不尽相同，但是测试的方法始终保持一致。

修订版的层级结构

FMS 的修订应该因人而异，根据每个人的身体受限条件、安全需要及职业注意事项进行相应的调整。在进行动作筛查时需要个体化的专业判断力。由于筛查修订版层级体系的存在，如果对动作筛查进行修订，就可能改变运动纠正方式。

FMS 有一套基于运动发展理论和运动纠正原则的分级体系，这个体系可以根据需要提供一个修订平台。对于身体灵活性测试来说，修订受限最多的测试项目是肩部灵活性测试、通过性测试和主动直腿抬高测试。

评分标准保持不变时，始终将上述这些动作模式作为优先执行选项，除非不对称或 1 分的动作被 2 分或 3 分对称动作取代。一旦达到了灵活性目标，如果没有医疗限制或禁忌证，就可以进行旋转稳定性测试和通过性测试。始终不变的原则是：如果有争议，请不要进行测试。

如果你认为高阈值核心运动不合适，也可以绕过俯卧撑测试。除非受试者不会进行负重运动或高阈值核心运动，否则就可以进行测试。除非俯卧被动拉伸运动属于禁忌活动，否则还是建议进行俯卧撑通过性测试。我们不是使用通过性测试来评估灵活性，其目的仅仅是确认伸展动作中的疼痛是否是脊柱功能障碍的诱发标志，这项内容需要由医学专业人员进行评估。

修订版筛查中下一个测试是跨栏步测试。一旦解决了灵活性问题，提高运动能力的下一步就是解决平衡和运动控制问题。

除非弓箭步和深蹲是受试者需要进行的运动项目，否则就可以跳过它们。

修订版的概要

如果修订 FMS 就必须采用系统化的路径。

如果任意地选择一项测试然后仅仅根据此项测试的结果就进行纠正动作模式，极有可能破坏运动发育序列，还可能将不适当的运动作为纠正运动来执行。

对 FMS 的修订应遵循下述路径。它将促使纠正策略走向最薄弱的运动链，并减少纠正过程中的错误。

- 主动直腿抬高测试。
- 肩部灵活性测试。
- 疼痛激发通过性测试。

接下来，考虑下列可以使用的测试。

- 旋转稳定性测试。
- 屈曲通过性测试。
- 伸展通过性测试。

然后考虑以下测试。

- 俯卧撑测试（如适用）。

再接下来，考虑以下测试。

- 跨栏步测试。

最后考虑以下测试。

- 直线弓箭步测试。
- 深蹲测试。

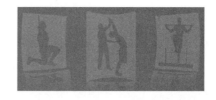

可以访问 www.movementbook.com/chapter6 获取更多内容、视频和额外资料。

（曹蕊　钟毓贤　周维金　译）

第7章
SFMA简介及最高级评估

经验丰富的康复专业人员和研究人员对人体姿势、运动和功能及复杂的疼痛综合征都有他们自己的观点。这些专家在分析和提高运动结构和功能检查方面做出了很大贡献，并解决了导致疼痛和运动功能障碍的结构对齐不良、不稳定和受限问题。

上几代人的逻辑性思考能力很强，虽然他们拥有的工具跟现在相比比较原始，但他们是运用自己的专业技能进行实践。现代临床医生通常依赖各种各样的模式和诊断工具，这使我们的双手逐渐变得软弱无力，因为大脑失去了迅速演绎和解决大量运动问题的能力。但是，如果能够掌握前人的实践经验和推理技能，今天的临床医生们就可以将过去和现在完美地结合，用现代的测试治疗方法和工具来丰富实践过程。

早期的医学使用病理解剖学方法分析运动，人们用身体受限、解剖结构的变性或损伤来解释每一个与运动相关的疼痛或缺陷。而现代医学正试图保持认识程度的平衡，将生物力学、神经肌肉控制和功能对称作为同等重要的因素来考虑。两种方法并用会使注意力更加均衡，有助于充分解释疼痛和功能障碍方面的临床病症。

解剖学涉及身体结构、组成和架构，而生理学则集成了功能、过程和相互关系。在赋予两个学科同等重要地位的情况下，可以帮助康复专业人员提高了认知水平，突破了狭隘的思想，不再仅仅关注单个肌肉和关节的基本检查，开始了解运动背后身体各个部分的复杂关系。

广义的观点认为，有疼痛的运动和功能障碍性的运动不仅和力学相关，还和行为学相关。在现代医学中，人们对身体运动系统如何相互连接的认识促使运动康复向更加注重实践结果的方向转变。

"动作模式中的细微差别会通过很多方式导致特定的肌肉无力。认清了改变的动作模式与具体肌肉无力之间的关系，就可以针对性地改变动作模式，进而实现纠正；单独凭借强化训练不太可能影响到功能性工作中肌纤维募集的时间和方式。"

——雪莉·萨尔曼博士

（Dr. Shurley Sahrmann）

仔细考虑临床动作模式

人体对损伤做出反应时会向可预测的动作模式自动偏移，对于无力、僵硬或结构异常的情况也是如此。如果采用狭隘的方法进行评估或治疗，就不会恢复其完整功能，因为需要理解正确的动作模式和功能失调模式的映射图才能恢复无痛运动。我们必须知道什么是坏的，才能了解什么是好的，我们需要精心组织标准操作流程来构建映射图。

选择性功能动作评估（SFMA®）的目标是获悉姿势和功能模式，以便与基线进行比较。SFMA 是一种组织方法，用于对功能性动作的质量进行排序，并在次优情况下对症状的刺激反应进行排序。

"人们也已经认识到，肌肉和关节的功能障碍密切相关，这两者应该被认为是一个完整的、不可分割的功能单元。"

—弗拉基米尔·詹达博士

（Dr.Vladimir Janda）

弗拉基米尔·詹达博士的医疗实践和著作给出了很清晰的结论。他承认有必要对运动进行系统性分解，但他也警告我们不要随意在临床上分解那些不能完全分解的情况。

当代一些有影响力的人已经带领并持续引导这个行业向着不断改进的人体评估和康复的模式发展。如果不以系统的方式使用，这些认识的发展可能会引起混乱。詹姆斯·赛瑞克斯（James Cyriax）博士带给我们的方法并不过时，他被许多人认为是非手术骨外科医学之父。

"要记住，体格检查的目的是找到引起患者主诉疼痛的运动，而不是发现患者以前没有意识到的一些模糊的症状。"

"只有坚持采用标准顺序，医生才能确保不遗漏任何病情，进而才能得到真正的发现。医生的诊断不是来自某种疼痛动作提供的证据，而是来自对连续动作模式的仔细观察。"

—詹姆斯·赛瑞克斯博士

Dr.James Cyriax

赛瑞克斯博士在让我们寻找连续动作模式的时候出言谨慎，这反映了他对问题关键点、表现方式及解剖结构因素的深刻理解。

根据组织的张力和应激性，赛瑞克斯博士创建了一种收缩性组织质量的系统分类方法，并且为软组织损伤的系统诊断提供了指导。

赛瑞克斯的选择性肌张力测试通常被简化为 4 种肌肉测试类别。

强健且无痛——正常。

强健但疼痛——肌肉或肌腱存在轻微损伤。

力量减弱且疼痛——肌肉或肌腱存在严重损伤。

力量减弱但无痛——神经病学问题。

该系统用于将收缩性问题进行分类。在完成大致分类后可以进行更详细的检查，包括专业检查和损伤评估，以便提高客观性和量化水平。赛瑞克斯给我们提供了一个软组织分类系统，但更值得注意的是，他还提供了一个模板，对于临床医生来说简单易行，可用于开发疼痛和功能方面的临床检查工具。

对问题有效且可靠的全面认识对治疗至关重要，评估过程不应受到治疗方案的影响。在对诊断过程进行适当的考虑后，应考虑并启动治疗计划。赛瑞克斯展示了如何通过一小部分定性测试对测试中的信息进行评级和排序，以便下一步进行更多的定量测试来确认和解决问题。

他的这些定性测试在今天仍然重要而有价值，但不是因为技术或测量精度的改进。这些测试之所以有价值，是在人们专注于可疑结构和数量进行精确测量之前，就对问题形成了全面认识和分类。

在专业测量之前对问题的全面认识是临床专业技能的独有标志。

重新思考赛瑞克斯提到的测试分类有助于为 SFMA 奠定框架。这种分类系统的价值在于它仅仅提供了少数几种选择，我们只需要在其中挑选。借用赛瑞克斯的 4 种类别，并用功能正常和功能障碍替换强健和力量减弱，就可以创建一个动作模式评估系统。现在我们有4个术语，通过两两组合就可以分析运动。

通过将功能正常、功能障碍、疼痛和无痛这4个词两两结合，我们得到如下组合。

功能正常且无痛（functional and non-painful，FN）

功能正常但疼痛（functional and pain，FP）

功能障碍但无痛（dysfunctional and non-painful，DN）

功能障碍且疼痛（dysfunctional and painful，DP）

功能正常意味着运动无任何受限或束缚。但是，在运动被认为功能正常之前，患者必须在动作模式的最后阶段完成一个呼吸周期。如果呼吸费力或呼吸导致患者改变动作模式，则认为其功能障碍。

功能障碍指的是在特定运动中的受限或束缚表现，例如缺乏灵活性、稳定性或对称性。无论何时，只要对功能正常存在质疑，如果使用"显著的"或"最轻微的"限定词有明确的帮助时，就可以将其定义为功能障碍。疼痛是指一种健康状况，表示选择性功能动作导致原来的症状再次出现、加重或引起继发症状。

每次以这种方式对功能性动作进行分级时，可以使用附注来描述所记录异常的起因和严重程度。这种分级是检查过程的第一步，后续的评估重点将放在与患者需求相关的测试和评估上。

寻求临床医生治疗的人主要关注疼痛症状的缓解。当患者强调疼痛时，临床医生必须始终关注有关疼痛的线索，并观察连续动作模式以帮助解释疼痛和功能障碍的起因和表现形式。理解这一点很重要，并非每一种有疼痛的动作模式都是功能障碍模式，也不是每一种有功能障碍的运动都存在疼痛。临床医生必须区别这两者。

我们知道疼痛就在那里。我们可以感觉到它，或者患者很容易指出它的位置。我们需要找到疼痛的原因。通过找到引起疼痛的运动和功能障碍性的运动，就可以围绕疼痛和功能障碍建立一个更清晰的认识和行为图，同时又不导致疼痛。

临床体征及症状

检查过程应该同时注意患者的体征和症状，患者描述症状而临床医生观察体征。患者的症状包括其对疾病的描述，也包括恼人的或妨碍正常生活的情况，通常都与疼痛相关。

体征是伴随症状出现的一些微指标，它们通常密切关联。瘀伤会出现皮肤变色，是创伤的体征；触痛，是由创伤引起的炎性症状。

相反，如果碰到慢性腰痛，体征和症状之间的联系变得更为复杂。患者可能会因体前屈而抱怨腰痛，尽管体前屈会引发症状，但可能没有真正的运动障碍体征。运动会产生疼痛，但患者可以触摸足趾并恢复站立，而不会出现运动功能障碍。这个过程也许不舒服，但没有运动改变的体征。

如果患者没有提到疼痛，临床医生是否可以在成功完成的前屈运动中发现可疑之处？由于临床医生也是人，容易出现观察性错误和同理心。因此，医生经常假设患者在主诉疼痛时没有正确地完成前屈动作。当动作模式本身没有任何问题时，他们可能仍然尝试纠正前屈运动中的某些动作，这些动作产生了疼痛，但通过基本观察没有发现功能障碍。

虽然没有其他动作模式可能导致腰部疼痛的症状，但在整个运动评估期间可能存在运动功能障碍的体征。临床医生可能会注意到脊柱伸展并不会引起疼痛，但是由于患者的年龄和健康水平不同，脊柱伸展范围可能小于正常脊柱伸展的50%。这表明，基础动作模式存在严重受限，而受限可以导致感知和行为改变，随后在身体其他部位产生代偿和替代。

另一位有相同的前屈疼痛并有前屈功能障碍的患者可能在所有运动中都表现出很高的灵活性，但是却在完成单腿站立数秒的动作时存在明显的平衡障碍。这个问题表明，患者存在单腿平衡性、身体感知能力、肌肉控制和稳定性降低的体征，需要进一步评估。这个例子也说明了有着完全相同症状的患者，可以有完全不同的功能障碍模式。

这些患者最初都是主诉腰痛，但在动作模式、临床体征方面却明显不同。他们有完全不同的功能障碍，一种表现为灵活性降低和运动受限，另一种表现为稳定性或控制力降低。

不幸的是，这两名患者通常会接受来自医生、治疗师或脊椎按摩师相同的治疗、训练和生活方式指导。运动并不像瘀伤那样容易处理，但许多人仍采用原始的方法进行治疗。他们仅仅专注于疼痛的部位，并试图仅通过治疗和锻炼该部位来缓解症状。

腰痛是美国成年人报告的最常见的骨骼肌肉疾病。据报道，40岁以上的人中，超过1/4的人在3个月内至少有1天会持续腰痛。

这个统计数据引出了一个问题：腰痛会传染还是在腰痛管理方面出了问题？

SFMA的特点

我们没有将SFMA设计成风险预测系统。相反，SFMA用于评估与动作模式相关的疼痛和功能障碍的状态。它利用运动来诱发症状，并展示患者运动受限和功能障碍。动作模式缺陷中的信息与患者的最初主诉相关。在将这些信息进行损伤、测量和其他独立测试解析之前，SFMA提供了观察动作模式行为的机会。如果开始用SFMA进行评估，那么就可以得到完整的功能概况。SFMA能够快速、便捷地重复动作测试，提供一种系统的行为理念，这种方法之前从未在体育和骨科门诊康复中使用过。

筛查和评估之间的区别在于：筛查由运动和健身专业人员完成，用来测试普通人群；而评估由已经知道异常情况的医疗或康复专业人员执行。疼痛通常是主要的症状，可能伴随着功能障碍，也可能不存在功能障碍。无论患者是否有疼痛，是否在动作筛查后被转给相关医疗健康专业人员，又或者患者直接寻求医疗建议，把与运动相关联的疼痛进行系统性分解一定是整个过程的第一步。

了解动作模式的信息

接下来介绍的运动评估将使用动作筛查中创建的一些相同的基础模式，对于应用动作筛查和评估的新手，这会造成表面上的混淆。不要被这两种工具的差异所困扰，设计这两种工具是为了做两件完全不同的事情。我们应欣然接受它们的相似点并理解其差异。对于临床医生而言，可以利用这些工具对运动情况进行介入（SFMA，诊断性的）和预防（FMS，预测性的）。

由于筛查和评估都检查人体的基础运动，因此，该系统过滤了疼痛、受限和不对称，并采用了重复筛选。由于重复筛选用不同体重和非对称负荷条件创造了观察动作模式的机会，因此，这种方法具有选择性。反过来，该方法还影响姿势的发展。当一名患者右侧单腿站立平衡有问题时，观察了90秒后发现其原因是旋转模式运动控制发生了问题。这种例子很常见。

SFMA 中信息的评级和排序方式完全不同于 FMS 采用的方式。我们没有采用序数（3、2、1、0）进行分级。既然涉及了疼痛，就必须考虑到疼痛既会存在于功能正常模式也会存在于功能障碍模式。

运动不能仅根据质量进行分组，而是根据疼痛和运动质量这两个变量的相互作用方式来分组。这种分组方式产生两个基本问题。

动作模式的质量看起来是否正常有效，或是受限和存在功能障碍？

动作是否会产生疼痛？

如果你过度思考这些回答或扩展了答案，那么就是试图使这个系统变成综合的发展工具，而不是成为动作模式的组成部分。我们经常看到对于系统不甚了解的新人调查并讨论 SFMA 中的细枝末节，好像这是他们收集信息的唯一机会。我告诉他们，要强迫自己按照步骤进行测试，然后继续进行后续评估。一旦收集到所有信息，大脑就会开始将它们联系起来。

总而言之，SFMA 不是对患者进行诊断，它只是了解动作模式。通过最高级评估在功能性层面了解这些模式，或通过测试模块在发展层面了解这些模式，临床医生就可以准确地从无效的干预措施中识别出有效的治疗和训练方法。

SFMA 的标准

SFMA 筛查了多种动作模式，所以可以在一次评估中观察多种结果。这些问题可以产生 4 种答案。由于你在整个评分和记录过程中将用到这些答案，因此要认真学习这些内容。为了帮助你更熟悉这些内容，本文的后续部分将介绍如何使用 SFMA。

FN——功能性或正常动作模式，没有疼痛。

FP——功能性或正常动作模式，有疼痛。

DP——功能障碍或受限动作模式，有疼痛。

DN——功能障碍或受限动作模式，没有疼痛。

为了便于分类，共有 7 个标准化的基础运动，并且为了更加清晰透彻，还将对有些模式进行分解。真正的功能性诊断必须从这个层面开始，至少对一个不正常路径做进一步检测。

SFMA 提出了 4 种可能的方案。了解每种方案是非常有必要的，其中两种方案与临床相关性最大，可以为进一步研究选出合适的路径。

FP 和 DN 这两种模式，为纠正性训练的应用提供了最清晰的指南，也是成功的手法治疗中最简单的标识符。忽视这一分类方法会使临床医生走上错误的治疗道路。在错误的方向上进行观察、测试和测量，最好的结果是会耗费大量时间，最坏的结果可能会给患者带来危害。

SFMA 的第一步要尽可能区分不同动作模式中的功能障碍和疼痛。在这个过程中，临床医生会发现，并非所有的疼痛运动都存在功能障碍，同时并非所有功能正常的运动都没有疼痛。虽然这听起来像是世界上最简单不过的事实，但你应该知道你的大脑倾向于专注产生疼痛的运动，除非那些功能障碍非常明显，否则你的大脑总是倾向于忽略所有存在功能障碍但没有疼痛的运动。而这套系统可以确保我们不犯错误，跳出固定思维。

这个简单的模块引发了第二次运动分析，旨在展示特定模式中的灵活性和稳定性问题，并引导评估者对综合评估中发现的运动损伤进行具体检查，而综合评估应始终关注 SFMA 中的阳性发现。

在临床实践中，以疼痛为焦点并选择了错

误的路径很常见。经验丰富的临床医生在听取新的毕业生或实习生对患者的症状描述时，常常发现他们始终盯着疼痛的问题，而忽视或者未重视其他重要的客观体征和临床信息。

让我们来思考上述四个答案，因为每种答案都代表了一条治疗路径或运动之旅。

功能性动作模式且无疼痛（FN）

FN 意味着动作模式正常，没有疼痛，可以称为"工作结束"。

沿着这条道路走，证明一切都是正常的。这种情况可以使用"查找瘪胎"作为类比，此处观察到的轻微异常代表低气压，而不是瘪胎。记住赛瑞克斯的话："要记住，体格检查的目的是找到引起患者主诉疼痛的运动，而不是发现患者以前没有意识到的一些模糊症状。"

此处的任务是找到瘪胎。FN 是一个尽头，这里不是要证明运动的完美程度，而是找到运动链中的最弱链。FN 并不意味着完美，它只能说明那里不是最弱链。我们根据生物力学研究、测角术和大量专业经验提供了可接受的动作模式标准。每项最高级评估的标准都非常详尽，有足够的信息让你做出决定。

功能性动作模式但有疼痛（FP）

FP 意味着动作模式正常，但有疼痛，可以称为"标志物"。

如果运动对疼痛没有任何影响，那么患者的疾病可能超出运动评估的范围。不受运动或姿势影响的疼痛对于骨科康复来说不是一个好兆头。除了与骨骼肌损伤或创伤相关的急性炎症和肌肉痉挛之外，持续不变的疼痛可能表明存在系统性问题、非骨关节问题或严重的心理问题。不分原因而根据运动进行评估都无法进

一步获得有价值的信息，其他诊断性措施相对而言将更为合适。

但是，要确认运动中的疼痛引发的刺激模式。临床医生因此获得了运动中疼痛的持续标志物，从而可以继续进行评估，反复观察标志物以确定出现的变化或变异。在治疗期间创建标志物是有帮助的，因为在患者主诉已知症状发生变化之前它就会受到积极或消极的影响。

这些模式很有用，因为它们展示了产生或引发疼痛的动作模式。对于观察者来说，如果运动没有明显的问题，但患者觉得疼痛，那么就应该确认运动和患者疼痛的相关性。

功能正常但有疼痛的动作模式也可以被分解，以便对可能会或可能不会引起症状的子运动进行研究。

由于该动作模式处于正常功能参数范围内，在这种情况下，纠正性训练干预是没有帮助或不必要的。运动功能已经是正常的，没有特定的运动需要训练。然而，它会产生疼痛，没必要重复进行该动作模式。如果这样做，会加剧症状并对治疗产生不利影响。这种功能正常但有疼痛的模式就是你的标志物。

功能障碍且有疼痛（DP）

DP 指的是带有疼痛的受限动作模式，可以称为"逻辑蜂巢"。

这些模式很复杂，因为发生的情况太多，如果不进行分解研究就无法得到可靠的标志物。分解后得出的结果也许不同，可能显示出 FP 或 DN 模式。

不要忘记这样一个问题："*是疼痛导致了运动受限，还是运动受限导致了疼痛？*"可以通过标记和回忆观察到的结果来回答这个问题，但是不到最后不要在此模式中尝试纠正性训练。

当考虑运动时，DP 的情况就像是一种"逻辑蜂巢"。一名专业的临床医生可以确定这些不可预测的路径，但绝不是第一选择。

DP 的情况也可能是由伴随有化学性疼痛的术后反应和创伤引发的。这些模式最好通过干预方法进行治疗，而不是采用普通的训练。抗炎方式、手法治疗和功能性贴扎可以将这些模式转变为另一类模式，但在原来的模式改变之前不建议进行纠正性训练。

如果你意识到存在与创伤、手术或其他原因相关的化学性疼痛，请考虑推迟使用 SFMA，直至化学性疼痛得到控制。

在这种模式下，有限的训练方法主要是改善或维持血液循环、关节和组织灵活性。这些训练是为了维持或改善一定量的运动或新陈代谢，而不是为了提高模式的质量。

最后，不要忘记与疼痛相关的情绪成分。人的情绪波动很大，有时候会全面否定，有时候会极度夸大。

功能障碍但无痛（DN）

最后，来看看各种受限但无痛的动作模式，这是"纠正性训练路径"。

这些模式是理解运动和运动功能障碍的关键，并且可以考虑在 FMS 中使用相同筛查方法。在无痛情况下，能够观察到还没有被疼痛影响而变得复杂化的运动，以及与其相关的各种运动。这意味着，自信且技术娴熟的临床医生并不需要总是等待症状减轻再确定纠正性训练路径，在症状减轻之前各种积极的运动变化都是有力的临床证据。

其余 3 种筛查方法将帮助你优化信息：运动受限、不对称和重复动作。

选择最受限的动作模式，即与各种正常指标相差最大的那个动作模式。

如果存在多个功能障碍但无痛的动作模式，选出最简单的模式或对身体能力要求最低的模式。

解决不对称的功能障碍和受限的动作模式要优先于解决对称的功能障碍和受限的动作模式。

一旦解决了第一个运动受限，就转入解决下一个最突出的运动受限或不对称问题。

最后，SFMA 中也包含了重复动作。检查动作和反复检查运动以观察其一致性。如果一致，说明可能存在灵活性障碍；如果不一致，说明可能存在稳定性障碍。

针对这种动作模式进行纠正性训练需要对这个系统充满信心。将患者的症状与受限但无痛的运动相关联的难度很大，而且把这种情况向患者解释清楚的难度更大。请准备好进行以下类型的谈话。

患者："我的脖子很痛，而不是肩膀。当然，肩膀是有点僵硬，但我是因为脖子痛才到这里来的。你让我锻炼肩膀，而我觉得肩膀一点问题也没有。我做那些训练有什么用呢？"

冷静地解释颈部活动会引起疼痛，但活动不存在功能障碍。

临床医生："是的，你的颈部在活动后会出现疼痛，但颈部活动并没有受限，从力学或功能学的角度分析，你的颈部不需要任何治疗。当然，我会帮助你缓解疼痛和炎症，但进行颈部训练不会改变颈部的情况。颈部运动是正常的，只是在你运动时可能会出现疼痛，我们会继续观察颈部疼痛的变化。"

"肩部才是导致功能障碍动作模式的部位。肩部不痛表明产生了自发代偿，这可能是由于肩部灵活性和稳定性差造成的，这也意味着你使用颈部和上背部做了一些不必要和不正常的运动来帮助肩部满足活动的各种需求。这些细小的动作变化，对颈部构成了局部应力，引起颈部肌肉紧张，我们把这些情况称为代偿动作。"

"随着时间延长，这种应力对支撑和运动颈部的各个关节和肌肉产生刺激，造成这些结构超负荷工作。"

"对于一项劳动，超时、超量工作从来都不是解决问题的长久办法。人体各个部位有时会超负荷工作，但是，当超负荷工作成为日常事件时，就会引发问题。"

"颈部承受了所能够负担的巨大压力，但这并不是问题的关键，肩部才是问题根源所在。肩部的问题往往不会引起重视，它没有完成需要完成的工作，是由颈部承担起了额外的工作，以致颈部逐渐出现疼痛。"

"我刚刚完成了评估并指出你肩部的问题，现在你可以更清楚和详细地明白你的颈部存在疼痛问题，但肩部的功能和力学问题才是使整个问题越来越严重的原因。"

SFMA 的基本原理

以下内容是对于所提出的 SFMA 基本原理的说明，即功能性动作 7 个类别中的第 1 个。随后，我们将说明在这些类别中包含的序列和附加措施的详细情况。这个系统使用了在 FMS 中介绍的 4 个筛查方法。

疼痛——由各种动作模式激发的。

受限——在各种动作模式中观察到的。

不对称——在各种动作模式中观察到的。

有意义地重复动作——为检查和保持一致性所进行的必要的重复运动。

SFMA 的最高级评估

颈椎动作模式

颈椎运动。

上肢动作模式

两种模式和两个引起疼痛的指征。

多节段屈曲

触摸脚尖运动。

多节段旋转

头、肩和骨盆旋转。

单腿站立

姿势肌反应。

双臂过头上举深蹲

双足平放地面，双肩屈曲。

采用符号 FN、FP、DN、DP 为每一种情况分类。除了 FN 之外，所有其他类别都可以进一步分类，以优化运动信息并指导损伤测试。最明显的 DN 和 FP 是初始分类的最好选择。

通过与同一模式的原始运动和其他推理运动相比，来推断每个动作的一致性、不一致性和功能障碍程度。

功能性动作评估结果分级

在制订治疗策略时，将有疼痛的运动与功能障碍性运动分开可以使思路清楚、条理清晰。在大多数情况下，能够观察到前面描述的 4 种运动类别，DN 动作模式是关键所在，它在筛查和评估之间产生了真正的协同作用。

必须将多个 DN 测试结果纳入由 SFMA 最高级评估顺序代表的层次结构中，这就意味着，必须在处理肩部 DN 之前处理颈部 DN。肩部 DN 又必须在体前屈和体后伸的 DN 之前进行处理。身体向前和向后 DN 必须在旋转 DN 之前进行处理。而旋转 DN 又必须在单腿站立的 DN 之前进行处理。最后，所有的 DN 必须在下蹲的 DN 之前进行处理。这种分级为各个动作模式的形成提供了尽可能好的环境。每一个层级的运动都对下一个层级动作模式的功能和纠正性训练的选择产生了影响。因此，尽可能遵循上面所述的分层标准。

显然，永久性的受限、长期存在的失能、大面积瘢痕、外科手术固定、人工关节置换等因素导致的 DN 可能需要临床医生将其从管理范围中移除。还应该注意到，慢性受限的运动有可能改善，临床判断始终是最好的指南。

在本书的后面部分你将看到，虽然我们出于不同的原因和情况进行筛查和评估，但对于功能障碍运动来说，FMS 和 SFMA 的纠正性训练策略是相似的，甚至在一些情况下是相同的。

我们根据运动功能障碍来制订纠正策略，而不是根据疼痛来制订。在筛查中我们不处理疼痛问题，在评估中也不专门针对疼痛问题进行训练。我们只是确定引起疼痛的原因和治疗疼痛，但并不是通过训练来解决疼痛问题。

只要有可能，就要针对不是由疼痛引起的功能障碍进行训练。我们治疗力学和化学因素的疼痛，但各种纠正策略和运动训练都是依据不引起疼痛的功能障碍动作模式而进行指导的。这给一些临床医生带来了困惑，他们所学的手法技术确实会产生疼痛和不适。我们提醒这些医生，手法治疗不需要患者进行独立的运动控制。在治疗中要处理疼痛问题，但不应该期待患者在感到疼痛时，仍然具有高水平的运动控制能力和运动学习效果。应该对那些有功能障碍但无疼痛或疼痛已得到有效控制的动作模式进行纠正性训练。

许多受到良好教育的人们也被纠正性训练这种运动管理模式的简单化所迷惑。功能筛查和评估的最终目的是消除疼痛。显然，在任何可能情况下为了达到运动的一致性和清晰性，疼痛也是被考虑的内容，还要将疼痛和功能障碍分开考虑。虽然疼痛能够改变或影响功能，

但疼痛只是一个症状，而不具备功能的性质。

如果所有功能都得到恢复，而疼痛依然存在，显然问题还存在，但这不是功能问题。这个问题属于其他专业，它并不遵循功能逻辑或符合各种纠正性训练策略的目的。癌症、全身性疾病、生理和心理障碍都能够不受功能运动参数的影响而产生疼痛，当问题不属于运动方式的问题时，这个系统只是向其他医学专业提供了一个参考。

建立这个系统的目的在于把纠正策略应用到最显著的功能受限运动中去，并且消除运动的不一致性。在主动运动时，疼痛将不可避免地导致这些运动不一致。同时，也立刻突显了非功能性问题。当疼痛与功能没有关联时，也就成为了转诊的原因。

筛查和评价的原则是：功能性动作模式必须恢复到正常的程度，才能实现真正的运动内环境稳定。

无论是对客户、运动员或劳动者进行筛查，还是对疼痛患者进行评估，最终目标是最低限度地恢复正常动作模式。评估和筛查是恢复体能、降低损伤风险，以及最大限度地减少复发概率的最佳方式。如果各种动作模式的改变没有超过最低标准，那么在功能方面等于什么事都没做。

真正客观的专业人员是那些具有自知之明的人，他们使用这些系统和策略避免自己落入各种职业偏见、不公正和主观性的陷阱中。

简单地说，这个系统：

设置了一个动作模式的基线；

定位和观察了动作模式问题；

使用了针对该问题的纠正策略；

重新审视基线。

保持这种总体结构，功能性动作系统就能

够发挥作用。我们知道，对于有些人来说确实无法彻底缓解疼痛或恢复正常功能。然而，仍然应该根据目前的功能和疼痛水平确立一些目标。最终，即使实现部分目标总比没有任何进展要好。

我一直在思考一个问题，那些帮助我组织和优化 SFMA 的临床医生们，显著地改善了那些先前被告知无法治疗的患者的功能和疼痛状态。随着专业技术的不断进步，我们的负担变得越来越重，而不是更轻松。我们并不是在所有情况下都能够治疗成功，我们每周都在诊治那些之前疗效并不理想的患者。但重要的是，我们的治疗有时能够取得成功，而那些受益者会因此感谢我们所做出的努力。我们对这个系统的承诺正成为可能。

SFMA 的效用

本章详细讨论了如何操作 SFMA，我们将回顾一些概念，讨论和分析所获结果的意义。SFMA 分两个步骤，是一个渐进且相互依存的过程。这两个步骤构成了"功能性动作评估"之前的严格筛选这一过程。

步骤一：确认基础动作模式的状态，即是否存在疼痛、功能正常抑或功能障碍。这是一个 4 步筛选方法。

步骤二：提出了减少有问题的动作模式系统。这个减少过程包括采用一些发展性的姿势和动作模式，系统地减小负荷和复原。

尽管 SFMA 是一个临床工具，但和其他筛查一样，也需要在测试之前对评估内容进行分级和排序。临床医生可对每一个异常的动作模式进行分类，策略性地选择那些功能障碍且有疼痛、功能障碍但无疼痛、功能正常但有疼痛的动作模式。

该系统这样的分级过程提供了更清晰的运动功能障碍特征和基于运动的疼痛特征。在这个严格筛选过程中将检查运动和运动组成部分的对称性、受限性，以及加载和卸载负荷前后结构的变化。

掌握了 SFMA，临床医生还可以在以下方面受益。

SFMA 帮助临床医生对患者的信息进行优化和排序，以便制订更加全面的功能诊断。

由于它采用了结构孤立所必需的力学模块，从而平衡了动作模式的表现方式，扩展了人们的认识。

SFMA 将帮助临床医生根据运动功能障碍进行最有利的治疗和选择纠正性训练方式。

它提供了捕捉身体区域相互依赖范例的方法，指出了远离症状部位的结构和功能是如何影响疼痛和效能的。

这一点很重要，由于很多训练都是针对疼痛部位或邻近疼痛部位进行单独的运动，或依据患者基本诊断分类有关的常规流程，以致常常使用错误的运动训练。

SFMA 提供了一个系统的过程，有意识地避免了训练对运动控制和代偿动作所产生的负面影响，以及由此所引起的各种症状。

SFMA 与 FMS

SFMA 的功效和用途会让那些与患者打交道的人产生困惑，也会给那些正在参与训练的客户提出建议。有些人认为 FMS 和 SFMA 可以互换，两者都应该在临床中应用。但实际上它们是不能互换的，疼痛划定了两者的分界线。

在最初使用过程中，SFMA 借助于简单的分类帮助临床医生找到处理疼痛和功能运动障碍的正确方法。

当问题得到解决，参与运动的人已经不再出现与运动有关的疼痛时，FMS 能够在他出院时提供一个很好的评估。由于 FMS 是一个预测工具，而不是一个诊断工具，更适合在出院时使用，一个人能够顺利通过 SFMA，但仍然会在 FMS 中存在许多问题。良好的 FMS 的评估结果几乎可以确保在 SFMA 中也能够取得好的结果。当然，这不包括对颈部的评估。

大多数临床医生在运用这两个系统之后都接受以上观点，而且能够较容易地看到两者之间的互补关系。并不是某种工具更复杂、更全面或更正确，而必须考虑合理应用。简单地说，两者是诊断与预测的关系。

在非临床条件下，SFMA 不能常规取代 FMS，只有在 FMS 表现出疼痛时才会发挥作用，而且这也立刻改变了转诊、评估和治疗之间的关系。

SFMA 的灵敏度会造成与无痛患者最弱链无关的不必要的运动分析，并导致直线弓箭步和俯卧撑等中、高级难度的动作无法得到检查。我们不采用跨栏步的准确性或重复性为单腿站立进行评分，也不会在其他动作中观察四点支撑时的躯干对称性控制能力。存在疼痛时，SFMA 是一个要求较低的运动评估方法；而 FMS 是针对那些无痛且计划重返积极运动生活方式的人们有中、高级难度运动要求时所使用的。

对于训练、活动和比赛过程中的基本功能和损伤风险而言，动作筛查的作用具有可预测性。FMS 就是风险管理和提高成绩的工具，它是身体发育、训练和体能发展过程中必须接受的第一步检查，它主要面向选择积极参与或保持参与体育运动的人群，这些人的追求是提高运动成绩，而且身体也不存在疼痛。

在努力提高运动成绩和增强体能的正常人群中，可使用 FMS 来进行动作筛查。在各个赛季前的比赛或体育专项测试之前，它也是一个谨慎和保守的风险防范措施。对于从事军事、消防或其他高体能要求职业的人们来说，它还可以用于训练之前筛查潜在的损伤风险。

疼痛和运动控制

骨骼肌疼痛是大多数患者寻医问药的原因。现代人对于疼痛的理解已经超出了传统的组织损伤模式，把许多认知和行为因素也包括在内。虽然，关于这些变化的许多机制尚未明确，但大多数科学家已经接受疼痛会改变运动控制的观点。在各种功能运动中，疼痛会引起协调性的变化。疼痛与运动控制之间的相互作用取决于运动任务。许多学者正在研究疼痛是怎样改变肌肉激活和动作模式的时序。

例如，泽德卡（Zedka）等研究了诱发疼痛前后受试者躯干屈曲动作中腰椎脊旁肌的反应。这个研究表明，在疼痛状态下脊旁肌激活水平发生了变化，并且脊柱活动范围减少了 10%～40%。有趣的是，单侧注射高渗盐水后，双侧肌电图都会发生变化，这表明疼痛会改变整个动作模式。

伦德（Lund）等对疼痛适应模型进行研究后认为，疼痛改变肌肉的活动取决于控制运动的肌肉是原动肌还是拮抗肌。该模型首次尝试解释疼痛是如何增强或减弱肌肉的活性。进一步的研究表明，这种理论并不适用于所有情况，因为在某些运动中难以清楚地确认某块特定肌肉的作用。疼痛适应模式提供了一种方法，来进一步研究和解释那些超出了以往人们所认为的、各种简单的外周反射的变化。

中枢神经系统（central nervous system，CNS）对于疼痛刺激的反应是复杂的，但运动的变化似乎一直受到更高级神经中枢的影响，而且与动作指令传递的变化相一致。与以往人们的认识不同，Richardson等总结了在更高级中枢神经系统层面上疼痛改变运动控制的证据。

"与确定的运动计划变化相符，疼痛对脊椎水平以上部位会产生很大影响。疼痛会引起大脑皮质的活动发生各种短期和长期的变化。研究发现，受到疼痛影响的区域是前扣带皮质区，长期以来人们认为通过它可直接投射到运动区和辅助运动区，它在各种动作反应中都起到很重要的作用。"

——理查森、霍奇斯和海德丝

（Richardson、Hodges and Hides）

研究已经表明，疼痛在中枢神经系统运动计划方式上改变了运动控制，所以目前的研究集中在不同的动作任务执行过程中，肌肉在各种疼痛状态下是如何反应的。例如，Kiesel等证实，一次简单的手臂上举动作会增加腰椎多裂肌激活程度，在诱发出疼痛的情况下，举起重物的动作中会减小多裂肌的激活程度。这些资料提示，中枢神经系统可以根据手上的运动任务，在疼痛状态下能够瞬间改变肌肉的激活程度。目前，针对腰痛患者的疼痛是如何改变运动控制的被广泛接受的观点是由范·迪安（van Dieen）等提出的。他们认为："腰痛患者运动控制中出现的各种变化是功能性的，这些变化提高了脊柱的稳定性，很可能是任务依赖性的。"

有证据表明，疼痛改变了运动控制，并且取决于所执行的运动任务。因此，在各种动作模式的评估中也必须考虑到这些因素。被疼痛影响到的各个动作模式，会诱发保护性运动和对运动的恐惧，造成临床上所观察到的各种损伤表现，如活动范围变小、肌肉长度改变、肌力下降，最终可能导致失能。

无痛的功能性动作是人们正常工作和生活的需求，而每一个疼痛诱发因素的改变，都会潜在地改变着人们的运动。功能性动作评估后，再使用肌肉长度、肌力测试，以及其他传统的评估方法，来帮助确认各种功能障碍动作模式的相关损伤。

使用SFMA方法，不是要去替代现有的各种检查和干预方法，而是把关于姿势、肌肉平衡和动作模式的概念融入当代医学和康复实践中。如果出现神经系统体征，那么临床医生将该形式应用于手法治疗和训练干预之前，则应先排除中枢神经系统损害、进展性神经根压迫或周围神经病变。

临床骨骼肌评估的功能理念

从各种定性测试和评估向定量测试有效推进，是徒手骨骼肌评估的基础。这个顺序使各种定性测试和筛查控制着评估的方向，而各种定量测试则定义和量化了解剖结构、力学和生理学功能、效能状态和各种症状严重性等特定信息。

就像指南针指出方向引领旅行者奔向目的地一样，SFMA在骨骼肌评估中为解决问题的过程指出了方向、时间、速度和距离等定量数据。旅行者只有在沿着正确方向行进时才有意义，如果离开了行进路线，这些概念就几乎没有用了。年轻医生也经常收集大量的定量数据，却没有识别出基础问题的本质，很像旅行者沿着错误的道路花费了大量的时间。采用符合逻辑的系统解决基础问题是本章内容的目的。

信息的层次

我们必须在3个层次上收集有关运动的信息。

在实践层次上，表现为失能，我们通过了解病史，观察日常生活及各种体育、休闲和工作活动来收集信息。

在功能层次上，客户可表现为支持各种功能运动的基础动作模式功能障碍，并且可以通过 SFMA 来鉴别。

在临床层次上，通过专门的临床观察和记录识别各种损伤，采用测试和测量进行信息量化。

失能是因困难引起的生活方式限制，可以通过详尽的病史调查来识别。日常生活中的各种活动，也包括了其他一些被改变了的行为，构成了一个人的功能状态和运动能力。失能可以采用大量自我报告式的调查问卷进行测量，从一般的健康测量方法，如《SF-36 自我疼痛管理测试》，到各种更加专业的工具，如《改良腰痛失能调查问卷》（Modified Low Back Pain Disability Questionaire）和《肩、臂、手失能调查表》（disabilities of the arm, should & hand, DASH）。还有一些便于使用的专业失能测量工具，如《患者专用功能评分》（Patient Specific Functional Scale）。

你应该能够理解，采用以上介绍的自我报告式评估工具进行失能状态评估是一种客观的功能评估。每一种工具都具有肯定的、得到科学研究证实的评估性能。临床医生熟练使用和理解每一种工具的评估性能都非常重要。

功能障碍可以在临床医生使用各种基础功能性动作诱发症状，或在证实不对称性和受限的过程中进行识别。这个过程是将各个基础功能性动作模式与以往日常生活中各种实际运动内容结合起来的一个过程。SFMA 是确认功能障碍的一种方式。

损伤是指身体特定部位出现的异常或受限。受限问题可以通过肌力、关节活动范围、兴奋性、体积、形态和对称性来测量。然后，将测量结果与标准数据相比较，在合适的情况下进行身体双侧比较。

示例

一位 60 岁、久坐办公室的女性工作人员，否认存在任何显著的或最近发生的右膝外伤，她主诉在进行一些特定活动时右侧膝关节疼痛。

失能示例：右膝疼痛，尤其是在下楼梯时，LEFS 得分为 62%。

功能障碍示例：做全范围下蹲动作时右膝疼痛，但无活动受限，左下肢单腿静态站立大于 15 秒，右下肢单腿静态站立控制不佳（小于 5 秒）。

损伤示例：通过关节活动范围测量得知右髋关节内旋和外展活动度减小，通过等长肌力测量得知右髋关节外展力量不足。

信息摘要

未发现关节积液或组织肿胀，韧带测试在正常范围之内。

伴随右髋关节内旋和外展活动受限及右髋关节外展肌力不足或稳定性降低，造成了在股四头肌离心负荷的情况下，股骨对齐不佳。

作用在髌股关节和胫股关节的重复性压力，导致了炎症和肌肉功能障碍。

炎症还没有对下蹲动作模式产生影响，但由于髋部动态稳定性差，导致下蹲动作中出现疼痛。

保健计划

采用肌肉和关节活动技术使髋关节灵活性正常化，并进行渐进式静态-动态稳定性训练使髋外展肌功能正常化。

重新进行单腿站立和下蹲动作以检查功能状态，并在下楼梯运动中评估膝部的各种症状。

开始时考虑采用各种手法治疗来改善髋关节的灵活性，并采用辅助手段和随后的训练来建立运动控制。

在康复早期包扎膝部以提供保护、支持和症状管理。3 个功能层次中的每一个层次都应该进行再次评估，并记录进展程度。

评估分级

评估分级从病例回顾和了解患者病史开始，尤其要注意能诱发主诉相关症状的活动。如果大多数症状与运动有关，临床医生就必须复制一些产生疼痛的动作模式，以便得出关于功能灵活性和稳定性的结论。

然而，如果症状是在久立或久坐等各种静态姿势下引发的，就要观察在这些姿势中受到压力的各部位结构。病史将为临床医生们提供第一个方向，并将指导下一步评估。在确定了患者与各种静态和动态问题有关的主诉后，在患者症状允许的条件下临床医生必须观察功能性动作。这就创建了一个反馈系统，来确认功能诊断及验证治疗效果。

快速评估患者上、下肢和躯干灵活性是功能评估的有效起点。

例如，在疼痛限度内，要求患者完成体前屈触摸足趾、躯干后伸、下蹲和单腿站立动作，此过程中观察运动所引发的各种症状、受限或稳定性障碍。也可以在无负荷的姿势下让患者重复下述运动，如完成长坐位触摸足趾动作、俯卧撑、四点支撑身体后摆或仰卧位双膝触胸等动作。

因此，临床医生可以推断出患者在负重和不负重情况下灵活性和稳定性之间的关系。负重情况下的前 4 个动作在关节活动末端出现疼痛、受限时，提示功能性动作障碍。

当这些不负重运动不引起各种症状或受限时，应该进行相关的关节活动范围测量和肌肉灵活性测试，来确认是否存在灵活性问题。如果在不负重的姿势下能够轻松地完成动作，而在负重姿势下不能完成该动作，那么可能是稳定性问题。虽然目前还未给出具体诊断，但患者的一般的行为方式或持续动作模式已逐渐显现。患者具有必备的生物力学能力来完成运动所需的关节活动范围，但没有体现出动态纠正和姿势稳定所需的神经肌肉控制能力和反应能力。

对于活动受限伴有疼痛的患者，在负重或不负重的情况下完成运动的过程中，会表现出异常生物力学行为。这就需要对每个关节、每块肌肉及相关的组织进行进一步的临床评估，以明确运动受限和产生疼痛的各种障碍。

这 4 个动作可能不适用于所有患者，但可以作为一个例子，因为几乎所有的骨骼肌都会面临负重与不负重之间的相互作用。

在临床评估和损害测量之前让患者完成以上动作，从而以合适的方法引导评估过程。从一般动作模式开始，然后进行特定动作模式。缺乏经验的临床医生会在诊断中遇到困难，是因为他们要明确医学诊断而过度关注各种损伤测试，却不能准确、具体地以数量表述各种功能参数。

治疗计划必须从初始检查中筛查出各种症状和受限问题开始。功能性诊断证明了由临床诊断得出或引出的姿势和动作模式，并应揭示是否存在静态或动态问题。

诊断还应该确认是否存在稳定性或灵活性问题。在此基础上，临床医生可以使用各种临床测试、损伤测试和各种特定骨骼肌检查技术，来推断与各种运动受限有关的结构和功能性问题。

当功能和姿势需要重点关注时，以下是临床医生在进行骨骼肌检查时应注意的一些具体要点。

● 错误对线。

- 脊柱稳定性丧失。
- 持续紧张或协同收缩不足的指征，或缺乏协同收缩，或二者兼有。
- 严重症状。
- 功能性不对称。
- 在负重和不负重之间功能活动受限显著程度可以一致或不一致。

SFMA 设计的目标是使用各种简单和基本的运动来揭示患者的各种自然反应。只要有可能，这些运动都应该在负重及不负重的情况下进行双侧观察，以显示出功能对称性。

功能性动作模式和姿势

在功能姿势和运动时人体平衡策略的层级经常会下降。与执行有组织的任务相比，各种自然反应常常是一种更加客观的指标。例如，当轻轻地从背后推一个人时，这个人首要的平衡策略是跖屈肌群向心收缩，双踝快速闭链背伸的快速反应。

然而，还必须保持脊柱和髋关节的稳定性和对位对线，才不会发生髋铰链动作。身体保持直立和反应性僵直和绷紧，跖屈肌群十分及时地习惯性收缩从而使身体回到正常位置。

如果承受更大和更多的压力，就会发生更大的失衡。例如，在受到前推力时，人体将使用髋铰链策略，在上半身和下半身之间形成一个角度，平衡得到再次保持和控制。在髋屈肌群使用向心力量进行调节的过程中，脊柱保持了它的稳定性。这个反应的发生使足向前或向后移动，由此产生了微妙的平衡调节过程。更大的失衡会直接绕过前两种策略，而产生跨步平衡策略。这将显著地扩大支撑面积以控制身体向前倒的惯性，从而产生保护和平衡。

这些例子看起来好像是各种简单的平衡策略，但从功能的角度进行检查时，就出现了基础动作模式的各个组成部分。

仔细考虑一下深蹲、触摸足趾和单腿重心转移的部分动作模式，其中最难观察的是深蹲过程。深蹲过程中如何从力学角度解释踝背伸和跖屈的平衡反应？如果使深蹲成为评估过程的一部分，那么，就能够容易观察到这种情况。

那些不能深蹲但无明显受限的人并没有利用髋和踝之间的协调性，而是使用屈膝来开始深蹲策略，把身体重量转移到双足之后。这不是深蹲动作，因为在该动作中胫骨自由前移和调整，而身体重心是在双足上方取得平衡。这种姿势需要很强的股四头肌力量，而改变了跖屈肌群和髋伸肌群的各种控制机制。

与之相比，使用适宜的踝部策略，人体就能够充分深蹲，使用踝背伸和身体核心肌群稳定性来完成深蹲动作。通过应用附加的屈膝和屈髋动作，就能够容易地同时使用躯干稳定性和闭链踝背伸这两个踝平衡策略。

接着，我们观察体前屈和髋铰链动作。在正确完成动作时，体前屈动作是以一个髋铰链动作配合脊柱稳定性开始的。髋关节屈曲充分后脊柱仅能以节段运动方式屈曲。体前屈能力明显受限或无法完成触及足尖的人通常会在胸椎部位开始前屈动作，而不是用屈髋动作来开始前屈动作。他们没有注意到这个过程所必需的身体核心肌群稳定性和脊柱稳定性，而是试图通过使用其他环节来执行屈曲动作，而这些环节在动作的开始部分应该是稳定的。如果从脊柱屈曲开始，只能完成一半的动作，因为一旦脊柱屈曲达到极限，就会出现脊柱或大腿后侧肌群的紧张感。这两种情况属于应用错误的力学模式，没有身体后部的重量后移，进一步的屈曲就会失去平衡。

我们常常认为体前屈受限提示腘绳肌紧张只是依据症状进行判断，而另一种观点认为应该依据腘绳肌功能长度评估来判断。无论动作执行正确与否，腘绳肌都是体前屈动作中最受张力影响的肌群，这是因为腘绳肌可感知和反馈张力和变化。

最后，单腿重心转移或跨步平衡策略是一种弓箭步动作模式，包括对称的单腿站立及不对称的弓箭步站姿。在动作开始时需要脊柱稳定性、核心稳定性和髋内收肌和外展肌之间的平衡。人体为了重新获得平衡，在使用另一侧腿落地支撑身体之前，必须具有足够的肌肉预先激活能力和稳定性。

与纠正性训练有关的三个示例

当考虑以上三种自动平衡反应时应该明确，深蹲、硬拉和弓箭步动作并不只是为体育运动和竞技比赛而进行的训练，只要根据每一位患者的年龄和活动水平进行适当改进，它们也是关键的康复技术。

有些临床医生认为，这些内容不适合老年人，也不适合非运动员人群。从而把深蹲、硬拉和弓箭步动作排除在康复训练过程之外。然而，如果没有这三个平衡策略，老年人会因为各种代偿动作而处于更大的跌倒、功能障碍或轻度创伤的危险中。如果没有识别问题和再训练，非运动人员就不能重新掌握丧失的动作模式。如果不能适当调整这些活动而将它们从各种康复计划中排除掉，对于治疗过程来说就将付出沉重的代价。

对于可以走动、具有某种骨骼肌损伤问题患者的康复，无论活动水平如何，都应该遵守系统的治疗流程。活动水平只决定了患者在康复过程中进展的程度。

诱发症状

功能性损伤的评估必须包括诱发症状。诱发症状常常发生在运动转换的姿势测试和反应性姿势测试的相互作用过程中。根据所产生的症状，临床医生可以制订出更具体的诊断流程。如果能合理解释所诱发的疼痛，患者通常会接受诱发症状。

一旦诱发出症状，我们就会回溯到更具体的分解运动的组成部分。

因诱发症状所观察到的结果不一致并不是症状扩大导致，而是表明可能存在稳定性问题。

如果受限和诱发症状持续存在，可能表示存在灵活性问题。

以 SFMA 中的站立位旋转为例：患者站立，双足静止并拢，使用整个身体完成旋转动作。如向右转身时，双臂在身体两侧放松，患者的视线放在右肩上，尽可能地旋转身体。然后，患者向反方向回转身体。

如在站立位左侧旋转过程中左侧胸椎部位出现持续疼痛，则可以采用坐位重复相同的动作。虽然脊柱的转动相似，但在髋部和腿部固定的情况下，却存在许多差异。由于双髋和下肢不参与动作，故会产生一种完全不同的姿势控制。

在站立位和坐位下进行同样程度的身体左侧旋转，如果出现相同的症状，原因可能是在脊柱某处存在一个潜在的灵活性问题。这个灵活性问题可能是由某个触发点、肌肉紧张度的提高或下降、关节受限、错误的身体力线或以上因素的综合所造成的。

或者，如果坐位旋转不出现特殊受限，也不在同样的方向和同一程度上诱发症状，则可能存在稳定性问题。

体位的改变会导致不同程度的姿势调整、肌肉张力、本体感觉、肌肉激活或抑制及反射稳定性发生变化。临床医生必须从下半身分析发生这种情况的原因。一旦在运动受限或症状诱发方面观察到一致性或不一致性，就要继续寻找产生这种情况的其他原因。

经验法则：在功能性骨骼肌评估中合理地使用诱发症状的方法。在诱发各种症状时，临床医生需要控制程度和频率，应该留有足够的时间让患者做好准备，并在操作过程中指导患者，以便达到预期的结果。

同样，测试者在检查过程中也必须密切注意避免过度诱发症状。与重新评估和测试不同，功能性动作和其他操作不应该引发症状。在必要的情况下，治疗过程可以诱发疼痛。一旦患者开始执行纠正性训练的主动康复计划，那么这个过程不应该引起疼痛或各种症状。

SFMA 的最高级评估

颈椎

上肢动作模式

多节段屈曲

多节段伸展

多节段旋转

单腿站立

双臂过头上举深蹲

颈椎的评估

目的

颈椎动作模式一评估——由肩到胸，评价颈椎屈曲能够达到的程度，还包括寰枕关节的灵活性。

颈椎动作模式二评估——面部与天花板平行，评价颈椎伸展能够达到的程度。

颈椎动作模式三评估——下颌接触左肩和右肩，评价颈椎旋转和侧屈能够达到的程度。这是一种包括侧屈和旋转的结合性动作模式。

说明

执行动作模式一：患者开始呈直立双足并拢姿势，足尖指向前。然后患者试图用下颌接触胸骨，在运动过程中保持躯干直立。

执行动作模式二：患者开始呈直立双足并拢姿势，足尖指向前。然后抬头向上看，使面部与天花板平行。

执行动作模式三：患者开始呈直立双足并拢姿势，足尖指向前。尽可能最大限度向右（向左）转动头部，然后颈部侧屈，将下颌向锁骨靠近。

测试技巧

* 确保患者在整个运动过程中保持口闭合。
* 不允许肩胛骨上提和前伸。
* 从前面和侧面观察。
* 不要指导运动，如果有需要，可以重复说明。
* 观察是否出现疼痛。
* 患者能够做出动作吗？如果不能，可以进行合理的运动分解。

附加信息

在执行动作模式一的过程中，确保患者在整个动作中保持口闭合。患者应该能够用下颌接触胸骨而不出现疼痛。

在执行动作模式二的过程中，患者应该能够达到接近平行角度的 10° 以内而不出现疼痛。

在执行动作模式三的过程中，正常范围是双侧均能达到锁骨中部而不产生疼痛。

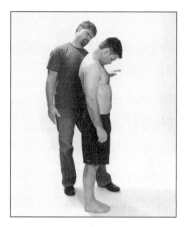

颈椎动作模式一

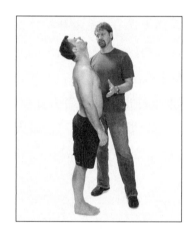

颈椎动作模式二

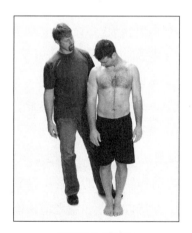

颈椎动作模式三

上肢动作模式的评估

目的

上肢动作模式的评估是检查肩关节的全部

活动范围。

动作模式一评估肩关节的内旋、伸展和内收。

动作模式二评估肩关节的外旋、屈曲和外展。

说明

执行动作模式一：患者开始呈直立双足并拢姿势，足尖指向前，然后用左手在背后以下向上尝试去触摸右肩胛骨下角。将你的一只手指放在患者手指触摸背部的这个点上，并与右臂的测试结果相比较。如果活动范围减小，须记录这个点到肩胛骨下角的距离。右侧重复这个动作。

执行动作模式二：患者开始呈直立双足并拢姿势，足尖指向前，然后将左手在头后从上向下伸出，尝试触摸右侧肩胛骨。将你的一只手指放在患者手指接触背部的这个点上，并与右臂的测试结果相比较。如果活动范围减小，须记录这个点到肩胛骨的距离。右侧重复这个动作。

测试技巧

- 从前面和侧面观察。
- 不要指导运动，如果有需要，可以重复说明。
- 观察是否出现疼痛。
- 患者能够做出动作吗？如果不能，可以进行合理的运动分解。

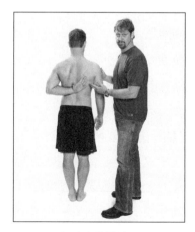

上肢动作模式一

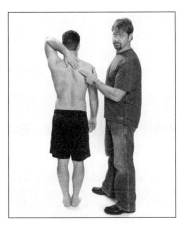

上肢动作模式二

上肢疼痛诱发动作模式的评估

目的

第一个上肢疼痛诱发评估［动作模式一，约卡姆撞击试验（Yocum's impingement test）］是为了确认肩袖的撞击问题；第二个上肢疼痛诱发评估［动作模式二，肩部交叉动作（the shoulder crossover maneuver）］是为了确认肩锁关节的病变。

说明

执行动作模式一：患者开始呈直立双足并拢姿势，足尖指向前，并把右手掌放在左肩上。用你的手稳定患者的右手并贴在肩上，让患者缓慢向上提起肘关节。左侧重复这个动作。

执行动作模式二：患者开始呈直立双足并拢姿势，足尖指向前，右臂跨过胸前向对侧伸。让患者使用左手提供帮助，最大限度水平内收右肩关节。左侧重复这个动作。

测试技巧

- 从前面和侧面观察。
- 不要指导运动，如果有需要，可以重复说明。
- 观察是否出现疼痛。
- 患者能够做出动作吗？如果不能，可以进行合理的运动分解。

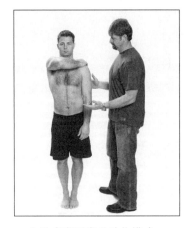

上肢疼痛诱发的动作模式一

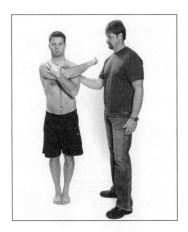

上肢疼痛诱发的动作模式二

多节段屈曲的评估

目的

多节段屈曲的评估是为了测试双侧髋关节和脊柱的正常屈曲。

说明

患者开始呈直立双足并拢姿势，足尖指向前。双髋关节屈曲，试图用手指尖触摸足趾尖，双膝不弯曲。

测试技巧

- 从前面和侧面观察。
- 在整套运动中足部位置保持不变。
- 双膝保持伸直。
- 不要指导运动，如果有需要，可以重复说明。
- 观察是否出现疼痛。
- 患者能够做出动作吗？如果不能，可以进行合理的运动分解。

附加信息

在体前屈触摸足趾尖时，观察受试者双髋关节的后移情况。

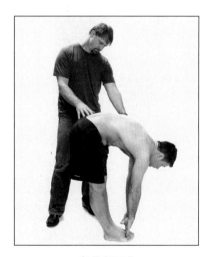

多节段屈曲

多节段伸展的评估

目的

多节段伸展的评估是为了测试双侧肩关节、双侧髋关节和脊柱的正常伸展。

说明

患者开始呈直立双足并拢姿势，足尖指向前。然后，患者双手举过头，双臂伸直，双肘与双耳在一条直线上。身体尽可能地向后伸展，使双髋关节前移，同时双臂后移。

测试技巧

- 从前面和侧面观察。
- 在整套动作中足部位置保持不变。
- 不要指导运动，如果有需要，可以重复说明。
- 肩胛骨处的脊柱应越过双足跟，使肩胛骨处于双足跟之后。
- 向后伸展时，手部的中线应该越过肩关节，双肘保持伸直，并与双耳在一条直线上。
- 骨盆保持在足趾前。
- 观察是否出现疼痛。
- 患者能够做出动作吗？如果不能，可以进行合理的运动分解。

附加信息

在伸展动作模式的远端，手部的中线应该停在双肩之后。

两侧髂前上棘应该越过足趾，肩胛骨处的脊柱应该移到双足跟之后。

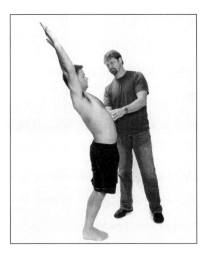

多节段伸展

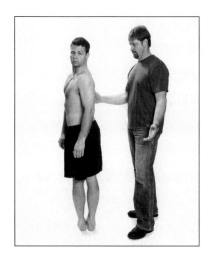

多节段旋转

多节段旋转的评估

目的

多节段旋转的评估是测试颈、躯干、骨盆、双髋、双膝和双足的正常旋转灵活性。

说明

患者开始呈直立双足并拢姿势，足尖指向前。然后患者旋转整个身体——双髋、双肩和头部，并最大限度向右转动，同时，足部位置保持不变。让患者返回到起始姿势，再向左旋转。

测试技巧

- 从后面和侧面观察。
- 在整套动作中，足部位置保持不变。
- 身体的下 1/4 部分，至少双向转动 50°。
- 身体的胸部以上部分，至少双向转动 50°。

附加信息

身体两侧在旋转测试时，双足并拢，髋关节的外旋的同时也会伸展，这会限制身体旋转范围。请密切注意双髋、躯干和头部等身体的每个节段。由于邻近节段的限制，某个部位可能会过度活动。

单腿站立的评估

目的

单腿站立的评估测试目的是评估静态和动态姿势下每一侧腿独立站立的稳定能力。在这项评估中，还使用了动态的腿部摆动动作。

说明

患者开始呈直立双足并拢姿势，足尖指向前，双臂置于身体两侧。然后抬起右腿，使髋关节和膝关节屈曲 90°。患者保持这个姿势至少 10 秒，闭眼重复这个动作保持 10 秒，然后，左腿站立重复这个测试。

为了在动态姿势下进一步评估患者的单腿站立能力，采用动态腿部摆动动作。指导患者双足并拢站立，足尖指向前，双臂置于身体两侧但不接触身体。让患者先屈曲右髋关节，然后前后摆动右腿，进入髋关节屈曲和伸展的状态，同时保持良好的身体姿势和平衡至少 10 秒。左腿站立重复这个测试。

测试技巧

- 从前面和侧面观察。
- 在整套运动中，站立足位置保持不变。
- 在由双腿变成单腿支撑时，观察抬头挺胸姿势或高度的丧失。

- 观察双臂的摆动。

附加信息

告诉患者在测试之前要抬头挺胸站立。如果患者不能保持姿势，移动了足部的站位，跌倒或摆动双臂，这个测试的结果即评定为功能不良。这需要良好的本体感觉、肌肉稳定性、很好的髋平衡策略和踝平衡策略。有时，人们能够保持静态平衡，而不能保持动态平衡。在矢状面上腿部的动态前后摆动，能够揭示动态稳定性的问题。

完成的动作模式被称为FN（功能正常且无痛），接受测试的患者必须能够睁眼和闭眼各完成动作10秒，同时两侧腿均能完成动态摆动。

关于视觉的特别说明

视觉从来不是保持平衡的障碍。相反，它总是有所帮助。任何情况下有视觉帮助都好于没有。即使白内障患者在测试时，睁眼测试成绩也好于闭眼测试成绩。

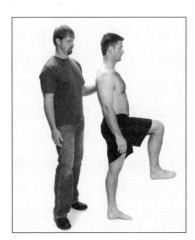

单腿站立

双臂过头上举深蹲的评估

目的

双臂过头上举深蹲的评估是测试双髋、双膝和双踝关节的对称灵活性。当把双手举过头顶时，这个测试还评估了双肩关节的对称灵活性，以及胸椎的伸展能力。

说明

患者开始姿势为双足分开与肩同宽。双足在矢状面上避免外旋。然后，将双臂上举超过头顶，双肩屈曲、外展，双肘充分伸直。让患者尽可能深地缓慢下降进入深蹲姿势。深蹲姿势应该为双足足跟接触地面、头部和胸部朝向前方，双手上举超过头顶，双膝应与双足垂直而不出现膝外翻。

测试技巧

- 从前面和侧面观察。

- 当患者进入深蹲姿势时，双手之间的距离不要增加。为了保证测试的可重复性，患者举过头部的双手应该保持一致的宽度。建议采用以下两种测试策略。

  第一，让患者双手抓握一根木杆放置在头前方，在木杆上调整双手宽度，使双肘屈曲90°。然后，将木杆上举过头顶，肩部屈曲、外展，双肘充分伸直。

  第二，让患者从双肘屈曲90°开始测试（上臂90°外展、肘关节90°屈曲和90°外旋），当双臂举过头顶时，都采用相同的宽度。

- 不要指导运动，如果有需要，可以重复说明。

- 观察是否出现疼痛。

- 患者能够做出动作吗？如果不能，可以将运动进行分解。

附加信息

执行这个测试，需要闭链条件下的双踝背伸、双膝和双髋屈曲、胸椎伸展及双肩屈曲和外展。

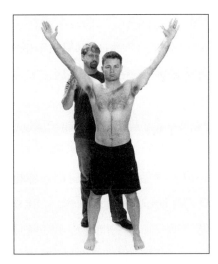

双臂过头上举深蹲开始

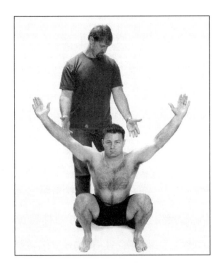

双臂过头上举深蹲

平衡运动的艺术和疼痛信息

最高级评估为临床医生提供了一个实用、有效的疼痛和运动行为的即时画面。在寻求理解和优化这个信息时，可以遵循《高效能人员的七个习惯》（*The Seven Habits of Highly Eeffective People*）一书的作者史蒂芬·柯维（Stephen Covey）的建议。注意他写的前 3 个习惯，你就会意识到，在正确使用 SFMA 最高级评估时，你也正在运用它们。

这些习惯如下。

习惯 1：主动出击。

习惯 2：以所定目标为起点。

习惯 3：最先做首要的事。

下面介绍将以上习惯应用于 SFMA 的正确方法。

SFMA 习惯 1

只要你考虑到所有功能障碍和诱发疼痛的动作模式就能够主动出击。SFMA 的核心目的是为康复过程建立一个功能基线，并且为纠正性训练提供一套系统的方法。保持这种主动出击的态势：你已经决定不只是依靠损伤的解剖部位或广义的医学诊断来指导训练，而将以动作模式为向导，思考高度个体化的运动图，它能够显示每名患者独特的感知和运动行为。这种主动出击的专业行为，去除了教条的纠正性训练，而是通过直接修补运动功能障碍来开发新的方法，同时又避免了因纠正性训练中诱发疼痛而导致情况更复杂。

SFMA 习惯 2

你选择了以所定目标为起点。你并不认为所有的无痛动作都是功能正常的。同样，你也不会认为所有疼痛动作都存在功能障碍。你已经为积极参加运动的人员的功能性动作模式确立了一个最低的专业标准，并确立了各种功能性动作模式的目标。在这个过程中你认识到处理患者的运动功能障碍是一项有价值的工作，这也许是他们唯一得到充分的功能性动作模式评估的机会。

动作模式功能障碍是一个危险因素。不论是为了改善患者当前状态还是为了减少将来的风险，在开始处理功能障碍的模式时心中就要定一个大概的目标。

功能障碍的临床处理方法最终根据每个具

体病例来定。作为一名运动专家，你的角色是在适当的时机提供指导、教育和治疗。SFMA能够在注重临床功能与回归到更积极的生活方式间建立一种潜在的相互关联。

SFMA 习惯 3

你有了一个新的系统，实际上是对"最先做首要的事"这个习惯的补充。这种做法通常又分为 2 个层级。第一个层级不选择 SFMA，第二个层级则接近 SFMA 本身的层级。

层级 1

不建议采用包含主动运动的纠正性训练。

并不是所有的康复状况都有必要使用SFMA，急性创伤和术后的康复面对的是复杂的化学性疼痛。化学性疼痛是无菌性炎症、肿胀、渗出、积液及肌肉保护所致。同样，亚急性和慢性疾病也会显示出一定程度的化学性疼痛，这些疼痛必须在涉及主动运动的纠正性训练之前加以控制。通过影像学、体格检查、肌电图等检查发现存在神经损伤时也不适宜应用 SFMA。

当存在化学性疼痛和神经损伤的情况下，治疗炎性疼痛、进一步检查和明确神经损伤程度，比进行 SFMA 更重要。在炎症刺激和自主运动受损情况下所出现的运动功能障碍并不是临床真实情况的反映，此时应用 SFMA 不是最佳时机。以上存在的问题一旦得到有效解决，才能够执行 SFMA，并更好地理解患者各种动作模式是如何相互影响的。

很多临床医生在首诊例行检查中对何时可以应用 SFMA 感到困惑。应用 SFMA 必须已经解决了明显的化学性疼痛和神经损伤等严重的临床问题，在制订纠正性训练计划与设定强度前应用 SFMA 测试。

层级 2

建议纠正性训练中包含主动运动。

SFMA 运用层级结构来说明动作模式的区域相互依存原理，各种动作模式的参与水平非常复杂，逐渐涉及更多的解剖区域和高级运动控制中枢。

显然，SFMA 层级结构不能反映人体发育的进程，但是一些原则还是相同的。SFMA 从颈椎动作模式开始，过渡到肩部动作模式。如果发现这两种动作模式都是 DN，应该首先考虑颈椎问题，即使肩部功能障碍更加明显，还是首先要明确颈部问题对肩部功能障碍的影响程度。这并不意味着不去继续分解和控制肩部的功能障碍模式。如果没有明确到底是哪个部位的问题，就对颈部与肩部同时进行治疗和训练，由于这两个部位间的相互作用和影响，单独处理会导致临床疗效不佳。

肩部动作模式出现 DN 一定会对旋转模式的分解结果产生影响。在肩部动作模式得到控制之前就强制性对旋转模式进行分解并进行纠正性训练是不合适的。这并不意味着肩部 DN 必须得到完全纠正，而是表明动作模式中的一部分得到改善会对整个动作模式产生积极作用。

层级结构是 SFMA 系统的一部分，有助于理解区域相互依存原理在临床的应用。如果在最初就对多个区域同时进行管理，就会削弱对区域相互依存关系的观察。因此，需要进行多个最高级评估，并注意所有的 DN 及其功能障碍的程度。利用层级结构处理功能障碍是受时间和治疗方式限制的，如果没有遵循层级结构，就要将所有信息与已经存在的受限信息进行一一对照。

示例

前屈动作模式可能是最明显的功能障碍性DN 受限，但颈椎屈曲模式也会受限。层级结构表明，如果条件允许应该先处理颈椎。因此，可以说是颈椎动作模式出现了问题。具体来说，是上颈椎的软组织与小关节发生受限。进行 3 分钟的放松活动与软组织手法治疗后，颈椎动作模式呈 FN。此时，如果重复进行前屈最高级评估，可能表现出 3 种结果。

FN——颈椎紧张导致前屈模式受限，这个问题很常见，证明了前屈模式如何包含了颈椎屈曲模式。因此，如果出现这个问题，就应该加以处理以消除其影响。

DN，部分改善——颈椎紧张对前屈模式有部分影响，前屈模式出现问题但却没有颈椎方面的并发因素。这也是一种常见表现。

DN——颈椎 DN 是一个独立的因素。可以不用层级结构来研究前屈模式，因为颈椎 DN 已经被排除在外了。

如果不能改善或控制颈椎 DN 状态，就不能排除其影响，所以，必须把它看作一个影响因素。在这种情况下，就应该对前屈模式进行分解，但是必须在患者的日常康复与生活习惯中观察和处理颈椎问题。

层级结构认为，临床技术通过促进和抑制手法治疗来高效控制 DN。否则，对许多 DN 进行控制的建议就无法抗拒。如果认为这个基本道理正确，那么，起控制作用的方法也会成为技术的组合部分。

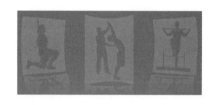

可以访问 www.movementbook.com/chapter7 获取更多内容、视频和额外资料。

（钟毓贤　杜薇　刘倩　周维金　译）

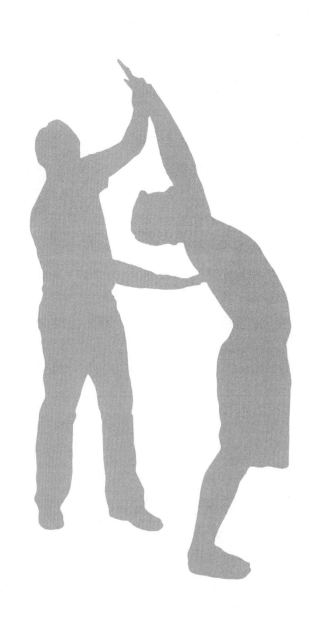

第8章
SFMA评估解析说明及流程图

SFMA 解析技术系统地分析了上一章所描述的主要模式的功能障碍，层级结构将指导你分析所有最高级动作模式并给予下列评分——功能障碍但无痛（DN）、功能正常但疼痛（FP）和功能障碍且疼痛（DP）。在检测 FP 与 DP 前先行对 DN 进行解析有助于提高效率，由于测试 DP 会导致组织炎症加剧和症状加重，因此应该最后测试。对 DP 解析会使下一步检测难以进行，甚至使患者极其不适。

为了解析需要检测所有独立受限的部位，或者通过排除法确认功能障碍。解析技术包含主动运动和被动运动、负重和不负重姿势、多关节和单关节功能运动评估及躯体单侧和双侧评估。

SFMA 是一种用户友好型测试技术。只要能有效执行评估测试，就可以明确指出主动与被动运动能力间的差异。解析技术可以用来提高 SFMA 决策树的使用效率，这种评估是全身性的、非测量性的评价方法，通过评估可以明确是否需要进一步的临床检查。同时，SFMA 也提供了功能性动作与损伤程度间的必然联系。除非出现负面影响或存在危险因素，否则解析技术不应该停止进行。

一般来说，被动评估测试中运动范围减小提示为灵活性问题，必须通过局部的特殊检查来鉴别与确认。相比之下，被动评估测试中的运动正常则表示不存在灵活性问题。当然，这些情况还要采用专门的局部特殊检查加以证实。在有负重或不负重或这两种姿势下，被动评估测试功能正常，如果主动运动功能受限就可能存在稳定性问题。

在各种情况下，SFMA 都会推荐你进行局部生物力学测试，以便确认正常功能范围或者指导临床测量灵活性受损的程度。生物力学测试不应该包含对局部解剖结构、神经肌肉整体性及运动控制的评估。各种生物力学测试也应该指出是否存在功能受损，同时帮助完成功能性诊断过程。局部生物力学测试超出了 SFMA 的范围，其采用专门测量角度的方法来衡量灵活性，运用徒手肌肉测试、神经肌肉完整性和运动控制来衡量结构的完整性。这些测试将指出是否存在功能损害，并帮助完成功能性诊断过程。

附加术语

SFMA 解析测试应用了与最高级评估同样的分类方法，重点关注每一个动作模式中的疼痛或者功能障碍，这有助于发现灵活性及稳定性的严重受限。

很遗憾，灵活性和稳定性的术语定义并没有得到统一。对于不同背景和接受不同培训的临床医生们来说，相同的术语可能意味着不同的含义。出于这个原因，讨论分组测试时 SFMA 使用子目录方式来帮助展示严重稳定性与灵活性问题的可能结果和方向。子目录方式通过明确定义或扩展应用范围使得交流与记录变得流畅，并且减少混淆。

灵活性问题

各种灵活性问题可以被分成两个单独的子目录。

TED（tissue extensibility dysfunction）——组织延展性功能障碍。

JMD（joint mobility dysfunction）——关节活动功能障碍。

组织延展性功能障碍

组织延展性功能障碍（TED）是用来说明跨多关节的组织，这些组织跨越一个以上的关节，因此，也对一个以上的关节产生影响。

TED 的例子如下。

- 主动或被动的肌肉功能障碍。
- 神经紧张。
- 筋膜绷紧。
- 肌肉缩短。
- 肥大和增生。
- 触发点的活动。
- 瘢痕和纤维变性。

关节活动功能障碍

关节活动功能障碍（JMD）是指脊柱关节节段活动性下降。在节段测试的观察中，关节面及附着于关节面的可收缩和不可收缩组织的灵活性下降。

JMD 的例子如下。

- 骨关节炎。
- 骨关节病。
- 特定关节的肌肉痉挛和强直。
- 融合。
- 半脱位。

- 关节囊粘连。
- 关节脱位。

稳定性问题

对各种稳定性问题进行重新命名与考虑，目的是避免将稳定性问题简单地认定为力量问题。从这个意义来说，稳定性问题不仅包含一个部位的肌力下降，还涉及更复杂的系统，如多系统的运动控制。为了说明稳定性问题的复杂性，我们应用了稳定性或运动控制障碍（stability or motor control dysfunction，SMCD）这个术语。

稳定性或运动控制障碍

SMCD 是对"动作模式稳定性问题"的一个更加准确的描述。人们通常习惯于通过稳定性肌群的向心收缩来处理稳定性功能障碍问题。这种方法忽视了一个观点：真正的稳定性是由肌肉反射来控制的，并且与本体感觉及反射时间相关，而不是单一的总体肌肉力量。

在使用 SMCD 这个术语区分各种稳定性问题时，必须要考虑中枢神经系统、周围神经系统、动作流程、运动组织、时间节点、协调性、本体感觉、关节与姿势对线、结构性失稳和肌肉收缩受限及稳定肌群的绝对力量。

SMCD 这个新的术语使我们想起一些情况，如疼痛引起的高阈值策略。陈旧性损伤、慢性功能障碍，患者使用整体肌来完成任务，而不是利用局部肌肉。SMCD 的广义概念表明，在运用所制订的各种训练和设计的运动技术提高稳定性或运动控制能力之前，有必要解决功能障碍动作模式。

识别 SMCD 的程度和实际状态也很必要。SMCD 分为静态与动态两级，这显示了对运动控制的分级是从静态姿势控制向动态姿势控制过渡。

为了说明功能性动作控制，有必要建立静态稳定性与动态稳定性。然而，更为重要的是识别出那些"假稳定性"的代偿行为。无效呼吸、焦虑性呼吸和各种高阈值策略都是代偿行为。这些行为从表面上看是发挥了功能，但实质上是代偿性的。全身性的肌肉过度活动与张力增高也能提示局部肌肉功能障碍。那些没有局部肌肉张力增高或短缩状态的肌肉中出现神经肌肉激痛点，可能是由于稳定性下降所致，并可能同时伴有协调性与时序性的障碍。

SMCD 包括内容如下。

- 运动控制障碍。
- 呼吸力学功能障碍。
- 高阈值代偿策略。
- 主动肌或全身性肌肉代偿或不平衡。
- 局部肌肉功能障碍或不平衡。
- 较差的静态稳定性、对线、姿势控制、对称性和结构完整性。
- 较差的动态稳定性、对线、姿势控制、对称性和结构完整性。

流程图

SFMA 解析的流程图是由格雷格·罗斯（Greg Rose）博士绘制，在本书的 315 页有具体描述。其目的是在可能的情况下区分疼痛与功能障碍，帮助确认推荐或禁止使用的动作模式。

原因不明确的灵活性问题，是造成 SMCD 的潜在原因，因此，必须排除在外。一定要有区域相互依存的概念，在一个区域的运动受限会引起邻近区域的运动控制发生改变以代偿这一运动受限。因此，在所有存在 SMCD 的情况中，识别出代偿行为和功能障碍非常重要。

在运动控制较差的情况下，关节僵硬、肌张力增高、触发点和其他形式的灵活性功能障碍实际上就是一组自发的代偿反应，这就产生了一个令人迷惑的"鸡生蛋，蛋生鸡"的局面，

而 SFMA 则提供了一个可行的辨别与解决方法。

首先，减少或消除代偿动作，解决运动功能受限问题。如果最初就存在运动功能受限，提示灵活性发生了改变，并且这种改变可以被测量。然后，在 SFMA 功能性水平上持续运用各种运动和训练重新建立运动控制能力。这意味着各种训练的水平应该与 SFMA 分组测试要求相符合，不能超越这个水准。运动时伴有疼痛的模式应该先行手法治疗，否则不能进行该模式的训练。

有些情况下，伴有疼痛的训练模式也是被允许的。但是大量病例显示，在这种情况下进行训练，运动控制会有代偿与改变，导致训练结果与预想的不一致。流程图会引导你按照子分类目录选择合适的测试，但这些测试属于骨骼肌评估和治疗的范围，不属于 SFMA 流程图。

该类测试包括但不局限于以下内容。

- 感觉运动完整性的神经学测试。
- 肌力检查。
- 关节稳定性检查。
- 关节灵活性检查。
- 神经系统、筋膜系统等组织的张力检查。
- 神经肌肉激痛点的检查。
- 运用测量角度、周长等方法确定损害程度的检查。

SFMA 解析

开始进行每一部分解析时，先解释一些解析的基本原理，之后介绍评估方法及每种方法的说明。开始学习时要经常参考书后的各种流程图。

颈椎

仰卧位颈椎主动屈曲，124 页
仰卧位颈椎被动屈曲，125 页
仰卧位寰枕关节主动屈曲，125 页

颈椎动作模式解析的基本原理

请见颈椎动作模式解析流程图（326 页）。

颈椎屈曲稳定性或运动控制障碍

由于最高级评估包含了颈椎在三个平面内的运动，所以在每个平面内分别应用解析技术来鉴别颈椎最主要的功能障碍。解析技术只能应用于对功能障碍患者的最高级评估中。

患者仰卧位，用治疗床支撑头部以降低对姿势稳定性的要求。在此姿位下，胸椎、肩带和颈椎处于最稳定状态。指导患者主动屈曲颈部。如果站立位颈椎屈曲功能障碍或疼痛，而仰卧位颈椎主动屈曲功能正常，则提示存在姿势和运动控制障碍，或存在稳定性和运动控制障碍，或两者兼有，从而影响了颈椎屈曲。

如果仰卧位颈椎主动屈曲为 DN、DP 或者 FP，就要检查仰卧位颈椎被动屈曲。如果结果为 FN，患者可能存在稳定性或运动控制障碍或两者兼有。如果被动运动仍然受限或疼痛，就需要检查颈椎屈曲灵活性功能障碍问题。

寰枕关节和颈椎屈曲关节灵活性功能障碍和组织延展性功能障碍

通过评估寰枕关节来对颈椎屈曲灵活性功能障碍进行解析。各种屈曲功能障碍多发生在枕骨和寰椎之间的寰枕关节，这就是典型的单纯颈椎功能障碍。使用仰卧位寰枕关节主动屈曲来评估活动范围，如果寰枕关节屈曲测试是 FN，则患者存在颈椎屈曲关节灵活性功能障碍或组织延展性功能障碍，或两者兼有。如果寰枕关节屈曲测试存在功能障碍，则患者存在寰枕关节灵活性功能障碍或组织延展性功能障碍，并且颈椎屈曲灵活性也有问题。

在进行所有解析测试时，如果寰枕关节屈曲出现疼痛，停止测试并针对这个问题进行治疗。

颈椎旋转稳定性和运动控制功能障碍

颈椎旋转解析测试包含主动和被动检查。患者同样处于仰卧位，用治疗床支撑头部以降低对姿势稳定性的要求。指导患者主动转动头部，如果颈椎主动旋转评估结果正常，患者可能存在姿势性运动控制障碍或稳定性运动控制功能障碍，或两者兼有，这些问题影响了颈椎旋转。

如果颈椎主动旋转评估结果是 DN、DP 或者 FP，则要检查颈椎旋转的被动运动。如果被动运动评估是 FN，则患者存在颈椎主动旋转稳定性功能障碍或颈椎运动控制障碍，或两者兼有。如果被动运动受限或疼痛，则继续检查颈椎旋转灵活性功能障碍问题。

寰枢关节和下颈部旋转关节灵活性功能障碍和组织延展性功能障碍

通过评估寰枢关节，继续进行颈部旋转灵活性功能解析测试。颈部旋转功能有近一半来自寰枢关节的旋转能力，所以，要独立地评价这个动作。测试寰枢关节功能其实就是测试C1~C2旋转能力。如果寰枢关节旋转结果是FN，则患者存在下位颈椎（C3~C7）旋转关节灵活性功能障碍或下位颈椎（C3~C7）旋转组织延展性功能障碍，或两者兼有。

如果寰枢关节旋转评估结果是DN，则该患者存在寰枢关节灵活性功能障碍或组织延展性功能障碍，并可能伴有低位颈椎灵活性问题。

如果寰枢关节旋转检查时出现疼痛，停止检查并针对问题进行治疗。

颈椎伸展稳定性或运动控制功能障碍

颈椎伸展评估是这项解析测试的最后一部分，这个评估可以采用两种方法来降低姿势稳定性要求。一是患者仰卧位，头部离开检查床的末端；二是侧卧位，用手来支撑患者的头部。无论哪一种方法，胸椎、肩带、颈椎对稳定性的要求都是最小的。

指导患者充分伸展颈部，如果仰卧位颈椎伸展评估结果为正常而站立位为不良，意味着存在姿势和运动控制功能障碍或稳定性和运动控制功能障碍，或两者兼有。这些问题影响了颈椎的伸展。

如果颈椎伸展评估结果为DN、DP或者FP，则可能存在颈椎伸展灵活性功能障碍或颈部伸展组织延展性功能障碍，或两者兼有。

没有必要进行颈椎伸展运动的主动与被动的对比评估。由于重力作用，评估实际上都是被动的。

颈椎动作模式解析

在最高级评估中对存在受限的颈椎动作模式进行评估，按照以下流程进行解析。

仰卧位颈椎主动屈曲

仰卧位颈椎被动屈曲

仰卧位寰枕关节主动屈曲

仰卧位颈椎主动旋转

颈椎被动旋转

C1~C2旋转

仰卧位颈椎伸展

仰卧位颈椎主动屈曲

目的

在不降低身体姿势稳定性要求情况下，评估颈椎的灵活性和（或）稳定性。

说明

患者仰卧位，双臂和双手放在大腿的两侧，让患者用下颌去触碰胸骨。

附加信息

在这个过程中患者保持口闭合，避免肩胛骨上提或前伸。

可能的结果

● 顺利完成动作——下颌触碰到胸骨（FN）。

● 不能完成动作或者可以完成动作但无法避免疼痛出现（DN、DP或FP）。

如结果是FN而在站立位颈部屈曲评估测试为受限，说明存在姿势和运动控制功能障碍或稳定性和运动控制功能障碍，或两者兼有。这些影响了颈椎的屈曲功能。可能存在颈椎、胸椎和肩带的姿势功能障碍。

如结果是DN、DP或FP，则继续进行仰卧位颈椎被动屈曲测试。

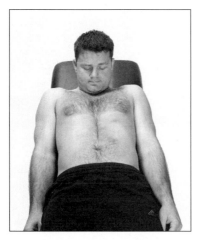

仰卧位颈椎主动屈曲，下颌触碰胸骨

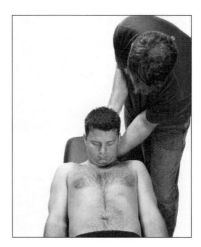

仰卧位颈椎被动屈曲

仰卧位颈椎被动屈曲

目的

在不负重的姿势下评估颈椎的灵活性和（或）稳定性。

说明

患者仰卧位，双臂和双手放在大腿两侧。测试者用手移动患者头部，屈曲颈部，使下颌向胸骨移动。

附加信息

在这个过程中，患者保持口闭合，避免肩胛骨上提或前伸。

可能的结果

- 顺利完成动作——下颌触碰到胸骨（FN）。
- 不能完成动作或者出现疼痛的情况下可以完成动作（DN、DP 或 FP）。

如结果是 FN，说明存在颈椎主动屈曲稳定性功能障碍或运动控制功能障碍，或两者兼有。

如结果是 DP、DN 或 FP，则继续进行仰卧位寰枕关节主动屈曲测试。

仰卧位寰枕关节主动屈曲

目的

在不负重姿势下，评估寰枕关节灵活性与稳定性。

说明

患者仰卧位，双臂和双手放在大腿两侧，患者最大限度向右旋转头部，然后收下颌，向左侧重复相同的检查过程。

附加信息

寰枕关节双侧正常可达到 20° 屈曲。

可能的结果

- 顺利完成 20° 屈曲（FN）。
- 不能完成 20° 屈曲（DN）。
- 勉强完成 20° 屈曲伴有疼痛（DP 或 FP）。

如双侧测试结果为 FN，说明存在姿势运动控制功能障碍和（或）稳定性运动控制功能障碍。这些影响了颈椎的旋转功能。

如结果为 DN，说明存在寰枕关节稳定性功能障碍或组织延展性功能障碍，并且有颈椎屈曲灵活性问题。

如结果为 DP 或 FP，则停止检查并针对问题进行治疗。

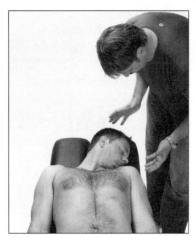

仰卧位寰枕关节主动屈曲 20°

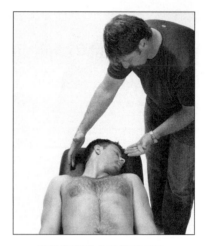

仰卧位颈椎主动旋转 80°

仰卧位颈椎主动旋转

目的

测试颈部主动旋转的能力。

说明

患者仰卧位，双臂和双手平放在身体两侧，让患者最大限度向左侧旋转头部，向右侧重复相同的检查过程。

附加信息

双侧正常可各自达到 80° 旋转。

可能的结果

- 顺利完成双侧 80° 旋转（FN）。
- 无法达到双侧 80° 旋转或在有疼痛的情况下达到 80° 旋转（DN、DP 或 FP）。

如结果为 FN，则说明存在姿势和运动控制功能障碍或稳定性和运动控制功能障碍，或两者兼有。这个问题影响了颈椎的伸展。

如结果为 DN、DP 或 FP，则进行被动颈椎旋转评估测试。

颈椎被动旋转

目的

评估颈椎被动旋转的能力。

说明

患者仰卧位，双臂和双手平放在身体两侧，测试者用手向左侧旋转患者头部，向右侧重复相同的检查过程。

附加信息

双侧正常可达到 80° 旋转。

可能的结果

- 顺利完成双侧各 80° 旋转（FN）。
- 无法达到双侧各 80° 旋转或在有疼痛的情况下达到 80° 旋转（DN、DP 或 FP）。

如结果为 FN，说明存在颈椎主动旋转稳定性功能障碍或颈椎运动控制功能障碍，或两者兼有。

如结果为 DN、DP 或 FP，则进行 C1~C2 旋转评估测试。

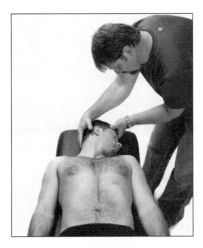

颈椎被动旋转

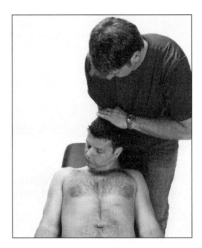

C1 ~ C2 旋转

C1 ~ C2 旋转

目的

评估颈椎 C1 ~ C2 旋转能力。

说明

患者仰卧位，双臂和双手平放在身体两侧。让患者颈部屈曲，下颌向胸部移动，当患者下颌尽可能接近胸部时，最大限度向右侧旋转颈椎。向左侧重复相同的检查过程。

附加信息

在旋转之前应充分屈曲颈椎，在此状态下正常可达到 40° 旋转。

可能的结果

- 顺利完成双侧 40° 旋转（FN）。
- 无法完成双侧 40° 旋转（DN）。
- 运动过程中出现疼痛（FP 或 DP）。

如果结果为 FN，说明存在下位颈椎（C3 ~ C7）关节旋转灵活性功能障碍或下位颈椎组织性功能障碍，或两者兼有。

如结果为 DN，说明存在上位颈椎（C1 ~ C2）关节灵活性功能障碍或组织延展性功能障碍，并且有下位颈椎旋转灵活性问题。

如结果为 FP 或 DP，则停止测试并针对问题进行治疗。

仰卧位颈椎后伸

目的

评估颈椎在不负重姿势下的伸展能力。

说明

患者仰卧于检查床上，头部伸出，超过检查床末端，最大限度伸展头部。

附加信息

观察患者的面部是否能与地面垂直。

可能的结果

- 顺利完成伸展颈部且面部垂直于地面（FN）。
- 无法完成伸展颈部且面部垂直于地面（DN）。
- 伸展颈部过程中出现疼痛（FP 或 DP）。

如果仰卧位的结果为 FN 而站立位的伸展功能很差，说明存在姿势和运动控制功能障碍或稳定性和运动控制功能障碍，或两者兼有。这个问题影响了颈椎伸展功能。

如结果为 DN，说明存在颈椎关节伸展灵活性功能障碍或颈椎组织延展灵活性功能障碍，或两者兼有。

如结果为 DP 或 FP，则停止测试并针对这个问题进行治疗。

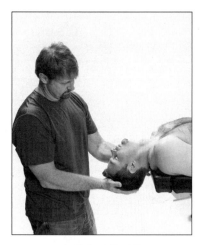

仰卧位颈椎后伸

上肢动作模式解析的基本原理

请见上肢动作模式解析流程图，327 页。

上肢带 SMCD 与关节灵活性和组织延展性功能障碍

为了能更好地解析、理解患者肩部功能障碍，让患者俯卧位以降低对姿势稳定性的要求。在此姿势下，胸椎、肩带和颈椎是最稳定状态。接下来，进行如 110 页所示的上肢动作模式的最高级评估。

如果俯卧位上肢主动动作模式评估结果正常，说明存在姿势或运动控制功能障碍或肩带稳定性和运动控制功能障碍，或两者兼有。这些问题影响了上肢功能性动作模式。

如果俯卧位上肢主动动作模式评估结果为 DN、DP 或 FP，则继续进行俯卧位上肢动作模式的被动测试。

如果俯卧位上肢被动动作模式评估结果为 FN，说明存在稳定性或运动控制功能障碍，或两者兼有。

如果被动检查运动功能受限，说明肩部存在灵活性功能障碍，需要继续进行肩带的生物力学检查。

上肢动作模式 SMCD 与单纯的盂肱关节或肩胛骨稳定性 SMCD

可以通过仰卧位上肢交互动作模式测试来检查完整的上肢动作模式，进而解析肩带稳定性功能障碍。这样，可以明确患者的稳定性功能障碍是单纯地存在于一侧肩关节运动中，还是存在于双侧的上肢交互动作模式中。

双肩交互式动作模式测试中结果显示功能障碍，而且障碍主要出现在关节活动末端，意味着存在肩部稳定性或运动控制功能障碍，或两者兼有。

对于以上发现的问题，需要对双肩动作模式同时进行训练，而不是仅针对单侧肩关节。如果这个测试结果为 FN，而且主要在活动的中段出现，说明存在单纯的盂肱关节或肩胛骨的稳定性问题或运动控制功能障碍，或两者兼有。这种情况下，只进行肩关节运动训练比较合适。

上肢动作模式评估显示功能受限，则进行以下解析。

俯卧位上肢主动动作模式
俯卧位上肢被动动作模式
仰卧位上肢交互动作模式

俯卧位上肢主动运动

目的

不负重的姿势下评估肩关节灵活性或（和）稳定性。

说明

患者俯卧位，双臂和双手放在身体两侧，进行 110 页中所示的最高级评估中上肢动作模式评估。

附加信息

在此姿势下，胸椎、肩带和颈椎是最稳定

的状态。

可能的结果

- 顺利完成每侧上肢的最高级评估（FN）。
- 无法完成测试或过程中伴随疼痛（DN、DP 或 FP）。

如结果是 FN，说明存在姿势性和运动控制功能障碍或肩带稳定性和运动控制功能障碍，或两者兼有。这些原因导致了上肢功能性动作模式出现问题。

如结果是 DN、DP 或 FP，则继续进行俯卧位上肢被动动作模式测试。

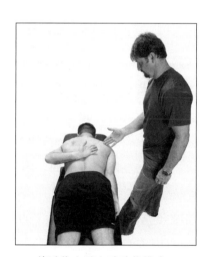

俯卧位上肢主动动作模式 1

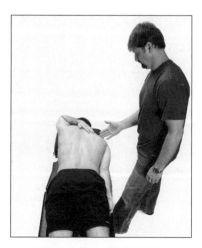

俯卧位上肢主动动作模式 2

俯卧位上肢被动运动

目的

不负重姿势下评估肩关节灵活性或（和）稳定性。

说明

患者呈俯卧位，双臂和双手放在身体两侧，测试者协助进行 110 页中所示的最高级评估中上肢运动评估。

附加信息

在此姿势下，胸椎、肩带和颈椎是最稳定的状态。

可能的结果

- 顺利完成每侧肩关节最高级评估（FN）。
- 无法完成每侧肩关节最高级评估（DN）。
- 在进行或尝试进行动作测试时出现疼痛（DP 或 FP）。

如结果为 FN，则继续进行仰卧位上肢交互动作模式测试。

如结果为 DN，则说明存在肩带关节灵活性功能障碍或组织延展性功能障碍，或两者兼有，继续进行局部生物力学测试。

如结果为 DP 或 FP，则停止测试并针对问题进行治疗。

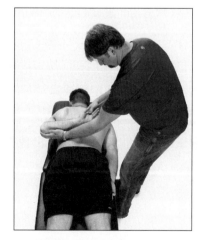

俯卧位上肢被动动作模式 1

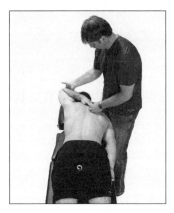

俯卧位上肢被动动作模式 2

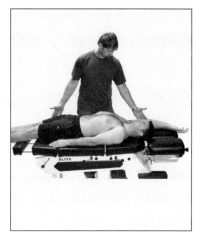

仰卧位上肢交互动作模式

仰卧位上肢交互运动

目的

不负重姿势下，评估肩带灵活性或（和）稳定性。

说明

患者仰卧位，一侧上肢放于体侧，另一侧上举过头。测试者握住患者上举的前臂，给予一定阻力，嘱患者抗阻。患者应给予轻柔的对抗力量，尽力使双臂同时抬离床面。

附加信息

在此姿势下，胸椎、肩带和颈椎是最稳定的状态。

可能的结果

- 每侧上臂都可完成抗阻运动（FN）。
- 每侧上臂都无法完成抗阻运动（DN）。
- 每侧上臂进行抗阻运动时出现疼痛（DP或FP）。

如测试结果为FN，则在活动中段存在单纯的盂肱关节和肩胛骨稳定性或运动控制功能障碍，或两者兼有。

如测试结果为DN，并且主要出现在关节活动范围末端，说明存在肩关节稳定性或运动控制功能障碍，或两者兼有。

如测试结果为DP或FP，则停止测试并针对问题进行治疗。

多节段屈曲模式解析的基本原理

双侧或单侧屈曲功能障碍

从单腿站立体前屈运动开始评估单侧屈曲动作模式。要注意到单侧动作模式与整体动作模式可能一致也可能不一致。许多人认为，不能触摸到足趾是一个双侧动作模式的问题，但这经常是由单侧功能障碍造成的，因此，必须详细分析问题所在。

负重下的姿势稳定性与不负重下的功能障碍

为了降低对姿势稳定性的要求，可以进行长坐位触摸足趾检查。在这个姿势下，可以进行不负重屈曲模式与髋关节负重屈曲模式的比较。所表现出的各种受限情况与整体动作模式可能一致也可能不一致。通过这两种动作模式的评估可以确定患者的功能障碍与疼痛是由髋关节屈曲还是脊柱屈曲障碍造成的。

髋关节屈曲问题

观察患者在长坐位下的骶骨角度可以区分是髋关节或脊柱的功能障碍。如果屈曲时骶骨角度受限或发生疼痛，应该进行髋关节屈曲检查。评估患者主动直腿抬高可以有助于区分是髋关节还是脊柱的功能障碍。

如果髋关节屈曲功能正常，那么可以认为脊柱负重屈曲运动功能障碍，因为长坐位下脊柱处于负重姿势。接着继续进行俯卧位向后摆动运动来解析脊柱屈曲功能障碍。

主动直腿抬高测试出现功能障碍，提示髋关节屈曲受限。接下来，应该进行被动直腿抬高测试来比较髋关节主动和被动屈曲的差别。在被动直腿抬高测试中，如果髋关节屈曲功能正常无痛，可以认为存在核心肌力或髋关节屈曲稳定性问题。如果髋关节被动屈曲与主动屈曲相比增加了 10°，但仍然没有达到 80° 的正常临床标准，可以认为存在潜在的核心肌稳定性功能障碍或主动运动功能障碍，或两者兼有。

如果患者在被动直腿抬高测试中，仍然表现为髋关节功能障碍，可以进一步应用仰卧位双膝触胸测试来解析这个功能障碍。这有助于区分是髋关节主动屈曲稳定性问题或主动运动功能障碍，或两者兼有，或只是髋关节灵活性受限。

脊柱屈曲问题

如果在长坐位评估模式下骶骨角度正常，但伴有功能障碍与疼痛，应该进行俯卧位向后摆动测试来评估脊柱不负重下的屈曲功能。这将有助于区分是否存在脊柱负重屈曲稳定性功能障碍或运动控制功能障碍，或两者兼有，或只是脊柱灵活性障碍。

如果在俯卧位下的向后摆动末端，脊柱呈现出一条均匀曲线，则存在着脊柱负重下的屈曲稳定性问题或运动控制功能障碍。如果在运动末端脊柱呈现强直，则存在着脊柱关节灵活性或者组织灵活性功能障碍。

滚动动作模式

正如 SFMA 解析技术所描述的，当灵活性受限原因不能确定时，应该去评估基础运动控制的稳定性障碍。各种滚动动作模式的评估是难度较低的动作测试模式，用来观察运动控制和基础节段稳定性。

只有患者能够进行长坐位触摸足趾测试或被动直腿抬高测试而没有疼痛与功能障碍，才有必要进一步进行滚动动作模式的评估。否则，各种灵活性障碍将影响自主运动控制和稳定性问题，并产生自主运动控制和稳定性的假阳性结果。

多节段屈曲解析

请见多节段屈曲解析流程图，328 页。

如果在最高级评估中发现多节段屈曲评估功能受限问题，可采用以下解析技术。

单腿站立体前屈

长坐位触摸足趾

滚动（见 171 页）

主动直腿抬高

被动直腿抬高

俯卧位向后摆动

仰卧位双膝触胸

单腿站立体前屈

如果发现多节段屈曲的评估存在功能受限，则应用单腿站立体前屈继续进行解析。

目的

确定体前屈是对称性还是不对称性功能障碍，或作为一种疼痛诱发策略。

说明

指导患者右腿抬起蹬在一个台阶上，伸直左腿，手掌相叠，肘伸直，弯腰并将双手放于腿前，左膝关节伸直，用指尖去触碰左侧踇趾。对侧重复这个测试动作。

附加信息

注意记录测试结果，并继续进行解析测试。

单腿站立体前屈测试只是发现前屈动作模式中的不对称。前屈受限时多被认为是双侧动作模式的问题，而这个测试可以提示什么时候会发生单侧问题。

可能的结果

- 双侧功能正常且无痛。
- 双侧功能障碍并疼痛。
- 单侧功能障碍并疼痛。

继续进行长坐位触摸足趾解析测试。

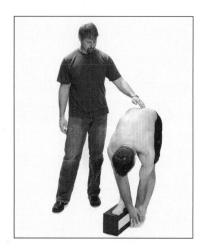

单腿站立体前屈

长坐位触摸足趾

目的

在不负重姿势下完成动作，辨别屈曲受限是因为大腿后方肌群紧张还是因为脊柱屈曲障碍。

说明

患者长坐位，双下肢伸直，指导患者前屈触摸足趾。

附加信息

记录触碰动作结束时的骶骨角度。专家建议采用80°作为骶骨角度的基本标准。

可能的结果

- 能触摸到足趾，骶骨角度至少达到80°（FN）——表明负重状态下髋关节稳定性有问题，

协调性差或触摸足趾动作的时序性不佳。

- 能触摸到足趾，骶骨角度小于80°（FP，骶骨角度受限）——表明髋关节屈曲受限或脊柱屈曲过度，或两者兼有。
- 无论能否触摸到足趾，骶骨角度至少达到80°（FP、DP或DN，骶骨角度正常）——表明负重状态下脊柱稳定性功能障碍或只是脊柱灵活性差。
- 不能触摸到足趾，骶骨角度小于80°（FP、DP或DN，骶骨角度受限）——表明髋关节屈曲受限或脊柱屈曲受限，或两者兼有。

如结果为FN，则继续进行旋转动作解析。

如结果为骶骨角度正常，DN、DP或FP，则继续进行俯卧位向后摆动动作解析。

如结果为骶骨角度受限，DN、DP或FP，则继续进行主动直腿抬高测试。

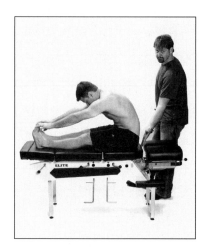

长坐位触摸足趾

主动直腿抬高

目的

测试膝关节伸直状态下髋关节主动屈曲能力。

说明

患者仰卧位，手掌向上并置于身体两侧，头部平放在检查床上，双足中立位，足底垂直

于床面，指导患者抬起被测试的下肢，而踝关节保持稳定不变。

测试过程中，另一侧的膝关节应紧贴床面，足尖保持中立位向上，头部平放在检查床上不动。

当患者的下肢抬到最高位置时，注意踝关节相对于非运动侧下肢的位置。如果没有功能障碍，被抬起的下肢相对于另一侧下肢的角度应该大于 70°，与被动测试结果之间的差异应该在 10° 以内。

附加信息

通过主动、被动直腿抬高测试，可以区分是后链 TED 或髋关节活动 JMD，还是髋关节主动运动的稳定性不够或缺乏力量。它还有助于确认在不负重姿势下引起功能受限的问题是由对称性还是不对称性功能障碍造成的。

可能的结果

- 主动直腿抬高角度超过 70°（FN）。
- 主动直腿抬高不能达到 70°，或尝试抬到此高度时感到疼痛（DN、DP 或 FP）。

如结果为功能正常且无痛，则进行俯卧位向后摆动测试。

如结果为 DN、DP 或 FP，则进行被动直腿抬高测试。

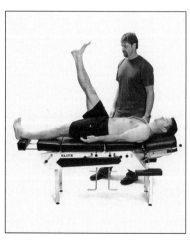

主动直腿抬高

被动直腿抬高

目的

鉴别是后链 TED 或髋关节 JMD，还是髋关节主动运动的稳定性不够或缺乏力量。它还有助于确认在不负重姿势下引起功能受限的问题是由对称性还是不对称性功能障碍所致。

说明

患者仰卧位，双臂放于身体两侧，左下肢伸直平放于检查床上，测试者慢慢抬起患者右下肢，并尽可能往高处抬，患者膝关节不得屈曲或改变骨盆姿势。然后，测量直腿抬起的角度，正常角度应该大于 80°。对另一侧下肢重复检查。

附加信息

被动直腿抬高（passive straight-leg raise，PSLR）角度结果低于 80°，但比主动直腿抬高（active straight-leg raise，ASLR）角度大 10°，则可能存在躯体核心肌力稳定性或髋关节屈曲力量问题，以及大腿后方肌群高度紧张、僵硬或髋关节活动功能障碍。

如 PSLR 结果大于 80°，则可能存在躯体核心肌力稳定性或髋关节屈曲力量的问题。

如果 PSLR 结果小于或等于 ASLR 结果，则继续进行仰卧双膝触胸评估。这一结果表示可能存在大腿后侧肌群紧张、僵硬或髋关节灵活性受限。

可能的结果

- 被抬起的下肢相对于平放的对侧下肢，角度大于 80°（FN）。
- PSLR 角度小于 80°，但比 ASLR 角度大 10° 以上（FN），说明躯体核心稳定性和运动控制功能障碍，则继续进行仰卧位双膝触胸测试。

- 执行动作过程中出现疼痛（FP 或 DP）。
- 无法执行动作，且 PSLR 角度小于或等于 ASLR 角度（DN）。

如结果为 FN，则继续进行滚动动作的解析和评估。

如结果为 FP、DP 或 DN，则进行仰卧位双膝触胸测试。

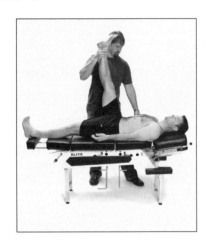

被动直腿抬高

俯卧位向后摆动

目的

这种模式可以确定在不负重或脊柱不负重姿势下脊柱屈曲的各种功能障碍。

说明

首先让患者处于胸膝位，然后让患者向后移动身体，使髋关节完全屈曲，臀部尽可能贴近足跟。在后摆到最后时，胸廓下部应该可以很容易地触碰双侧大腿。

附加信息

膝关节可能是一个增加动作难度的复杂因素。所以，如果患者抱怨膝关节不适，可以采用仰卧位双膝触胸评估。动作进行到最后时，观察双侧大腿是否顶住胸廓下部。

可能的结果

- 身体能够完全向后摆动（FN）。

- 在试图向后移动身体时脊柱屈曲受限（DN）。
- 能够或不能向后摆动到要求的位置，并在尝试执行动作时出现疼痛（DN 或 FP）。

如结果为 FN，则存在负重下脊柱稳定性问题或运动控制功能障碍。

如结果为 DN，则存在脊柱关节灵活性或组织延展性功能障碍。

如结果为 DP 或 FP，就停止评估并对问题进行处理。

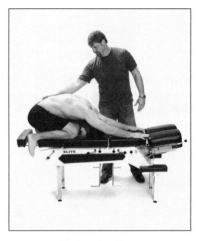

俯卧位向后摆动

仰卧位双膝触胸

目的

评估不负重姿势下髋关节的灵活性。

说明

患者仰卧位抬起双膝，然后双手紧抱双膝，把双膝尽可能拉近胸部。

附加信息

这个动作有助于区分髋关节和大腿后侧肌群的各种灵活性问题。正常情况下，患者应能够将双侧大腿压在胸部。

可能的结果

- 能够将大腿拉到所要求的姿势（FN）。
- 无法将大腿拉到所要求的姿势或尝试时出现

疼痛（DP、FP）。

● 无法将大腿拉到所要求的姿势（DN）。

如结果为 FN，则患者存在后链组织延展功能障碍或主动屈髋的稳定性和运动控制功能障碍，或两者兼有。

如结果为 DN，则患者存在髋关节灵活性不够或后链组织延展性功能障碍，或两者兼有。

如结果为 DP 或 FP，则停止检查并处理问题。

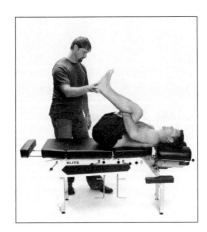

仰卧位双膝触胸

多节段伸展模式解析的基本原理

脊柱和髋关节伸展问题

首先，评估脊柱和髋关节的伸展问题。在没有上肢参与的情况下患者向后弯曲，确定患者的伸展功能障碍或疼痛是由脊柱还是髋关节问题引起。如果患者能够在功能正常并无痛状态下完成伸展动作模式，则假定不是脊柱或髋关节的问题，继续根据上半身伸展流程图进行测试。如果执行伸展动作模式时出现功能障碍或疼痛，则存在着脊柱或髋关节伸展功能障碍的问题，或两者兼有。

双侧与单侧脊柱和髋关节伸展问题

下一步，患者单腿站立躯体后伸以评估单侧伸展情况。如果双侧功能正常和无痛，则患者具有站立位下对称的核心稳定性或运动控制问题，或两者兼有。总而言之，只有双侧同时出现伸展问题的患者才能属于双侧的脊柱和髋关节功能障碍。

由于上半身伸展功能障碍的可能性尚未排除，需要继续进行上半身伸展动作解析。

如果单腿站立躯体后伸评估结果是功能障碍或疼痛，就需要确定问题是来自髋关节还是脊柱。可以通过不包括髋关节伸展的俯卧撑来评估脊柱伸展，从而进行鉴别。

负重与不负重问题

再下一步，可以让患者做俯卧撑或保持俯卧位来降低对姿势稳定性的要求。通过这种姿势，可以评估患者不负重伸展动作模式与全负重伸展动作模式的不同。

尽管开始俯卧撑时脊柱处于不负重姿势，但实际上评估过程中脊柱处于半负重姿势，所以，这项测试并不是完全不负重的脊柱评估。如果俯卧撑出现功能障碍或疼痛，则继续给予下一步的脊柱评估。

如果俯卧撑功能正常且无痛，患者可能有负重下的脊柱伸展稳定性或运动控制功能障碍，也可能有髋关节伸展或肩部屈曲问题，需要按照下半身和上半身伸展流程图进行操作。

胸部伸展问题

腰部固定（lumbar-locked，IR）的主动和被动旋转及伸展评估动作模式能够评估胸部的组织延展性、关节灵活性和稳定性或运动控制，还可以减少由胸椎和限制胸椎伸展的软组织引起的对称或非对称性功能障碍的影响。

腰部固定姿势可以使胸椎更独立地进行运动，减少腰椎对评估的影响。将手臂内旋置于背后，可以减少肩胛骨的参与，并将肩前部和胸部功能障碍的影响降至最低。

如果胸椎活动正常且无痛（大于 50°），则需要对腰椎进行评估，继续进行俯卧位肘支撑旋转及伸展评估。

如果有功能障碍和疼痛，则有胸部灵活性或稳定性问题。需要测试被动运动，以便确认是否有功能障碍。如果被动运动幅度仍然减小，则存在单侧或双侧胸部伸展组织的延展性或关节灵活性障碍，或两者兼有。

如果被动运动是功能正常和无痛，则存在胸部伸展稳定性或运动控制功能障碍，或两者兼有。不必对这种脊柱稳定性障碍的严重程度进行继续评估，因为还没有完全认清上半身和下半身伸展可能的灵活性受限问题。

如果被动运动出现疼痛，就停止测试并针对问题治疗。

由于髋关节伸展和肩关节屈曲功能障碍尚未排除，所以需要继续根据上、下半身伸展流程图进行评估，进一步评估伸展功能。

腰椎伸展问题

如果胸部伸展测试结果正常，接下来进行腰椎评估。患者俯卧位肘部支撑单侧伸展，在这个姿势下，胸椎已经拉伸，压力将作用在腰椎上。如果这个姿势下伸展出现疼痛，就停止测试并进行腰椎治疗。

即使双侧测试都是功能正常和无痛，仍可能存在双侧脊柱伸展稳定性或运动控制功能障碍。如果出现功能障碍，患者可能存在腰椎单侧或双侧组织延展性、关节灵活性或稳定性及运动控制问题，或两者兼有。需要继续应用腰椎局部生物力学测试行进一步评估。

继续进行上半身和下半身的伸展动作解析，来评估髋关节和肩关节功能障碍的可能性。

髋负重下伸展问题

从单侧髋关节伸展评估开始，让一侧下肢离开床面进行测试。这一评估允许髋关节在不负重状态下进行伸展功能检查，同时维持脊柱全负重状态。如果髋关节伸展超过 10°，则认为负重下下肢的稳定性或运动控制功能障碍，或两者兼有。

需要注意的是，这也可能是踝关节背伸受限的原因，所以，需要补充进行双臂上举下蹲和单腿站立动作模式评估。

如果站立位髋关节伸展模式仍有功能障碍，则继续进行脊柱不负重姿势下的俯卧位髋关节主动后伸测试。

脊柱负重稳定性或运动控制障碍（spine weight-bearing stability or motor control dysfunction，SMCD）

该测试是让患者在俯卧位进行髋关节主动伸展动作，这样降低了对姿势稳定性的要求。这种姿势下，可以评估患者脊柱在不负重下是如何影响髋关节伸展动作模式的。如果髋关节功能正常和无痛，仍可能存在稳定性问题。

还可以采用滚动动作模式来评估患者的节段稳定性和运动控制问题的严重程度。如果滚动功能正常，仍可能存在脊柱负重稳定性和运动控制功能障碍。如果滚动功能不正常，存在基础伸展动作模式功能障碍。如果滚动时出现疼痛，就停止测试并针对问题进行治疗。

核心 SMCDS 和髋关节主动伸展 SMCDS

如果在俯卧位髋关节主动后伸测试中出现功能障碍或疼痛，就应评估髋关节被动后伸功能。即使髋关节被动后伸测试结果是功能正常且无痛，仍可能存在稳定性问题。

使用各种滚动动作模式来评估节段稳定性和运动控制问题的严重性。如果滚动功能正常，则仍可能存在躯体核心稳定性较差或髋关节主动伸展稳定性功能障碍，或两者兼而有之，或运动控制功能障碍。如果滚动功能不正常，则提示基础伸展模式功能障碍。如果滚动测试时出现疼痛，则停止测试并治疗疼痛。

如果髋关节被动伸展仍然存在功能障碍或疼痛，可以认为存在髋关节灵活性问题，则继续进行改良托马斯试验，来进一步评估。

髋关节和组织延展性功能障碍

首先，使用法伯尔试验检查髋关节和骶髂关节结构的灵活性。如果法伯尔测试结果提示功能障碍，则存在髋关节和骶髂关节灵活性功能障碍或可能的核心稳定性或运动控制功能障碍，或两者兼有。

由于也可能存在肌肉功能受限，可以应用髋关节与骨盆的局部生物力学检测和改良托马斯试验进一步评估功能障碍。如果在法伯尔测试中功能正常且无痛，则认为存在组织延展性功能障碍，并继续进行改良托马斯试验。如果这个测试过程中出现疼痛，则停止测试并进行治疗。

为了精准地确定是哪些肌肉或软组织影响了髋关节伸展的灵活性，可使用改良托马斯试验。这个测试可以有计划、有步骤地降低每一块限制髋关节伸展的大肌群对灵活性的要求。

如果患者只能在膝伸直状态下进行髋关节伸展，则可以认为存在下肢前链组织延展性功能障碍，这种情况下股直肌是最常见的问题肌肉。如果患者只能在下肢外展的情况下延展髋关节，则可以假定存在下肢侧链组织伸展性功能障碍，这种情况下阔筋膜张肌（tensor fasciae latae，TFL）是最常见的问题肌肉。如果患者仅能在伸直膝关节和下肢外展的情况下伸展髋关节，则可以认为存在前链和侧链组织延展性功能障碍。

如果患者在改良托马斯试验中髋关节始终不能伸展，则可能存在髋关节灵活性问题、前链组织延展受限、核心稳定性或运动控制功能

障碍，或以上问题都有。应用髋关节和骨盆的局部生物力学测试来进一步评估这个功能障碍。

如果改良托马斯试验中双髋关节功能正常且无痛，则可以认为潜在的核心稳定性或运动学习功能障碍，类似于灵活性问题。由于在这个测试中患者可以屈曲一侧的髋关节，从而人为地保持了核心稳定，故能够熟练而准确地进行托马斯试验。

同样，如果在改良托马斯试验中出现疼痛，就停止测试并针对疼痛进行治疗。

双侧或单侧上半身伸展问题

让患者执行单侧肩关节后伸开始进入测试流程。值得注意的是，单侧动作模式可能与双侧模式一致，也可能不一致。如果单侧测试结果是两侧的肩关节功能都正常且无痛，而双侧测试结果与之不同，就需要依据流程图进行脊柱伸展测试，以确定胸椎双侧伸展是否受限。

颈椎伸展受限也可能导致这种结果，所以还需要确认是否存在颈椎功能障碍。

如果仍然有功能障碍或疼痛，就继续进行仰卧位双髋屈曲背阔肌拉伸测试。

不负重上肢稳定性或运动控制问题

仰卧位双髋屈曲背阔肌拉伸测试，让患者在不负重姿势下进行充分的肩关节屈曲，降低了对姿势稳定性的要求。在这种姿势下，可以对不负重上肢伸展模式与全负重上肢伸展模式进行比较。

如果测试结果为功能正常且无痛，那么提示存在稳定性问题，继续进行滚动动作模式来评估节段稳定性和运动控制问题的严重性。如果滚动测试结果为正常，则存在上肢稳定性或运动控制功能障碍。如果滚动测试结果为功能障碍，则存在基础伸展动作模式功能障碍。

如果滚动测试中出现疼痛，就停止测试并治疗疼痛。

如果在仰卧位双髋屈曲背阔肌拉伸测试中仍然存在功能障碍或疼痛，则继续依据流程图进行测试。

背阔肌和后链问题

通过伸展患者的髋关节来降低背阔肌和胸腰筋膜张力。如果患者的手臂上举能够达到治疗床面以下，提示上肢的伸展功能正常（肩关节屈曲），则可以认为存在背阔肌或后链组织延展性功能障碍。

注意一个特殊情况很重要：如果患者髋关节伸展受限，那么随着髋关节的伸展会引起腰椎过度前凸，就会显著减小背阔肌和后链的长度及张力。这时，如果继续按照流程图进行下半身伸展动作模式测试，可能会出现假阳性结果。

如果患者的手臂能触及的位置较前改善，但仍然不能完全接触到治疗床，可以认为存在部分背阔肌或后链组织延展性功能障碍。当然，还有其他一些功能障碍也可以引起上肢伸展功能障碍。

如果在双髋伸展状态下的仰卧位背阔肌拉伸测试中，双臂不能再往下或只有略微的改善，就要评估胸廓和肩带的问题。

胸廓和肩带问题

将患者置于腰部固定单侧伸展姿势，手外旋后置于头后，这个姿势有两个好处：第一，能够确认胸部存在对称性还是非对称性功能障碍。第二，它需要伸展上肢，从而降低了对肩胛稳定性的要求。

如果患者在腰部固定、手臂外旋的姿势下伸展和旋转功能正常且无痛，仍可能存在肩胛功能障碍或盂肱关节稳定性功能障碍或运动控制功能障碍，或三者皆有。

如果患者仍有功能障碍或疼痛，就将手臂内旋放到背后，保持对肩胛骨稳定性最低的要求，但不是为了伸展胸廓而降低对肩前部和胸廓灵活性的要求。

如果患者能够在腰部固定内旋姿势下进行伸展和旋转，功能正常且无痛，仍可能存在肩带关节灵活性或组织延展性功能障碍。如果伸展测试提示存在功能障碍或疼痛，就再次进行被动运动来确定功能障碍。

如果被动测试发现手臂后伸幅度仍然减小，则提示存在单侧或双侧胸部组织延展性功能障碍或关节灵活性功能障碍，或两者兼有。即使被动测试结果为功能正常且无痛，仍可能存在双侧胸部伸展稳定性功能障碍或运动控制功能障碍，或两者兼有。

多节段伸展解析

在"多节段伸展"的最高级评估中存在功能受限，则继续进行以下解析。

脊柱伸展

无上肢参与的躯体后伸

单腿站立躯体后伸

俯卧撑

腰部固定（内旋）主动旋转／伸展

腰部固定（内旋）被动旋转／伸展

俯卧位肘支撑旋转／伸展

下半身伸展

站立位髋关节后伸

俯卧位髋关节主动后伸

俯卧位髋关节被动后伸

滚动（见171页）

法伯尔试验

改良托马斯试验

上半身后伸

单肩后伸

仰卧位双髋屈曲背阔肌拉伸

仰卧位双髋伸展背阔肌拉伸

腰部固定（外旋）旋转 / 伸展

腰部固定（内旋）主动旋转 / 伸展

腰部固定（内旋）被动旋转 / 伸展

脊柱伸展解析

请见脊柱伸展流程图（329 页）。

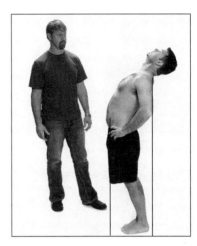

无上肢参与的躯体后伸

无上肢参与的躯体后伸

目的

躯体后伸，排除了肩部关节和肩部肌群的参与。

说明

指导患者昂首挺胸站立，双手叉腰。要求躯干尽可能向后伸展。患者应该能够轻松地让肩关节的垂线越过足跟，髂前上棘的垂线超过足趾，并恢复到站立姿势，完成动作时不伴有疼痛。

附加信息

为了得到准确的结果，要限制膝关节屈曲的程度。这一测试将有助于排除上肢功能障碍或躯体后伸引起的疼痛。

可能的结果

- 能够完成这个动作（FN）。
- 能够或不能完全完成这个动作，两种情况均出现疼痛（FP 或 DP）。
- 无法完成这个动作，但不出现疼痛（DN）。

　　如测试结果为 FN，就继续进行上半身伸展测试。

　　如测试结果为 DN、DP 或 FP，就继续进行单腿站立躯体后伸测试。

单腿站立躯体后伸

目的

消除对称或不对称问题的影响，或作为诱发疼痛的手段。

说明

嘱患者抬起一侧下肢，将脚放在台阶上，双手叉腰。要求患者尽可能进行躯体后伸。患者应能够轻松使双肩关节垂线超过足跟，髂前上棘的垂线超过足趾，并在不出现疼痛的情况下回到起始位置。将另一侧脚放在台阶上，重复上述动作，并比较两次测试的结果。

附加信息

髋关节是本次测试的重点，但脊椎单侧关节突关节的受限可能是一个影响因素。

可能的结果

- 能够完成这个动作（FN）。
- 不能完成动作，疼痛或无痛（FP、DN 或 DP）。

　　如测试结果均为 FN，就检查另一侧下肢的对称性。如果双侧为 FN，则提示患者存在对称性的站立位核心稳定性和运动控制问题，则继续进行上半身伸展测试。

　　如测试结果为 DN、DP 或 FP，则进行俯卧撑测试。

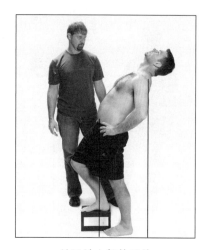

单腿站立躯体后伸

俯卧撑

目的

观察不负重姿势下的躯体后伸。

说明

患者俯卧位，面部朝下，肘部屈曲，掌心向下，双臂处于身体两侧腋窝下方。然后双手支撑，使躯干尽量后伸。动作结束时肘关节完全伸直，髂前上棘与治疗床保持接触。

附加信息

如果患者不能在髂前上棘与治疗床保持接触的情况下完全伸直双臂，则在骨盆下放置一个 2.5 英寸（约 6cm）厚的泡沫垫，重复这个动作。如果患者这样能够完全伸直双臂，并使髂前上棘与诊疗床保持接触，仍然认为这是正常的运动。

当手的位置正确时，上肢应该垂直于床面。这也可以区分伸展受限与负重稳定性功能障碍问题。

可能的结果

- 采用或不采用海绵垫能够完成动作（FN）。
- 完成动作过程中出现疼痛（FP 或 DP）。
- 不能完成动作，但不出现疼痛（DN）。

如结果为 FN，意味着患者能够在俯卧位下而不是在站立位下完成完整的伸展动作，提示有负重下脊柱伸展稳定性或运动控制功能障碍。患者也可能有髋关节伸展或肩关节屈曲的问题，需要依据流程图继续进行下半身和上半身伸展测试。

如结果为 DN、DP 或 FP，则进行腰部固定（内旋）伸展测试。

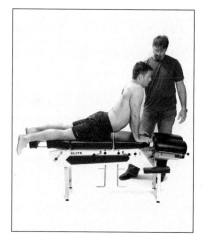

俯卧撑

腰部固定（内旋）主动旋转 / 伸展

目的

观察不负重且肩关节内旋状态下的胸椎伸展和旋转运动。

说明

指导患者成俯卧位向后摆姿势，臀部触碰足跟，右手和前臂放在背后，而左手和前臂放在检查床上，位于膝关节前正中央。患者在保持俯卧位向后摆姿势的同时，尽可能地向上和向后转动右肩。比较两侧的测试结果。

附加信息

抬肩的角度应至少与床面成 50°。俯卧位旋转姿势有助于消除腰椎伸展的影响，这也可以区分是左侧还是右侧胸部受限。

可能的结果

- 能够完成动作（FN）。
- 能或不能完成动作，并出现疼痛（FP 或 DP）。
- 不能完成动作，但不出现疼痛（DN）。

如结果为 FN，则继续进行俯卧位肘支撑单侧伸展测试。

如结果为 DP、DN 或 FP，则继续进行腰部固定（内旋）被动旋转 / 伸展测试。

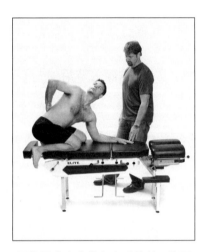

腰部固定（内旋）主动旋转 / 伸展

腰部固定（内旋）被动旋转 / 伸展

目的

观察不负重且肩关节内旋的状态下胸椎的伸展和旋转运动。

说明

指导患者形成俯卧位向后摆姿势，臀部触碰足跟，右手和前臂放在背后，而左手和前臂放在治疗床上，位于膝关节前正中央。测试者尽可能向上和向后转动患者的右肩，这时患者左手和前臂保持接触治疗床，并保持俯卧向后摆姿势。比较两侧的测试结果。

附加信息

抬起的肩部与诊疗床的角度应大于 50°。俯卧位向后摆姿势能消除腰椎伸展的影响。这

也可以区分是左侧还是右侧胸部受限。

可能的结果

- 能够完成动作（FN）。
- 不能在没有疼痛的情况下完成动作（FP 或 DP）。
- 不能在一侧无疼痛的情况下完成动作（单侧 DN），或不能在两侧无疼痛情况下完成动作（双侧 DN）。

如结果为 FP 或 DP，就停止测试并对疼痛进行治疗。

如结果为 FN，则存在胸部双侧伸展稳定性或运动控制功能障碍，或两者兼有。

如结果为单侧 DN，则存在单侧胸部伸展组织延展性或关节灵活性功能障碍，或两者兼有。

如结果为双侧功能障碍但无痛（DN），则提示存在着双侧胸部伸展组织的延展性或关节灵活性功能障碍，或两者兼有。

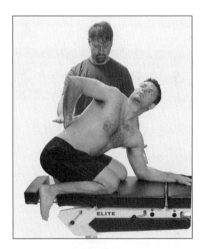

腰部固定（内旋）被动旋转 / 伸展

俯卧位肘支撑旋转 / 伸展

目的

作为腰椎的通过性测试及诱发疼痛的手段。

说明

患者俯卧位，右手置于后背部，左前臂放

在治疗床上起支撑作用。患者尽可能向上和向后转动右侧肩关节复合体。重复测试，并与另一侧对比。

附加信息

如果动作受限或诱发、加剧疼痛，说明腰椎是功能障碍的根源。还可以将问题缩小到对称或不对称功能障碍。正常活动范围至少达到30°。

可能的结果

- 能够双侧完成动作（FN）。
- 不能在没有疼痛的情况下完成双侧动作（FP或DP）。
- 不能在一侧不出现疼痛的情况下完成动作（单侧DN），或不能在双侧不出现疼痛的情况下完成动作（双侧DN）。

如双侧测试结果是FN，仍可能存在脊柱双侧伸展稳定性和运动控制功能障碍，需要继续依据流程图进行上半身和下半身的伸展测试。

如双侧测试结果均为DN（双侧DN），则存在双侧腰椎伸展关节灵活性功能障碍或组织延展性功能障碍或稳定性及运动控制功能障碍，或三者皆有。需要继续依据流程图进行上半身和下半身伸展测试。

如结果为一侧DN（单侧DN），则有单侧

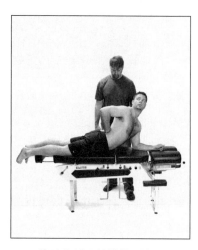

俯卧位肘支撑旋转/伸展

腰椎伸展关节灵活性功能障碍或组织延展性功能障碍或稳定性及运动控制功能障碍，或三者皆有。需要继续依据流程图进行上半身和下半身伸展测试。

如结果为DP或FP，就停止测试并针对问题进行治疗。

下半身伸展解析

请参阅330页的多节段伸展解析流程图。

站立位髋关节后伸

目的

将问题缩小到是对称性还是不对称性功能障碍，或作为一种疼痛诱发手段并从臀部向上观察伸展功能。

说明

指导患者双手放在体侧，慢慢地将左下肢尽可能远地向后伸。观察并确保左下肢保持伸展姿势，伸展来自髋部，而不是膝关节屈曲。让患者回到起始位置，右下肢重复动作。

附加信息

告诉患者保持头部稳定，不要让头部位置降低或向前移动。髋部是关注的焦点。在测试中，髋关节自由伸展有助于区分是脊柱伸展问题还是髋关节功能障碍。

可能的结果

- 相对于不动的下肢，两侧下肢伸展都能够超过10°（FN）。
- 相对于不动的下肢，一侧或两侧下肢伸展角度大于10°，但伴有疼痛（FN）。
- 相对于不动的下肢，一侧或两侧下肢伸展角度小于10°（FN或DP）。

如结果为FN，仍可能存在负重下肢稳定性和运动控制功能障碍或踝关节背伸受限，或两者兼有。需要复查双臂上举过头深蹲和单腿站立评估。

如结果为双侧 DN、DP 或 FP，则继续进行俯卧位髋关节主动后伸测试。

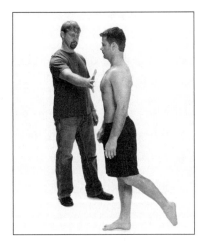

站立位髋关节后伸

俯卧位髋关节主动后伸

目的

将问题缩小到是对称性还是不对称性功能障碍，或通过不负重下髋关节主动运动作为诱发疼痛的测试。

说明

指导患者俯卧位，双手下垂放在身体两侧或头部下方。然后，患者尽可能远地主动伸展右髋关节。在回到起始位置后，让患者左下肢重复这个动作。

附加信息

患者髋关节伸展尽可能达到或超过 10°。观察骨盆的前倾或足的外旋和外展。

可能的结果

双下肢伸展与床面的角度超过 10°（FN）。

单侧或两侧下肢伸直后，与不动的下肢之间的角度大于 10°，伴有疼痛（FP）。

相对于不动的下肢而言，一侧或两侧下肢

伸展不超过 10°（FN 或 DP）。

如结果为 FN，则继续进行各种滚动动作模式评估。如果各种滚动动作模式解析的测试结果为 DP 或 FP，就停止测试并针对问题进行治疗。

如果各种滚动动作模式解析的结果为 FN，意味着存在脊柱负重下髋关节伸展稳定性和运动控制功能障碍。如果各种滚动动作模式分解的结果为 DN，则存在基础伸展模式功能障碍。

如结果为 DN、DP 或 FP，就继续进行俯卧位髋关节被动后伸测试。

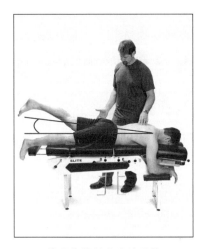

俯卧位髋关节主动后伸

俯卧位髋关节被动后伸

目的

比较髋关节主动伸展与被动伸展的差异。

说明

指导患者俯卧位，双手下垂放在身体两侧或头部下方。然后，尽可能地被动伸展右侧髋关节，与髋关节主动伸展的范围进行比较。回到起始位置，左侧下肢也重复同样的测试动作。

附加信息

这两个测试中，主动与被动运动范围相差应该在 10° 以内。如果不是，则存在功能障碍。如果患者髋关节主动伸展与被动伸展相差超过 10°，则可能存在腰部－骨盆－髋关节稳定性功能障碍或髋伸肌肌力减弱。

可能的结果

- 无法达到要求的活动范围，或在试图达到目标范围时出现疼痛（DN、DP 或 FP）。需要继续进行法伯尔试验。
- 髋关节被动伸展角度可能大于主动伸展角度的 25%。在这种情况下，就进行各种滚动动作模式解析。

如果滚动动作模式出现疼痛，则停止测试并针对问题进行治疗。

如果各种滚动动作模式的测试结果为 FN，则存在核心稳定性和运动控制功能障碍或髋关节主动伸展稳定性和运动控制功能障碍，或二者兼有。

如果各种滚动动作模式的测试结果为 DN，则存在基础伸展动作模式稳定性或运动控制功能障碍，或二者兼有。

如结果为 FN，就进行改良托马斯试验。

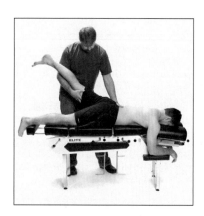

俯卧位髋关节被动后伸

法伯尔试验

目的

评估髋关节屈曲、外展和外旋对髋关节和腰椎过度重压的影响。

说明

指导患者仰卧位，左脚放在右大腿或膝关节上方，屈曲、外展和外旋髋关节。要求患者膝关节缓慢地靠近检查床面。观察各种受限或疼痛表现。

重复另一侧的检查过程。

附加信息

这个测试反映了髋关节屈曲、外展和外旋的功能情况。如果髋关节前部疼痛或关节不适或动作受限，则怀疑髋关节异常，如退行性关节疾病（DJD）、髋关节前方关节囊紧张或髋臼唇问题。如果疼痛出现在腰椎以上的背部或关节突关节部位，则可能是髋关节灵活性受限造成了腰部－骨盆的不稳定。

可能的结果

- 能够完成动作（FN）。
- 不能完成动作（DN）。
- 在完成或试图完成动作时出现疼痛（FP 或 DP）。

如结果为 FN，则继续进行改良托马斯试验。

如结果为 DN，则存在着髋关节灵活性功能障碍或组织延展性功能障碍或核心稳定性和运动控制功能障碍，或三种兼有。对髋关节应用局部生物力学测试，然后应用改良托马斯试验行进一步评估。

如出现疼痛，就停止测试并针对问题进行治疗。

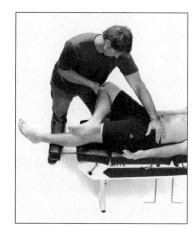

法伯尔试验

改良托马斯试验

目的

评估髋屈肌群和关节囊前方的整体灵活性。

说明

嘱患者坐在检查床的边缘，向后躺下，同时双手抱住双膝。指导患者保持胸椎下部及骶骨平贴床面。指导患者双手抱住一侧膝关节并向脊柱方向拉，直至腰椎平贴于床面上。确保骶骨与床面保持接触，避免将膝部向脊柱方向拉得太过以至于臀部离开床面，应保持腰椎平贴床面。

非支撑侧下肢髋关节和膝关节屈曲 90°，并向抱住侧下肢方向内收。

靠重力让放开侧下肢被动地下降，这个过程中要求患者下肢保持放松，在下降阶段确保不要弓起背部并牢牢地抱住另一侧下肢。

如果膝关节不伸直或大腿不外展就不能充分平放到床面上，则进行以下附加测试。

- 将下肢放回起始位置，膝关节伸展。试着让大腿向着床面下降，注意记录大腿与床面的距离。
- 将下肢放回到起始位置，大腿外展。将大腿向检查床面下降，注意记录大腿与床面的距离。
- 将下肢放回到起始位置，膝关节伸展并外展大腿。再次试着将大腿向检查床下降，注意记录与床面的距离。

附加信息

本测试将有助于鉴别髂腰肌、股直肌和阔筋膜张肌张力增高或灵活性功能障碍。

可能的结果

- 不能在无疼痛的情况下将大腿完全下降到检查床上（DP 或 FP）。
- 膝关节伸直时大腿能接触到检查床（DN）。

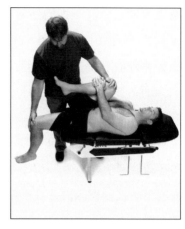

改良托马斯试验 1

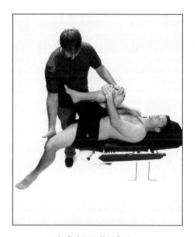

改良托马斯试验 2

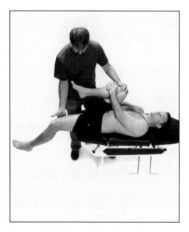

改良托马斯试验 3

- 髋关节外展时大腿能接触到检查床（DN）。
- 在髋关节外展和膝关节伸直情况下大腿能接触到检查床（DN）。
- FN 改良托马斯试验

如果膝关节伸直情况下大腿能够接触到床面，则存在下半身前链组织延展性功能障碍。

如果髋关节外展、膝关节伸直情况下大腿能够接触到床面，则存在前链和外侧链组织延展性功能障碍。

如果改良托马斯试验结果正常，则存在核心稳定性和运动控制功能障碍。

如果大腿不能接触到床面并且不伴有疼痛，则存在髋关节灵活性或组织延展性或核心稳定性或运动控制功能障碍。需要对髋关节进行局部生物力学测试。

如果伴有疼痛（DP或FP），则停止测试并针对疼痛进行治疗。

上半身伸展解析

请参阅331页的上半身伸展解析流程图。

单肩后伸

目的

在后伸动作评估中排除一侧肩关节的问题。

说明

指导患者昂首挺胸站立，右臂伸直上举过头，左手叉腰。患者右侧手臂应该能够靠近耳朵。在做这个动作时，躯干尽量向后弯（伸）。

附加信息

这将有助于识别对称或不对称的功能障碍，或被用作诱发上肢疼痛的方法。在后弯时肩关节垂线应该能够超过足跟，上臂与耳朵在一条直线上，髂前上棘的垂线超过足尖，恢复到站立位时没有疼痛。

可能的结果

- 无法完成动作或运动过程中伴随疼痛（DN、FP或DP）。

- 患者双侧肩关节都能够完成后伸运动。

如结果为DN、DP或FP，则继续进行仰卧位背阔肌拉伸并髋关节屈曲评估。

如结果为FN，则要重新检查脊柱伸展解析中的俯卧撑模式以排除胸椎问题，重新评估颈椎模式以排除颈椎问题。

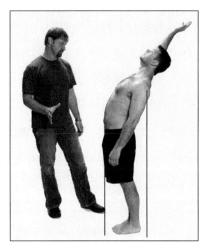

单肩后伸

仰卧位双髋屈曲背阔肌拉伸

目的

评估背阔肌的长度。

说明

指导患者仰卧，双臂举起伸直，在胸前处于垂直位置，掌心朝向足部。接着，要求患者将膝关节靠近胸部，使下背部平贴于床面上。接着测试患者是否能够使手臂在头上方平放到床面，并保持双臂伸直。

附加信息

通过屈曲髋关节，能够牵拉胸腰筋膜，使背阔肌与后链肌群单独工作，患者应该很容易把手臂伸直并平放在头顶上方床面上。

可能的结果

- 能够将手臂平放在床面上（FN）。

- 无法将手臂平放在床面上，或尝试时出现疼痛（DN、DP 或 FP）。

如结果为 FN，则进行滚动动作模式评估。如果滚动动作模式的结果为 FN，则存在负重上肢伸展稳定性和运动控制功能障碍。如果滚动动作模式的结果为 DP 或 FP，则停止测试并处理该问题。如果滚动动作模式的结果为 DN，则存在基础伸展模式功能障碍。

如结果为 DN、DP 或 FP，则继续进行仰卧位背阔肌拉伸并髋关节伸展评估。

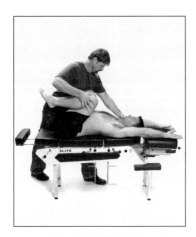

仰卧位双髋屈曲背阔肌拉伸

仰卧位双髋伸展背阔肌拉伸

目的

确认是单独的背阔肌问题，还是伴有肩关节屈曲受限。

说明

指导患者仰卧，双臂举起伸直，垂直于胸部，掌心朝向足部。髋关节伸展，肩关节屈曲向头顶上方与床面靠拢，记录手臂与床面之间的距离。

附加信息

只有仰卧位髋关节屈曲模式出现功能障碍或疼痛时才应用这个测试。如果问题只存在于背阔肌与后链肌群上，患者应该能够将手臂平

放在头顶上方的床面上。

可能的结果

- 手臂能够平放在床面上（FN）。
- 在尝试运动时没有变化或疼痛（DN、DP 或 FP）。
- 肩关节屈曲仅稍有改善。

如结果为肩关节屈曲有轻微改善，可能存在背阔肌或后链组织的延展性功能障碍，则根据下半身伸展流程图继续进行测试，并进行腰部固定（外旋）单侧伸展测试。

如结果为 DN、DP 或 FP，则进行腰部固定（外旋）单侧伸展测试。

如结果为 FN，则背阔肌或后链组织的延展性功能障碍。如果患者髋关节伸展受限，并随着髋关节的伸展而出现腰椎过度前凸，可以明显缩短背阔肌和减小后链张力，从而产生假阳性，则根据下半身伸展流程图继续进行测试。

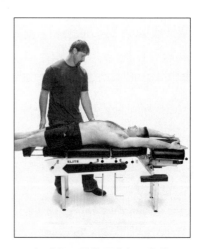

仰卧位双髋伸展背阔肌拉伸

腰部固定（外旋）旋转 / 伸展

目的

在不负重姿势下，保持肩关节外旋和肩胛骨内收，观察胸椎的伸展和旋转。

说明

指导患者俯卧跪位，臀部坐在足跟上，将右手放在头后，左侧前臂和手放在双膝前正中的检查床上。患者在保持俯卧跪位的同时，尽量使右侧肘关节尽可能向上、向后转动。这个过程不要有重心转移和身体倾斜。最后恢复到起始位置，在另一侧重复进行这个动作。

附加信息

俯卧跪位姿势有利于消除腰椎对伸展的影响。这也可以区分上胸椎左右侧的活动功能受限。肩关节向上翻转的角度至少应达到50°，肘关节处于胸壁后方。

可能的结果

- 左右两侧均可完成动作且无疼痛（FN）。
- 无法完成动作或尝试时出现疼痛（DN、DP或FP）。

如结果为DN、DP或FP，继续进行腰部固定（内旋）主动旋转/伸展评估。

如结果为FN，则存在肩胛骨功能障碍或盂肱关节稳定性或运动控制功能障碍，或二者兼有。

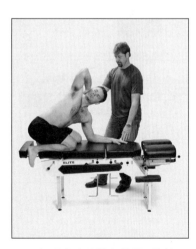

腰部固定（外旋）伸展/旋转

腰部固定（内旋）主动旋转/伸展

参见140页的说明和指导。

腰部固定（内旋）被动旋转/伸展

参见141页的说明和指导。

多节段旋转模式解析的基本原理

胸椎旋转灵活性与稳定性问题

多节段旋转功能障碍可能是由于脊柱、髋关节或膝关节以下的问题引起，或三者共同造成。先从脊柱解析开始，然后进行到下肢。

第一项测试是坐位旋转评估。如果患者的活动范围正常，则判定脊柱功能正常，然后继续根据流程图进行髋关节旋转和小腿相关评估。如果坐位旋转评估存在功能障碍或疼痛，则进行腰部固定（内旋）主动旋转测试。

负重与不负重问题

腰部固定内旋和外旋主动旋转评估的是胸椎和肩部组织延展性、关节灵活性、稳定性及运动控制，还可以辨别功能障碍为对称性还是非对称性，在肩带还是在胸椎。

腰部固定姿势可以更好地独立评估胸椎运动，减少腰椎的影响。手臂向上置于头部后方（外旋）评估的是肩带；手臂向下置于后背（内旋）则可减少肩胛骨的影响，使肩前及胸廓的影响减少到最小。

如果腰部固定（外旋）主动旋转测试出现胸椎旋转运动功能障碍，就要与坐位旋转对比。如果存在稳定性问题，可使用滚动动作模式来评估胸椎功能障碍的严重程度。

如果滚动动作模式正常，则存在负重胸椎旋转稳定性障碍或运动控制功能障碍，或两者兼有。如果滚动动作模式存在功能障碍，则认为有基础脊柱旋转稳定性障碍或运动控制功能障碍，或两者兼有。如果滚动动作模式出现疼痛，则停止测试并治疗疼痛。

如果腰部固定（外旋）主动旋转功能良好且无痛，则继续进行俯卧位肘支撑旋转测试以评估腰椎功能。

如果腰部固定（外旋）主动旋转评估为功能障碍或疼痛，则继续进行腰部固定（内旋）旋转评估。

如果腰部固定（内旋）主动旋转测试为功能正常且无痛（大于 50°），则肩带的组织延展性或关节灵活性存在问题。

如果腰部固定（内旋）主动旋转评估为功能障碍或疼痛，则患者存在胸椎或脊柱旋转灵活性或稳定性问题，需要重新测试被动运动以确定功能障碍部位。如果被动运动仍然是灵活性下降，则患者存在单侧或双侧胸椎旋转组织延展性或关节灵活性功能障碍，或两者兼有。如果被动运动功能正常且无痛，则患者胸椎旋转稳定性或运动控制存在功能障碍，或两者兼有。

应用滚动动作模式来评估胸椎旋转稳定性或运动控制功能障碍的严重程度。如果旋转动作模式评估结果正常，则胸椎存在旋转稳定性或运动控制功能障碍，或两者兼有。如果滚动动作模式评估为功能障碍，则存在脊柱旋转稳定性或运动控制功能障碍，或两者兼有。如果测试时有疼痛，则停止测试并治疗。

腰椎伸展问题

尽管腰椎正常旋转角度只有 10°，如果胸椎旋转测试正常，则要通过俯卧位肘支撑单侧伸展来评估。在这个姿势下，胸椎已经得到伸展，所有的应力都在腰椎上。如果在此姿势下出现疼痛，则停止测试并治疗腰椎问题。

如果胸、腰椎测试结果都为功能正常且无痛，则多节段旋转功能障碍是因存在脊柱旋转稳定性或运动控制功能障碍。继续应用滚动

作模式评估，对严重程度进行分级。如果滚动动作模式正常，则存在负重脊柱旋转稳定性障碍或运动控制功能障碍，或两者兼有。如果滚动动作模式存在功能障碍，则认为基础脊柱旋转稳定性功能障碍或运动控制功能障碍，或两者兼有。如果滚动动作模式存在疼痛，则停止测试并治疗。

如果在俯卧位肘支撑单侧旋转评估中发现功能障碍，则认为腰椎可能存在单侧或双侧组织延展性问题、关节灵活性问题，或两者兼有，抑或是稳定性和运动控制功能障碍。继续应用腰椎局部生物力学测试做进一步评估。

请注意，髋关节伸展受限会导致俯卧位肘支撑伸展测试结果假阳性。需要重新根据下半身伸展流程图进行测试，排除可能存在的并发问题。

继续进行髋关节旋转解析。

髋关节内旋与外旋问题

髋关节旋转评估解析分为两部分。第一部分解析髋关节外旋功能障碍。第二部分解析髋关节内旋功能障碍。两种髋关节解析技术都遵循相同的解决方法。先从髋关节旋转第一部分（外旋）开始根据流程图进行髋关节旋转评估。

在做出任何有关髋关节稳定性的确切诊断之前，需要同时进行坐位测试和俯卧位测试，这非常关键。因为髋关节在屈曲位与伸展位时功能状态相差明显，这是由于臀部与骨盆的软组织都跨过髋关节。在整个 SFMA 中，当灵活性问题在某一姿势下出现，而在另一个不同的姿势下消失时，一般为稳定性出现问题，但对于髋关节来说并非如此。很多时候，髋关节灵活性功能障碍会随关节伸展而加重，但屈曲时减轻。当功能障碍在髋关节屈曲时消失而俯卧

位又出现时，它仍然是一种灵活性功能障碍。在进行任何稳定性训练之前，都需要重点解决这些运动灵活性功能障碍。只有在坐位和伸展位髋关节灵活性功能均正常且无痛的情况下，才能诊断髋关节稳定性功能障碍。

髋关节主动与被动外旋问题

我们进行的第一个测试是坐位髋关节主动外旋评估。在不负重姿势、髋屈曲状态下评估髋关节的外旋功能，并确定问题是单侧还是双侧。

如测试结果为功能正常且无痛，则继续进行俯卧位髋关节主动外旋评估，检查髋关节伸展时是否存在功能受限。如果检查结果为功能障碍或疼痛，则立即进行坐位髋关节被动外旋评估，并与主动外旋进行对比。如果被动测试结果为功能正常且无痛，可以认为髋关节在屈曲状态下存在稳定性问题。在得出髋关节存在稳定性功能障碍结论之前，必须先进行髋关节伸展位评估。髋关节处于屈曲、外旋时，如果被动测试的灵活性评估仍然为功能障碍，则存在髋关节灵活性或软组织延展性功能障碍，或两者兼有。无论髋关节屈曲位外旋测试结果如何，继续进行俯卧位髋关节主动外旋，评估髋关节在伸展位上的功能状态。

接下来，在髋关节伸展姿势下进行同样的测试。首先，进行俯卧位髋关节主动外旋检查主动运动功能。如果结果为功能正常且无痛，而且坐位髋关节主动或被动外旋评估也是功能正常且无痛，则可以认为髋关节存在着稳定性或运动控制功能问题，或两者兼有。利用滚动动作模式评估结果来确定稳定性问题的严重程度。如果滚动动作模式是功能正常且无痛，则患者存在负重位下髋关节外旋稳定性或运动控制功能障碍，或两者兼有。如果滚动动作模式评估结果为功能障碍和疼痛，则患者

存在基础髋关节旋转稳定性和运动控制功能障碍。

如果俯卧位髋关节主动外旋评估功能正常且无痛，但坐位髋关节被动外旋评估为功能障碍，则首先要处理髋关节屈曲体位下的灵活性问题，因为这仍然是一个灵活性问题。

如果俯卧位髋关节主动外旋评估结果为功能障碍或疼痛，则立即进行髋关节被动和主动外旋评估对比。髋关节伸展位外旋评估中，如果被动运动的灵活性仍然存在功能障碍，则髋关节的灵活性或组织延展性存在功能障碍，或两者兼有。从这里开始，继续根据流程图进行胫骨旋转测试，评估下肢膝关节以下部分是否可能存在旋转障碍。在这个评估中髋关节为伸展位，所以，髋关节伸展能力差可能影响测试结果。因此，继续根据下半身伸展流程图进行评估，再次检查髋关节的伸展功能。

如果俯卧位髋关节被动外旋评估结果是功能正常且无痛，髋关节坐位主动或被动外旋评估也是同样的结果，则存在稳定性或运动控制问题，或两者兼有。利用滚动动作模式评估结果来确定稳定性的严重程度。如果滚动动作模式评估为功能正常且无痛，则存在负重位下髋关节外旋稳定性或运动控制功能障碍，或两者兼有。如果滚动动作模式存在功能障碍且无痛，则存在基础髋关节旋转稳定性和运动控制功能障碍。

如果俯卧位髋关节被动外旋评估结果为功能正常且无痛，而坐位髋关节被动外旋评估结果为功能障碍，则需要处理髋关节屈曲体位下的灵活性问题，因为这仍然是一个灵活性问题。

如果俯卧位髋关节主动内旋评估结果为功能障碍或疼痛，则立即进行俯卧位髋关节被动内旋评估，并与主动内旋对比。如果被动运动的

灵活性仍然存在功能障碍，则髋关节伸展内旋存在灵活性或组织延展性功能障碍，或两者兼有。从这里开始，进行流程图中胫骨旋转评估测试，评估下肢膝关节以下部分可能存在的旋转障碍。在这个评估中髋关节为伸展位，所以，髋关节伸展能力差可能会影响测试结果。因此，依据下半身伸展流程图评估，再次检查髋关节伸展功能。

如果俯卧位髋关节被动内旋评估结果为功能正常且无痛，并且坐位主动或被动髋关节内旋评估也是功能正常且无痛，则可以认为存在稳定性或运动控制问题，或者两者兼有。继续应用滚动动作模式评估，以确认稳定性问题的严重程度。如果滚动动作模式评估结果为功能正常且无痛，则认为存在负重下髋关节内旋稳定性或运动控制功能障碍，或两者兼有。如果滚动动作模式评估结果为功能障碍但无痛，则存在基础髋关节旋转稳定性和运动控制功能障碍。

如果俯卧位髋关节被动内旋评估结果为功能正常且无痛，但坐位髋关节被动内旋评估为功能障碍，则需要首先处理髋关节屈曲体位下的灵活性问题，因为这仍然是一个灵活性问题。

胫骨旋转问题

多节段旋转解析的最后一步是评估下肢膝关节以下部位的运动。大多数人没有认识到胫骨的旋转可以达到 20° 以上。首先，从坐位主动内旋和外旋评估开始。如果运动功能正常且无痛，则胫骨旋转运动功能为正常。

如前所述，在多节段旋转测试中，患者向右侧旋转时可能会发生左侧髋关节存在功能障碍而不能伸展。由于这个原因，坐位主动内、外旋转评估结果为功能正常且无痛，就需要根据流程图进行下半身伸展测试来鉴别。

如果坐位胫骨主动内、外旋转评估结果为功能障碍或疼痛，进行坐位胫骨被动内、外旋转评估测试并与主动测试对比。如胫骨被动旋转评估为功能正常且无痛，则存在胫骨旋转稳定性或运动控制功能障碍，或两者兼有。如果胫骨被动旋转评估存在功能障碍，则认为是关节灵活性或组织延展性功能障碍，或两者兼有。如果有疼痛，停止测试并治疗。

由于足部力学结构不良也能导致多节段旋转功能受限，所以需要重复进行单腿站立测试，以确定这是否是一个影响因素。

多节段旋转解析

如果在多节段旋转评估最高级评估中存在功能受限，则继续进行以下解析测试。

多节段旋转受限

坐位旋转

腰部固定（外旋）主动旋转／伸展

腰部固定（内旋）主动旋转／伸展

滚动（见 171 页）

腰部固定（内旋）被动旋转／伸展

俯卧位肘支撑旋转／伸展

髋关节旋转

坐位髋关节主动外旋

坐位髋关节被动外旋

俯卧位髋关节主动外旋

俯卧位髋关节被动外旋

坐位髋关节主动内旋

坐位髋关节被动内旋

俯卧位髋关节主动内旋

俯卧位髋关节被动内旋

胫骨旋转

坐位胫骨主动内旋

坐位胫骨被动内旋

坐位胫骨主动外旋

坐位胫骨被动外旋

多节段旋转受限解析

多节段旋转解析流程图详见 333 页。

坐位旋转

目的

确认患者脊柱是否有良好的双侧旋转功能。

说明

指导患者取坐位，双膝分开与肩同宽，身体保持坐直姿势。在颈后的肩部放一根定位棒。让患者双手抓住定位棒的两端，转动身体带动定位棒尽可能地左右旋转。转动到最大角度后，用量角器测量。

附加信息

这个评估可排除下半身关节对旋转的影响。正常双侧均可旋转达到 50° 且无痛。定位棒是用来限制肩胛骨的活动。

可能的结果

- 双侧旋转各达到 50° 以上（FN）。
- 有或无疼痛，双侧都无法达到 50° 旋转角度（DN、DP、FP）。

如结果为 FN，则继续根据流程图进行髋关节旋转测试。

如结果为 DN、DP、FP，继续进行腰部固定（内旋）主动旋转/伸展测试评估。

腰部固定（外旋）主动旋转/伸展

有关说明与指导请参阅 147 页。

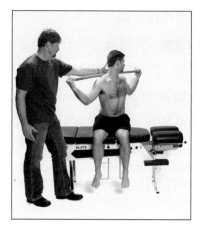

坐位旋转

腰部固定（内旋）主动旋转/伸展

有关说明与指导参阅 140 页。

腰部固定（内旋）被动旋转/伸展

有关说明与指导参阅 141 页。

俯卧位肘支撑旋转/伸展

有关说明与指导参阅 141 页。

髋关节旋转解析

参见髋关节旋转运动解析流程图 333~334 页。

坐位髋关节主动外旋

目的

在不负重姿势下，屈曲髋关节，评估髋关节主动外旋的功能障碍或疼痛。

说明

指导患者取坐位，双膝和双足并拢，身体坐直，双手分别放在髂嵴最高点附近，以方便检查过程中观察骨盆的活动情况。让患者外旋髋关节，同时保持膝关节屈曲和骨盆水平。一旦患者外旋范围达到极限，用量角器测量。在另一侧重复这项测试。

附加信息

在髋关节主动外旋时，正常标准为双侧均可达到 40° 且无痛。

可能的结果

● 外旋能够达到 40°（FN）。

● 外旋无法达到 40°（DN、DP 或 FP）。

如结果为 FN，则继续进行俯卧位髋关节主动外旋评估。

如结果为 DN、DP 或 FP，则继续进行坐位髋关节被动外旋评估。

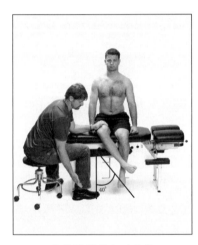

坐位髋关节主动外旋

坐位髋关节被动外旋

目的

在不负重姿势下，评估髋关节被动外旋的功能障碍与疼痛。

说明

让患者取坐位，双膝和双足并拢，身体坐直，双手分别放在髂嵴最高点附近，以方便检查过程中观察骨盆的活动情况。保持膝关节屈曲，被动转动下肢使髋关节外旋。当外旋的范围达到极限时，用量角器进行测量。在另一侧重复这项测试，并与髋关节主动外旋进行对比。

附加信息

在髋关节被动外旋时，双侧髋关节正常均可达到 40° 且无痛。主动外旋与被动外旋的差值保持在 10° 以内。

可能的结果

● 能够完成动作（FN）。

● 测试时伴随疼痛（FP 或 DP）。

● 无法完成动作但无痛（DN）。

如结果为 FN，则继续进行俯卧位髋关节主动外旋评估。

如结果为 DN，则髋关节屈曲、外旋存在灵活性或组织延展性功能障碍，须继续进行俯卧位髋关节主动外旋评估。

如结果为 FP 或 DP，则停止测试并处理该问题。

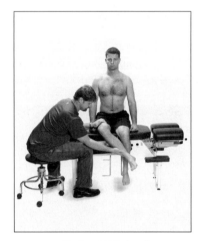

坐位髋关节被动外旋

俯卧位髋关节主动外旋

目的

在不负重姿势下，评估髋关节伸展、主动外旋的功能障碍与疼痛。

说明

患者取俯卧位，膝关节屈曲。固定骨盆，嘱患者髋关节外旋，同时保持膝关节屈曲。一且患者髋关节外旋的范围达到极限，用量角器测量。记录数值并在另一侧重复测试。

附加信息

在髋关节伸展的情况下，软组织和关节囊受到较大牵拉，可很好地显示髋关节肌肉组织和相关支撑软组织的柔韧性。髋关节主动外旋时双侧正常均可达到40°且无痛。

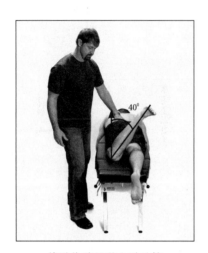

俯卧位髋关节主动外旋

可能的结果

- 外旋能够达到40°（FN）。
- 无法完成动作或测试时出现疼痛（DN、DP或FP）。

如结果为FN，而坐位被动旋转结果是DN，则停止测试并处理DN。

如结果为FN，而坐位髋关节主动外旋或坐位髋关节被动外旋结果均为FN，则继续进行滚动动作模式的评估。如滚动动作模式测试结果是DP或FP，则停止测试并处理该问题。

如滚动动作模式测试结果是FN，则存在负重下髋关节外旋稳定性和运动控制功能障碍。继续根据流程图进行胫骨旋转的相关评估和下半身伸展解析。

如滚动动作模式的结果为DN，则存在髋关节旋转基础稳定性和运动控制功能障碍。继续根据流程图进行胫骨旋转的相关评估和下半身伸展解析。

如结果是DN、DP或FP，则继续进行俯卧位髋关节被动外旋评估。

俯卧位髋关节被动外旋

目的

在不负重姿势下，伸展髋关节，评估髋关节被动外旋功能障碍与疼痛。

说明

让患者取俯卧位，膝关节屈曲。固定骨盆，外旋髋关节，同时保持膝关节屈曲位。一旦患者外旋范围达到极限，用量角器进行测量。记录数值并在另一侧重复这项测试。

附加信息

随着髋关节的伸展，软组织和关节囊被牵拉，可很好地显示髋关节肌肉组织和相关支撑软组织的灵活性。

可能的结果

- 有能力完成动作（FN）。
- 无法完成动作（DN）。
- 检查中或尝试运动时伴有疼痛（FP或DP）。

如结果为FN，而坐位被动旋转测试结果是DN，则停止测试并处理DN。

如结果为FN，而坐位主动或被动旋转测试结果为FN，则继续进行滚动动作模式的评估。如果滚动动作模式测试结果是DP或FP，则停止测试并处理该问题。

如果滚动动作模式测试结果为FN，则存在负重下髋关节外旋稳定性与运动控制功能障碍。继续根据流程图进行胫骨旋转的相关解析。

如滚动动作模式测试结果为DN，则存在髋关节旋转基础稳定性与运动控制功能障碍。继续根据流程图进行胫骨旋转的相关评估和下半身伸展解析。

如果测试中出现疼痛（FP 或 DP），则停止测试并处理该问题。

如测试结果是 DN，则存在髋关节灵活性或组织延展性功能障碍，或两者兼有。继续进行胫骨旋转及下半身伸展解析。

- 无法完成动作或尝试动作时出现疼痛（DN、DP 或 FP）。

如结果为 FN，则继续进行俯卧位髋关节主动内旋评估。

如结果为 DN、DP 或 FP，则继续进行坐位髋关节被动内旋评估。

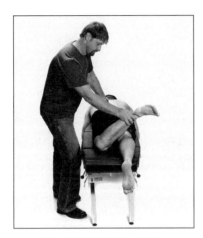

俯卧位髋关节被动外旋

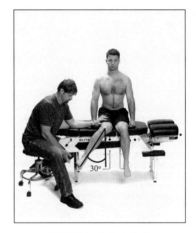

坐位髋关节主动内旋

坐位髋关节主动内旋

目的

在不负重姿势下，屈曲髋关节，评估髋关节主动内旋的功能障碍与疼痛。

说明

让患者取坐位，双膝和双足并拢，身体坐直，双手分别放在髂嵴最高点附近，以方便检查过程中观察到骨盆的活动情况。保持膝关节屈曲和骨盆水平的同时，主动内旋髋关节。当内旋的范围达到极限，用量角器测量，在另一侧重复这项测试。

附加信息

髋关节主动内旋时，双侧正常均可达到 30° 并且无痛。当髋关节屈曲 90° 时，可以很好地显示全髋关节的灵活性。

可能的结果

- 髋关节内旋能够达到 30°（FN）。

坐位髋关节被动内旋

目的

在不负重姿势下，评估髋关节被动内旋的功能障碍与疼痛。

说明

让患者取坐位，双膝和双足并拢，身体坐直，双手分别放在髂嵴最高点附近，以方便检查过程中观察到骨盆的活动情况。保持膝关节屈曲和骨盆水平的同时，内旋患者的髋关节。当内旋范围达到极限，用量角器测量，在另一侧重复这项测试。

附加信息

髋关节屈曲 90° 时可以很好地显示全髋关节的运动灵活性。双侧正常可各达到 30° 且无痛。比较被动与主动内旋角度差，应该在 10° 以内。

可能的结果

- 能够完成动作且无痛（FN）。

- 无法完成动作或尝试动作时出现疼痛（DN、DP 或 FP）。

如结果为 FN，则继续进行俯卧位髋关节主动内旋评估。

如结果为 DP 或 FP，则停止测试并处理该问题。

如结果为 DN，则存在髋关节屈曲位下的关节灵活性或组织延展性功能障碍。继续进行俯卧位髋关节主动内旋评估。

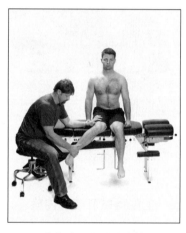

坐位髋关节被动内旋

俯卧位髋关节主动内旋

目的

不负重姿势下，伸展髋关节，评估髋关节主动内旋功能障碍与疼痛。

说明

让患者取俯卧位，屈曲膝关节。固定骨盆，保持膝关节屈曲的同时，指导患者主动下降下肢或内旋髋关节。一旦内旋的范围达到极限，用量角器测量，在另一侧重复进行这项测试。

附加信息

在髋关节伸展情况下，软组织和关节囊得到更大地牵拉，可很好地显示髋关节肌肉组织

和相关支撑软组织的柔韧性。正常双侧髋关节主动内旋时均可达到 30° 并且无痛。

可能的结果

- 能够完成大于 30° 的内旋运动（FN）。
- 无法完成动作或测试时出现疼痛（DN、DP 或 FP）。

如结果为 FN，坐位被动内旋结果是 DN，则停止测试并处理 DN。

如果坐位主动或被动旋转结果是 FN，继续进行滚动动作模式测试，如滚动动作模式测试的结果是 DP 或 FP，则停止测试并处理该问题。

如滚动动作模式测试结果是 FN，则认为负重下髋关节内旋稳定性和运动控制功能障碍。继续根据流程图进行胫骨旋转的相关评估和下半身伸展解析。

如滚动动作模式测试结果是 DN，则认为存在髋关节旋转基础稳定性和运动控制功能障碍，继续根据流程图进行胫骨旋转的相关评估和下半身伸展解析。

如果测试结果为 DN、DP 或 FP，则继续进行俯卧位髋关节被动内旋评估。

继续根据流程图进行胫骨旋转的相关评估和下半身伸展解析。

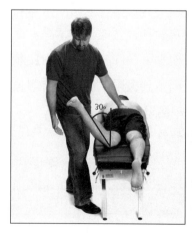

俯卧位髋关节主动内旋

俯卧位髋关节被动内旋

目的

不负重姿势下，伸展髋关节，评估髋关节被动内旋功能障碍与疼痛。

说明

让患者取俯卧位，膝关节屈曲。固定骨盆，保持膝关节屈曲的同时放下患者小腿或使患者髋关节内旋。当到达极限，用量角器进行测量，在另外一侧重复进行这项测试。

附加信息

在髋关节伸展情况下，软组织和关节囊处于更大牵拉状态，可很好地显示髋关节肌肉组织和相关支撑软组织的柔韧性。双侧髋关节正常均可达到 30° 并且无痛。

可能的结果

- 能够完成动作（FN）。
- 无法完成动作（DN）。
- 在动作中或尝试动作时出现疼痛（DP 或 FP）。

　　如果坐位主动或被动内旋的评估结果为 FN，则继续进行滚动动作模式测试。如滚动动作模式测试结果为 DP 或 FP，则停止测试并处理该问题。

　　如滚动动作模式测试的结果为 FN，则认为存在负重下髋关节内旋稳定性或运动控制功能障碍。继续根据流程图进行胫骨旋转的相关评估和下半身伸展解析。

　　如滚动动作模式测试的结果为 DN，则认为存在基础髋关节旋转稳定性和运动控制功能障碍。继续根据流程图进行胫骨旋转的相关评估和下半身伸展解析。

　　如结果为 DN，则认为髋关节伸展、内旋姿势下存在灵活性或组织延展性功能障碍。继续根据流程图进行胫骨旋转相关评估和下半身伸展解析。

　　如结果为 DP 或 FP，则停止测试并处理该问题。

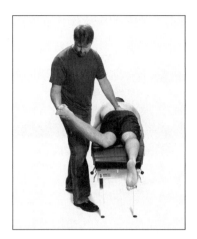

俯卧位髋关节被动内旋

胫骨旋转解析

参考胫骨旋转流程图，335 页。

坐位胫骨主动内旋

目的

在不负重姿势下，评估胫骨主动内旋的功能障碍与疼痛。

说明

指导患者取坐位，膝关节屈曲 90°，身体坐直，手臂放在身体两侧。让患者保持膝关节屈曲的同时足部主动内旋，一旦内旋到达极限，用量角器测量，在另一侧重复这项测试。

附加信息

膝关节屈曲 90° 能够很好地显示胫骨旋转功能，双侧正常均可达到 20° 且无痛。

可能的结果

- 双侧内旋转均可达 20°（FN）。
- 无法完成内旋动作或测试时出现疼痛（DN、DP 或 FP）。

　　如结果为 FN，胫骨内旋功能正常，重新进行下半身伸展解析。

　　如结果为 DN、DP 或 FP，继续进行坐位胫骨被动内旋评估。

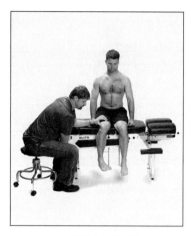

坐位胫骨主动内旋

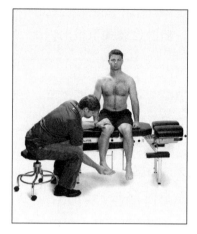

坐位胫骨被动内旋

坐位胫骨被动内旋

目的

在不负重姿势下，评估胫骨被动内旋功能障碍与疼痛。

说明

指导患者取坐位，膝关节屈曲 90°，身体坐直，手臂放在身体两侧。测试者保持患者膝关节屈曲位，并使足部向内旋转。一旦内旋达到极限，用量角器测量，在另一侧重复这项测试。

附加信息

膝关节屈曲 90° 能够很好地显示胫骨旋转功能，双侧正常均可达到 20° 且无痛。

可能的结果

- 能够完成内旋且无痛（FN）。
- 不能进行内旋或试图进行内旋动作时出现疼痛（DN、DP 或 FP）。

如结果为 FN，则存在胫骨旋转稳定性和运动控制功能障碍。

如结果为 DN，则存在胫骨内旋组织延展性或关节灵活性功能障碍，或两者兼有。

如结果为 DP 或 FP，则停止测试并处理该问题。

坐位胫骨主动外旋

目的

在不负重姿势下，评估胫骨主动外旋功能障碍与疼痛。

说明

指导患者取坐位，膝关节屈曲 90°，身体坐直，双臂在体侧下垂。要求患者足部主动外旋。保持膝关节屈曲位，一旦足外旋达到极限，用量角器测量。在另一侧重复这个测试。

附加信息

膝关节屈曲 90° 可以很好地显示胫骨的旋转功能，双侧正常均可达到 20° 且无痛。

可能的结果

- 双侧胫骨外旋均能达到 20°（FN）。
- 不能进行外旋或试图进行外旋动作时出现疼痛（DN、DP 或 FP）。

如结果为 FN，胫骨外旋功能正常，重新进行下半身伸展解析。

如结果为 DN、DP 或 FP，继续进行坐位胫骨被动外旋评估。

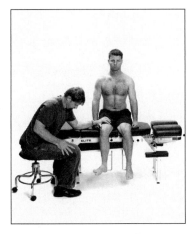

坐位胫骨主动外旋

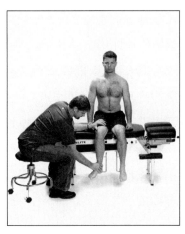

坐位胫骨被动外旋

坐位胫骨被动外旋

目的

在不负重的姿势下，评估胫骨被动外旋的功能障碍或疼痛。

说明

指导患者取坐位，膝关节屈曲 90°，身体坐直，双臂在体侧下垂。测试者使患者足部外旋，保持膝关节屈曲位。一旦外旋达到极限，用量角器测量外旋角度。在另一侧重复这个测试。

附加信息

膝关节屈曲 90° 可以很好地显示胫骨的旋转功能，双侧正常均可达到 20° 并且无痛。

可能的结果

- 能够完成外旋且无痛（FN）
- 无法完成外旋动作或尝试完成动作的过程中出现疼痛（DN、DP 或 FP）

如果结果是 FN，则存在胫骨旋转稳定性和运动控制的功能障碍。

如果结果是 DN，则存在胫骨外旋肌群延展性功能障碍和（或）关节灵活性功能障碍。

如果结果是 DP 或 FP，停止检查动作并解决问题。

单腿站立解析的基本原理

前庭问题

患者在双眼闭合状态下进行最高级单腿站立评估中存在功能障碍，则可能有前庭问题。单侧和双侧前庭问题通常表现为两侧的单腿站立都存在功能障碍。其他任何结果都不能代表前庭神经系统存在问题，因此，可以跳过这部分单腿站立解析测试，直接进行窄基底单膝跪地测试。

另外，也可用平衡感觉交互作用临床测试（CTSIB）检查前庭系统。CTSIB 评估前庭、躯体感觉和视觉输入对姿势控制的影响。如果 CTSIB 功能不正常，则是前庭问题影响了单腿站立。停止测试并用适当的方式来解决这个问题。

如果 CTSIB 功能正常或疼痛，那么前庭系统没有问题，应该进行窄基底单膝跪地评估。

脊柱、髋关节和核心稳定性问题

评估了前庭系统后，就减少了支撑单腿站立所需的灵活性和稳定性要求，令患者位于窄基底单膝跪地姿势，再次检查其稳定能力。如果患者在单膝跪地状态下为 FN，活动腿摆动评估为正常，可以认为存在踝关节或本体感觉问题，则进入单腿站立踝关节检查流程。

如果单膝跪地评估结果是 FN，活动腿摆动时有功能障碍或疼痛，则髋关节可能存在不稳。对髋关节和臀部局部肌肉组织进行生物力学测试（如徒手肌肉测试），并对发现问题进行治疗。最后，依据踝关节测试流程图进行测试。

如果单膝跪地有功能障碍或疼痛，需要解决稳定性方面的功能障碍。此外，将患者置于不负重姿势（俯卧位和仰卧位）来降低稳定性要求，并评估滚动动作模式。如果滚动有功能障碍，那么患者存在髋关节基础稳定性或（和）核心稳定性障碍和运动控制的功能障碍。如果滚动正常，则患者有负重状态下的稳定性问题。进入到四点支撑并对角线伸出测试流程。

使患者处于四点支撑状态，以区分脊柱负重与髋关节负重或核心稳定性的功能障碍。如果四点支撑并对角线伸出功能正常，则存在脊柱负重或髋关节或核心稳定性或运动控制的功能障碍，或兼而有之。如果四点支撑并对角线伸出功能异常，则存在髋关节稳定性和（或）核心稳定性及运动控制的功能障碍。

如果滚动或四点支撑测试出现疼痛，停止测试并开始治疗疼痛。

无论结果如何，继续进行踝关节检查流程，以便进一步明确功能障碍。

踝关节背伸和跖屈问题

在这里，我们检查主动和被动的踝关节背伸和跖屈。让患者尝试用足跟或足趾走路。如果其中任一动作出现运动功能障碍和（或）疼痛，则进行俯卧位被动活动范围测试，以区分是灵活性还是稳定性问题。

如果主动运动时出现功能障碍和（或）疼痛，但被动运动时评估结果是 FN，则存在背伸或跖屈运动稳定性和（或）运动控制功能障碍。如果主动和被动活动功能障碍表现一致，则存在关节灵活性和（或）组织延展性功能障碍，限制了背伸或跖屈。

如果被动活动测试出现疼痛，停止测试并治疗。

踝关节内翻和外翻问题

如果踝关节背伸和跖屈评估结果都是 FN，则让患者在坐位行踝关节内翻和外翻来进行评估。这是个主动测试，如果在内翻和（或）外翻时有功能障碍和（或）疼痛，则仍然是灵活性或稳定性问题。进行足和踝关节的生物力学测试，以进一步评估功能障碍。

本体感觉问题

本体感觉功能障碍确定诊断的唯一方法是排除导致单腿平衡问题的其他原因。因此，如果踝关节内翻和外翻评估结果是 FN，而单腿站立解析的所有其他评估结果都是 FN，则可以推定本体感觉功能障碍是主要问题。

单腿站立解析

在最高级评估中如果单腿站立评估发现受限问题，请进行以下解析。

前庭和核心
前庭测试——CTSIB
窄基底单膝跪地
滚动（见 171 页）
四点支撑并对角线伸出
踝关节
足跟走
俯卧位踝关节被动背伸
足趾走
俯卧位踝关节被动跖屈

坐位踝关节内翻和外翻

前庭和核心解析

见前庭和核心流程图，336 页。

平衡感觉交互作用临床测试

仅在最高级评估中，双眼闭合时存在双侧单腿站立功能障碍才进行此测试。

目的

平衡感觉交互作用临床测试（CTSIB）是一组复合感觉平衡试验。CTSIB 评估了前庭、躯体感觉和视觉输入对姿势控制的影响。

说明

CTSIB 是通过控制支撑面（硬的与软的）和视觉条件（睁眼与闭眼）来实施的，同时要求患者保持站立平衡。

CTSIB 评估患者在 4 种感觉越来越困难的条件下保持直立姿势的能力。每一项测试用时 20 秒，测试者要观察被测试者是否出现过度摇摆或失去平衡的姿势。

条件 1：睁眼状态下在坚实的表面上站立。

条件 2：闭眼状态下在坚实的表面上站立。

条件 3：睁眼状态下在泡沫样的表面（如两张 Airex 垫）上站立。

条件 4：闭眼状态下在泡沫样的表面（如两张 Airex 垫）上站立。

条件 1 为其他三种与其相比较的条件提供一个基准参考。

条件 2 排除了视觉影响，提供患者通过躯体感觉来保持直立姿势能力的相关信息。

条件 3 当躯体感觉处于不利条件下，提供患者通过视觉来保持直立姿势能力的相关信息。

条件 4 当躯体感觉处于不利条件时排除视觉影响，提供患者通过前庭功能来保持直立姿势能力的相关信息。

如果患者通过了 CTSIB 的条件 4 的测试，可以通过修改测试条件（包括头部的倾斜）来增强 CTSIB 的临床敏感性。在直立时，需要头部进行主动的旋转、低头、仰头和侧屈运动。姿势摇摆除了产生感觉输入外，还能产生视觉和前庭刺激。多种感觉信息的改变，增加了保持直立姿势的难度。因此，包含头部倾斜的测试条件对保持平衡提出了更大的挑战，并能量化细微的平衡缺陷。

让患者闭眼站在泡沫样的表面上，令其做如下动作。

- 头向左侧倾斜，使左耳贴近左肩。
- 头回到中立位。
- 头向右侧倾斜，使右耳贴近右肩。
- 头回到中立位。
- 低头。
- 头回到中立位。
- 仰头。
- 头回到中立位。

每秒完成 1 个头部动作，完成全部动作需要 8 秒。可使用 60 次 / 分的节拍器来帮助患者控制速度。

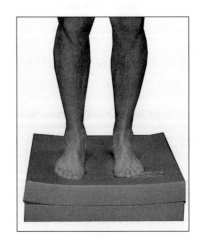

CTSIB

附加信息

很多时候，平衡障碍可能是由于前庭系统失衡造成的。内耳的半规管有助于指示旋转运动，而耳石有助于指示线性运动。

前庭系统主要向控制眼球运动的神经结构和使我们保持直立的肌肉发送信号。前者的投射为前庭眼反射提供了解剖学基础。前庭眼反射是清晰视觉所必需的，而控制姿势肌的投射则是保持直立所必需的。

注意事项

考虑到头部倾斜运动与姿势控制有关，故CTSIB需要与修正的头部倾斜运动联合筛查前庭功能。但这些测试并不能帮助筛查视物稳定性和前庭眼反射的损伤。

可能的结果

- 站立在稳定和非稳定的表面上，睁眼和闭眼都能保持稳定（FN）。
- 站立在稳定和非稳定的表面上，睁眼和闭眼都不能保持稳定（DN、DP 或 FP）。

如果结果是 FN，则进行窄基底单膝跪地评估。

如果结果是 DN、DP 或 FP，则患者有前庭功能障碍，应由相关的临床医生诊断。

窄基底单膝跪地

目的

降低支撑单腿站立所需的灵活性和稳定性。

说明

嘱患者单膝跪地，足和膝在一条直线上。

附加信息

如果患者感到不适，在膝关节下垫一个Airex垫或泡沫垫。

密切监测患者的呼吸模式。如果不能保持自然的膈肌呼吸模式，测试结果为有功能障碍。

可能的结果

- 能保持平衡（FN）。
- 不能保持平衡或在保持平衡及试图保持平衡时出现疼痛（DN、FP 或 DP）。

如果结果是 FN，而活动腿摆动测试结果是 DN 或疼痛，应进行髋关节局部生物力学测试，然后进入踝关节测试流程。

如果结果是 FN，而活动腿摆动测试结果也是 FN，应进入踝关节测试流程。

如果结果是 DN、FP 或 DP，应进行滚动动作模式解析评估。如果滚动动作模式评估结果是 FN，应进行四点支撑并对角线伸出评估。如果滚动动作模式结果是 DN，则提示患者存在基础髋关节稳定性和（或）核心稳定性障碍及运动控制功能障碍。

如果滚动动作模式评估结果是 DP 或 FP，停止测试并处理问题。

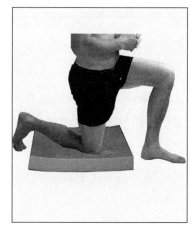

窄基底单膝跪地

四点支撑并对角线伸出

目的

区分脊柱负重与髋关节负重及核心稳定性的功能障碍。

说明

嘱患者处于四点支撑姿势，开始体位为手臂、大腿与躯干均成 90°。接着让患者伸出右臂和左腿，使用左臂和右腿保持平衡。另一侧进行相同测试。

可能的结果

● 能够完成动作且能无痛并保持平衡（FN）。

● 不能完成动作或在完成动作时（或过程中）感觉疼痛。

如果结果是 FN，则存在脊柱负重或髋关节或核心稳定性或运动控制功能障碍，或兼而有之。如果伸髋的结果是 DN，就先处理这个问题。进入到单腿站立踝关节测试流程。

如果结果是 DN，则存在髋关节负重或核心稳定性和运动控制功能障碍。如果伸髋和（或）肩关节屈曲结果是 DN，就先处理这个问题。进入到单腿站立踝关节测试流程。

如果结果是 DP 或 FP，停止测试并处理问题。

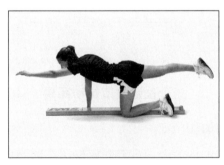

四点支撑并对角线伸出

踝关节解析

见 337 页踝关节流程图。

足跟走

目的

帮助明确矢状面上踝背伸功能的总体受限情况。

说明

嘱患者足趾完全离开地面，形成完全踝背伸，向前行走 10 步。

附加信息

人体使用的第一个平衡策略是伴有跖屈肌向心性收缩的踝背伸闭链运动。注意观察足趾是否保持上翘。

可能的结果

● 能够保持足趾离地并无痛完成动作（FN）。

● 不能完成动作或在尝试完成动作中出现疼痛（DN、DP 或 FP）。

如果结果是 FN，则进行足趾走测试。

如果结果是 FP、DP 或 DN，进入俯卧位踝关节被动背伸测试流程。

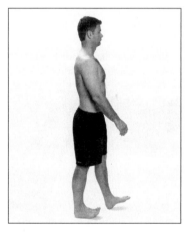

足跟走

俯卧位踝关节被动背伸

目的

帮助区分是真正的踝关节背伸稳定性问题还是踝关节灵活性受限。

说明

嘱患者俯卧位，伸直膝关节，测试者将患者的踝关节完全背伸，测量其角度。然后，让患者屈膝至 45° 重复前述测试。取这两次结果的平均值作为整体背伸度数。

附加信息

正常的背伸范围是 20°～30°。

可能的结果

- 踝关节被动背伸范围正常（FN）。
- 当完成或尝试完成动作时出现疼痛（DP 或 FP）。
- 不能完成动作（DN）。

如果结果是 FN，则存在背伸稳定性和运动控制功能障碍。进入足趾走测试流程。

如果结果是 DN，则存在远端的后链组织延展性功能障碍和（或）关节灵活性功能障碍。进入足趾走测试流程。

如果结果是 FP 或 DP，停止测试并开始处理问题。

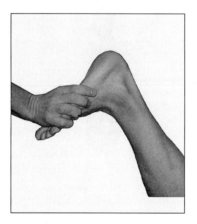

俯卧位踝关节被动背伸

足趾走

目的

帮助明确矢状面上踝关节跖屈功能的总体受限情况。

说明

使患者足跟完全离开地面，踝关节完全跖屈，向前行走 10 步。

附加信息

注意观察是否保持足跟离地。

可能的结果

- 能够保持足跟离地并无痛完成动作（FN）。
- 不能完成动作或在尝试完成动作中出现疼痛（DN、DP 或 FP）。

如果结果是 FN，进入坐位踝关节内翻和外翻评估。

如果结果是 FP、DP 或 DN，进入俯卧位踝关节被动跖屈评估。

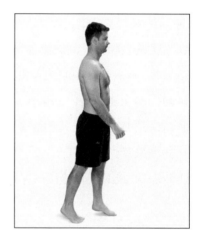

足趾走

俯卧位踝关节被动跖屈

目的

帮助区分是真正的跖屈稳定性问题还是踝关节灵活性受限。

说明

嘱患者俯卧位，伸直膝关节，测试者将患者的踝关节跖屈，测量其角度。然后，让患者屈膝至 45°，重复前述测试。取这两次结果的平均值作为整体跖屈度数。两侧都进行测试。

附加信息

正常跖屈范围是 30°～40°。

可能的结果

- 踝关节被动跖屈角度正常（FN）。
- 当完成或尝试完成动作时出现疼痛（DP 或 FP）。
- 不能完成动作（DN）。

　　如果结果是 FN，则存在跖屈稳定性和运动控制功能障碍。进入坐位踝关节内翻和外翻评估。

　　如果结果是 DN，则存在远端的前链组织延展性功能障碍和（或）关节活动功能障碍。进入坐位踝关节内翻和外翻评估。

　　如果结果是 FP 或 DP，停止测试并开始处理问题。

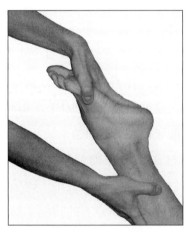

俯卧位踝关节被动跖屈

坐位踝关节内翻 / 外翻

目的

　　确认冠状面上的踝关节外翻和内翻是否存在明显的灵活性受限。

说明

　　嘱患者坐在椅子上，双膝分开与髋同宽，双足平放于地面，足尖向前。然后，让患者做双踝关节内翻和外翻动作。让患者在做踝关节内翻和外翻动作之间将腿前后移动 10 秒钟。

附加信息

　　由于踝关节受限，许多人在做踝关节内翻和外翻动作时都是髋关节在动。正常情况下患者应在髋关节或膝关节保持不动的情况下能够完成这个动作。

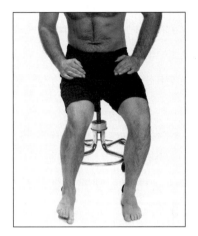

坐位踝关节外翻

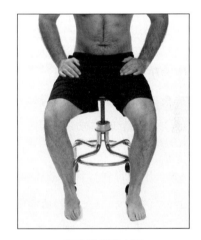

坐位踝关节内翻

可能的结果

- 踝关节不能完成外翻动作。
- 踝关节不能完成内翻动作。
- 尝试完成动作时出现疼痛（DP 或 FP）。
- 能够在无痛的情况下完成动作（FN）。
- 无法完成任何动作（DN）。

　　如果结果是踝关节外翻功能障碍，则可能存在外翻时关节灵活性或组织延展性功能障碍，或稳定性和运动控制功能障碍，或者三者皆有。需进行踝关节和足的局部生物力学检查。

如果结果是踝关节内翻功能障碍，则可能存在内翻时关节灵活性或组织延展性功能障碍，或稳定性和运动控制功能障碍，或者三者皆有。需进行踝关节和足的局部生物力学检查。

如果结果是 FN，没有任何其他的受限和疼痛，则应针对本体感觉缺陷进行处理。

如果结果是 DP 或 FP，停止检查并着手处理问题。

如果结果是踝关节内翻和外翻均有功能障碍，则可能有关节灵活性或组织延展性功能障碍，或稳定性和运动控制功能障碍，或者三者皆有。需进行踝关节和足的局部生物力学检查。

双臂过头上举深蹲模式解析的基本原理

躯干伸展和肩关节屈曲问题

深蹲解析的第一步是要排除躯干伸展功能障碍和（或）肩关节屈曲功能障碍。嘱患者双手抱头，十指于颈后交叉，进行深蹲评估。如果结果是 FN，则进行脊柱伸展动作解析，以进一步确认是否有躯干和肩关节的功能障碍。

如果患者仍不能深蹲，则可能有远端运动链的功能障碍，须进行辅助深蹲评估。

核心稳定性与下肢的问题

接下来，进行辅助深蹲测试。让患者在辅助条件下进行双臂过头上举深蹲，以确定双侧踝关节、膝关节、髋关节、脊柱和肩关节是否有足够的灵活性。如果患者在辅助条件下仍不能完成完整的深蹲，则认为存在髋、膝或踝关节的功能障碍，继续进行动作解析。

如果患者能够做出正常且无痛的深蹲，也

可能存在核心稳定性功能障碍和（或）运动技能障碍。正常完成动作只能证明患者具备完成深蹲的灵活性，但在下蹲的动作中也可能缺乏稳定能力。因为主动的胸廓伸展和肩关节屈曲问题在此并没有被排除，所以，需要再进行多节段伸展动作解析。

踝关节灵活性问题

影响正常深蹲最常见的功能障碍是踝关节灵活性受限。可用单膝跪地或站立位踝关节背伸来评估踝关节的灵活性。如果患者能做出完整的踝背伸，则应继续排除膝、髋或核心肌群问题。如果背伸受限，则存在远端的后链组织延展性功能障碍和（或）踝关节灵活性功能障碍。但患者仍可能存在胸廓伸展和肩关节屈曲功能障碍，所以还需要进行多节段伸展动作解析。

无论踝背伸结果如何，继续做仰卧位膝触胸的评估，并进行膝、髋和核心肌群解析。

膝、髋和核心肌群问题

双臂过头上举深蹲解析的最后一步是仰卧位双膝触胸评估。该测试用于评估双膝关节和髋关节在不负重姿势下的功能。如果患者在双手抱住小腿的同时能够进行髋关节和膝关节完全屈曲，且足背伸正常，则应继续排除负荷下核心肌群、膝关节或髋关节稳定功能障碍和（或）运动控制功能障碍。

如果患者在双手抱住小腿的同时能够进行髋关节和膝关节完全屈曲，而足背伸时出现疼痛，则停止测试并处理踝关节疼痛。

如果测试者看到患者在双手抱住小腿的同时能够进行髋关节和膝关节完全屈曲，但足背伸时是 DN，则认为双髋、双膝和核心肌群正常，应着手解决踝背伸功能障碍的问题。

如果患者双手抱住小腿时有髋关节或膝关

节屈曲受限，则把双手放在大腿上。这样，就排除了膝关节屈曲受限的因素。如果患者此时能做到髋关节完全屈曲，则考虑主要的功能障碍为膝关节灵活性功能障碍和（或）远端前链组织延展性功能障碍。

如果患者仍然不能做到髋关节完全屈曲，应考虑主要功能障碍为髋关节灵活性问题和（或）后链组织延展性功能障碍。这虽然没有完全排除膝关节的影响，但提示治疗时应从解决髋关节的功能障碍入手。如果患者进行此项评估时感觉疼痛，应停止测试并开始处理疼痛。

无论结果如何，患者仍然可能存在胸廓伸展和肩关节屈曲功能障碍。需要进行多节段伸展动作解析。

双臂过头上举深蹲解析

见双臂过头上举深蹲解析流程图，338 页。

在最高级评估"双臂过头上举深蹲"中如发现受限问题时，进行如下解析。

双手十指于颈后交叉深蹲

辅助深蹲

单膝跪地踝关节背伸

仰卧位双手抱小腿膝触胸

仰卧位双手抱大腿膝触胸

双手十指于颈后交叉深蹲

目的

排除上半身因素和降低深蹲过程中所需的动态稳定性水平。

说明

嘱患者将双手置于颈后，双肘向前。然后，让患者重复做充分的深蹲动作，过程中保持双足跟着地，足尖向前。

附加信息

这个姿势降低了深蹲的难度，因为关节无须在垂直方向上屈曲，胸椎也不需要伸展。

可能的结果

- 能够完成充分的深蹲动作并无痛（FN）。
- 不能完成充分的深蹲动作或尝试做深蹲动作时出现疼痛（DP、DN 或 FP）。

如果结果是 FN，再次进行所有的伸展动作解析。

如果结果是 FP、DP 或 DN，则进行辅助深蹲评估。

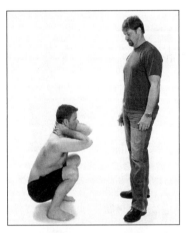

双手十指于颈后交叉深蹲

辅助深蹲

目的

在不要求动态稳定性的前提下，观察下半身各关节真实的对称灵活性，以及在更大灵活性模式下研究未发现的可能存在的疼痛诱发因素。

说明

嘱患者伸出双手握住测试者的手作为支撑。让患者重复充分的深蹲动作。如果患者能够逐渐下蹲至深蹲体位，尝试顺其自然地提起患者双手使其高于患者头部。在这个动作过程中，确保患者双足跟均贴在地面上。

附加信息

观察患者是否具有正常的深蹲力学特点和充分的踝关节背伸。

可能的结果

- 能够无痛深蹲（FN）。
- 不能做出动作或在试图做出动作时出现疼痛（DP、DN 或 FP）。

如果结果是 FN，则存在核心稳定性功能障碍和（或）运动技术功能障碍。可跳过多节段伸展解析。

如果结果是功能障碍或伴随疼痛（DN、DP 或 FP），则进行单膝跪地踝关节背伸评估。

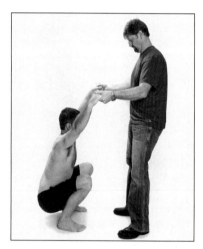

辅助深蹲

单膝跪位踝关节背伸

目的

评估踝关节灵活性。

说明

嘱患者将一只脚放在凳子上或另一只脚在前单膝跪地。让患者在前侧足跟不离开地面或凳子的前提下尽量向前倾斜身体，重心落于前侧脚上。观察膝关节垂线能否向前移动至超过足尖至少 4 英寸（约 10cm）的位置。另一侧下肢重复上述测试。

附加信息

由于小腿后侧肌群和踝关节存在灵活性问题，通常会限制深蹲。下肢后链的任何受限都可以影响踝关节背伸的闭链运动，从而限制深蹲。正常的踝关节背伸范围应该是 20°～30°。

可能的结果

- 能够在出现疼痛或无痛的情况下使膝关节垂线向前移动超过足尖 4 英寸，或因为疼痛不能完成上述动作（FN、FP 或 DP）。
- 不能使膝关节垂线向前移动超过足尖 4 英寸。

如果结果是 FN、FP 或 DP，则进入到仰卧位双手抱小腿膝触胸评估。

如果结果是 DN，则需要处理下肢后链组织延展性功能障碍和（或）踝关节灵活性问题。确定能够跳过多节段伸展解析和单腿站立解析。

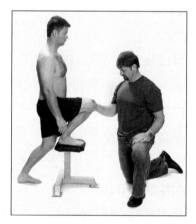

单膝跪位踝关节背伸

仰卧位双手抱小腿膝触胸

目的

在不负重姿势下，快速检查双髋、双膝和脊柱的灵活性。

说明

嘱患者仰卧位，双膝提起靠近胸部。接下来，让患者双手抱住小腿，试着让大腿接触肋弓，小腿后面与大腿后面接触。如果患者小腿后面与大腿后面不能接触，是因为膝关节紧张，可以让患者改为双手抱大腿完成上述动作。

附加信息

在这项测试中唯一未被检查到的下半身关节是踝关节。如果这项测试功能正常而站立位深蹲动作不正常，则认为存在负重稳定性问题。这个动作还有助于区分是髋关节还是膝关节的灵活性问题。

可能的结果

- 能够无痛地使膝触到胸部（FN）。
- 不能使膝触到胸部或在出现疼痛的情况下才能完成该动作（DN、DP 或 FP）。

如果结果是 FP、DN 或 DP，则进入到仰卧位双手抱大腿膝触胸评估。

如果结果是 FN，踝关节背伸是 DN，则认为双膝、双髋和核心肌群是正常的，可跳过多节段伸展解析。

如果结果是 FN，踝关节背伸是 DP 或 FP，则处理踝关节的疼痛问题，可跳过多节段伸展解析。

如果结果是 FN，踝关节背伸也是 FN，则考虑患者存在负重位下的核心肌群、膝或髋的稳定性功能障碍和运动控制功能障碍，可跳过多节段伸展解析。

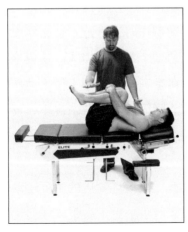

仰卧位双手抱小腿膝触胸

仰卧位双手抱大腿膝触胸

只有当患者不能正确完成仰卧位双手抱小腿膝触胸动作时才进行此项测试。

目的

可快速判断深蹲时的活动受限是由于髋关节还是膝关节的功能障碍造成的。

说明

嘱患者仰卧位，使双膝向上靠近胸部。让患者双手抱住大腿，努力将大腿拉向肋弓。

附加信息

如果患者大腿不能触到肋弓，则可能存在髋关节功能障碍。这项测试有助于区分是髋关节还是膝关节的灵活性问题。

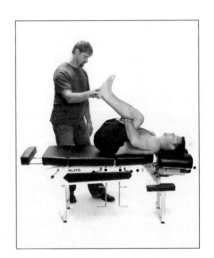

仰卧位双手抱大腿膝触胸

可能的结果

- 能够无痛地使膝触到胸部（FN）。
- 不能使膝触到胸部（DN）。
- 当膝触到胸部或试图使膝触到胸部时出现疼痛（FP 或 DP）。

如果结果是 FN，则提示存在膝关节灵活性功能障碍和（或）下肢前链组织延展性功能障碍，可跳过多节段伸展解析。

如果结果是 DN，则有髋关节灵活性功能障碍或后链组织延展性功能障碍。请记住，这时还没有排除膝关节灵活性问题，应该进行多节段伸展解析。

如果结果是 DP 或 FP，停止测试并开始着手处理疼痛。

滚动动作模式解析的基本原理

滚动动作模式是众多解析评估中的最后一部分。本书将在纠正性训练部分详细论述滚动动作模式，但在本处仍将做出一些说明。换句话说，滚动实际上是从一种新的视角来进行检查。然而，你需要花些时间才能领悟其中的奥妙之处。

第一，在滚动动作模式之前的动作解析排除了可能存在的灵活性受限。这就要求必须在灵活性问题得到有效解决之后，才能进行滚动评估以发现新问题。滚动所需要的姿势灵活性和运动都是基本的，如果受试者难以满足这些基本要求，那么就很难从滚动动作模式解析中得到有用的信息。

第二，考虑到滚动是一种运动控制的基本方式，常被用作观察身体自下而上和自上而下的运动控制。通过人们从俯卧位到仰卧位和从仰卧位到俯卧位的姿势转换过程中可以观察到各种动作模式。这为观察身体的左右对称性提供了一个好机会。

第三，乍看起来，滚动并不像是一种能够证明稳定性的活动。但仔细观察，滚动就好比是稳定性植根的土壤。滚动是运动控制和身体各部位序列运动的一种体现。这种顺序性显示了运动的时机和运动的协调性，静态和动态稳定性在背后起着一定的作用。

在桥式运动、侧平板支撑或四点支撑并对角线伸出的练习中，很容易看到肌肉是否具有坚实的稳定性。但是，在人体动作能力的发展顺序中，滚动其实是最基本的起始点，它比身体从一个地方移动到另一个地方所需的所有动作都要先出现。

当你观察身体滚动时，要密切注意一些问题。例如，患者如果不使用欺骗性动作或惯性就无法完成进一步动作。这个问题就是不能按照自然流畅的顺序完成运动控制。这时就没必要去针对某些无力肌肉进行力量训练或激活某种因素，因为本质是模式出了问题。

要确定患者没有明显的灵活性受限。如果没有灵活性受限，只需确认滚动受限发生的是单个或多个象限就可以。滚动动作模式解析可以完成这个任务。这样，就可以进行滚动纠正性训练……但那是以后的事了。

你可能觉得有责任对有些人不能滚动的原因进行讨论，但原因可能很多。当对这些问题的讨论完成后，这个人就可以重设模式开始进行纠正性训练。从这一点来看，这是一个大脑－身体相关联的事情，需要将它们重新连接起来。一种存在功能障碍的习惯性姿势或动作模式逐渐损害了滚动动作模式的运动控制通路。需要做的就是提供重建这个通路的程序。

第四，滚动并不是人们需要经常练习或经常做的动作，也没有这样的世界性比赛。当我们做滚动动作时，肯定不会墨守成规地用解析中建议的多个象限来完成。使用这些象限的目的是，在患者处于不利于做出动作的条件下来确认功能障碍。大多数情况下，要么能翻身滚动，要么不能，滚动似乎具有"全或无"的特点。

在这里，强大且发达的主要运动肌帮不上什么忙，体能水平也不会带来任何优势。高阈值策略会让翻滚动作像粘到地上一样。各个稳定肌的自动协调能力是关键所在，但遗憾的是我们控制不了它们。

呼吸和放松是启动滚动动作模式的关键，运动感知是另一个指标。一些人实际上能够完成某种滚动动作模式，但是却很费力，并且和其他滚动动作模式有很大不同，这也是一种功能障碍的表现。不要追求完美，只需找到不能完成或费力的原因，并将每种模式与对侧相应模式进行比较。

第五，上半身翻滚比下半身翻滚要求更高。在上半身翻滚过程中，双腿确实起到了承重作用。上半身滚动模式还涉及头和颈的动作模式，头部和颈部的姿势问题可能会让上半身的翻滚动作显得更加笨拙。

不用教怎样滚动。在下半身滚动动作模式中只需简单地提示患者双腿尽可能远地越过中线。在上身滚动动作模式中提示患者在眼睛、头和颈的引导下，尽可能远地使手臂越过中线。

最后，大多数人将注意的焦点放在滚动动作模式的运动部位上。但实际上，那些非运动部位才是关键。非运动部位的对侧必须保持拉长和稳定，但不要刻意去教患者如何做。最初，只需指导患者某一部位伸出而让其他部位保持不动。

一个运动节段和其他三个稳定节段的协调一致是运动控制的基础，这是需要观察的内容。如果这种协调性丧失，在最高级评估中就会发现导致运动控制出现 DN 问题的根源。

尽可能重启正常的滚动动作模式，为回到最高级评估铺平道路。如果有很好的纠正策略，就会惊讶地发现这种动作模式的重启有多快。

还要记住，不需要教授翻滚动作。滚动是一种基本的模式，已经存在于患者的"硬盘驱动器"里了。只需要清理程序里的错误即可。

滚动解析

见滚动流程图，339 页。

上半身俯卧位至仰卧位滚动。

下半身俯卧位至仰卧位滚动。

上半身仰卧位至俯卧位滚动。

下半身仰卧位至俯卧位滚动。

上半身俯卧位至仰卧位滚动

目的

这种模式是观察从俯卧位至仰卧位滚动时上肢、头部和颈椎的协调运动。主要用于观察运动控制和对称性。

说明

让患者在一块开阔的空间俯卧，双腿伸直，双臂上举过头顶。告诉患者用右臂引导，并随着右臂转动而滚动至仰卧位。另一侧重复上述动作并进行评估。

附加信息

经常用滚动动作模式来确认伸展模式中存在的严重稳定性功能障碍。要想很好地完成这项测试，需要良好的核心稳定性和整个身体的分段负荷序列。

可能的结果

- 能或不能从俯卧位至仰卧位滚动（FN 或 DN）。
- 能或不能从俯卧位至仰卧位滚动，并在试图完成动作时出现疼痛（DP 或 FP）。

如果结果是 FN 或 DN，则进入下半身俯卧位至仰卧位滚动。

如果结果是 DP 或 FP，则按照评估建议应用滚动动作模式流程图中 DP 或 FP 部分评估。

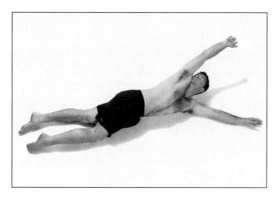

上半身俯卧位至仰卧位滚动

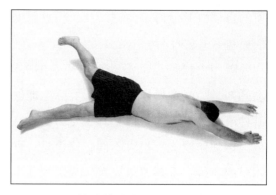

下半身俯卧位至仰卧位滚动

下半身俯卧位至仰卧位滚动

目的

这种模式是观察从俯卧位至仰卧位滚动时下肢和骨盆的协调运动。主要用于观察运动控制和对称性。

说明

嘱患者俯卧位，双腿伸直，双臂上举过头顶。告诉患者右腿先转动，并随着右腿转动而滚动至仰卧位。左腿重复上述动作并进行评估。

附加信息

很多时候，患者主动旋转时的协调顺序是存在功能障碍的，滚动动作模式很容易识别出这一点。要想很好地完成这项测试，需要良好的核心稳定性和整个身体的分段负荷序列。

可能的结果

● 能或不能从俯卧位至仰卧位滚动（FN 或 DN）。

● 能或不能从俯卧位至仰卧位滚动，并在试图完成动作时出现疼痛（DP 或 FP）。

如果结果是 FN 或 DN，进入上半身仰卧位至俯卧位滚动评估。

如果结果是 DP 或 FP，则按照评估建议应用滚动动作模式流程图中 DP 或 FP 部分评估。

上半身仰卧位至俯卧位滚动

目的

这种模式是观察从仰卧位至俯卧位滚动时上肢、头部和颈椎的协调运动。主要用于观察运动控制和对称性。

说明

让患者在平坦的地面上仰卧，双腿伸直，双臂上举过头顶。患者应只从右臂开始主动将身体翻滚到俯卧位。另一侧重复上述动作并进行评估。

附加信息

很多时候，用滚动动作模式来确认伸展模式中总体稳定性功能障碍。要想很好地完成这项测试，需要良好的核心稳定性和整个身体的分段负荷序列。

可能的结果

● 能或不能从仰卧位至俯卧位滚动（FN 或 DN）。

● 能或不能从仰卧位至俯卧位滚动，并在试图完成动作时出现疼痛（DP 或 FP）。

如果结果是 FN 或 DN，进入下半身仰卧位至俯卧位滚动。

如果结果是 DP 或 FP，则按照评估建议应用滚动动作模式流程图中 DP 或 FP 部分评估。

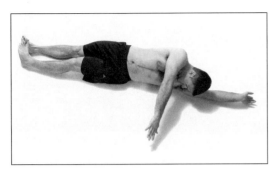

上半身仰卧位至俯卧位滚动

下半身仰卧位至俯卧位滚动

目的

这种模式是观察从仰卧位至俯卧位滚动时下肢和骨盆的协调运动。主要用于观察运动控制和对称性。

说明

嘱患者仰卧位，伸直双腿，双臂上举过头顶。告诉患者右腿先向右转，并随着右腿转动而滚动至俯卧位。左腿重复上述动作并进行评估。

附加信息

通常情况下，用滚动动作模式来确认伸展模式中的总体稳定性功能障碍。要想很好地完成这项测试，需要良好的核心稳定性和整个身体的分段负荷序列。

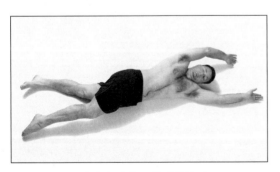

下半身仰卧位至俯卧位滚动

可能的结果

● 能或不能从仰卧位至俯卧位滚动（FN 或 DN）。

● 能或不能从仰卧位至俯卧位滚动，并在试图完成动作时出现疼痛（DP 或 FP）

如果结果是 FN 或 DN，且上述的所有测试中均没有 DN，则按照评估建议应用滚动动作模式流程图中 FN 部分评估。

如果上述所有测试的任何一项中有 DN，则按照评估建议应用滚动动作模式流程图中 DN 部分评估。

如果结果是 DP 或 FP，则按照评估建议应用滚动动作模式流程图中 DP 或 FP 部分评估。

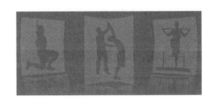

可以访问 www.movementbook.com/chapter8 获取更多内容、视频和额外资料。

（付本升　李雯　刘金玉　崔洪鹏
钟毓贤　周维金　译）

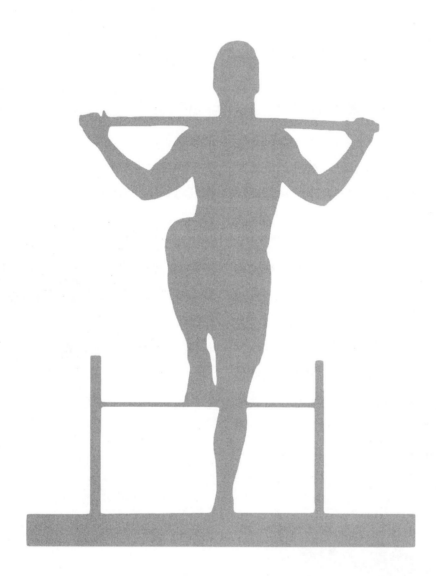

在讨论筛查和评估主要动作之前，应该总是将筛查和评估当作共性测试来看待。不要单独挑出来一个特殊的动作进行测试，也不要试图给予它不同的关注，夸大其作用和价值。仅仅为了节省时间就想去修改筛查和评估过程也是不合适的。修改应该只针对个人原因，必须根据身体受限程度或安全和职业原因等制约因素而定。在筛查和评估运动时可酌情考量个体化改变。

将功能性动作系统专门设计成一组联合的动作测试，从而共同构成基本的运动图谱。乔恩·托林（Jon Torine），这个名字在序言中曾提到，他是一位长期从事此项工作的朋友，他的经验和创造性的观点在这个领域很受重视。他可能是第一个了解功能性动作系统完整版本并将其应用到训练计划中的专业体能教练。他的观点对我们来说很有价值，就像卫星图像在战争中的重要作用。乔恩的观察对我们的纠正策略至关重要。由于他整天在一线实践工作中摸爬滚打，而不是仅仅阅读生物力学和运动学的书籍，他已成为系统应用方面的专家。许多人认为筛查没用，是不切实际或不可能做到的，而乔恩的特长就是大量使用筛查技术。

对筛查感兴趣的一些人会与乔恩讨论，希望在筛查过程中节约时间并思考方案。乔恩下面的回答有代表性并值得反复推敲："我会减少测试的人，但我绝不会缩短测试时间。"

乔恩告诉我们，可以通过筛查更少的人来节省时间，而不是在每次筛查中去减少测试项目。自然，评估每个患者时，他并没有忽略核心原则并且观点清楚，他会谨慎地筛查每一个人。筛查应该是预先设计好的，每次筛查都应该正确、完整。只有正确收集数据，所获数据才有价值。如果你时间有限，最好就正确并完整地对部分人进行筛查，而不是对全部人进行有缺项的筛查。

筛查和评估后的结果会影响到你的声誉，最终那将由你决定。到目前为止，没有人使用FMS进行统计研究，并且删减筛查项目也会降低FMS的效用。只有实际应用过并具备经验的人才有资格删减部分内容，而很多人没有这种条件。所有建议修改或删减FMS的人通常会在没有达到FMS专业水平的情况下提出问题。如果这是一个初学者的行为，那就完全可以被原谅。

在本部分内容中，我们将对每一个筛查结果进行分析，并讨论可能碰到的问题。涉及深蹲模式的第一部分会形成筛查应用的概念，不仅仅是涉及深蹲，还适用于整个筛查方法。即使深蹲不是你的主要关注点，也要仔细回顾这个关于深蹲的讨论。

深蹲

在奥运会举重项目中，抓举是指运动员将一定重量的重物从地面上拉起来，在身体前方以垂线加速的形式上升。在某一瞬间，运动员下降到深蹲姿势并迅速承受集中的重量。抓举过程中重量动能会停止上升并落到力线良好的身体上——肩关节成屈曲和外展的姿势，髋、膝、踝对齐，从而保证下蹲的运动中能稳定控制住重物。运动员从深蹲姿势站起来，保持重物高举过头顶。

举起重物是通过有效的动作模式完成的，而不是依靠一组肌肉。如果没有近乎完美的灵活性和协调性、速度及爆发力，就不可能具备惊人的力量和技能。这些最好的灵活性和稳定性在幕后发挥作用，因此主动肌才会发挥其应有作用。

在生活中，你会看到多种形式的下蹲动作。人类神经发育过程展示了我们如何使用下蹲模式来实现初始站立姿势。既然这是我们第一次学习如何移动，那么，为什么不将该模式应用于运动康复和矫形外科呢？

新生儿的父母看到孩子通过滚动、爬行、蹲起及最终的站立发展出灵活性、稳定性和平衡性，他们对此感到很惊讶。良好的力线和稳定的蹲起会赋予幼童在最高姿位控制几秒的能力。当婴儿达到运动探索和表达的目标时，良好的反馈就会促成完美的运动。

作为父亲，我观察到我的第一个孩子不断经历站立、观望四周、失去平衡到最终摔倒的重复过程。如果从蹲到站没有调整好力线，如果急急忙忙而没调整好重心，她就会摔倒，而且处在发育中的大脑会忽视这些没有用的低效模式。

抗重力过程中的尝试和失误教会了孩子如何通过平衡、协调、灵活性和稳定性来管理自己的身体，孩子有意识的注意力和反射活动在功能上有机结合。当时，我是一名教师、作家、讲师、物理治疗师和力量教练。凭借我的经历和知识，我没有对孩子做任何干预，孩子也没有什么动作必须要删减或改动，我什么都不做，只是坐下来见证了一个奇迹。

很多流派认为，蹲姿是短暂休息的一种方式，并且可以不同的方式应用于增强功能性力量。持续的下蹲运动，虽然没有包含任何上肢的动作，但仍会促进上肢的发展。然而，对上肢的力量训练并不会在下肢产生相同的益处。这本身就代表了下蹲作为力量平台是多么的强大。

重心训练的早期阶段，受训者会花时间学习如何利用平衡和控制在全范围下的正确深蹲。他们开发了以良好深蹲模式为基础的力量平台，但当前的看法忽视了深蹲技能的缓慢、稳定发展和持续保持的那些益处。在这一点上，我们犯了根本性的错误，其实一开始就产生了动作筛查的需求。我们开始更多地考虑练习，而不是运动。

可能看起来令人难以理解，但这正是我们所犯的错误。我们看到深蹲运动训练对腿部的好处很明显，就继续开展深蹲练习。有些人不能完成这些练习，所以我们修改了深蹲标准，使其更具通用性，以获得更大的吸引力。重心转移比单纯的移动更重要，所以，我们改进了常规练习而不是纠正受训者有缺陷的动作模式。

"请抬起足跟。

如果你不能深蹲，就蹲至大腿水平位。

我在颈后蹲中抬得比颈前蹲要高，所以颈后蹲更好。"

接下来更重要。

"如果下蹲过程出现疼痛，就进行腿部推举。"

随着越来越多的人进行重量训练，不良动作模式也跟随他们进入健身房。他们想要锻炼，但没有意识到良好的运动是重量训练的先决条件。针对这个日益严重的问题，人们采用了典型的模式解决方案：如果达不到完美的训练模式，那就修改训练以适应我们的缺陷。这些修改过的训练既包括局部训练，也包括全身肌肉的训练。训练的结果就是肌肉力量得到增长，但动作模式发生了退化。现代的设备和技术实际上使受限和不良动作模式更加明显。

一些老牌学校的教练注意到这一点，导致他们完全反对重量训练。他们之所以反对举重，是因为举重的孩子不能很好地运动，他们认为，这会让运动员变得僵硬和反应迟缓。但当教练们注意到这些问题时，重量训练的势头已经发展起来了，再纠正已经太迟了。

这些循规蹈矩的教练不明白这并不是重量训练的问题，而是训练程序的设计单一且不完整。反复的局部动作模式训练及不断增加的重量又强化了这种局部动作模式。当我们在进行负重深蹲训练时，运动员早期会变得更强壮，但不久的将来会遇到问题。

健身房的健身设备为我们提供了另一种解决方案，如果一个人蹲不下去但想要锻炼腿部肌肉时，就利用腿部推举、腿部伸展和腿部屈曲器械来辅助训练。通过这些器械，就可以训练腿部肌肉而不用执行功能性模式。

原动肌得到训练，而稳定肌的训练滞后，这是一个重要的问题。在局部模式训练、孤立肌群训练或大部分器械训练中，稳定肌并不是以一种自然的方式工作的。

"在锻炼之前先掌握运动。"

基础对我们来说意味着一切，利用健身器械只是构成辅助训练的一部分，而不是利用器械

来创建一个健身计划以重获深蹲模式。人们将深蹲动作解析成一系列的原动肌活动，今天仍然以同样的方式评估这个动作。稳定肌在评估和训练中常被忽略，但筛查揭示了问题的真相。

如果有人不能深蹲，也就是说，他要学会的是正确的深蹲模式。在学会正确的模式前不要训练。孤立训练和局部训练都会使问题更严重。

深蹲筛查中的错误

在向大家介绍完 FMS 评估系统后，我和我的同事们看到其他评估方法也将双臂举过头顶深蹲的方式纳入筛查内容，一旦这种下蹲方式作为 FMS 筛查系统的一部分流行起来，那么就很容易变成一种评估方法。将筛查动作模式的原理看成是一种评估方法——这就是之前提到的还原论者的观点，这种观点是不合适的。请参阅附录 11。

显而易见，其他以深蹲为基础的动作模式测试方法的发明者很欣赏 FMS 的深蹲模式。但是他们知道，很多受试者并不能完成这个动作，即使健康人也依然不能很好地完成该动作，也就是说没必要追求达到全范围深蹲。

为了避免受试者的活动范围、稳定性及运动控制在动作终末段受限，他们选择任意一个位置让其中止下蹲，并且在位置不确定的条件下继续讨论方向的偏离问题，就好像在进行医学诊断一样。

如果不能明确原因，那么膝外翻的意义就不清楚。如果不明确髋关节可以做什么运动能阻止足旋前，那么足旋前的意义就不清楚。实际上，导致骨盆倾斜的原因可能就是灵活性和稳定性的问题。

这么做可能会涉及多种评估形式，但是，它综合运用了评定功能动作模式和运动控制解剖学的知识。如果你真的了解运动，那么就会明白，在分析多节段的动作模式及复杂的运动链过程中，很少能通过单一的解剖结构一锤定音。

错误 1：在筛查前就对下蹲进行评估。

错误 2：没有调查其他基础动作模式就把问题归责于某种特定动作模式中的一部分。

错误 3：没有识别最弱的运动链，就仅仅针对模式建立纠正系统。

错误 4：采取了一个孤立的方法，注重损伤而不注重功能模式的恢复。

错误 5：忽略了对动作模式的全面观察，也没有搞清楚和暴露出深蹲动作的受限情况，而是随意确定一个范围，并在这个具体位置上讨论深蹲动作的不足。

底线：如果想用更多类似的评估方法分解深蹲动作，那么就使用 SFMA。对深蹲动作模式问题的本质和缘由感兴趣的任何人都可以使用 SFMA 去解析这个动作。然而，要记住 SFMA 和 FMS 都有一个共同的原则，首先要纠正基础动作模式和解决不对称问题。

如果你首先解决了以上两个问题，那么就能解决深蹲动作模式中出现的大多数问题。SFMA 能对深蹲动作各部分进行系统的解析，但这是建立在其他动作模式功能正常的基础上。深蹲动作中出现运动障碍则提示有灵活性问题，而如果深蹲动作中没有出现运动障碍则提示运动中可能存在模式问题或者运动控制问题。如果仔细观察，FMS 会告诉你这些。

SFMA 用于存在疼痛的情况下临床动作模式的评估。如果不存在疼痛问题，那么 SFMA 就只能粗略地评估运动是否合格。因此，SFMA 中的解析策略与 FMS 中的纠正性训练相对应。

这意味着 FMS 中的纠正性训练是对每个动作模式的再分解过程。

以非临床目的来解析深蹲动作会造成更多困惑和狭隘的想法。

对称性与不对称性

深蹲被称作对称性动作模式，是 FMS 中没有对称地区分身体左右侧的两个测试方法之一。俯卧撑则是其中另一个对称性动作模式，它展示了身体两侧同时参与推起的运动方式。

若在其他测试筛查过程中身体出现不对称运动，也不用再对深蹲和俯卧撑动作模式进行测试。不对称性很可能会引起受限或者损害运动控制。身体一侧灵活性和稳定性的降低几乎肯定会影响到整体动作模式的对称性，造成不当的肌肉收缩、重心转移，甚至引起身体扭曲。

首先，应关注不对称性，以减少对动作模式的影响。然后，再次检查深蹲或者俯卧撑这两个对称性动作模式。去除不对称因素可能会改变或部分改变对称的动作模式。由于对称动作模式的训练并不会解决不对称这一问题，所以去除影响因素是最合理、最合乎逻辑的方法。

最值得关注的是身体哪侧受灵活性或稳定性的影响。我们要始终将存在问题的动作模式当成一个基准用来核查受限的改善程度。一旦发现不对称性，那么就将身体对侧相应动作模式作为对比基准，应用于纠正性训练。

坚持筛查

只要你愿意，筛查就会按照你的意愿来完成它的工作。如果你想纠正深蹲模式，筛查就引导到深蹲动作。然而，如果深蹲模式较差，但你在原始或不对称动作模式中发现了程度相似或更严重的障碍，那么深蹲动作模式就不是问题，也不是最脆弱的环节。只有当深蹲筛查测试得到最低分且无不对称性问题时，才应该对深蹲模式进行纠正和干预。

永远都不要把深蹲看成一种测试。在 FMS 的所有测试中，深蹲这个动作可最大限度地展现了稳定性和灵活性情况。因此，不能将深蹲看成一种简单的诊断工具。它可能是一个潜在问题的标志，而不代表完整的评估和筛查。FMS 的其他 6 项测试的主要目的就是说明在初始位置的深蹲模式为什么出现问题。

我们不能把深蹲困难的原因归结于紧绷的肌肉群、僵硬的关节或肌肉无力等单一的问题。踝关节活动的严重受限肯定会阻碍深蹲，但这只是一个特例，而不是常规。深蹲模式受限使躯体与大脑之间的联系受阻。早先或当下发生的灵活性和稳定性问题，会引起大脑中支配深蹲的运动程序发生变化。即使发现并改变了存在的问题，大脑中的运动程序也不一定会及时纠正，除非能够设计纠正性训练程序来加强原来的基础动作模式。

灵活性和稳定性问题经常发生，并且这两类问题会互相影响。紧张就是指异常的肌肉活动产生的额外张力。其他肌群控制能力不足就会导致某一个肌群产生额外张力。

把深蹲中存在的问题描述成单纯的解剖受限或者失能就显得目光短浅了。要解决引起深蹲明显受限的问题，处理单独的受限是对治疗师的职业要求，但更要尽快解决模式问题。

自从我们首次提出 FMS 这个概念以来，深蹲动作已经引起了广泛的关注和讨论。主要原因是那些自以为健康强壮的人和运动员们通常在深蹲动作模式中都存在问题，这没有减少他们在健身和竞技方面的成就，只是说明他们的动作模式存在退化。

这种退化是不能从表面直接观察到的。就像肌肉萎缩一样，当肌肉停止工作时它就会慢慢萎缩。当一个身体健康的人失去了对基础动作模式的控制时，动作模式的萎缩就可以被观察到。过度训练、不当训练、没修复的损伤、代偿、肌肉力量失衡及这些因素混杂在一起通常就会引起动作模式的萎缩。

深蹲动作模式的主要目的就是将身体重心尽可能地降低，把它看作是一个动作模式，而不是训练方式。当我们选择将它用于训练时，才可以将它看作是一种练习，但首先仍然是一种动作模式。

下面举两个例子来说明。

例 1

一位深蹲受限需要重度代偿才能完成动作模式的患者，往往被认为是踝关节背伸受限。如果在运动受限的深蹲姿势结束时刻拍照，照片可能会显示踝背伸的角度只有 10° ~ 12°，并据此推测是踝关节活动受限。

实际情况并非如此。可以把一只脚踩在小凳子上，以闭链运动的方式测量踝背伸的角度，让患者把身体的大部分重量都压在后侧脚上，然后身体向前倾斜至重心落在前侧脚上，以此证明进行闭链运动时踝背伸的活动度不受限。在这个体位下进行踝背伸要比在深蹲体位下容易。从这个例子来看，不能将深蹲动作模式受限简单归咎于踝背伸受限。

当发现受限的动作模式以后，就可以通过最低评分来挑选出最薄弱环节，并使用简单的、不对称原则来对比双侧的低分情况。一旦发现了最薄弱的动作模式，就是我们要解决的第一个问题，就可以使用纠正策略去处理发现的最需要改进的灵活性和稳定性问题。

通过处理整体或部分动作模式来提高筛查

的质量以解决问题。将纠正策略聚焦于身体的某处低效部分不会产生更大的纠正性训练效率。如上所述，踝背伸可能不是问题或只是问题之一。不要为了治疗而治疗。对目标模式灵活性问题的纠正处理应该做到有的放矢。

例2

对于在深蹲过程中无法保持手臂垂直居中举过头顶的人来说，通常专业的解释是背阔肌紧张，他们在深蹲测试中，手臂频繁向前摆动。如果在下蹲时能够将手臂保持在头顶说明他们不需要手臂代偿，可以自由活动。然而，上述对运动的解释又一次过于简单化，认为手臂的前摆是由于背阔肌紧张引起。

你可以让同样一个人平躺在床上，双臂举过头顶来测试这个动作，展示整个肩关节的活动范围，即手臂前屈过头顶后放置在检查床上，让患者最大限度地屈髋和屈膝并向胸部靠拢。保持骨盆和腰椎贴在检查床上，这将使腰部深筋膜拉紧，而腰部深筋膜是背阔肌的近端附着点。如果患者的手臂仍然可以举过头顶后摸到检查床面，那么可以认为，背阔肌的弹性并没有受到限制。

产生代偿的结果

如果一个人的肩关节或踝关节活动范围正常，那么在深蹲模式下关节活动范围为什么会受限呢？我猜测是那些核心肌群力量不足的人需要辅动肌的代偿来帮助稳定和保持姿势平衡。这种代偿虽然可以完成动作，但不是最佳选择。因为在核心肌群不稳的情况下，原动肌可能会导致关节错位，进而产生关节僵硬，甚至受伤。

不良的运动时序也会影响正常的关节活动范围。牵拉原动肌可能在短时间会有改善，但这只是暂时现象。深蹲时需要良好的躯干及骨盆的控制，背阔肌、股四头肌和比目鱼肌都会收缩并参与其中。

即使存在背阔肌灵活性的问题，但也不能保证它就是问题的根源，因为筛查可能会找出其他更多不对称、甚至有缺陷的关节或肌肉。背阔肌问题可能只是因为动作模式或稳定性较差而引起的一种不良反应。

不要把运动问题归咎于某一块肌肉，如果把问题只归咎于肌张力，就容易忽略肌力或稳定性不足。反之，如果把问题归咎于肌力或稳定性不足，就容易忽略肌张力或代偿反应。

深蹲的稳定性和灵活性

我们有时会看到一些人完成深蹲动作的情况与他们的外形并不相符。例如，一个非常强壮的人，具有难以置信的深蹲力量，但无法在单纯抗重力情况下完成过顶深蹲动作。然而，另一个明显没有负重蹲起能力的人，反而会很轻松地完成过顶深蹲。

这并不是说例1患者力量训练不重要，只是表明肢体力量的训练超过了核心及躯干肌群的稳定能力。只要不进行全范围的运动，蹲起的力量还是很强大的。只要下蹲时股骨处于水平位或不下蹲到水平位以下，肌肉的不当收缩仍能够推动整个动作。一旦下蹲到水平位以下，股四头肌再强，身体也会失去平衡，股四头肌的张力升高，臀大肌、骨盆及核心肌群不稳，最终导致整个人会向后摔倒。

在深蹲的末期，在深层核心肌的稳定作用下臀大肌开始发起垂直运动，向上蹲起至水平位，期间腘绳肌和股四头肌发挥辅助作用。但加强核心力量也不是最终的解决办法，一个人可以接受大量的核心强化训练，但在深蹲模式中只有增强核心稳定性及动作模式的控制性，深蹲才能得到改善。

人们通常认为稳定和力量在运动中的意义相同，而事实上它们并不相同。保持关节稳定往往要比活动关节更省力，尤其是在负重情况下更是如此。实际上，力量的增强确实可以增加稳定性。然而，动作的灵活性和稳定性是两个完全不同的软件程序。

这让很多人困惑，因为他们把注意力集中在肌肉这个硬件上。但与计算机硬件一样，控制动作的是软件。笔记本电脑可以用作音乐播放器、图片编辑器或执行高级会计程序，你使用的是同一个硬件，只是软件不同。同样，一块肌肉，它的活动范围相对固定，我们要求它既要学会控制又要保持稳定，就像使用弹簧式握把训练器来稳定雕塑家、艺术家或音乐家的手一样有意义。

没有目的的肌肉锻炼并不会改善稳定性，因为本体感觉和肌肉时序性比肌肉张力的增强更重要。提高稳定性的秘密是时序，广义上说是运动控制。稳定肌比原动肌更小、更弱，其仅有的作用就是发挥稳定性，因为它们不会产生普通意义上的张力。稳定肌会先被激活去控制关节而产生瞬时力线。稳定肌可以减少运动偏移和关节滑动、维持力线和时序，从而增加主动肌的效率。

为了提高稳定性而专门训练肌肉的力量是无效的。稳定肌紧靠关节轴线分布，可以发挥控制和稳定的机械优势。力量看上去强了，但动作模式筛查评分会降低，并且真正的功能性力量也会降低。这些没有进行功能性力量训练的人会用非功能性方式给自己测试，结果发现局部力量增强了，并误认为自己的整体力量也增强了。

筛查中表现良好的动作模式意味着稳定肌发挥着积极作用。人们习惯于单独分析和测试

稳定性，也通常将其作为次要指标。然而，与侧方平板支撑相比，一个标准的深蹲动作模式意味着更好的稳定性。侧方平板支撑是静态稳定性的良好表现，但不能反映深蹲这样的整体动作模式所需的动态稳定性。

深蹲：模式和训练

深蹲不是一种训练，而是一种动作模式，是从地面到站立的体位转换过程中成长和发育的一部分。深蹲可以作为一种训练方式，但它首先是重要的动作模式。

在你第一次深蹲时，动作的顺序应该是从下往上，而不是从上往下。奇怪的是，当我们练习负重深蹲时，是从最高体位开始负重，然后向下运动。实际上，这在自然条件下是不会发生的。而像硬拉这样的动作是符合自然的。从本质上讲，我们在以不自然的方式训练自然的动作模式。实际情况下，我们通常是在深蹲末期才开始负重，而不是先负重再下蹲。

同样，我们也没有打算让筛查中的深蹲测试这一动作去模仿负重下蹲的练习。例如，深蹲测试的足部位置是笔直向前的，而足外展通常被认为是负重深蹲时最有效的足部位置。

筛查的目的是将深蹲测试结果分为三大类。
- 功能完整（3 分）。
- 中等受限（2 分）。
- 显著或严重受限（1 分）。

足尖外转能帮助一个有中等受限的人获得功能完整的分数。如果把足尖向外转动 $10° \sim 15°$，那么，深蹲得分应该从 3 分降到 2 分。在这种情况下，在此类人群中有一半人处于中等受限的范围，虽然得分为 2 分，但深蹲动作可以被认为是完美的，而另一半人的深蹲被认为存在显著受限。对三个不同的类别进行

详细解释很重要，这样，我们才有足够能力去识别薄弱环节，并通过有效的训练加以解决。

如果两足平行、两足分开比肩部稍宽，深蹲就会更加困难。在深蹲模式中只表现出一点或没有灵活性或稳定性问题并不意味着真的没有灵活性或稳定性问题，只是没有表现出来而已。

足向外转动也体现出力学优势，它提供了一个更宽的基底，并且对骨盆控制和髋关节最大活动范围的要求不是很高。

我们通常建议在深蹲运动及训练中要注意足尖向外转，但这是测试和训练的区别。测试应该高于标准，并准确记录功能。训练则是加强现有功能，提高效率。

注意一个问题，那就是关节僵硬会掩盖稳定性问题并引起灵活性降低。在筛查深蹲动作中得 1 分的人可能为了增加支撑、控制和稳定而导致关节僵硬。在深蹲和其他功能性动作模式中观察到的僵硬则是维持个体正常功能的因素。

就算解决了灵活性问题，也不代表解决了所有问题。如果你身体的某一部分失去灵活性，就需要再次复查动作模式。如果灵活性没有得到改善，神经肌肉的稳定性也不会改善，必须尽快解决这个问题。只有整个动作模式恢复了，筛查中才会出现显著的稳定性改善。

完整模式训练

自从第一次引入筛查以来，我们已经从那些无法深蹲和深蹲困难的患者那里获得了许多知识。我和我的同事最初想单纯利用系统性牵伸和增强所有肌肉力量的方法来改善深蹲模式，但结果却不尽人意。

我们制订了无数的计划来改善深蹲模式。

当这些计划被证明无效时，我们就不再把深蹲当作一种机械运动，而是把深蹲看成一种行为，即一种动作模式。不去考虑深蹲模式中孤立的某部分，我们发现不良的动作模式会影响整个深蹲动作中的所有环节。

这并不是说只需针对模式进行训练和康复。我们一次只解决了一部分的柔韧性和灵活性问题，而没有解决全部问题。我们只是暂时改动了硬件，但如果不重设软件的话，这次改动一定不会是最后一次。

当意识到不需要重新创建动作模式和运动程序时，会感到极大的宽慰。所有人的模式都存在于身体里，只需要重设系统。也许有些功能永远不会恢复到以前的水平，但是你一定会惊讶地发现有很多功能的改善超出了预期的效果。

筛查第一次被提出时，人们提出了批评，对于一些运动员和健身者来说这些筛查太难了。通常，人们会问是否可以降低标准。但问题在于，筛查并不是绝对要求每个人都必须获得完美的分数，不是每个测试都必须取得 3 分，不是在任何测试中都必须发现有不对称的问题，而是去试图评估是否存在主要的功能障碍，并不是去制订不切实际的标准以便让每个人都接受纠正性训练。

我们热爱训练，希望每个人都能找到合适的活动去重塑和完善运动。但是通常不是以这种方法来管理训练和活动。如通过控制疼痛来获得活动，并通过服用消炎镇痛药来维持运动，想利用低质量的运动来纠正不良的动作模式，是不会成功的。训练和竞技不应该引起负面问题或错误模式。但是现实却相反，负面影响确实发生在那些筛查中存在不对称问题或得 1 分的人身上。

经验丰富的人会从筛查的低分段入手，但

新手则一直关注筛查的高分段，而高分段对一些人来说有点遥不可及。有人认为筛查中取得3分几乎是不可能的，并以此为理由为各种问题进行开脱。其实不应该这样想问题，即使说的部分在理，但那并不是筛查的目的。

"筛查的目的是解决1分问题的同时处理不对称问题。"

为了达到这些目的，最可靠的训练方法就是在提高运动成绩的同时缓慢而有条理地提高运动质量。优秀的教练可以凭直觉做到这一点，但其他人需要"指南针"和"地图"的指引。这种方法看起来像是一种思维模式的转换，其实它是一种新的观点，即以动作筛查和评估为工具。这种令人耳目一新的观点对我们的团队来说，既有启发意义也是一个考验，但它却是一种正确的选择。

只要有可能，整体模式的形式就是通常的做法。从本质上讲，这是最初学习深蹲的方法，也是在深蹲模式发生障碍后重新学习的最有效方法。有些人希望这是一个绝对的陈述，但这是不可能的。事实上，这个世界上绝对的事情是很少的，你在筛查和评估内容中不会发现很绝对的结论。这个"可能条件下的整体模式"的规则，意思是如果不是绝对需要，就不要将模式分割。

同样，在整体模式训练前要做好肌肉的牵伸和放松训练，这样，通常会使事情的解决更加顺利。虽然关节活动显著受限和不稳定这些问题确实需要解决，但深蹲困难的患者中这些问题的发生率其实并不高。

作为一个团队，在调查原因之前，先要确认存在什么问题。还需确认深蹲受限发生的时间、受限时的主要问题，然后，筛查会回答为什么出现这些问题。

仔细琢磨以上内容。如果正在进行动作筛查，就不要太过烦琐地研究深蹲并且不要将其分解。只要将筛查做完，你可能会发现其中一个模式存在不对称，而另一个模式存在更明显的受限。你已经解释了为什么你的客户蹲不下去。不能深蹲的主要问题并不在于深蹲本身，而是因为身体左右两侧不对称。在整个筛查的过程中，动作的受限问题比深蹲本身更严重。筛查规则要求必须首先解决这个更严重的问题。问题解决了，有可能会对深蹲模式有极大改善，也有可能只有一点改善。重点并不是解决深蹲，而是解决深蹲模式中存在的问题。

一旦这样做了，为纠正深蹲模式而设计的策略通常会奏效。纠正系统中的每一个更高级的策略都依赖于前面的基础纠正。

当我们在运动中发展了筛查知识并获得了新观点，我们就会努力遵循整体模式的规则。采用不负重或进行辅助训练是创建整体动作模式训练和练习的唯一途径。辅助训练本质上就是让人们在训练模式时以小于自身体重的负荷量进行运动。通常，辅助训练可以提高训练频次或者扩大活动范围，或两者兼而有之。辅助训练时，可以以小于体重的负荷量练习深蹲模式来提高熟练度，直到能够承受自身体重，然后开始小负荷训练，最后进行抗阻训练。

深蹲中的反向促成

我们还应用了一种非常有效的技术叫反向促成。在274页还有详细讲述。采用这种技术，可以从下到上训练深蹲。这样做主要有两个方面的考虑。

第一，受试者对于如何深蹲并没有概念，因此，学习深蹲动作对他来说十分困难。

一个不能深蹲的人不知道双侧手臂举过头

顶、脚跟踩平后完全蹲下是什么感觉。如果一个人不知道自己的目的地在哪里，又怎么能够到达目的地呢？深蹲时，第一个自然趋势是不能用核心肌群来稳定骨盆，而是用股四头肌来减慢重心的下降速度。否则，就会不必要地拉紧不合适的肌肉，从而限制活动范围。

第二，反向模式之所以能起作用，是因为在运动发展的早期不是从站位开始下蹲，而是从爬行逐渐变成蹲位、跪位或单膝跪位的姿势，然后再从这个基础上站起来。

在我的《运动的身体与平衡》（*Athletic Body and Balance*）一书中，讨论了深蹲的过程，即一个人弯下腰去触碰足趾，并在持续触碰足趾的状态下完成深蹲。弯腰触碰足趾放松了下背部的肌肉，实际上使核心肌群失去了作用。我们在研究中发现，核心运动过多与核心运动不足一样糟糕。通过拱背和屈髋，暂时去掉过度的核心力量和大腿力量。在这个姿势下，股四头肌或背阔肌不能支配骨盆，从而去除了其对动作的额外影响，骨盆便可以自由地找到中立位置。

然后，我们要求受试者一直保持手指触碰足趾的状态，弯腰的同时屈曲髋、膝、踝，直至深蹲，这一过程中即使使用了薄层鞋垫也要确保足跟平放在地面。在大多数情况下，这个受试者的深蹲是远远低于水平位。现在需要做的就是把手臂放在前面，或者可能的话把手臂举过头顶，然后站起来。

这种反方向的深蹲模式解决了深蹲的难缠问题，对于有严重障碍的人来说，这个问题是类似的。我们用这种反向模式打破了一个旧的运动程序，立即消除了数周或数月的挫败感。当然，与其他训练一样，如果要改变一个行为，受试者需要反复地进行这样的训练。

当教授这种训练时就会出现最常见的问题，而这正是 FMS 理论所强调的——如果受试者不能触碰他的足趾，那么就不要让他做深蹲的动作。

大多数碰不到足趾的人，做主动直腿抬高动作都会比较困难。我们通常先解决不能完成主动直腿抬高的问题。如果这个问题解决了，但仍然碰不到足趾，那就是动作模式的问题了。

深蹲的反射性神经肌肉训练

你也可以将反射性神经肌肉训练（reactive neuromuscular training，RNT）应用到深蹲模式中，效果非常好。这是让神经系统按照你的意愿完成工作的另一种方法。这种练习在 275 页有更全面的阐述，它可以放大蹲下时的细微缺陷而产生一种本体感觉平衡反射——防跌倒反射。你可以使用弹力带来放大这种无意识的失衡或较差的平衡策略，如果应用正确，这种基于灵活性和稳定性的自动反射应该能够纠正所观察到的问题。

由于这些问题是无意识的或不是故意的，所以，用语言暗示来指导的纠正技术几乎没用。你可能会发现短期效果较好，但是训练的持久效果不会很理想。我们不是依靠语言指导来学习动作的，运动的语言不是记录在脑海中的文字或图画，而是一种感觉。你必须做出改变，而不是靠口头传授变化。

应用弹力带会让我们远离错误。应用它的目的不是去添加弹性阻力进行抗阻运动，也不是为了追求某一肌肉群的训练效果，更不是为了增加力量，而是运用潜意识来提高运动的控制和效率。放大错误是为了改变稳定肌的活动顺序和动作模式中原动肌的活动。

举一个常见的例子，患者在下蹲过程中常

常会发生单膝或双膝向内塌陷并伴随足外翻。这时，用手向内按患者的膝关节，施加适当的压力来帮助患者建立稳定，而不是教患者如何去对抗。我们在患者站立的时候给他施加压力，然后，再教患者在下蹲的整个过程中继续维持压力，尽可能地深蹲。

在下蹲时患者会本能地感觉需要向外施加更大的推力。在现实中，我们发现稳定肌群没有发挥作用。我们其实是在强化膝塌陷的过程中来纠正它。一旦确定这项技术对某人有作用，那么就将弹力带绕在其膝关节上，逐渐减小弹力带的阻力，直到稳定序列得到改善。

如果下蹲时发生肩胛骨旋转、手臂前伸，也可以应用同样的方法。站在患者前面时，将弹力带系在患者肩胛骨周围，用合适的力量向前拉，这样可以更好地激活上半身的核心稳定性。在患者尝试下蹲之前，我们已经为患者建立了站立稳定性。

建议与受过专业培训的人一起练习这些技巧。你也可以在我们的教学视频中回顾这些技巧，并与同伴一起练习。在你不熟习这些技术之前，不要指导患者练习。在熟练掌握了这些技术之后，再在你的工作中运用这项技术。

深蹲的影响

深蹲对 FMS 中的其他筛查动作影响深远。当受试者在深蹲测试中得到 3 分时，证明这个人具有良好的灵活性和稳定性。这样的人在筛查的其他测试中通常也会得到很高的总分。深蹲是身体功能良好的生物学标志动作，但不是唯一的标志，不能孤立地看待它。同样，测试结果为 1 分也需要仔细地思考和分析原因。深蹲模式中得 1 分说明障碍较严重，通常在其他筛查测试中得分也不高并存在不对称问题。

我们已经注意到，在动作筛查中，损伤风险的增加有一个极限，这里使用总分模式。但是，最好在不发生对称性障碍的情况下，看看每个测试中那些获得 2 分或更高分时避免损伤风险增加的最低要求。

似乎还有一个极限，那就是单独应用纠正性训练效果会降低，并且单独训练不会产生同样有效的训练结果，只能提高一点分数。这个极限看起来与深蹲有关。在初步调查中发现，在深蹲测试中得 1 分的人接受传统纠正性训练的效果要弱于得 1 分以上的人。如果接受更有效的训练策略，这些人是可以提高的。

在这些情况下，专家应用高级软组织技术比单独训练能够取得更好的效果。与物理治疗师、脊椎按摩师或运动教练之间的沟通也会加快进步的速度。深蹲的严重受限会掩盖许多不可预见的问题，传统的训练计划可能会逐渐加重这些问题。

再次强调，这并不是说把注意力都放在深蹲上，而是应该逐一解决问题。首先，把 1 分当成一个警告，纠正性训练方法可能需要的时间更长，其他一些观点可能会有帮助，而先进的技术可能会加快改善的进度。

最后，深蹲只是 FMS 7 项测试中的一项。很多时候，要想在深蹲中取得更好的成绩，最快的方法就是把注意力集中在筛查的其他部分。这是动作筛查和评估能教给我们最重要的一课。保持开放的心态，利用工具来帮助你。该系统认为，应该遵循功能动作模式再发展的连续性。

如果你遵循这项原则，你就会找到最薄弱的环节、最大的限制和问题最多的模式。至关重要的是确定最薄弱环节并系统地、安全地克服这一环节。如果出现了另一个问题，那就解决它。一旦你建立了最低水平的动作模式，那么，训练就能够重新开始，并可以继续追求更高的运动质量。最终的目标并不是进行纠正性训练，而是避免不当的练习、活动和生活方式。从根本上说，我们必须努力训练，使健康和动作模式保持同步。

跨栏步和单腿站立

FMS 中的跨栏步筛查和 SFMA 的单腿站立测试都属于系统的 7 个动作模式。在 FMS 中，跨栏步是 3 个测试的一部分，这些测试中的窄基底对受试者来说是一个挑战。同样，弓箭步测试和旋转稳定性测试也因为窄基底而具挑战性。

跨栏步和单腿站立测试同时考察了灵活性和稳定性。我们不能只讨论问题的一面而不讨论另一面。相反，要习惯于分清主要和次要问题。不负重腿在髋关节屈曲动作中的灵活性显著受限会自动引起负重腿稳定性的代偿，并危及核心稳定性。

想象一下，当不负重腿的髋关节屈曲约 85° 或 90° 时，设置一个障碍，大脑会立即识别障碍，进而做出稳定性的调整以跨过障碍。此时，一味追求动作数量就会破坏了动作的质量。不负重腿、负重腿、躯干或肩关节就会自然出现代偿表现。相反，稳定性问题会导致动作的改变或受限，这看起来是灵活性出现了问题，而实际上，它是由于运动控制不良造成的。

出于本能，身体通常会为了追求运动数量而牺牲运动质量，这就可以解释我们为什么不从一开始就进行稳定性训练。目前，健身和康复方法体系中有很多方法能够对稳定性进行单独测试，但是只有建立起基础灵活性它才有实际意义。

大多数的教练员认为，稳定性的缺乏反映了身体适应能力的不足，并需要进行更多的练习。但有时需要逆向思维，如果练习的方式不对，会使稳定性更差。如果训练没有针对性，做再多训练也是无用功，甚至会引起更多的问题。所以，首要任务应该是找出破坏稳定性的因素，而不是开始就进行稳定性训练。

研究表明，高阈值策略会引起不良的运动控制。高阈值策略是一种对损伤或长时间的不当练习表现出的核心肌群过度反应。

现代对核心力量的过度关注可能会加重功能障碍。核心肌群不一定总是有问题。有时，这些肌肉组织需要变形、拉伸和重置。瑜伽里几乎一半的动作都能通过训练核心区域来提高灵活性，而其余一半的动作则要求稳定性和控制能力。这种平衡是一直存在的，而不是偶然的。4000 多年前，人们就已经了解脊柱的灵活性和稳定性，通过大量的训练，人们直观地发现了一个问题，即两者之间经常发生不平衡。

一方的改进不应该限制另一方的发展。现代训练实践中，经常运用抗阻训练来达到增强肌力的目的，与此同时，这会引起灵活性和稳定性的降低。需要增加力量、提升负重控制和增强爆发力时，围绕灵活性和稳定性的项目又会影响这些训练效果。某一种能力，如一组独立肌肉群的力量或特定关节的灵活性，都不能保证整体具有良好的运动能力。最终能体现身体协调能力的就是对称和不受限制的动作模式。

早在 20 世纪 70 年代中期，弗拉基米尔·扬达（Vladimir Janda）博士就建议把单腿站立当作一种研究姿势肌活动的有效手段，以此对稳定性做出功能性评价。他的基本观点是，不应该把单腿站立姿势看成是一种静态。在当时也有很多人对照网格线或铅垂线来筛查和评估姿势，通过记录力线和不对称性来评估姿势控制和肌肉功能。

我们不应该低估了这种观点。实际上，许多有经验的训练专家和临床医生都通过静态姿势评估而获得非凡的洞察力。扬达博士提出一个观点，想将两种方法进行对比而并不是取代它。他认为，在主动移动时，大多数人在步行周期中主要是单腿站立。

单腿站立提供了窄基底和静态控制下的重心转移。这比与肩同宽的双足站立位更具有功能性和动力性。

让我们一起来思考下面不同的情景。

情景 1：如果你通过对比网格线注意到了静态双腿站立时的非对称性，但单腿站立测试中几乎不存在功能障碍，那么，可能就不是功能性问题。你看到的是一个不良的姿势习惯，它对功能的影响可能很小。

情景 2：如果在静态的双腿站立中没有发现问题，具有完美的对称性，而在单腿站立测试中只能维持 3~5 秒平衡。那么，你就又一次发现了两个系统之间的结果不一致。双腿站立中隐藏的潜在姿势问题，被单腿站立测试展现出来。

情景 3：它们没有表现出任何冲突，两个测试结果一致，均功能正常或异常。

正常站姿可以简单地看作是一种非对称的表现形式，只是这种非对称性会随着活动自然地消失。让我们来看一下情景 1 和情景 2 为什么会出现不一致。

大多数人在站立时都采用舒适并省力的静态姿势——一种可以长时间站立的姿势，因为这种站姿效率高。但这样一来，也会降低快速应变或转换成动态的能力。单腿姿势对功能方面有要求，人们在失去平衡之前是顾不上力线

的。他们会用身体的扭转及代偿来避免失去平衡，这是关键。

尽管正常的步行周期中不用维持 3~5 秒的单腿站立姿势，但不对称、错误的力线、受限的单腿站立能力均会大大降低步行的效率。研究表明，正常的单腿站立可以保持 10~20 秒。很明显，这种 10~20 秒的单腿站立是需要一定能力的，这种姿势不会被持续抖动、偏离初始位置等干扰。

几乎所有的训练和康复专家都会在工作中应用动态的或功能性的运动，而不是通过网格评估静态姿势。实际研究表明，对于功能来说，动作模式是一个比静态评估更加可靠的预测因子。这就是为什么 FMS 和 SFMA 没有使用任何静态网格评估姿势的一个原因。如果要根据动态运动做决定的话，那么可以跳过静态评估或只将它作为辅助的评估手段。

模式训练

FMS 和 SFMA 显示了动作模式与稳定性的鲜明对比。评估实践中并不建议去限制稳定性测试，如单腿站立。对受试者进行测试，你将看到稳定性在特定练习中会产生进步，但这种进步不会转接到功能中去。

各种动作模式之间的对比是 FMS 和 SFMA 的关键内容。如果发现稳定性训练项目提高了功能，不要惊讶、希望、尝试、争论或为这种未知去辩解，而是根据你所掌握的多重功能模式去对它进行客观的筛查和评估。

如果增加的训练项目没有引起基础功能性动作模式发生变化，那就能肯定功能转移几乎没有发生、运动控制没有得到改善。这个训练并没有达到预期的目的，除了进行运动演练，模式中的运动质量和效率都没得到改善。

最好的训练要能够产生转移，即不直接训练动作模式就能够改善运动能力和运动质量。

当用 FMS 和 SFMA 的观点来看待训练项目时，正如预期的一样，运动项目并没有按照我们的意愿发生变化。在这一点上，我们需要做出选择。可以放弃功能性筛查和评估，或者丢掉纠正性训练的陈旧观点。

我们坚持进行筛查，丢弃了陈旧的方案，开始使用筛查和评估来检查不同训练的进程。此时，具有模式特异性的稳定性训练方法第一次出现在我们的工作中。一旦我们质疑自己，那么所有的事情将会改变。只要有可能，我们会采用整体模式的方法，以自然的、真实的运动方式来处理稳定性和灵活性问题。

然而，我们利用了特定的保障措施和本体感觉策略以加强最薄弱环节的能力。仅仅找到灵活性或稳定性问题是不够的。只要有可能，对问题还需要进行动作模式分类，需要找出最生动的运动功能障碍的例子，需要找出最显著的不对称或最受限制的动作模式。如果发现了多个功能障碍和不对称，则必须首先处理最原始或最基础的模式。一旦发现薄弱环节，纠正策略就必须通过灵活性训练、静态稳定性训练、动态稳定性训练和运动再学习来解决问题。

当观察 FMS 中的跨栏步和 SFMA 中的单腿站立姿势时，初学者常常会把移动腿看作是具有灵活性问题，把静止不动的腿看作是具有稳定性问题，而实际上，动作模式才是问题所在。

如果在跨栏步或单腿站立中发现困难或受限，那么就应该把它看成是跨栏步或单腿站立模式存在受限或功能障碍，而不是其他问题。试图将身体的一侧问题当成其他问题的原因，只会使你疏忽对错误模式其他部分的训练。

同样地，纠正策略应该针对整体动作模式。

即使跨栏步或单腿站立被破坏了，还有其他 6 种动作模式。在我们工作室教授 FMS 和 SFMA 期间，看到有一个新手用了 10 分钟的时间对跨栏步和单腿站立的细节进行了检查。这是没有必要的。要依据一种标准进行评估，然后开始继续进行检查。

跨栏步和单腿站立的代偿

跨栏步和单腿站立动作模式证实了走、跑和爬必不可少的灵活性和稳定性。跨栏步展现出了在极限攀登、技术正确的跑步和短跑中所涉及的高跨步姿势，而单腿站立可以检查功能性跨步和重心转移。

不易察觉的代偿、失衡和灵活性受限提示在每天的功能运动中替代或代偿是无法避免的。如果步行和大步走需要增加步长和高度，则身体其他部位就需要不适当的运动。

跨栏步和单腿站立动作模式表现了动态运动，从双腿站立转换成单腿站立时会出现身高的降低，也会影响姿势。而两种站姿之间身高的细微变化提示姿势质量的下降。扬达博士认为，双腿站立时，个体会通过不正确或次优的方式来维持身体稳定。因此，观察单腿站立时的姿势可能更好。单腿站立姿势如果发生不稳，常常会导致双、单腿转换瞬间出现力线不良或代偿。

当看到站立姿势转换过程中缺乏反射稳定性时，就知道腹横肌和核心稳定肌没能被有效地激活。腹横肌是围绕腹部中段的束带，当它处于最佳状态时，大部分情况下它都先于原动肌被激活。

研究表明，手臂上举时腹横肌要先于三角肌被激活，而在下肢动作中，它也要先于髋屈肌被激活。而腰痛的人和大腿根部长期持续性疼痛的运动员，腹横肌激活就会延迟。当身体高度降低时，由于灵活性和稳定性问题，使腹横肌发生暂时性抑制，从而产生姿势性代偿。

核心稳定肌的功能能够反射性地参与到身体姿势平衡和姿势转换中来。反射稳定性不需要有意识的思考。当一个人从双腿站立向单腿站立转换时，常常是不需要思考的。这很好，这意味着你具有一种有效的稳定性反应能力。

高度下降、侧倾、轻微的旋转或摇摆都提示缺少完美的稳定性和恰当的运动控制能力。这意味着，单腿站立中存在错误的姿势和功能降低，但这并不一定意味着支撑腿出现了问题，它只是模式中运动控制缺陷的一部分。

"*灵活性下降会影响身体稳定性，从而看起来像是稳定性问题。而稳定性下降会影响运动的灵活性，看起来就像是灵活性问题。*"

随便怎么命名，要做的就是给跨栏步或单腿站立评分，然后继续下一步评估。如果结果不理想，而其他6项测试结果不错，这样就提供了很好的机会帮助你筛查单腿站立时的控制问题和双腿到单腿转换时的稳定性问题。我们这么考虑是因为受试者在其他6项测试中的完美表现，显示出良好的灵活性，这个简单的推论让我们去关注剩余模式中的稳定性问题。这种情况很少见，但是完全有可能。同样，在其他模式中髋关节屈曲或伸展持续受限常常提示灵活性问题。

由于跨栏步和单腿站立的纠正策略首先要建立灵活性，因此，大部分讨论是没有必要的。只有在确认有足够的灵活性后才会处理静态和动态稳定性问题。纠正策略会同时针对主要问题和次要问题。跨栏步或单腿站立的纠正策略会涉及所有需要纠正的灵活性、稳定性和运动控制问题。

只有在出现问题时这种策略才会去纠正跨栏步或单腿站立的模式。如果在更原始的模式中出现了较低或类似的分数，则不适合先训练跨栏步或单腿站立。

通过跨栏步和单腿站立测试可以立即了解一个人在双腿站立到单腿站立的转换过程中，是使用了反射稳定还是其他效率较低的代偿方法。

规定的跨栏步或将腿抬高并保持胫骨至水平或接近水平高度的动作，可以确保单腿有足够站立的时间。如果观察到不得已的代偿，就表明缺乏反射稳定性能力。

跑步运动员和单腿站立

在运动物理治疗和运动医学的临床实践中，我们与许多跑步和铁人三项运动员一起工作，他们很多人深受疼痛和运动损伤的困扰。令人惊讶的是，许多非常成功的跑步运动员在单腿站立时，身体一侧或左右两侧几乎没有出现反射稳定性。

毫无疑问，这不会削弱他们在赛跑或铁人三项比赛中的成就。但体能的浪费可能确实意味着效率低下。在跑步比赛中，效率就是王道。然而，我们看到目前大多数提高效率的方法，主要不是重视这些运动的基本原理，而是重视饮食、心血管功能和跑步技巧的训练。

有些运动员认为他们的跑步技术不错，也许他们只关注了特定的跑步技巧，而忽视了自身基础灵活性和稳定性。他们认为，一个良好的跑步习惯会让自己免受灵活性和稳定性问题的困扰。另一些人知道灵活性和稳定性的重要性，沉迷于准备工作和孤立性练习。这两种极端的做法都没有科学依据。

然而，过犹不及，包括跑步。在跑步的圈

子里，这种说法是荒谬的，但这是事实。折中的做法是，以合适的跑步量来挑战身体功能，但是不要让骨骼肌系统超负荷运载。

我们要在两者之间找到一个平衡，一方面，维持足够的跑步量来练习跑步策略和新技术；另一方面，重视稳定性和灵活性训练。跑步运动员应该坚持跑步，也应该维持基础力量和平衡，以及获得可接受的 FMS 得分。当基础力量下降或 FMS 分数降低，说明对跑步技术关注过度导致我们忽视了跑步最基础的支持系统。

除了特定运动的筛查指标，还需要用基础力量和功能动作模式等指标来评价训练强度。这确实是决定跑步和训练量的完美方式。

我们也使用 FMS 来确定力量训练的推举负荷，在不降低 FMS 完成质量的基础上增强肌力。大多数举重运动员都希望在他们所挑选的运动中有所提高，但我们不希望看到这样以降低功能效率或增加受伤风险为代价的进步。FMS 是追踪正常训练、过度训练和错误训练之间细微差别的简单方式。

我们在跨栏步的基础上观察到，在错误模式下过度运动会引起反射稳定性的降低。任何原因导致的不适当肌紧张，包括过度或不恰当的力量训练，也可能导致一些肌肉活动更加困难。核心反应性激活能力差会引起四肢肌肉僵硬。由于代偿，重复的活动使四肢肌肉更紧张，而且牵伸并不能解决在活动中反复被强化的肌肉紧张。在跨栏步评估中发现姿势不当或不对称，就可以推断受试者存在反射稳定性和肌肉紧张的双重问题。

主动肌的活动不当和稳定肌反射性活动较差降低了整体运动效率。尽管在跑步比赛中速度和耐力是最重要的，但效率绝对是这项比赛的灵魂。因此，不应该过分夸大地将跨栏步作

为评估踏步和迈步模式中灵活性和稳定性的金标准。

没有合适的跨栏步模式的跑步只会增加代偿和使用不太理想的步伐，从而降低效率。跑步运动员坚持认为，他们不能从跑步中抽出时间来练习这些模式，如果这样做耐力会下降。但事实上，如果继续在不良模式下进行高强度训练，效率肯定会下降。通过为期 2 周的灵活性和稳定性纠正训练，以及针对薄弱环节的健身操练习所获得的效率提升将远远超过因代谢效率下降而造成的任何微小损失。

我们很难改变客户、运动员和患者的现有想法，在康复、训练或教练方面，这样的训练方式依从性也不高。而且，业余跑步者似乎也不能理解为何停止跑步，即使是短暂的停止跑步，实际上却可以提高跑步速度。

对跑步的论述占据了跨栏步章节的很大篇幅，这是为了说明夯实基础对所有活动是多么重要。首先要有一定的运动基础，然后进行体能的强化。只有这样，才能在这个完整的基础上训练特定的技能。

直线弓箭步

直线弓箭步测试是 FMS 7 项测试中的第 3 项。在临床环境中，弓箭步对于患者来说太吃力了，所以 SFMA 中没有直线弓箭步测试，SFMA 不需要用较高需求的动作模式来证实疼痛和功能障碍。弓箭步的动作模式很重要，但最好在恢复活动前进行筛查，以免诱发症状。

弓箭步与跨栏步及单腿站立有两个相似之处：一是这些测试都是窄基底动作；二是三者都是不对称动作。弓箭步实际上增加了对身体不对称的要求，因为它为上半身和下半身创造

了极度相反的动作，而跨栏步只对下半身施加了不对称的要求。

想象一下在爬行、行走和跑步等活动中，上肢和下肢的不对称运动。当一切工作正常时，上肢和下肢活动起到很好的平衡作用。随着身体每一节段的运动，它还创建了一个动态稳定点。所有这些动态稳定和平衡作用都用来稳定核心并重新整合，以用来节省体能和促进运动。

也就是说，如果一切正常的话。在弓箭步测试中，对比上半身和下半身动作模式的不同，有助于分析灵活性、稳定性、运动控制和动态平衡的受限情况。这里，我们可以看到个体的不对称运动。

弓箭步测试是在一个小的支持面上，观察髋部和腿部劈叉或迈步的姿势。支持面减小，给动作增加了难度，并且更方便我们给弓箭步动作进行打分。

研讨组的参与者经常抱怨弓箭步难度太大，要求我们对其进行调整。这是一个热心的建议，可以让每个人都得到很好的分数。但这不是通过学习提高自身能力，而是通过降低标准得到高分。我们不会通过降低标准来帮助人们得高分。在FMS中，如果不存在不对称性问题，能得到2分也不错。FMS的目的是尽可能多地帮助客户得到1分以上的分数，解决非对称性问题，而不是让每个运动员和客户在弓箭步的动作评估中都得到满分3分。

当田径运动员或球员在FMS的直线弓箭步测试中存在明显的不对称性或受限时，如果不先改进直线弓箭步动作模式中的灵活性和稳定性问题，就不适合进一步发展速度、敏捷性、爆发力和力量。训练运动员的爆发力时，应重视安全、有效的减速和掉头，目标应该是在左右两侧直线弓箭步测试中各得3分。

核心稳定性是特定的动作模式

在进行直线弓箭步测试时，有时候会出现这样的困惑，一个人可能在深蹲动作模式中表现不佳，但在直线弓箭步测试时表现得相当好。另一种困惑是，一个人可能在深蹲动作模式中表现良好，而在单侧或双侧的直线弓箭步测试中表现不佳。

如果把灵活性问题当成引起功能障碍的原因，就产生了第一种困惑。许多影响下蹲的障碍也会影响弓箭步前侧腿的动作。然而，一个人可能同时有一个适当的弓箭步模式和一个错误的深蹲模式，反之亦然。这与特定模式的运动控制和核心稳定性有很大的关系，这就会产生第二种困惑。

你们可能想知道，一位核心稳定性尚可的客户为什么只能通过其中一项测试。最好的答案是，稳定性与动作模式的联系比解剖学更密切。当髋关节处于不对称位置时，核心肌群可能会更好地发挥作用；髋关节处于对称位置时，核心肌群则表现不佳。

反之亦然。在运动和康复过程中，人们常常低估或完全忽略了这一点。有一种假设，肌肉控制在一个模式中提供的稳定性能力，在所有动作模式中都会存在。这种假设没有依据，也并不可靠。

动态稳定性和可控的灵活性是一种特定的动作模式。进行每个动作模式的训练，能力都会自然提高，如果不施加特定的限制因素，结果就不会改变。

因此，我们认为核心稳定性是一种特定的动作模式，而不是多维神经肌肉功能的绝对表现。你可以在一种动作模式下进行6个月的核心训练，但它并不能对其他受限或没训练过的动作模式起作用。如果某种运动在一定程度上受限或完成得不够完美，只有在这种特定动作模式下进行不同程度的灵活性和稳定性训练，才能提高该动作的质量。

这里想揭示的重点是：核心稳定性是特定的动作模式。几乎每种动作模式锻炼的肌肉协调工作的能力都是不一样的。一旦这些动作模式建立起来，它会对另一种动作模式起到补充作用。研究一种模式可以对另一种模式的调节和训练产生积极影响，但是如果不针对模式进行专门的训练，这些模式不会趋于完美。

蹒跚学步的小孩并不需要训练，他探索模式并将其建立为基础能力。作为成人，不仅有习惯和喜欢的动作，也会有忽略或回避的动作，从而丢失了某些动作模式。我们有未解决的运动损伤和导致自动代偿的慢性病，压力也会产生神经肌肉紧张，阻断了运动的自然、流畅。正常成人开始以一种或多种受限的基础动作模式锻炼时，其训练计划几乎不能解决潜在的基本问题。除了增加潜在的运动损伤之外，过多错误的运动还会导致更多代偿行为的出现。

"首先要建立基础动作模式，然后再进行锻炼和活动。"

正如在深蹲部分所讨论的，将一侧弓箭步动作模式的失败归因于解剖结构问题是不合适的。更合适的认识是，在一个错误的动作模式中存在多种问题。我们可以在接下来的基础灵活性动作模式训练中解决这些问题。综合看来，真正有用的方法就是尽可能多地关注动作模式。

弓箭步是一种动作模式

综合弓箭步的这些讨论，FMS 中的直线弓箭步测试根本算不上是真正的弓箭步，这是由于它没有确定下蹲前双腿的起始位置，因此，

直线弓箭步实际上是一种双腿前后分开的下蹲动作。在筛查之前，双腿就是前后分开的跨步姿势，只是从跨步姿势到完成测试之间出现了身体的下降和上升。这很有挑战性，因为双腿之间的支持面很小。由于双臂和双腿要不断地摆动来维持身体平衡，很难增加动作的幅度，这会暴露出灵活性问题。

如果显现出稳定性差，附着在髂胫束上的背阔肌、股四头肌、髋屈肌就会纠结于是作为主动肌还是作为稳定肌来发挥作用。这样的动作模式是不完美的，最多能得 2 分。我们在动作中能看到身体出现一定的代偿，关节正常活动范围减小。

同时，这些活动受限进一步证实了直线弓箭步动作模式中存在的力学障碍，直线弓箭步是重心下降过程中减速和方向变化控制的组成部分。

我们只讨论了直线弓箭步动作模式在减速和变向活动中的重要作用，但直线弓箭步在投掷、击打和一些需要摆臂的运动中也很重要。

有效的投掷、击打和挥拍通常是把握恰当的时机将重心从后足及时转移到前足的结果。当能量从下肢向上肢自下而上地传递时，这种线性的能量转换就变成了旋转的能量，从而产生了投掷或击打的动作。这也可能出现在其他的一些运动中，如单手或双手持棍棒或球拍进行挥臂动作。此时，髋关节和踝关节交替产生动态运动。其他的挥臂动作，如高尔夫挥杆，髋关节和踝关节更多的是处于静态的位置，更像是下蹲姿势。在棒球运动中，击球动作包括挥杆，有时看起来像下蹲的姿势，有时看起来像弓箭步动作。

下蹲和直线弓箭步动作模式使我们对运动中能量的传递方向有了更深入的了解。跑和跳

的动作就是能量自上而下传递的例子，上半身产生的抗衡力和动作会优先于下半身。我们最先了解的是能量自下而上传递的活动，如击打、投掷和挥臂动作，能量从下肢运动产生，以加强稳定性，然后将能量传递到上肢产生动作。

不要认为像弓箭步和深蹲这样的动作模式只会对下肢的基础、功能和力学产生影响，它们同样也会对依赖于核心稳定性和依靠下肢产生能量的上肢运动产生重大影响。

直线弓箭步中的核心稳定

直线弓箭步是一个很好的测试动作，展示了在稳定肩带、髋复合体和核心肌肉之前，人们是如何真正地调动上肢和下肢主动肌。徒手弓箭步更需要良好的控制力而不是力量。当该动作需要的灵活性和稳定性不够时，主动肌开始发挥作用来帮助稳定肌，但结果却十分不理想。使得弓箭步看起来十分不稳、难于控制而又困难，对于那些缺乏足够灵活性和稳定性的人来说是费力的。

我们用这项测试来说明效能的问题——用力越大弓箭步越难。只有具备足够的灵活性和稳定性，弓箭步才容易完成。在弓箭步的动作中，如果不先启动稳定肌，弓箭步就不能达到最佳效果。不能完成直线弓箭步的原因往往是由于在稳定肌发挥作用之前，主动肌开始收缩。

一旦正常活动受到抑制，某种促进作用就会出现。对需要的动作模式进行训练，稳定肌就能重新发挥作用。没有必要做单独的灵活性和稳定性测试，而强制解决这个问题只会引起代偿。如果不改进动作模式，它们就无法发挥协调动作的功能。

这并不是说稳定肌的力量只有超过主动肌才能起到作用，只是说它们需要先被激活再持续发力。这与试图加强稳定肌力量的训练方法背道而驰，这些训练方法是假设稳定肌在不同模式中的激活时间会自动调整。人类的运动具有惊人的适应性，它常常会自我调整，而不是因为康复和训练的缘故。

在与运动配合时，稳定肌的作用包括关节的稳定、关节的控制和对线。稳定肌的基本作用是对关节产生瞬时控制，使关节在全范围活动中都能对位对线。

附着于解剖节段的主动肌只有依靠稳定性来产生足够的力量，才能发挥最佳的杠杆作用。如果稳定性不够时，这种优势就无法保持，或者关节的力线不再是最优的。在这种情况下，主动肌的功能会出乎意料地降低，因为稳定肌没能正常、协调地发挥作用。我们一贯的反应就是加强这些薄弱环节，殊不知传统的力量训练只会使问题严重。

改变稳定肌的启动时间显得更重要。因为稳定肌的主要作用是对关节的控制和对线，而它的力量永远不会超过主动肌。因此，加强稳定肌的力量是没有用的。与主动肌相比，稳定肌需要有更强的耐力、更好的启动时机和更快的反应能力。这样，才能发挥瞬时的关节稳定作用，并为动作模式中大肌群的收缩提供有利条件。

直线弓箭步动作模式训练中习得的灵活性和稳定性能力可以增强身体的反应能力，提高运动学习能力，从而使机体在非对称姿势中获得更好的爆发力、速度和灵敏性的能力。大多数需要转向、投掷、击打、挥臂和减速的运动，不会像直线弓箭步动作的难度那么大。拥有这样的缓冲区是保证在更高阶的运动训练中，我们的身体能够具备足够的灵活性和稳定性。

请记住，FMS 是与动作模式有关的，一旦动作模式建立起来，性能和技能就能得到保证。

肩部灵活性测试

在 FMS 中的肩部灵活性测试，显示了由一侧肢体的伸出和内旋与另一侧肢体的屈曲和外旋产生的上肢相互交替的动作模式。肩部灵活性测试动作与直线弓箭步测试的上肢姿势相似，但要求双侧肩关节和胸椎有更大的灵活性。这种交互的姿势很费力，因为反方向的动作需要其他部位的灵活性和稳定性提供一定的帮助。

在 FMS 中，你会在跨栏步测试、直线弓箭步测试和主动直腿抬高测试中看到交互的动作模式。在 SFMA 中，会独立地评估双侧肩部的灵活性，以便确认和找出每个导致肩关节疼痛和功能障碍的原因。

伸出模式要求胸椎、肩带、肩部和肘部能够伸到最大范围。同时，肩关节的伸出运动需要关节和肌肉的灵活性，以及筋膜、血管和神经延展性的共同作用。FMS 的直线弓箭步测试也采用了类似的上肢动作，但它不要求肩关节全范围运动，也不太常用来评价肩关节的灵活性，而是用于直线弓箭步动作评估中难以监测的上肢代偿和不良姿势的通过性测试。

FMS 和 SFMA 使用上肢动作模式来检测和记录明显的动作不对称性和受限问题。FMS 的肩部灵活性测试比单独的 SFMA 中的测试难度大。但每个测试都能恰当地收集到所需要的信息。

在这两项肩部灵活性测试中，都将动作模式发挥到了极致。这看起来像是盂肱关节灵活性测试，但这是个肤浅的想法。测试的内容远不止包含对肩部灵活性的基本评估。

在手臂伸出动作之前，具有胸椎灵活性和肩胛骨稳定性的自发动作模式会迅速发生。如果这种动作模式没有出现，手臂伸出的动作模式就会衰退。这种动作模式很难被察觉出来。但最重要的是，要重视完整的动作模式。

在 FMS 中，大多数人在执行肩部伸出动作时身体前倾，而在 SFMA 中身体前倾的幅度会小一些。这显得奇怪，因为身体直立姿势和一些胸椎伸展是这两种伸出动作模式中的最佳姿势。直立姿势和胸椎伸展两者都是反射驱动的，并不是有意识的动作模式，而是完整动作模式中必不可少的部分。

肩部灵活性的辅助运动

灵活性缺乏和不良姿势会限制胸椎伸展、降低动作模式的质量。较差的核心功能可能会对自然的站立姿势产生不利影响，而自然的站立姿势是进行最佳的肩部运动和有效呼吸必不可少的条件。

肩带的运动控制同样重要，如果脊柱直立性和胸椎灵活性不足，这种控制能力就会下降。在脊柱直立性和胸椎灵活性不足时，肩带会出现一定的自动代偿。肩胛骨稳定性不是静态的稳定，是肩胛骨和肱骨按照一定的节律运动来保持稳定，我们称之为肩肱节律。这意味着肩胛骨和肱骨都发生了运动，但是肩胛骨的运动速度要慢一些，它为肩关节活动的肌群提供了良好的稳定性。

如果肩关节功能正常，在上肢上举的过程中肩胛骨会自动回缩和旋转。肩胛骨过度运动，称为肩胛代偿，是肩关节康复中常见的问题。肩胛骨的活动受限也可能导致肩关节功能障碍。与大多数肌肉问题一样，问题并不是出在控制肩胛骨活动的肌肉上，它们只是问题的外在表现。这个问题通常由于关节活动受限和运动控制不良所致，两者相互影响、相互加强。

肩胛骨稳定性差或出现代偿公认的原因是胸椎或盂肱关节活动受限。肩胛骨稳定肌为了配合上肢完成指定动作，会无法发挥自身维持肩胛骨动态稳定性的作用，这样，会让肩部处于一个不良的生物力学姿势。肩部的问题是这个问题最明显的例子，但并不是唯一的。身体的所有部位都是这种现象的受害者。

为了保证暂时或瞬时的某种运动能力，而忽视运动的完成质量，是人类本性和生存之道。大脑认为最重要的是完成所有的任务。即使这样的任务在某种程度上会减少机体的自我保护能力、动作完成的效率、肌肉的运动控制能力，大脑会对身体各部分的功能进行重组，以完成手头的任务。

在肩部灵活性测试中发现有不对称和明显受限的人可能存在胸椎灵活性和肩胛骨稳定性问题。最初，我们用来解决这个问题的大多数纠正策略更多地针对胸椎灵活性和肩胛骨稳定性，而不是盂肱关节的灵活性。这并不是因为它们更重要，而是因为它们为正常的盂肱关节运动创造条件。

所有使肩部产生运动的肌肉都是依靠肩胛骨的稳定而产生远端活动的。肩胛骨的稳定肌群依赖于胸部的灵活性，胸上部的伸展和旋转减少了肩胛骨的过度前伸和上提。

这并不能说明肩胛骨的灵活性不存在问题，而是的确存在问题。胸廓和盂肱关节的活动受限是久坐人群和不经常运动人群的一种常见问题。

SFMA 提供了解剖方面的标准，即运动参数的正常范围。FMS 肩部灵活性测试根据两拳拇指内侧的距离进行评分，但仍应注意在此操作过程中可能发生的不必要代偿，尤其要注意双侧的对比。在许多情况下，你会看到躯干高度下降，头部迅速前倾，颈椎屈曲。受试者会认为前倾的头部姿势、拱起的肩部和弯曲的胸椎更有利于减少双手之间的距离。

正常模式的指导或重新训练

向后伸的正常模式实际上要求保持脊柱高位姿势，颈椎中立位、胸椎轻微伸展伴胸廓的灵活性和肩胛骨瞬时的稳定性。这些因素的共同作用，使得盂肱关节肌肉系统正确地发挥作用，使得肩部在最佳位置上活动。良好的力线有利于重要的稳定肌得到更好的固定。

不要和筛查或评估的对象讨论测试过程中发现的错误，也不要试图通过用站直、挺胸或抬头、下颌微收这样的纠正性指令来提高测试成绩。

让筛查或评估发挥自身的作用。这个测试的目的是展示一个人对基本动作任务的自然反应，在这两项测试中任何一项都有可能展现出最大活动范围。受试者会很自然地选择一个特定的路径和动作模式，这为你提供一个对动作的完成质量进行评分的机会。为取得更好的分数进行指导并没有太大的意义，它实际上破坏了你纠正潜在问题的机会。语言暗示和指导可能会稍微改善测试结果，但不会改变受试者在现实生活中的自动反应。

要想让基础动作模式真正发生改变，首先必须要有一个自动而适当的整体姿势，这样才能产生自动而适当的动作模式。如果只对一个部位孤立地进行测试，对改变功能动作模式的作用会很有限。为了达到一个自动的姿势和动作模式反应，必须重新获得和训练具有适当灵活性的理想的动作模式。

SFMA 能独立地测评肩部的灵活性，同时也考虑到了胸椎和颈椎的问题。SFMA 使用站立左右转体动作来评价胸椎和髋关节的旋转动作模式。如果没有看到足够的灵活性和良好的对位对线，我们就会使用解析方法来研究与旋转相关的所有因素。

胸椎旋转是由一侧上肢的伸展和另一侧肢体的弯曲共同形成的。如果胸椎的灵活性是一个严重的问题，SFMA 的解析方法会适合这项研究。久坐不动的生活方式会影响胸椎的活动范围，这可能在大多数接受筛查的人身上都很常见。

同样，SFMA 也可以用于对颈椎进行筛查。如果发现颈椎活动受限，那么要在肩带处于不同位置时对颈椎进行评估，以找出肩部与颈椎之间功能障碍的关系。

主动直腿抬高

主动直腿抬高不仅仅是测试腘绳肌腱的长度，而是 FMS 中最难理解的测试之一。即使是那些了解这个测试的人也常常会因为考虑腘绳肌腱短缩的问题而忘记他们正在为一个包含两侧腿和一定程度核心控制的动作模式进行评分。在此要把主动直腿抬高的受限看作是动作模式问题而不是单一的肌腱问题。

要使这种模式正常发挥功能，有三个特定的要求，缺一不可：

1. 支撑腿充分伸展；
2. 抬高腿有足够的灵活性和柔韧性；
3. 直腿抬高之前和直腿抬高时骨盆适当的稳定性。

SFMA 也经常使用主动直腿抬高测试，但主要把它作为体前屈或手触摸足趾动作模式功能障碍的系统性解析。手触摸足趾、坐姿和伸

展及主动直腿抬高都是彼此独立但又相互关联的动作模式。这意味着，一个人可能在一种模式下功能失调，而在另一种模式下功能失调的程度可能并不相同，甚至没有任何功能失调。这种差异可能是由于不同的负荷量、对称性与非对称性及动作的起始顺序（由上而下还是由下而上）引起的。同一个身体部位在屈曲和伸展时，也会表现出不同的姿势、位置和方向。

双侧髋关节和主动直腿抬高测试

许多单一因素或多种问题的综合因素会限制这种模式。首先，来分析由于位于床面上的下肢的髋关节伸展受限而导致直腿抬高低于正常值的例子。如果位于床面上的腿的伸髋活动受限，骨盆将不得不采取向前旋转的位置，使这条腿保持在水平位置。这将使腰椎处于过度前凸位，从而产生错误的对线问题。

在这种情况下，当抬起的腿向上移至较高位置时，腿部的肌肉会在动作开始时就处于紧绷状态，由于骨盆先前不正的位置导致肌肉被预先拉长。所以说，即使腘绳肌腱处于紧绷状态，也可能不是腘绳肌腱本身的问题。

髋关节是核心部位的窗口。脊柱稳定性下降，髋部力量一般也会降低。当屈髋力量不足时，我们发现脊柱前部肌力和屈曲的稳定能力也较差。当伸髋力弱时，会出现脊柱后方力弱或伸展稳定性差。髋内旋和外旋的问题与躯干旋转稳定性有关，髋内收和外展问题与躯干侧屈的稳定性有关。

背部功能障碍与髋关节不对称有关。可以通过力量测试、关节活动度测试，甚至动作模式测试来识别不对称，而主动直腿抬高测试就是其中之一。这种不对称可能是产生代偿、不良的背部力学结构和疼痛的原因。或者换一种

说法，这种不对称可能是核心和脊柱功能障碍的结果。不管如何解释，都不能忽视它们之间的关系。

如果利用灵活性、肌肉运动和模式纠正性训练解决非对称性问题时，可以观察到先前筛查出的背部功能障碍得到了改善。如果屈曲受限，我们会看到在没有直接针对脊柱前屈训练的情况下，动作模式也得到了改进。但如果是旋转和伸展的动作受限，则不会看到相同的结果。产生的对称性并不能纠正或解决所有的脊柱问题，但它确实对功能的恢复和疼痛的缓解有很好的作用。

人们经常用直腿抬高测试作为坐骨神经痛的诊断测试，但实际上这也是一个实用的对称性和功能筛查测试。如果这个动作是受限的或不对称的，应该用能够提高灵活性和稳定性的纠正策略来解决它，而这正是平时训练中所缺乏的。

纠正进展

主动直腿抬高是以新观点分析纠正进展最有代表性的例子之一。FMS 中的其他测试也能体现这一点，但主动直腿抬高测试是最好也是最常用的例子。

假设客户最初一侧的主动直腿抬高测试得 2 分，另一侧得 3 分。经过 2 周的纠正性训练后，重新对双侧进行评估，该动作双侧均得 2 分。有的人也许会认为，通过纠正性训练后双侧都应该得 3 分。但是，首要目标是对称性。

也许最初是由于存在一些被忽视或没有注意到的代偿，所以就记录了一个错误的 3 分，这个错误的 3 分是在不对称的情况下给出的。单侧肢体的优势、过度的灵活性、骨盆和脊柱的非对称性倾向都对获得错误的 3 分产生影响。这个 3 分经不起纠正性训练的检验，因为纠正

策略的有效执行会使 3 分变成 2 分，这就是所谓的"罗宾汉效应"（Robin Hood effect）。

骨盆常常有利于一侧髋关节和腿发挥更大的灵活性。在肩部灵活性测试中，也能看到胸椎活动常常有利于一侧肩部发挥更大的灵活性。获得 3 分主要不是因为有很好的灵活性和稳定性，而是因为一个人的姿势会倾向身体的一侧。习惯性的动作模式、单侧主导的运动和代偿都会产生这种现象。

人们对主动直腿抬高测试的实用性和简单性提出了质疑，而不是去质疑维加斯（Vegas）表演中的跨栏跑或跳舞等活动。而重点是：这个测试是显现运动的自由度。

灵活性在稳定性之前

肩部灵活性和主动直腿抬高是测试最原始、最基础的两种动作模式。这些之所以是最原始的动作模式，是因为在发育序列中，灵活性是在稳定性之前出现的。尽管执行上述动作模式都只需要很小程度的稳定性，但它们是功能灵活性的体现，也是动作模式中两侧对称性的体现。

FMS 层次结构迫使我们考虑要在稳定性之前发展灵活性的原则。许多人看到 FMS 后会觉得这个测试对有些人来说太具挑战性，要求对筛查的可能作用进行审查。如果这个人 FMS 的所有测试得分都是 1 分，那么他可能只需要进行主动直腿抬高和肩部灵活性测试。这个人也许要一直处于纠正性训练的水平，直到有所进步为止。这就迫使灵活性要在稳定性得到改善之前发生变化，进而就会进入纠正程序阶段。

如果一个 FMS 评分和健康评分较差的老年人开始肩部灵活性和主动直腿抬高的纠正策略，我们就会建议，一方面对其进行胸椎灵活性和

肩胛骨稳定性训练，另一方面进行髋关节灵活性和核心稳定性训练。这些都需要在一个简单、可控的环境下进行。这样他就会在一个适当的功能和健康水平上进行工作。还有什么能比增强灵活性，继而增加核心稳定性和维持健康的状态对一个人来说更重要呢？

山本（Yammoto）等人在一项研究中发现，40岁以上的人群中，坐位体前屈测试的表现可以用来评估动脉的弹性功能。动脉硬化通常会引起心血管疾病，研究结果表明，简单的动作测试可能可以评估急性心脏病或脑卒中风险。这项研究被称为"躯干灵活性不良与动脉硬化的关系"。从本质上来说，这是利用动作模式对问题进行预测。

除了动作模式的信息之外，尽管我们并没有专注于主动直腿抬高测试提供的其他信息，但一些常见的问题还是开始显现出来。如果我们知道如何正确地使用模式，那么动作模式是可以预测的。它还遵循逻辑的线性关系：随着肌肉、关节和动作模式的僵硬和功能障碍，身体的其他结构的功能也会不断下降。我在这里想指出，简单的模式是可以预测的。这些模式不是诊断，而是功能可能受到损害的表现，那么更深入的研究应该是明智的、可产生保护作用的。

灵活性与稳定性问题并存。将注意力集中在一个区域会导致忽视另一个区域。康复和功能性训练的一个主要误区是不先去解决灵活性问题就想要发展稳定性。

要尽可能地不断关注和最大限度地利用灵活性。由于灵活性受限就会立即产生负面作用，反射稳定性就会受到抑制或破坏，从而失去了很重要的功能。存在不适当灵活性的情况下，不可能有真正的功能稳定性。

一旦将灵活性增加到最大限度，稳定性就是下一个目标——更大的灵活性意味着需要更强的稳定性。许多人认为，获得良好的灵活性太浪费时间。既然稳定是最重要的，他们更倾向于进行稳定性训练，而忽略了灵活性是获得自然稳定性所必需的。

在筛查过程中，如果所有的活动都受限制，就首先进行肩部灵活性测试和主动直腿抬高测试。这是一条安全有效的途径，在这两种模式中得到的改善会为恢复最佳的功能奠定更牢固的基础。

俯卧撑

在进入下两项筛查之前，必须解决主动直腿抬高或肩部灵活性测试中发现的问题。这些问题一旦得到解决，俯卧撑和旋转稳定性就成为下一个运动纠正过程中首先考虑的。

如果俯卧撑测试的得分较低，那么进行FMS的三大项测试中的任何一项都是不合适的。这表明，虽然三种测试中主要足部位置的功能稳定性尚可，但在发展过程中仍然严重缺乏基本核心反射稳定性。

在保持躯干稳定俯卧撑测试中暂不评价推起动作的力量，而是看核心部位的反射稳定能力。腹部肌群没有太多屈曲躯干的作用，它只是避免不必要的躯干伸展。这有助于能量由下肢至上肢和由上肢至下肢的传递。

该测试从下向上推起的过程中，要求身体动作要保持相对稳定，腰部不能出现松弛、摇摆和转动现象，骨盆区域不能损失稳定性而发生旋转。当髋关节和肩关节不在同一平面时，俯卧撑动作就会出现功能障碍。

如果俯卧撑动作中有动作代偿或功能障

碍，那么应该解决发展阶段的每个问题。这意味着不仅要加强力量，还要在其他发展水平低的姿势中寻找问题。如果俯卧撑纠正没有像你想得那么快，就回到主动直腿抬高模式、肩部灵活性伸出模式或旋转模式，努力达到原来没有获得的 3 分。这三个测试让动作在时机和对线方面有所改进，有助于提高俯卧撑测试的得分。

肘支撑俯卧撑也可以作为纠正性训练的选择，平板支撑式的伸展也能锻炼重心转移和反应性平衡能力。从感觉的角度来看，从肘支撑俯卧到俯卧撑的起始姿势也有深厚的发展基础。

另一种选择是做下犬式瑜伽动作，在每个下犬式动作之间加一个俯卧撑或半俯卧撑动作。通过培养对核心和肩带动作的良好感知可以帮助人体提高正常稳定性。

所有这些都提示，通过保持对称的身体姿势、遵循发育顺序来提高躯干的反射稳定性可以改善动作模式。其他几个增加难度的例子，包括特殊的俯卧撑、跪立位下砍、举重和对称性的侧桥，这些都能将问题放大，更好地理解如何选择更适合的纠正性训练。

FMS 的俯卧撑测试没有列入 SFMA，主要基于以下几个方面的考虑。

SFMA 假设疼痛是存在的，俯卧撑测试比 SFMA 中的其他模式需要更大的肌肉负荷。

在临床评估中俯卧撑测试并不实用，风险与回报的比率极低。

俯卧撑测试并不代表一个具体的动作模式，它仅仅显示了机体是否具有保持稳定的潜力和能力。

俯卧撑动作筛查对无痛的客户是有利的，因为它展示了许多锻炼项目和体育活动所必需的稳定性。而对于 SFMA 来说，这种稳定性水平测试则是不必要的。

FMS 中的俯卧撑测试是整个动作筛查中唯一一个改变了标准来反映男性和女性力量差异的测试。由于前倾身体时上半身的重量分布不同。我们需要进行必要的调整，从而为男女双方创造一个平等的平台。

掌握前推动作的对称性

帕维尔·塔索林（Pavel Tsatsouline）写了一本名为《徒手斗士》（*The Naked Warrior*）的书，该书完全增强了我们将俯卧撑动作作为 FMS 中一项测试的信心。书的副标题明确指出："获得超级力量的诀窍就是进行克服自身体重的练习。"

在这本书中，帕维尔只讨论了单臂俯卧撑和单腿深蹲两种训练，也称为"手枪"动作。由于大多数人无法完成这两个动作，读者很快就会知道这本书的内容是涉及训练过程的。对于筛查测试来说，最主要的前提条件就是具备对称性和克服自身体重运动的能力。因此，这两个训练几乎可以作为筛查测试。

我有幸对该书作者进行了一次 FMS 测试，他当时从未听说过我们的筛查测试。他的分数近乎完美。许多人试图变得像帕维尔一样强壮，但他们却很少或根本没有花时间去尝试变得像他一样灵活。这项工作暗示了一个微妙的主题思想："良好的动作模式是获得力量的前提条件。"

很明显，一个人在完成俯卧撑或"手枪"动作时，一侧肢体可能比另一侧肢体有更大的困难，这就是关键。有时候，获得对称的最好方法是遵循一条非对称的路径。运动的某些方面需要更多的训练，而其他方面可能是自然而然发生的。

旋转稳定性

刚接触 FMS 的人会感到很困惑，当他们看到身体健康的人进行旋转稳定性测试时很困难，则会质疑筛查的价值和有效性。旋转稳定性测试有助于我们清晰理解深蹲、直线弓箭步和跨栏步等较复杂动作模式的功能障碍。俯卧撑测试是一种基础动作模式，观察的是冠状面和水平面的稳定性，而旋转稳定性测试观察的则是矢状面和水平面的稳定性。

对大多数人来说，旋转稳定性测试是最具效能的运动形式代表，即在早期发展中看到的爬行模式。这些模式显示了在爬行、行走和跑步中手臂和腿使用相同的往复运动。旋转稳定性更常被当作一种训练而不是评估，这是令人遗憾的事。当你在客户身上观察这些动作模式时，可以了解更多的问题。

我们使用两种不同的动作模式来观察四肢着地的稳定性和运动能力，第一种是单侧肢体运动，第二种是螺旋对角线动作模式。单侧运动难度较大，对本体感觉和反射稳定能力要求较高。它为那些依靠四肢力量的人提供了适合的难度要求，而此时核心的稳定性将更有效率。

一旦你向客户描述了任务，就不需要进一步的提示或建议了。由于我们对于单侧动作模式是不熟悉的，解决重心转移和协调问题需要主体认知，这些都是有效执行动作所必需的。

这不是练习，是对动作任务的测试。这个人或许能完成任务，也或许不能完成。如果你的客户不能完成任务，就要执行相对容易一些的操作——四肢对角线动作模式，即用以测试协调性和动作控制的更进一步的运动。无论哪种模式，都要考虑动作完成中出现的功能障碍及非对称性。

在教学研讨会上，我们提醒那些刚接触动作筛查的学员，没有必要把动作做得完美无缺。当客户在一侧完美地完成动作，而在另一侧明显受到限制时，这就表明动作模式出现了问题。这体现了原始基础水平上的非对称性问题。假设问题代表了最低的分数和最大的不对称，或者说是肩部灵活性伸出和主动直腿抬高测试的最低分数，就应该尽可能地加以纠正。

四肢螺旋对角线运动在背部康复和核心稳定训练中都很常见。从四点支撑开始，抬起一侧手臂呈屈曲状态，对侧下肢伸展。记住，要把动作看成一个整体的动作模式，不要把它分解开来看。这意味着，如果你发现左腿的抬起和伸展有困难，不要认为错误的动作仅仅是因为左下肢伸肌无力的结果。右髋支撑力差可能也会同样导致这种不良的动作模式。每个模式之间核心稳定性的显著差异也可能导致这个问题。

四点支撑提供了一种姿势、位置和模式，是一种很少体现在步行过程中的情况。当一个有步行能力的成年人在四点支撑姿势的对角线运动中难以完全伸展时，动作的协调性就出现了问题。在这种姿势下，髋关节伸展所承受的压力远小于行走或爬楼梯时所承受的压力。此时，就应该立刻停止关于改善髋关节力量的讨论。问题出在运动控制、时序和反射稳定能力上。问题不在于肌肉力量，单纯强化肌力很难改变这样的模式。

由于经年和很多的代偿、替代、习惯模式及特有运动节奏使成人的步行模式变得复杂。在步态方面有太多的问题，以至于我们不能根据步行者的偏好区别是纯粹的力学问题还是灵活性和稳定性问题。回到四点支撑姿势，让我们更深入地了解行走之前的主要动作模式——

人体正常发育过程证明了动作模式同四点支撑姿势的相关性。关节负荷、手臂和腿部的往复运动、头部和颈部的控制及反射性躯干稳定都为步行和跑步提供了必要条件。在四点支撑姿势，动作的不对称性、受限和代偿更明显，相对更容易处理。

滚动动作模式

在 SFMA 中，用滚动动作模式对旋转、屈曲和拉伸进行解析。滚动模式提供了这样的机会，在低负荷下就能评价对称性和运动控制，甚至比四点支撑的运动更省力。

一项关于成人滚动动作模式的研究，称为"成人滚动动作模式的描述和发育次序假说"。研究表明，神经系统或身体上不存在问题的成人从仰卧位到俯卧位过程中，没有表现出显著的滚动方式。

这表明很难将一个单一的滚动动作模式标准化。有些人以头部和颈部运动作为开始滚动的动作，而另一些人则以上肢或下肢运动开始。

令人失望的是，至今没有形成标准化的动作模式，事实上，有太多的变量是无法控制的。在我的运动医学和骨科患者的治疗实践中，曾经使用过标准的滚动动作模式来获得最精准的反馈。

首先，那些运动范围明显受限或有屈曲问题的人不进行滚动动作模式的测试。他们肯定会因为灵活性受限出现代偿，从而表现出不真实的滚动动作模式。

其次，我把筛查划分为上肢和下肢的筛查。每个患者从仰卧位滚动到俯卧位，下肢保持静止，只使用头部、颈部和手臂来完成滚动动作模式。另一组患者向左和向右滚动，然后仅使用下肢执行滚动运动。限制这些因素才能暴露滚动动作模式中的不足。注意左右滚动的不同，以及从上肢启动动作与从下肢启动动作的不同，这些能让我们筛查出受试者不明显的不对称性。

最后，为了收集更多的信息，我观察了从俯卧位到仰卧位的反向滚动模式。患者存在许多不对称的问题，在他们进行其他更复杂的动作模式测试时也能筛查出这些问题。在这里，排除了灵活性问题，通过简单的滚动动作模式捕捉到功能障碍患者存在运动控制和稳定性问题。

我们以分别分析上肢和下肢的方式，对四点支撑的螺旋对角线运动进行了筛查。要求患者在四点支撑做单侧的手臂上举动作，观察双侧的情况。然后做单侧的腿部后伸动作，观察双侧的情况。最后，我们筛查对侧的交互运动。

由于这些动作不是常用的动作模式，从而为客户和患者提供了独特的观察角度。此外，这些模式不需要主动肌的力量。事实上，那些试图利用肌力强行通过这些测试的人效率最低，并且特别消耗体力。

滚动和四点支撑的动作模式是对基础反射稳定性的独特观察。当纠正这些问题时，不要认为进行多次和多组练习是解决这些问题的方式。重复和练习很重要，但在这种情况下，没有什么是可以加强或训练的。问题在于顺序、时机、高阈值策略、呼吸模式和运动控制。你的任务首先是设计可行的动作模式，然后促进放松并提高控制能力。你可以通过呼吸练习、辅助练习、动作模式和促进技术来做到这一点。

在滚动和四点支撑的运动中观察到的原始模式反映了运动的直觉。可以通过观察一个人从地板上站起来的动作来确定他对运动的控制能力。可以通过筛查一个正在发育的幼儿、一个虚弱的老人或一个受伤的运动员站起的动作过程，推测他们动作模式中存在的不足。

这就是为什么被称为土耳其式挺身的壶铃式挺身和瑜伽的拜日式是最基本的练习，应该在其他练习之前先练习它们。作为一种进步，这些动作有利于维持和建立贯穿一生的基本动作技能。

埃德·托马斯（Ed Thomas）博士，著名的印第安俱乐部专家，就我们在体育方面的成功和失败，他做了一个激动人心的演讲。托马斯博士介绍了篮球发明之前的美国体操训练，用一张张图片向我们呈现出一个开放空间，有垫子、体操器材、吊环、绳索、钉板、药球、壶铃和俱乐部内景。

很明显，在他的讨论和图片中显现出一个有趣的事实，那就是把爬作为一种普通的锻炼和训练形式。而如今只有攀登者才会攀爬。你可能偶尔会看到孩子们在操场上享受爬行的自由，但有些极端和偏执的人会立刻反驳说，这种行为很冒险和不负责任。爬行一直是身体发展的重要运动组成部分。攀爬模式是把滚动和爬行模式融合和强化成简单的形式。

我们在本节中详细介绍了 FMS 和 SFMA 中使用的动作模式，并提供每种动作模式对运动图独特贡献的见解和解释。我们没有对每种模式进行冗长的解剖学讨论，也没有要求你也这样做。不要通过模式所涉及的解剖学内容来简单地讨论它的价值，而是把它作为完整功能平台的基本部分来讨论——充分和真实的运动是建立在这个基础之上的。

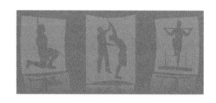

可以访问 www.movementbook.com/chapter9 获取更多内容、视频和额外资料。

（王宇 沈慧 钟毓贤 周维金 译）

纠正性训练常见的错误

纠正性训练常应用于一些体能和康复训练计划中，但由于缺乏系统的操作规范和整体的逻辑思维，最终难以达到预期的康复效果。通过总结，得出一些纠正性训练时常出现的错误，这些可供制订体能训练和康复计划时借鉴。当出现这些错误时可以从中吸取经验和教训，然后继续探索前行。

常见的明确错误可以分为 4 种：协议方法、基本肌动学方法、模拟功能性方法、康复预防性方法。

下面对每种错误类型进行详细描述和说明。

对个体运动功能障碍不进行评估，而只根据基本分类来制订训练计划，所采用的方法称为协议方法，包括一般的减肥计划、专业运动训练计划、腰痛医疗规程及其他具有普适性的计划等。

在实际工作中，将个体放入到一组群体中考虑。这种情况下，就无法判断个体的运动能力和水平。例如，两个肥胖者可能有不同的运动方式及不同程度的运动风险；两个足球运动员也可能需要完全不同的训练项目以更好地解决他们各自的需求，即使他们进行相同的训练，但他们的动作模式也会不同。

患有腰痛的不同患者可能具有不同的灵活性和稳定性需求，如果对每种动作模式缺乏基本理解，一般的训练方式可能会使他们面临更大的风险。腰痛是一种症状，并不能说明该部位存在功能障碍。是否存在运动功能障碍应由专业人员确定，而不是根据疼痛部位进行推断。

基础肌动学方法遵循针对大部分运动肌和小部分稳定肌所构建得井井有条的原理，很少考虑动作模式或运动控制的问题。例如，如果认为腿部力量下降，则针对臀大肌、腘绳肌、股四头肌和小腿肌进行强化训练；如果认为核心肌群力量下降，则进行侧向平板支撑、仰卧起坐、俯卧伸展和高抬腿等训练可能是合适的处理方法。

上述这些方法是一般性的力量训练，但不包括时序训练、运动控制、运动稳定性及一套完整的动作模式训练，这种方法没有检查和均衡系统，只是单纯强调重复练习的重要性，期待重复练习后在运动或动作中出现一些变化。

模拟功能性方法也可能是一种功能性练习方法。其错误不太明显，但在健身教练中没有得到认可。模拟功能性方法看起来是在改善动作模式，但只是使用弹力带或其他形式的抗阻练习、负重练习等功能形式进行力量训练。而动作模式训练希望通过轻度负荷就能达到提高训练强度和训练量的目的。

具体的错误动作包括将弹力带绑在棒球上

来模仿投掷动作或将负荷施加到球棒一端来完成挥臂动作，康复训练过程中这种错误也经常发生。例如，如果单腿支撑站立质量较差，常常在晃动或其他不稳定的支撑面上进行训练。这种不稳定的支撑面确实会增加单腿站立的难度。在稳定条件下动作模式完成质量已经较差，如进一步提高难度，就可能会产生更明显的代偿动作。在不稳定支撑面上的单腿站立动作可能表面看起来是功能性动作练习，但实际上这样练习会产生代偿。

该错误的特点在于缺乏标准化的练习前和练习后测试。如果没有运动的标准，则练习的选择可能会产生矛盾。使用不佳的逻辑思维就会造成不负责任的结果：如果练习没有难度，则练习是不必要的；如果练习有困难，则这种练习是需要做的。这样，练习就成为测试、基准线和佐证。

临床医生一再被提醒，不要通过治疗结果来确定诊断，而要在治疗前制订出一套完整的诊疗计划。同样的道理，应该提示训练专业人员不要将训练难度作为恢复功能性动作模式的补救措施。在训练过程中有多种因素都起作用，因此，没有偏向的训练会是最好的方法，就像专家进行诊断性治疗往往是最好的治疗一样。

康复预防性方法是将康复训练方法运用到体能训练计划中，作为预防性措施来降低损伤风险。这些训练方法并不是根据实际的运动风险因素来制订的，而是根据特殊活动中的常见损伤来制订的。

投掷动作中肩袖康复训练的使用就是一个例子。投掷动作中肩部损伤是由于局部力学因素及肩部灵活性和稳定性问题引起的，也可能是由于过度使用和不恰当的投掷动作导致。肩袖损伤通常是受害者，而不是肇事者。加强肩

袖部位的训练强度并不可能改变不良的投掷习惯或运动习惯，提升髋部灵活性或运动保护作用等。除非肩袖肌力下降，否则，任何肩袖肌力强化训练都不属于纠正性或预防性训练。值得注意的是，身体其他部位的因素也会导致肩部的损伤，包括颈椎、胸椎、肩锁关节、胸锁关节及肩胛骨稳定性等功能障碍。

无偿得到的东西——运动的魔力

有一丝魔力，不用付出太多代价就能够无偿得到，前提是运用合适的纠正策略。当专注于某个动作模式时，这种情况就常会出现，即使其他未经优先处理或基本上没有处理的动作模式也出现了改变。这就是为什么当被纠正的重点动作模式改善之后，有必要进行完整的重新筛查和评估的原因了。就像是大脑和身体在没有直接纠正的情况下跳过了一步，修复或重新获得其他动作模式。

完成这项工作的诀窍就是要努力改善最基本的问题。如果使用 FMS 和 SFMA 的优先法则，就可以很容易地确认基本问题。如果使用适宜的纠正机制，大多数情况下就能纠正基本问题。下面将讨论纠正优先法则及其机制。

正确使用筛查和评估系统

要想创立有效的最低限度就必须正确地进行筛查和评估。如果寻求捷径或在筛查过程中不专心，就不可能做出可信赖的纠正性训练选择。要确保不是简单地认同或支持 FMS 和 SFMA，而是要真正地理解并运用它们。要做到这一点很简单，就是练习，再练习。你要理解运动，而且是理解大量的运动。建议在对客户或患者进行筛查和评估之前，至少已进行了 20 次以上的筛查和评估，直到感觉满意为止。你

没有义务去纠正任何技术动作，仅仅是练习。记住，在使用 FMS 或 SFMA 时，首要目标就是要成为标准的专家。

在 FMS 和 SFMA 中，最经常出现的三个最严重的错误如下。

- 设法将运动功能障碍转化为单纯的解剖问题，如讨论单块肌肉的无力或紧绷问题。
- 过多考虑每次测试的不足之处，而不是利用测试去确定最重要的受限和不对称性。
- 在基础数据收集过程中过早地将纠正性措施与运动问题联系起来。

首要任务是扼要介绍受试者的运动，而没有义务去改变任何动作。如果在学习动作筛查和评估时，改变动作会影响筛查的整体技能。一旦能够获得正确、可靠的动作测试数据，改变动作的责任感就会出现。在想成为一名大师之前，先要成为一名有能力的专家。只有真正了解了筛查和评估是如何进行动作模式划分时，才能判断纠正性训练是否有效。

急于进行纠正性训练可能会导致初学者在纠正性训练过程中出现另一个常见错误，这个错误就是纠正一个已经被错误评分或是被误认为是功能障碍的动作模式。

FMS 和 SFMA 是很有用的评估工具，尽管我们的团队开发了这些筛查和评估方法，但在使用过程中仍不能涵盖每种可能出现的情况，有些人练习后有效，有些人无效，所以需要根据动作标准改进纠正性训练规则。一旦制订出标准并按此执行，就能为自己提供反馈。

学会制订目标是整个治疗行为的出发点，要先确保目标是正确的。明确目标、正确地进行筛查和评估是进行纠正性训练前的首要任务。学会将注意力集中于目标，学会提高能力去达到目标，然后执行。

不要破坏"准备—执行—目标"这一预先制订好的训练方法，并且不要单纯以解剖结构为基础进行评估，而是应该将动作模式和解剖结构结合起来，综合考虑训练和康复问题。

从训练的基础因素开始

上文反思了一些错误的纠正性训练方法，那么，正确的纠正性训练方法包括哪些呢？在对筛查和评估有了基本认识的基础上，如果在同事间进行动作测试，你会利用这些信息做什么呢？通过动作模式测试确定功能障碍并构建计划，接着就可以发展有效的纠正策略了。

使用动作筛查和评估时，许多读者会对以往的训练选择表现出困惑。在动作筛查和评估后提示某个动作模式存在功能障碍，就应该避免进行该动作模式的训练和使用，尤其是在负重、冲撞和抗阻情况下训练。应首先对该动作模式进行分解，然后为全面改善灵活性和稳定性设计纠正性训练，从而支撑完整的动作模式，达到动作模式的重建。

这可能会干扰部分训练计划和康复方案的执行，然而从功能障碍的动作模式那儿不会获得全部效益。短暂的延误可能会给那些重视体能或能力训练目标的人带来压力和挫折感，但大多数的功能障碍动作模式经过纠正都会在 1 周或 2 周之内发生变化，有时会需要更长的时间，应该顺其自然。

要坚持这一观点并说明这些运动争论点还不能靠自圆其说，需要专业上的勤奋。仅仅依靠训练是不够的，或许单纯的训练曾经发挥过作用。但我们这一代人已经远离了那种增加活动量而不发生伤害或增加损伤风险的生活方式和运动体质。

这些纠正性训练理念使所有的训练动作的选择都没有基础动作模式重要，筛查最有问题的基础动作模式就可以确认或否认纠正性训练的选择。这并不意味着应该放弃之前的计划，而是要将这些新的理念融入目前的训练计划中。

我们确实不愿做的事就是在功能障碍的情况下进行力量和体能训练。最后，与应用有利于纠正性训练的力量和体能训练相比，这确实会花费更多的时间。在存在功能障碍的条件下增加体能训练可能会增加损伤的风险。这种情况一旦发生，也可能导致更严重的损伤，减缓纠正性训练进程。

常见的训练计划是假设一般性运动学原理适用于所有受训者，这些计划是针对并用于某些具体运动和健身，仿佛这些一般性广泛适用的运动会支撑整个计划，但事实并非如此。如果开始没有筛查和评估受训者是否适合每项运动，那么相同的练习很可能给人增加完全不同且难以预测的心理负担。

本节提供了一种基础知识，在清楚是个人还是集体使用这个训练计划之前，克服专注训练效果的缺点。这就意味着，要利用数据来发现运动的熟练程度、风险因素和适用的成绩基线。

一旦思路清晰了，就可以将所有的训练分为以下三种不同的类别。

- 旨在恢复动作模式并消除与运动相关风险的训练。
- 旨在提高体能和成绩的训练。
- 旨在提高技能的训练。

这些类别相互联系、相互影响。为便于讨论，现以高尔夫挥杆为例。高尔夫挥杆动作练习可以改善灵活性、抓握力及速度。挥杆动作是一种特定的技能训练，它在运动和成绩上会

产生积极的变化。但遗憾的是，它可能会引起代偿及其他问题。

每个功能级别的基线将使所有训练的选择更加客观。这意味着，可以同时努力改善动作模式、运动成绩和技能等多个方面，但必须时刻了解存在的问题和不足。简单地说，就是遵循这个基本原则：只使用无功能障碍或受限动作模式来改善成绩和技能。

下面来看这些训练分类是如何将动作模式框架应用于训练计划中的。

运动表现金字塔

运动表现金字塔是一个象形性结构图，帮助理解运动及动作模式。它是由体积逐级递减的三个长方形构成，一个长方形构建在另一个长方形之上，每一个长方形都代表一种运动类型。高标准的运动表现金字塔必须从底部向上构建，必须始终具有宽阔的底座和狭窄顶端的锥形外观。

第一层长方形是基础部分，它代表了基础动作模式的能力，如深蹲、跳跃和踏步，它不考虑运动表现和身体能力，其中心点只是运动质量。

第二层长方形描述了功能性动作表现。一旦我们确定了客户或运动员的运动能力，就要进一步明确运动的效率。在这个运动表象中，效率就代表了能量。

在运动训练时，能够通过诸如俯卧撑、仰卧起坐，甚至是纵跳和举重等运动来测量运动的能量。这种测试为活动、工作和运动所需的身体能力提供一个基线。

这些测试就是根据已经建立的标准，来评估一个人的一般体能，而不是打算评估专项技

能，它只是针对同一组或参与同一活动的人进行体能评估，如耐力、力量、速度、爆发力、灵活性及协调性。

从训练角度看，以一种通用的方式比较不同表现领域的个体是非常重要的。金字塔底层的两部分能够对功能性动作能力和力量进行比较，因此积极运动的人能够从不同的训练方法中相互学习。而且，不要在运动表现金字塔阶段进行特定的任务测试。如果此时进行特定任务的测试，会影响进行比较的能力以及从比较中学习的能力。

同样重要的是，此阶段不要进行过多的测试。从统计学角度看，这种理念就是著名的"至少一定律"，它是指针对同一障碍执行的测试越多，就越有可能获得不准确的结果。因此，在金字塔的每一个层级阶段中进行有限的适量测试即可。实施的测试越多，就越有可能从一个角度对人的运动表现进行过多的分析，甚至有时会产生偏差。

我们的最终目的是对个体的整体能力进行全面评估，利用一些简单的运动来说明个体在各个阶段的运动效率和体能，如爆发力、速度、力量、耐力和灵活性。

金字塔的最后一层长方形代表功能性技能，它包括一系列的测试，用来评估和执行特定功能性技能的能力。

在工作中，它是完成特定工作任务的能力表现；在运动中，它是复查特定姿势的特性。这种理念就是将标准数据与专业技能测试联系起来进行比较。

运动表现金字塔是一张结构图，其目的是对动作模式的薄弱环节进行分类和识别。以下是运动表现金字塔的 4 种基本类型，这里只做简单概括，每一种类型都呈现了金字塔如何指导整体性评估，以及如何指导体能训练计划。

最佳运动表现金字塔

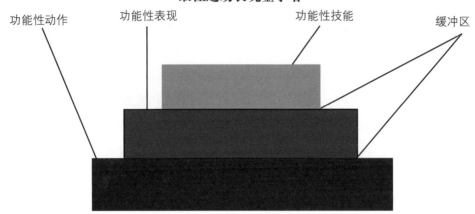

功能性动作　　功能性表现　　功能性技能　　缓冲区

效率过度的运动表现金字塔

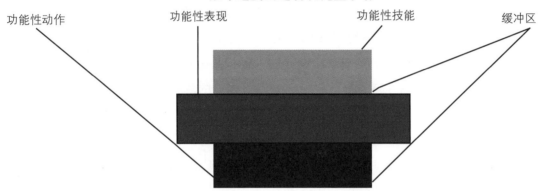

功能性动作　　功能性表现　　功能性技能　　缓冲区

效率不足的运动表现金字塔

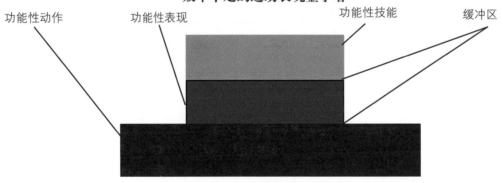

功能性动作　　功能性表现　　功能性技能　　缓冲区

技能不足的运动表现金字塔

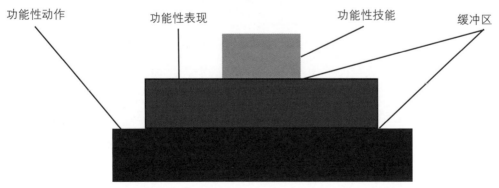

功能性动作　　功能性表现　　功能性技能　　缓冲区

最佳运动表现金字塔

第一种是最佳的运动表现金字塔，它代表一个人的功能性动作（通过 FMS 进行验证）、功能性动作表现（通过体能测试进行验证）和功能性技能（通过功能性技能测试、专项运动测试和统计数据进行验证）是平衡且充足的。

这并不意味着不允许个体再有任何改进，但前提条件是，任何的改进都不应该打乱金字塔的平衡状态。金字塔宽大的底面积体现了一种适宜的或最佳的功能运动和探查全范围运动的能力，以及体现出各种状况下身体的控制能力和运动意识。运动第一级水平的功能能够适当地支撑其他水平的功能运动。

在最佳运动表现金字塔的第二级水平上，个体会显现出必不可少的体能。与标准数据相比，达到平均或高于平均水平的运动表现能力，就是指相关联的运动或运动链协调良好，在纵跳、负重深蹲、挥臂、轻微伸展躯干及最后适时蹬腿等测试中良好运动的协调表现出最佳的效率。

这显示了在恰当时间进行实践和分析时有可能了解其他运动链和力量性运动的能力，运动效率更多地关注活动耐力而不是力量。

代表功能性技能的第三层长方形体现了任务或特定活动技能的平均或最佳状态。

需要注意的是，金字塔的最下层是如何为第二层创建缓冲区的？而且，第二层又为顶层创建了缓冲区。这个缓冲区非常重要，这表明个体超出了执行专门任务所需的灵活性和稳定性。没有这个缓冲，也许就会发生损伤，损害力量和效率，在金字塔的中层与顶层之间，产生的力量可能多于对所具技巧的控制。

效率过度的运动表现金字塔

第二种类型的金字塔形象地展示出一个人效率过度。这不是说他们有多强壮，只是他们产生力的能力超过了基础动作模式中自主运动的能力。

这种金字塔提供了一个视觉表象，尽管一个人的灵活性和稳定性测试表现不佳，但第二层长方形代表的力量生成阶段表现出的水平却很高，第三层长方形代表的技能水平合适。纠正这个问题的方法就是要保持目前力量的同时改进动作模式。

由于许多动作模式中灵活性和稳定性受限制，具有这些特征的个体随意运动的能力不足。这样，会产生不太理想的功能性动作评分，在底层长方形面积过小的情况下时常会出现这种情况。

由于功能性动作基础和力量模块是互相倒置的，其运动表现没有真正表现出金字塔的外观。在有很多制约因素和功能性动作受限的情况下，这类人会产生很大的力量，为了克服僵硬和弹性不足而消耗这些宝贵的力量。这种结构的金字塔会很容易表现出次佳的效率。

许多具有高超技能和训练有素的人进行运动评估时会有这种运动表现金字塔。例如，在卧推、深蹲等传统的力量训练中，都会表现出强大的力量和爆发力，然而在执行功能性动作时会出现代偿。尽管这种类型的人可能从未受过伤且其运动表现很强，但在训练时还是应该把注意力集中于功能性动作模式上。

把注意力集于功能性动作模式上，就会消除功能性动作中的受限，这样会为金字塔提供更广泛的基础，创建更大的缓冲区域。短时间内运动表现可能不会有明显提高。事实上，随着灵活性和稳定性的提高，特定任务能力和产生的力量可能没有变化或略有下降。然而，如果不首先改进一般性的基础动作模式，就不太可能大幅度提升特定的任务能力或力量。不管目标是预防损伤的功能性动作模式还是通过更高的效率提高运动表现能力，客户或运动员最终都会得到提高。

效率不足的运动表现金字塔

第三种金字塔显示的是一组具有效率不足表现的人群，他们会出色地完成随意运动。但是，这类人的身体能力差而且需要提高。我们要制订提高运动效率、耐力和力量的训练与健身计划，而且不能对动作模式产生消极影响。

这类人会表现出基底宽大，在第二层长方形上表现出力量很差的最佳动作模式，而在专项运动中，会表现出最佳的或高于平均水平的技能，这类人具有执行多种任务、活动和技能所必需的动作模式，但在简单动作模式中缺乏产生力量的能力。对于这类人群，最佳的计划就是加强发力或负重训练。

在努力提高力量、爆发力、耐力和速度训练时，保持功能性动作模式则非常重要，这种力量储备会为特定任务技能创建缓冲区，同时也会提高效率。

以消防队员为例，他们具有很好的灵活性和稳定性，并通过自身实践和专家指导磨炼了工作技能，这些人想要在短时间内高水平地执行任务就要消耗很多体能，因此不需要过多灵活性和稳定性训练。消防队员可能不需要改进特定运动来完成任务，但他们需要有良好的力量、爆发力和耐力储备，以此来提高身体的整体能力。

这种干预可能会在金字塔的第二层和第三层长方形之间形成一个缓冲区，这会使同一功能水平的运动具有更高的效率或更低的能量消耗，在执行特定任务的过程中就可能有更强的

有效性和持久性。

效率不足的运动表现金字塔的外形可以解释为何有损伤风险，由于动作筛查的得分低于引起损伤风险的临界点，金字塔第二层面积明显过小。然而，并不是动作筛查分数越高，损伤风险的概率就越小。这似乎表明，一旦运动质量获得认同，体能和技能不佳也可能成为引发风险的因素。这也似乎表明，当运动质量不佳时，体能和技能对运动表现产生的影响较小，这一点支持了运动表现必须从底层向高层构建的观点。

技能不足的运动表现金字塔

最后一个金字塔形象地表示技能水平低下的人群。该金字塔的底层两个组块的情况是令人满意的——动作模式和效率或力的生成方面都很棒。然而，技术分析表明，其总体能力不足以产生预期的效果或具有执行任务所需的技能，此类型的人具有良好的体能，但是技能水平低。

这种情况下，最有效的办法就是根据基础技能设计一套专门的训练计划，这样就会培养一种较强的运动意识，而这正是高效执行技巧所必需的。

运动表现金字塔的应用

训练过程中，一些人的运动表现金字塔会持续不断地发生变化，而另外一些人不会发生变化。有些人天生具有较强的体能，但是需要不断地进行功能性动作模式训练来保持最佳的运动自由度。还有一些人天生就具有出色的动作模式，但是需要通过额外训练来保持体能。此外，有些人需要不断地训练其基础技能和专项技能，而其他具有一定技能天赋的人就可以

将训练重点放到其他的体能训练方面。

本书中提议的测试提供了一种获取构建运动表现金字塔信息的方法，掌握这个图像的表达方式将有助于识别需要采取针对性训练的薄弱环节。

运动表现金字塔解释了为什么有些人在训练中效仿他人的训练计划却总是得不到预期的训练效果。许多物理治疗师、运动教练和运动员凭直觉使用 FMS 确认最薄弱环节的运动表现。而那些不具备这种直觉的人，采用运动表现金字塔就能够简单、有效地评估身体平衡状态或平衡障碍，这种形象的表达方式有助于你与客户、运动员或患者之间进行交流。

短期应答与长期适应

应答是对刺激、训练或治疗的一种反应或组合反应。从我们的目标来看，认为应答就是一种通过简单的训练带来的生理功能或运动功能方面的短暂适应。

生理上的应答一般是指心脏的适应性活动，如增加心肺活动；运动上的应答是在一些灵活性和稳定性或动作模式练习之后，动作模式更轻松、更流畅、更优美。

适应就是生物体根据环境的变化进行调整。它是经过反复多次的练习、训练或康复而引起的结构和功能的不断变化。

大多数人都会重视训练量，会仔细察看训练时间、距离和重量，而对应答和适应之间的差别却考虑较少。我们进行训练，在适应之前，身体就自动发生变化，但我们却错过了观察即时应答的机会，特别是忽略了运动质量。我们忽视应答是由于这种应答只能保持较短的时间，训练结束后它们会迅速消失，因此我们就没有想到仔细观察应答反应。

我们的确应该更加重视适应性：良好的灵活性、肌容量的改变、脂肪的减少、最大摄氧量的改变及静息心率的降低。这些都很重要，应该对这些变化进行追踪和记录，但不应该降低应答反应的重要性。我们会从短暂的代谢角度考虑应答，但从神经学角度去分析才最重要——动作模式的积极应答是运动学习的有效指示器，产生不良动作模式的练习就会加速不良动作模式的适应。

关注技术质量就会产生更高的神经系统需求，它迫使更快、更有效的神经连接。如果重视训练的最低质量情况，并增加运动的数量，那么通过简单的训练课程就会改善运动应答，这会为完善动作模式的适应性奠定基础。

不利的应答如何发展成为有利的应答？实际上，适应是建立在反复多次积极应答的基础之上，这是纠正性训练的特点，没有多次的积极应答，要想产生适应是不可能的。

运动科学忽视了这一点，是由于它倾向于强调生理应答和对运动的适应。当在重复运动中产生自动应答时，一般性的生理能力似乎提高了。在没有运动标准的情况下提高动作模式更多是一些技巧性的提高，是不可靠的。这是由于当训练超出自己的运动潜能时，就会产生代偿。

筛查显示，并非所有的训练都会对功能性动作模式产生积极影响。某些个人的平衡能力、灵活性、稳定性和动作模式在训练后期不会发生变化，甚至有时候会出现下降的现象。这就证实了在功能障碍的情况下要如何才能够保持健康，并且解释了在功能性动作模式改进的同时，生理能力是如何能够改善的。

由于认识的提示，让我们来看一看，如何重新构建对功能性动作模式纠正性训练的理解。

在传统训练过程中发现不良的动作模式后，用基本的运动学原理进行运动分析，确认该运动的原动肌群，以便对其进行单一的训练。

例如，看到单腿站立质量低下时，第一反应就是查看是否存在臀中肌力量不足。每次训练中，采取侧卧位或利用弹力带，客户和患者都会抵抗重力执行髋关节外展的动作。

当时，我们认为，运动程序会自动重新设置，能够增强肌力，从而改变运动的节奏和协调性。在物理治疗专业学校，我们已经学习相关知识，深层稳定肌群的收缩时间选择不当可能会引起浅层原动肌群过度活动，从而引起原动肌群紧张，但这种肌紧张可在静止或牵伸几分钟后消失。

要打破不良的动作模式必须进行灵活性和柔韧性的运动练习，但灵活性和柔韧性必须通过反复训练，才会很快恢复到原来的状态。当我们观察到灵活性或柔韧性改变时，会创建新的练习动作以进一步提高灵活性或柔韧性。

在练习和康复训练结束后通过检查动作模式证实，使用的纠正策略并不总能得到满意的效果。这不是为了发明一个新系统，而是为了获得效果反馈。

动作模式获得改善的个人与无改善的个人之间的不同在于对练习的困难因素缺乏检查。训练过于困难就易使人回到代偿动作模式，但适当的训练挑战则有利于产生更好的训练效果。

纠正性训练进程

进行第一组练习后灵活性发生变化会让我们产生以下三种反应中的一种。

练习太简单了：这类人群能够高质量地完成 30 次以上的动作。

练习具有挑战性，能够完成：这类人群能够高质量地完成 8~15 次的动作，不会出现呼吸困难。但是，在重复 5~15 次动作后，动作质量会急剧下降，不能保持动作的完整性、平衡性、稳定性和协调性，会表现出心理或身体的疲劳。

练习太困难了：这类人一开始就表现出凌乱的、不稳的和糟糕的不协调运动，而且越来越明显，几乎不可能深呼吸、放松地完成动作。

把这些反应作为纠正性训练的基础，你就可以根据不同的反应选择相应的练习。如果开始选择的练习动作过于简单，就增加难度，观察下一组练习后的反应，并不断重复这个过程。

如果开始选择的练习过于困难，则降低难度，观察下一组练习后的反应，并继续重复这个过程。

如果幸运的话，开始时选择的练习动作就具有挑战性且有可能实现。

增加训练的难度

谈及纠正性训练时，增加难度很少是指增加阻力的练习。难度更高的姿势、更小的支撑面或更为复杂难解的动作模式通常都属于难度的增加。一个典型的例子就是，滚动动作模式转为四点支撑动作模式，然后变为单膝跪姿势，最后改为单腿站立姿势。

当观察运动表现和特点时，就会理解人们以不同的方式达到最佳状态，他们都很注重刻意练习。在《天赋被高估了》（*Talent is Overrated*）一书中，杰夫·科尔文（Geoff Collin）认为有意识的练习不仅仅是简单的模仿和演练。有意识的练习是根据持续、具体和客观反馈而进行的重复动作。

科尔文指出，通常所说的那些有才能的人

其能力不是与生俱来的，而是这些人知道如何进行正确的练习。这些人因他们的才能而闻名，但我们忽视了他们在学习过程中独有的风格，这是他们之所以成功的最重要方面。他们只是创造了获得更好反馈的机会，并善于处理我们大多数人忽视的微小错误。

人类中枢神经系统需要专门的训练，在执行支撑面较窄的跪姿动作时的不稳定需要意识和反射性活动的共同应对，前庭器官、视觉器官和本体感觉系统会迅速反应以维持平衡。如果平衡得以维持，反馈就是积极的、明显的和及时的。如果平衡被打破，就要修正先前的一系列稳定性策略。

提出正确的问题

如果你想提高速度会做什么？

如果你想治疗腰背痛会选择什么练习？

我们大部分的困惑和专业方面的分歧都是因为我们试图回答的那些问题表达得不确切。如果不了解训练的主体，如何才能有效地回答这些问题呢？别忘了，有很多因素会限制速度，开始时去除影响速度的障碍要比提高速度的一般练习更重要。从对不同运动员动作筛查中获得的数据显示，提高速度有不同计划。

同样的，腰背痛是由许多因素引起的一种症状，其原因远比腰背部力量不足和僵硬复杂得多。如果有一套针对所有腰背痛患者的治疗计划，那么也许会发现患有腰背痛的人减少了。

如果认真思考这个问题就会意识到，问题在于关注的焦点不正确，速度的降低和腰背痛的出现只是一种现象，不应该把其作为焦点问题，而呈现这种现象的人才是问题的焦点。这两个问题都考虑了一般的情况，并假设对这个分类中所有的人都是适用的。

这两种情况不能通过一般的练习直接或可靠地解决，但可以通过筛查、评估及其他的措施来找出问题的源头。问题一旦确认，就能解决。我们不能在训练中寻找答案，而要在提供了适合个人需求的练习方案系统中寻找答案。

这是动作筛查和评价中的基本概念，然而在第一次筛查和评估时往往被忽略。筛查和评估的作用不只是选定单一的纠正性训练，而是消除选择纠正运动的顾虑和缩小纠正运动选择的范围。在一系列的特定动作模式中，较少的选择机会将面临不同程度的挑战。

系统一般是用来指导初级专业人员，而作为专家，练习项目的选择就变成了很容易的事情。自从许多正确的方法被有效地使用以来，系统一直对工作进行核查，而且并不刻板。这些方法在技术上可能是不同的，但分类却是相同的。

我们不可能涉及每一个训练群体的具体情况和特殊兴趣，疑问总是不断发生，问题是待处理的事情，并且不缺少答案。讨论训练计划时，尽职尽责的专业人员需要了解训练情况、具体目标、存在的问题及个人目前的功能性水平等。

我们提出了常见的基本原理，就是在进行专业化和特殊兴趣的训练之前将各项练习、康复和体能训练融为一体，而不必努力做不可能的事。这些基本原理和原则是真实地、本能地发生于掌握专业技能之前。

什么样的训练内容该从计划中剔除

不管怎样，动作筛查或评估过程中会提出下面两个建议。第一个建议是关于在目前的训练程序或活动列表中，你应该剔除什么内容。这很简单，剔除那些会产生反作用，甚至是导致现存运动功能障碍加重的练习。第二个建议就是应该把什么样的纠正性训练内容添加到训练流程中。

如果筛查和评估已经帮你确认了存在功能障碍的动作模式，必须判断它们产生的原因、被忽略的原因或模式障碍加重的原因。不管原因是什么，它们现在出现了，也有可能在以后的5年、10年，甚至是20年不再出现，所以现在必须解决它。

第一步就是终止与功能障碍模式显著相关的活动。如单腿站立和跨栏步动作呈现功能障碍，在基础性功能动作模式改善之前，要停止跑步、慢跑和单腿相关动作。不要曲解这条建议，它并不代表这些活动是有害的或者就是导致功能障碍的运动。它的意思只是说，在存在功能性动作模式障碍下训练，任何一种体能训练都会对重新获得完整的动作模式产生相反的效果，事实上，有可能增加损伤的风险。

对于许多客户、运动员和患者来说，遗憾的是那些受欢迎的活动和训练可能暂时要被禁止，一旦动作模式变得令人满意，就可以重新进行那些受欢迎的活动和训练。

模式变化速度通常取决于个人。例如，客户想要在该动作模式上付出多少？运动员如何全身心地投入和集中注意力？患者会愿意完成家庭训练吗？这些问题不在于我们限制他们喜欢的活动多久，而在于他们对最薄弱部分的练习有多努力，以便重新获得好的动作模式。

筛查和评估后的数据可以决定应该把哪些运动取消，如果肩部灵活性动作模式已经受到严重限制或出现不对称性，就要终止对肩关节和手臂施加各种负荷和重力抗阻；如果深蹲动作模式受到限制，就不应该进行负重深蹲。不要进行局部关节活动度的练习，不要对腿部施加压力。这听起来容易理解，甚至是最基本的要求，但并不是说要终止训练，许多客户和患者已经努力克服

了疼痛，只不过又遇到其他损伤。

教练员和培训者经常会非常注重细节，并且进行一些技术方面的指导和建议，这些好的培训并不能克服基础运动功能障碍。只有在基础动作模式的灵活性和稳定性已经被证明是可行的情况下，才可以在练习和力量训练中进行技术指导，而且我们可以将指导应用到新的环境和练习中。一旦这些性能在基本动作模式中建立起来，就可以将其用于新的运动和练习中；如果在基础运动中这些性能还不存在，它们在复杂的动作中就不会自发地出现。

这就是为什么筛查和评估会利用回归方法重建动作模式的原因。在FMS的纠正策略中形成基本的灵活性，再执行无负荷的和辅助性运动，然后进行静态和动态的稳定性训练。这就为人体运动系统提供了一个机会，去重新建立已经缺失的或不活跃的联系。

筛查和评价提出了一个双管齐下的建议，针对功能障碍且未出现疼痛的动作模式采取纠正策略，确认并允许在没有受到疼痛和功能障碍影响的动作模式中继续进行活动。

当阅读纠正性训练这部分内容时，要记住程序的重要性。头等大事就是要避免对不良动作模式的训练。当你对功能障碍动作模式进行重新构建时，应该把所有相关的练习从体能训练计划中暂时剔除。在完整的纠正策略中，剔除额外的训练和技术指导及有问题的动作模式都是必要的。

大多数情况下，在开始训练结束后，你应该会看到功能障碍动作模式得到不同程度的改善。有些人没有形成完整的功能性动作模式，有些人甚至没有发生一点变化，但是，只要注意到发生了缓慢变化，就要坚持下去。大多数功能障碍动作模式会随时间的推移有所改善，必须给它们足够的时间去改变。

纠正性训练是补充性手段

我们应该把纠正性训练作为一种补充性的和暂时性的手段，通过设计训练程序以保持运动质量，最终的目标是将运动改善到合理水平。而且，在不需要进行持续纠正性训练的情况下，仍呈现出良好的水平。很显然，如果存在慢性问题或问题持续存在的话，功能障碍就会显现出来，这时大部分运动是具有代偿性的。动作模式需要得到改变。但是，如果为了保持动作模式持续使用代偿，请考虑一下本·富兰克林（Ben Franklin）说过的话："一盎司的预防等同于一磅的治疗。"

使用正确的方法可以不需要连续进行纠正性训练，不要让纠正性训练变成治疗的这"一磅"，不正确的运动选择和不良的训练一开始就可能成为导致功能障碍的首要原因。

瑜伽和壶铃训练是需要专家指导、个人耐心和努力付出的典型运动形式，这些运动形式与其他需要专注于运动的训练形式一样，完全不同于机械的循环系统和 8 分钟的禁食心态。这些高水平的技术动作起初看起来收效缓慢，会让人感到沮丧，可能会缺少高强度练习和健身训练营中的强烈吸引力，但最终，投入总会有所回报。

运动技能的学习对心理和身体提出很高的要求，健身是学习高质量运动的意外结果。世界上许多身体状况良好的人不会在意他们练习的时间表，他们不需要嘈杂的音乐和镜子来激励他们。他们知道自己永远都不会完全掌握这些技能，但仍然正确地练习并保持对运动的了解。纠正性训练不是一个热门话题，而是一个要让人们接受的观点。

正确的训练与纠正性训练

一旦你了解了通过筛查和评估来证实功能

障碍动作模式的概念，纠正性训练就变成了一个热门话题。对功能障碍动作模式来说，纠正性训练可能是最好的补救方法，但却不是最好的预防措施。如果建构和传授良好的训练技术，就会避免进行更多的纠正性训练，并纠正那些认为康复和康复后都需要纠正性训练的观念。

纠正性训练还可用于解除由于练习选择不佳、缺乏或超出身体活动能力所引起的身体能力过早下降所造成的影响。虽然损伤和失衡总会存在，但正确形式的体能训练可以减少对纠正性训练的需要。为了提高运动水平并产生恰当的功能性动作模式而设计的练习，不仅可以促进更高水平的功能的提高，还会降低损伤风险。

因此，首先应该为练习和运动训练制订准则，既能满足提高表现的需求，也能把控受伤的风险。由于一开始利用 FMS 和 SFMA 所提供的信息就设计了更好的训练计划，同样可以对以后的筛查产生积极主动的影响。

在回顾解决动作模式问题的纠正性训练措施之前，让我们共同努力，建立一个在一开始就不会产生运动问题的更好的动作模式。

正确的训练

搜索快速健身的方法，你会发现一些明码标价的产品和时尚但短暂的潮流方式。对这些荒谬的事情我们是持否定态度的。但可悲的是，我们中的许多人仍在寻找各种理由支持它们。如果为了寻求超常的运动成绩，你可以在专业人员和优秀运动员群体中看到专业的练习和训练。但如果你的客户想要达到同样水平，那么还需要专业人员完成很多相关的工作。

正确的训练旨在消除那些阻碍实现优异成绩的运动选项，而不仅仅是完成一个从最近的学术会议、例会和互联网上看到的高难度技术练习。为寻求正确的训练就要首先剔除一些不必要的运动选项，正确的训练选项并不需要多余的辅助工作，它们就是针对薄弱环节，以及为建立低风险和更好成绩的生物学标志而设计的。

很久以前，训练是为了战争侵略和防御，或是为了生存而做出的努力，这些活动最终演变成了需要进行练习和训练的运动及爱好。今天，训练已经成为自己的习惯，它不再是追求完美运动或卓越体育文化的唯一路径。人们把它当作没有既定目标的休闲活动去对抗久坐的生活模式。如果说有目标的话，它也是基于生理指标和运动成绩来判断。当训练是以运动或娱乐为目的时，人们只能根据其他形式或水平的运动来衡量训练效果。

训练和练习会提高有形和无形的运动质量，体能训练一直被用来提高身体技能。历史已经证明，像瑜伽、舞蹈和长跑这样的实践活动还可以作为社会活动、冥想入定及个体或群体之间的联系方式。

某些情况下，训练的投入是想得到具体的结果。如果不能有效提高速度的话，就会放弃原有的练习选择而寻求更好的训练。在另一种情况下，训练的益处可能会产生巨大的个人价值。

但是训练的益处不能通过个体的体能进行量化，训练应该是使身体变得更强壮、更有耐力、更有益于身体健康和体能恢复。

古代武士快速的反应能力取决于最佳训练方法，他们从准备阶段就开始进行友谊性的竞赛。早期瑜伽的实践者从来不讨论运动的柔韧性或减肥效果，而是把注意力集中于对呼吸的调节并享受做日常运动时冥想带来的益处。这些人不需要用秒表来证明他们的成绩，他们跑步是为了生存、为了竞争和促进相互之间的联系。

如今，我们期待每次训练都能帮助我们正常完成比赛并获得优异成绩，而不知道如何为健康、体能和运动目标或有效判定效果做出最佳的训练选择，更不知道如何享受训练。我们通常进行训练的时间很短，内疚和时间限制迫使我们进行单一的专项训练，我们忘记了训练应该是愉快的或富有成效的，并且应该是多样化的。我们必须意识到这一点，努力达到训练的综合目标。

摆脱这个陷阱的方法就是，首先设定目标及制订实现这个目标的计划，其次是进行健康的饮食，它会使我们的能量得到再生。我们必须把两者区分开，使每一项都获得最大的益处。但是，当我们完全理解它们的时候，就会把它们融为一体。

为了实现目标，就要关注围绕提高体能和耐力而设计的客观训练标准。练习和训练的下一个重要步骤就是恢复体能。如果我们的训练选择与最有效的身体恢复能力相匹配的话，就可以选择达到最佳效果的练习动作。现在，当你根据动作筛查和练习目标审视训练计划时，你会意识到，恢复体能的最佳形式就是训练，它们会使生理参数和动作模式正常化。

刻苦的训练和比赛会迫使身体达到极限，从而暂时降低动作筛查的分数。如果不调整运动方法，由于意识不到动作模式质量的下降，就会加剧刻苦训练和比赛的负面影响。身体适当恢复能够加速运动控制、灵活性、姿势、肌肉和组织延展性的恢复。

自限性训练——自然正确的训练

自限性训练可以促使我们思考，甚至让我们感觉到自己与训练及运动之间有更多的联系。训练和运动要求身体更大程度地参与并产生更强的身体意识。自限性训练不是在跑步机上轻松地走或跑，自限性训练需要意识的参与。

最早的训练方式是自限性的，需要运动专注力和技术。世界上不存在预防痴呆的设备，也没有于与稳定装置相同作用的训练。身心健康的举重者学习健康举重，身心健康的拳击者学习健康拳击，身心健康的奔跑者学习健康奔跑，这些人达到了质量和数量的统一。自限性训练需要专注力和对运动、对位、平衡和控制的意识。在自限性训练时，这个人不能只是戴上耳机在跑步机上走或跑，用手指触摸播放列表或在面前放置的显示器上看新闻。自限性训练需要对运动本身有所了解。

最能代表自限性训练的例子就是赤足跑步。赤足跑时，优秀的跑步者能够接收足底的感觉刺激，这主要是因为足底分布着独特的、密集的感觉神经。这为我们了解环境提供了一扇窗户，像就手、眼和耳的神经一样，足底感觉神经提供的信息有助于我们不断地调整动作、步幅、节奏、姿势和呼吸，以适应地形的变化。

现代的跑鞋使我们无视跑步过程中感觉的判断力，而这种能力仅次于视力。正如你知道的一样，跑步相关风险的增加是与跑鞋的改进同时发生的。当赤足跑步时，不应该选择过大的步幅和用足跟撞击地面。由于这不符合正常的跑步，就产生不协调、不适和疼痛感。这种短暂的刺痛会调整赤足跑时运动员的步幅以帮助其避免运动损伤，而用舒适的现代跑鞋来减轻这种无害的刺痛，是不是有点奇怪？

现代的竞技运动员使用背带掩盖运动缺陷，常常使问题得不到规范的纠正或是使康复的过程和效果不尽人意。克里斯托弗·麦克杜格尔（Christopher McDougall）在《为跑步而生》（*Born to Run*）一书中，通过一个令人惊奇的故事阐释了一个道理。这是一个关于隐匿的部落、超级运动员和世界上从未出现过的最伟大种族的故事。这个故事提醒我们，要根据历史事实和久经考验的原则来看待技术的进步。他讨论了有关医学和生物力学的问题，讨论了我们为了得到表面的结果而舍弃了远古人从运动中得到兴趣的训练理念。

强烈推荐此书给培训者、教练和康复专业人员，以帮助他们通过好奇的双眼来观察各自的专业，此外还特别推荐给患有慢性损伤的跑步者。克里斯托弗的研究和故事涉及我们都能体会到的重点方面，他在研究中发现，康复和训练知识是合乎逻辑且简单的，关键在于必须挖掘并发现它。由于我们在运动评估、康复方面的不完善做法造成对康复内容和训练知识的挖掘不足。

呼吸、握力、平衡、正确的姿势和协调性都会影响到其他正常的自限性训练，许多训练都是两种或更多种自限性活动的结合，每一种训练都具有自由的选择性和更多的益处。为了获得多重益处，构造完整的运动矩阵时，这些训练会产生形式和功能的改变，当我们进行运动训练时，解剖结构会随着自然应力发生相应改变。

自限性活动应该成为训练计划的奠基石，它不是预防性维持和处理风险的手段，而是真实运动的证明——要保持运动名副其实。这些采用的训练限制性措施使我们始终处于最真实的运动状态，并让我们防止最薄弱环节的加重。

如果正确地使用，自限性训练能够改善不良的运动并提高功能性动作量。这些训练会考验一个人的能力，并产生一定的心理压力。也就是说，它们需要在意识和反射水平上相互联系，提高运动控制水平。

任何时候，如果我们不承认自己最薄弱的环节或在训练中不敢去直面它，会在一开始就破坏整体功能性动作模式。将自限性活动融入每一次练习中，不断地暗示这样一个信息：我们要使最弱链变得更强大。

自限性活动的举例

这些例子只是提供一些建议，目的在于充分发挥你的想象力，每个例子都需要正确地使用，既不要不做，又不要过度疲劳。

疼痛和不适时学习身体的管理		
走平衡木	爬行活动	
赤足跑步和训练——不同姿势，控制呼吸或渐进跑	农夫提举	
呼吸		
鳄鱼式呼吸（瑜伽）	滚动动作模式	传统瑜伽指导
传统武术指导	获得动力的加压呼吸	跷跷板呼吸（费登奎斯）
抓握/肩部/核心/控制		
高脚杯深蹲，手举过头顶	从下向上推举	从下向上推举，双膝跪
从下向上推举，双膝跪	爬行活动	战绳作业（Brookfield）
平衡和小支撑面的控制		
越野跑	推举，单膝跪	单腿硬举
单腿接球	单膝跪，壶铃头上画圈	双膝跪，壶铃头上画圈
高脚杯深蹲至力竭	扔球，单膝（双膝）跪	单腿或交换腿跳绳
姿势和协调		
跳绳	印度俱乐部摆动	土耳其挺身
哑铃过头举行走	农夫提举	冲浪或站立式冲浪
组合		
越野滑雪	越野跑	单腿下蹲
单手俯卧撑	下劈和上拉，单膝或双膝跪	从下向上，单膝跪
双侧推举，双膝跪	单侧从下向上推举，复位/下蹲/推举	双侧从下向上推举，复位/下蹲/推举
瑜伽	普拉提	武术
爬行活动	冲浪或站立式冲浪	障碍训练
拳击	上坡跑	下坡跑
精简的体育活动：意味着更小的区域、更迅捷的活动，增加一对一的对抗和不擅长的活动		

警告语：这些活动并没有什么特别之处，不能自动建立运动质量，只是单纯提供个体应对各种运动的机会。这些活动都利用了自然的阻力，并且对技巧有一定要求。通常会将各种属性的动作组合在一起，例如平衡和力量，或者敏捷性和姿势控制。这些活动通常需要专人指导，以保证安全并且取得最大的效果。如果不认真对待，可能会存在一些风险。

然而，足够的耐心、注重细节及专业指导就能提高平衡运动能力，这些并不需要充斥整个训练计划。相反，它们对正常的限制和技术标准提出了挑战。这些活动不仅种类较多，还可以从根本上改善身体平衡、增强自信并提高运动能力。

艰巨的任务与问题很多的训练运动

我们将训练看作是一种艰巨的任务，重点是要保证将质量和数量放在同等位置。很少有业余的举重运动员或田径运动员会把运动技术和质量看得与更重的重量或更短的时间一样重要。但优秀的运动员知道，必须不断把控质量和数量之间的微妙平衡，这种平衡很重要。

人们通常认为，高强度运动是一种最极端激进的形式，希望通过这种形式的自我施压来提高运动能力。为了证明这个观点是错误的，下面举个关于驱动测试和调整的例子加以说明。

驱动测试相当于运动到接近极限的程度并记录体能的极限。为了努力达到更好的运动表现，记录次数和设定目标是一个必要的步骤。

相比之下，调整就是有意识地关注身体功能异常或不协调的部分，而动作筛查和评估则给调整提供了额外的信息。大多数情况下，精力充沛、活跃和完美的心态是调整的诀窍。

高强度训练可以加固动作模式。如果动作模式是最好的，那么努力训练就可以支持这种模式；如果动作模式受限，则训练只会加大受限的程度。

职业运动员的体能教练都明白，在进行高强度训练时，准备活动和保护措施同样重要。古代武士已经认识到这一点。对于功能受限的测试是很好的，但是，通常需要有所保留。驱动测试是用来判断是否有进步和设定新目标，但通过更多的测试并不可能实现这些目标，而需要通过一系列战略性调整来实现。不断调整是拥有更好的驱动测试的关键。

每次练习都按驱动测试来训练，这在体育界已经是一种流行且普遍的做法。过于追求高强度运动可能是目前训练过程中损伤人数较多的原因。将练习当成一种竞争已经不是什么新鲜事了，而且人们每天在互联网上打卡训练计划也变得很常见。对于很多人来说，这更像是每天的驱动测试，他们把练习变成了一种竞赛、娱乐和展示。对一名职业运动员而言，要认识到合理、明智的训练计划与运动领域需求之间的差别。

在指导别人训练或给出一些建议时，一定要提醒他们，即使是进行高强度训练，如果随意选择一项运动或一个训练计划，永远都不会有最佳的训练效果。任何比赛都应该根据个人的目标来衡量，这个目标的设定需要以合理和符合自身能力为基本原则。

真正的训练和调整是学习如何合理消耗能量。学习的机会无处不在，如更好的机制、更好的角度、更好的协调性、更好的呼吸、更好的策略、更好的情绪管理、更好的姿势和多次训练期间更好的恢复。

有能力追求更困难的训练运动，就会有才智构建纠正和训练的艰巨任务。知识丰富的专业人员会使用一些方法来建立这些艰巨的任务，选用的方法符合原则并始终都能保证安全和有效果。

纠正性训练的目标

纠正性训练的目标在于解决或减少基础和功能性动作模式中显著的功能障碍。有时需要对基础动作模式的灵活性和稳定性进行解析，再重构这个模式。很多时候，对灵活性和稳定性的必要需求是实际存在的，可以把注意力集中在动作模式和运动控制的纠正性训练。

无论个人或群体对纠正性训练的特殊需求是什么，功能性动作系统中的所有纠正性训练都应遵循一些简单而非常具体的路径。

第一，纠正性训练是以功能筛查或评估得出的运动基准线为导向。筛查和评估的过程则对动作模式进行评分和排序。它将显示不对称、动作难以完成和疼痛等，收集有关动作模式功能障碍的有价值信息。因此，筛查和评估将找出有缺陷的动作模式，在动作模式被纠正之前不应进行训练。当不能确定引起疼痛的动作模式时，则应由专业的医务人员进行检查。

第二，纠正性训练的准则将帮助你为纠正的类别和练习做出最佳选择。对于一个运动问题来说，没有单一的最佳练习，只有合适的纠正类别可供选择，不要把筛查和评估看作选择最佳纠正策略或练习的工具。第一步要排除所有可能有反效果的运动选项，并确定具有明显有利的训练选项的运动路径。

第三，经过纠正性训练最初的阶段之后，要根据原有的运动基线重新检查动作模式的变化，注意任何积极或消极的改变，并以此为依据在以后的训练阶段中修订训练方法。

第四，一旦注意到关键的动作模式有明显变化，就需要再次进行筛查和评估，并全面评估由此带来的其他动作模式的改变，以确定接下来的重点。纠正关键基础动作模式的神秘作用在于可以对其他动作模式产生积极改变，而不是只针对最初的纠正性训练方法发生改变，通过重置最基础动作模式，就可以看到其他模式积极的变化。如果其他模式没有发生明显进步，至少可以为下一个训练阶段提供更有利的基础。

以下 4 个步骤提供了在功能性动作系统中成功使用纠正性训练的过程。

- 筛查和评估的顺序可以发现最基础的运动功能障碍。

- 从合适的分类中选择并采用 1~2 个最实用的纠正性训练。

- 如果指导训练后产生了改善效果，可以启用筛查和评估中的特殊测试来检查基础动作模式中功能障碍的改善程度。

- 如果没有发现任何变化，则需要重新审视筛查或评估方案、纠正性训练的选择及训练指导和执行情况。这种检查可以最大限度地减少在无效和不正确训练选择上浪费时间。

阶段性成果

筛查系统的设计是为了指导工作，它是确定纠正性训练的强度和训练计划的最好办法，以达到针对性训练的要求。与基线反复比较而得到的及时资料将会确认或否定每个纠正性训练的选择。这是专业发展的标志，也是熟练高效运用纠正性训练的最佳途径。

这个系统提供了一种结构，即你的下一步措施应该根据这个结构提供的反馈信息制订。该系统要求必须严格遵循筛查或评估方案，从而得出系统化、个性化的纠正方法。

"系统化、个性化的纠正方法"听起来有点矛盾，但它确实由这个系统带来。该系统将生成最佳的运动策略，以解决已经确定的功能障碍，并且帮助你选择最成功的纠正性训练。

将这些训练界定在灵活性和稳定性这个大的类别下，一旦将正在使用的灵活性和稳定性训练进行分类，你就可以根据动作模式再进行下一级的分类。大多数训练将使用一种主要的动作模式或同时使用两种模式。在寻求新的训练之前，花点时间把正在使用和熟悉的训练进行分类。

从这一点来说，根据第一步纠正性训练的结果就能够采取合适的运动，即在观察到训练反应之前应按照书面规范进行训练，只有看到训练反应才能确定下一步的训练。

　　我们已经掌握了专门的训练方法，这些训练方法应该是以提高灵活性和稳定性为目的。首先应用专业知识，找出能产生积极变化和不能产生积极变化的方法，然后，再设法改变已经适应或有缺陷的方法。

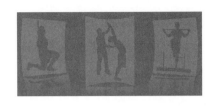

可以访问 www.movementbook.com/chapter10 获取更多内容、视频和额外资料。

（杜薇　周维金　译）

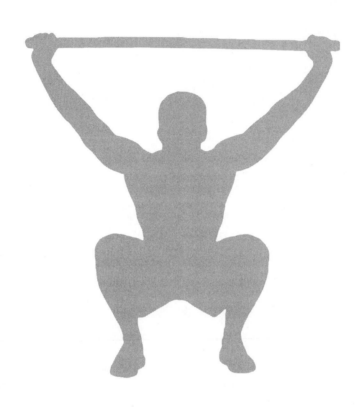

第 11 章
制订纠正策略

制订纠正策略的过程中产生了许多严重错误，所以我们要放慢制订的速度。当我们急于通过浏览筛查和评估结果得到纠正性训练的信息时，总是期望笼统且快捷地解决所有问题，然而，纠正性训练并不是由数量来引导的。

要获得纠正性训练的成功就需要投入精力和专业知识。要将动作模式的筛查和评估作为一个起点，从而真正改变传统训练的思维过程。人体运动学给人这样一种假象，我们需要做的全部工作就是单独训练一个肌群，就会自发地发挥其作用和效率。大多数训练理论都是以涉及力学反应的基本运动学和生理学为基础的，常常忽略了涉及运动控制的复杂系统和行为反应。现在我们已经更加清楚地了解这一点。

有同样力学受限的人可能表现出明显不同的动作模式，而有不同力学受限的人可能表现出相似的动作模式。动作模式的活动方式与力学受限的程度并不一致。由于动作模式代表了运动系统的总和，一旦理解了这一点，我们就应该以动作模式为基础做出训练项目的选择。

筛查和评估会发现功能障碍的模式，而之后障碍模式的改善会确认纠正性训练的选择和进展。一旦努力完成正确的模式训练，就会以模式解析为基础做出其他决定。

FMS 和 SFMA 都提供了解析动作模式的做法，但是其方法和特异性有所不同。FMS 根据动作模式分级和纠正性训练的类别对问题进行分类。从 FMS 中获得的信息可以将动作模式的问题与最实用、最合适的纠正性训练类别直接联系起来，而这些分类是对影响模式的问题进行一般性的归纳。

FMS 并不是诊断工具，如果没有进一步测试就不能推断出运动功能障碍的具体原因。筛查的作用是将运动的风险降到最低，并帮助制订纠正性训练。管理风险和选择合适的纠正性训练要比具体诊断重要。

如果在最高级评估中发现了疼痛或功能障碍，SFMA 就使用特定的解析测试。这些测试的调整就是为了协助制订功能诊断的方法，指导用户对有障碍的区域进行需要的测试。这些信息对于制订临床纠正性训练也很有用。

无论哪种方式，在 FMS 或 SFMA 中，都会以某种方式对动作模式进行分解，你最终将根据模式解析时收集的信息做出具体决定。

仅涉及张力和紧张

肌肉系统有意识和无意识的张力作用于骨骼、筋膜和关节的支撑及杠杆系统，这就形成了人体的姿势和运动。张力是由神经冲动产生的肌肉紧张引起的，神经冲动引起部分肌肉收缩，这种部分收缩状态是人类姿势和运动的基础。

在等待大脑下达松弛指令的状态下，肌肉也没有停止工作。在一天中，肌肉处于不同程度的部分活跃状态。当改变姿势、位置或以各种方式进行运动时，一些肌肉处于放松和拉伸状态，一些肌肉收缩和变短。其他起支撑或稳定作用的肌肉尽管在长度上没有变化，但肌张力会随运动增加或减少。随意运动和反射活动会共同发挥作用来增加或减少神经冲动，这种神经冲动为各种动作模式和姿势下的肌肉运动提供了机制。

当重复进行某种动作模式和姿势保持时，在改善肌肉组织中的血液循环、糖原储存和组织强度的同时，也改善了肌肉控制的神经学因素，并有效地升级身体硬件和心理软件。

从最基本的层面上来说，各种训练设计都是为了对肌紧张和肌张力产生积极影响，从而产生有效的运动和运动控制。合适的肌紧张和肌张力使我们能够站立并以正确的关节力线进行活动，使人们能够做出快速反应并有效地移动，而不会将能量浪费在多余的肌肉活动上。

训练科学已经将肌肉视为内容丰富的大熔炉。肌肉活动燃烧热量以满足心肺的功能需求。事实证明，这对于热量消耗是有效的，甚至可以改善心血管健康，但它并不能让人们运动得更好。这是由于没有将运动的质量定为目标，只是过于关注数量。如果将不完整的训练模式与久坐不动为主导的生活方式结合起来，就会出现极差的动作模式。

我们也能证明，动作模式功能障碍要先于骨骼肌的衰退。一旦出现疼痛，就会成为肌紧张和肌张力变化的驱动因素，使运动控制紊乱的问题更加复杂。那么，较差的运动水平确实是因为患有关节炎、长期运动功能障碍、力线不良和剪切力所导致的退化吗？这个问题即便无法正确回答，也值得一提。

身体和精神压力同样会导致肌紧张和肌张力出现问题。当关节活动度和软组织柔韧性受限时，某一姿势或活动下的肌张力会高于它实际所需的强度。这会直接导致关节活动度降低、关节力线不良进而发生紧缩或撞击，从而使活动受限。

当平衡、稳定和运动控制受限时，肌紧张和肌张力可能下降，从而导致肌肉反应时间延迟、时间的选择和协调性变差。检查运动时，务必始终考虑自主神经系统中的交感神经和副交感神经的驱动作用。

运动的核心是要在一般和特定情况下改善神经肌肉系统的紧张和张力。基本的目标是要在一般和专业的运动中保持运动效率。有些人会着重于耐力活动，有些人会着重于提高运动速度和敏捷性，有些人会着重于提高力量，有些人会在康复训练时用它来获得失去的功能，但总的目标始终是提高效率。

训练可以适用于放松状态，也可以适用于高性能状态。无论是什么活动，训练都可以被简单地定义为重复的运动，目的是在一般和特定动作模式中实现更好的运动控制和效率。

开始讨论纠正性训练的原则时，切记肌紧张和肌张力的神经肌肉学基本原理。在筛查和评估动作模式功能障碍时，既要将肌紧张和肌张力视为基本因素，也要把它视为解决问题的方法。这个系统是在支持生存模式中实现自我保护，还是在学习如何更有效地管理输出和修复呢？回答这个问题的唯一方法是不断地检查动作模式的质量，看是否有改善或变差了。

功能障碍模式

从最简单的角度来看，在努力重建或恢复功能模式之前最好先将功能障碍模式进行分类。FMS 就是使用先进的训练设计来演示动作模式的分类，由于必须考虑疼痛的因素，所以SFMA 就使用了分类系统。

也必须承认，我们确认的功能障碍模式正在发挥着某种作用。疼痛、代偿、未解决的损伤、较差的状态、不良的生活方式、自主神经紊乱、不良的运动和姿势习惯都是影响动作模式的因素，但大多数人会在一个层面上增加功能障碍以维持另一个层面上的功能，即以牺牲运动质量来保持运动量。

一个人跛行但没有疼痛，这种情况很容易看到。步态专家可以使用生物反馈、测力台和视频记录来指导和训练这个人，而简单的运动解析可以暴露出单腿站立姿势下的控制受损。如果步行的基本要素还存在但步行有障碍，则应对其进行训练。如果步行的基本要素不存在，步态就不再是问题所在，只是问题的表现，应该从基础开始训练。

系统性的训练和测试方式也可以帮我们揭示出问题发生的主要部位。不管身体的哪一部位，如足、踝、膝、髋、核心肌肉，其灵活性和稳定性问题都可明确其所在部位并进行处理。纠正性训练应该针对正确的部位使用合适的训练。

然而，这不是一个孤立的问题。它是通过有效的灵活性训练来处理的，稳定性是通过一些滚动运动和四点支撑位、跪位和单膝跪位等姿势来逐步处理。一旦拥有足够的灵活性并且有合理的训练方法，就可以通过重新检查单腿站立来获得反馈信息。如果状况有所改善则需要重新评估步态，如果没有改善则需要进行更深入的分析以改变方案或加强训练。

这种方法是我们所知道的最有效的策略，已经刻在我们的脑子里。简单一句话，先进的姿势训练要求在越来越小的支撑面上进行。所有的系统需要适当的灵活性和大量的感觉输入以发展本体感觉和进行适当的活动。身体挺直的、流畅的和富有节奏的步态是我们与生俱来的，如果暂时失去时，不应该强行行走，而应该允许它自然地重新建立。

科学上的成就应该推动天生的系统自然运行，而不是强迫它屈服。基础功能较差时，试图在有功能障碍的系统上强制采取正确的步态模式，就像用手摇动愤怒的狗的尾巴以使狗快乐。应该避免在错误的方向上工作——只要让狗高兴了，狗自然会摇摆尾巴。因此，在基础功能改善之前，不要对步态或其他功能模式直接进行干预。

当你努力想用功能正常的模式取代功能障碍模式时，要注意发生变化和没有发生变化的步骤。必须充分替换功能障碍模式，否则，为满足基本需求，预设操作系统将返回功能障碍模式。

纠正性训练既是技能也是科学。下面将回顾纠正性训练策略取得效能和效率的思维方式、基础科学和实践步骤，你可以在训练和实践的特定范围内获取相关技能和技巧。

当然，请抛弃专业和职业的所有偏见。重新开始，确保这里讨论的策略旨在将已知的大部分内容稍加修改成不同的思维方式。不必将你爱好的具体训练换成其他新的或更好的练习，你正在做的具有客观价值的各种练习都是按这个策略进行的。

如果你的训练被证明没有客观价值，就把它丢弃并继续前进。在《低谷》(The Dip) 一书中，赛斯·高汀 (Seth Godin) 告诉我们，成功的人懂得学会放弃。大多数人都会放弃一些事，只是他们并没有真正成功地放弃。尽早停止无效的训练并转向更好的选择是成功人员的共同特点。如果你采用了精准的、最好的筛查和评估，纠正性训练也没能改变动作模式，那就放弃吧！

FMS 和纠正性训练

对于所有实际的目标来说，FMS 是通过纠正性训练过程来分析和改善动作模式。这意味着，与 FMS 中的每个动作模式相关的训练，实际上也是筛查的延续。虽然，没必要继续评分，但仍要密切关注。不要盲目自信地简单执行这些纠正性训练，应当将这些训练作为识别每项练习任务优劣的评估标准。

FMS 纠正性训练有两种不同的分类方式。一种是按照筛查的 7 种动作模式测试进行分类；另一种是按照从基础灵活性到基础稳定性，再到动作模式再训练这样的直线型路径来分类。具体而言，7 种动作模式的每一种测试分别与下面 3 种训练相关联。

1. 灵活性训练——集中于关节活动度、组织长度和肌肉柔韧性。

这些训练用以实现具体动作模式的每个运动环节所需要的基础灵活性。灵活性这一分类包括该动作模式中所有形式的伸展或关节灵活性动作。需要不断分析灵活性训练，最终才能表现出该模式所需要的所有可获得的灵活性。

2. 稳定性训练——集中于基本运动序列。

此类训练是针对每种动作模式中起始和结束姿势的控制。稳定性分类包括各种姿势控制的活动，特别注重起始和末端范围的姿势控制。此类训练不考虑力量，而考虑节奏。节奏是快速轻踩刹车，而力量则是锁定车轮的力，稳定性讲究精细协调的控制而非力道，稳定性训练必须在没有口头提示或视觉提示的情况下展现恰当的姿势控制。

3. 动作模式重新训练——将基础灵活性和稳定性的使用纳入具体动作模式中，以加强协调性和节奏感。

此类训练通过重复训练和反应性训练来增强自信心，为了使提高的灵活性和稳定性协作配合，应该发展整体动作模式。

纠正性训练过程通常始于灵活性训练，灵活性训练要求双侧肢体的参与，以此确定灵活性受限和不对称性。绝不能轻易认为自己知道身体哪个部位或哪一侧肢体存在灵活性受限，开展灵活性训练前应该对比检查两侧肢体，进行各种灵活性测试来清楚地了解肢体的灵活程度。

如果这些测试暴露出受限或不对称性，就会确认动作模式灵活性有问题，应该就是此阶段纠正性训练的主要关注点。没有觉察到灵活性改善之前不要开展稳定性训练。通过训练提高灵活性或持续努力解决灵活性问题，直至发生可观的、显著的改善为止。虽然不必达到完全正常的灵活性，但灵活性必须有显著的提升。只有灵活性提高到一定程度，足以成功地完成正常训练所要求的位置和姿势时，才能开展稳定性纠正训练。

如果发现与灵活性不足的相关问题，就要在每一次稳定性训练课的开始阶段都要进行灵活性训练。这就保证了进行稳定性训练时有合适的组织长度、关节对齐。灵活性训练可以减轻僵硬或肌肉紧张，发挥稳定性作用。在灵活性不足的问题解决后则可以直接进入稳定性训练，但必须定期再确认不存在灵活性问题。

稳定性训练是在新近获得的关节活动范围内，而不是依靠代偿性僵硬肌肉的支撑，对姿势、对齐、平衡、力量控制提出训练要求。要将稳定性训练看成是训练姿势和位置的艰巨任务，而不把它看成是传统的力量训练。

灵活性纠正训练中没有受限或不对称性问题时即可直接展开稳定性纠正训练。灵活性纠正训练中未出现受限或不对称性，表明稳定性动作模式中所要求的灵活性已经具备，但不表示具备有效的运动控制。

采用运动控制的概念可以帮助你认识到，不能将力量不足作为稳定性差的唯一解释。运动控制的范畴非常广，包括灵活性、力线、平衡、节奏、次最大肌肉反应速度、协调性、高效共同发力等。缺乏有效的运动控制看上去和力量不足相似，但对稳定肌进行力量训练并不能解决运动控制不佳所导致的问题。

关节运动到最大范围时软组织的硬度可证实运动控制是否改善，这可以区分是稳定性问题还是力量问题。这也是为何许多稳定性训练使用轻负荷，讲究姿势正确，要求关节保持或运动到最大范围的原因，根据负荷的变化迅速调整硬度和适应的能力比力量的产生更重要。

关节活动范围中段的稳定性也非常重要，但必须特别关注关节活动末端范围的功能。通常，如果末端范围功能正常，中段范围的功能通常也不会太差，但倒过来说却不一定正确。把中段关节活动范围的良好张力视为力量，把关节活动末端范围的良好张力视为稳定性、时间掌控性、整体性。这就是灵活性非常重要的原因，必须确保对末端范围的运动控制进行测试。

如果稳定性明显提升就可以展开动作模式的再训练。应当在纠正性训练中获得并展现出良好的灵活性和稳定性后再开始动作模式的再训练，但请注意灵活性和稳定性没有必要也很少能够达到完美的程度。如果灵活性、稳定性未能达到某一动作模式的要求时，不要努力进行动作模式的再训练。

可以借助多种辅助设施来减少代偿，以保证高质量完成动作模式。但一般原则是，只通过技术手段提高运动的形式和质量，在这一阶段的训练中超负荷训练不是有效的纠正方法，

在负荷和强度上进阶过快通常会导致动作模式更加受限或加重功能障碍，对动作模式再训练的描述将会在第 12 章进行讨论。

SFMA 与纠正性训练

SFMA 不能简单地依靠纠正性训练来达到解析动作模式功能障碍的目的，SFMA 的最高级评估以合乎逻辑的、系统的解析为依据，这些解析以多种方式看待每个动作模式中的动作，如果可能考虑被动运动，可分为负重的、不负重的、对称的、不对称的。

由于在分解过程中运动分类可能会发生变化，因此，SFMA 中简单地进行系统解析是必要的。运动引起的疼痛并发症是主要的考虑因素。

在纠正性训练的选择中 SFMA 承担更重的责任，康复必须处理疼痛和需要进一步研究使人体衰弱的问题，SFMA 必须考虑疼痛和功能障碍这两个变量，而 FMS 只需要考虑功能障碍。

进行 SFMA 时，可以在任何一项最高级评估中发现功能障碍、无痛动作模式，只有做分解测试时才会出现疼痛。例如，功能障碍但无痛的右侧单腿站立及功能障碍但无痛的下蹲，在进行分解测试时，就会出现功能性疼痛的踝背伸。这一潜在的问题说明了深蹲和单腿站立训练任务并不简单。很可能，灵活性纠正训练可以察觉这个问题，而在医疗环境中，在开出纠正性训练处方之前应该复查所有能诱发疼痛的动作。

SFMA 不要求使用者遵循灵活性、稳定性及动作模式再训练这一线性路径，SFMA 能够预测出问题是灵活性还是稳定性，使用者还需要通过适当的损伤测试来确认是否存在所预测出的问题。预测的问题一旦得到确认，临床医生将根据评估和损伤测试结果来进行灵活性治

疗和纠正性训练或稳定性治疗和纠正性训练。

在临床病例中，通常需要用提升灵活性或稳定性治疗来促进纠正性训练。现在阐明这一说法——应该对患者开展治疗。根据这一说法患者常扮演着被动的角色，而患者应该需要参与或执行纠正性训练，因此在纠正性训练中患者的角色应是主动的。

提升灵活性的治疗方法涉及手法治疗，如软组织技术、关节松动术和推拿。提升灵活性的治疗方法还包括促进组织的柔韧性及运动的自由度等。这些方法可以使灵活性纠正训练更加完美，并且在单独针对纠正性训练进行测试时，可提高其效果。

提升稳定性的治疗方法可能包括任何形式的促进性或抑制性贴扎，或使用功能性矫形器、支具或其他支撑物。此外还包括在稳定训练之前改善或促进运动控制的各种方法。

其他信息也会发挥作用，如指导的个人或团队的特征或局限性。这意味着，SFMA 将指导治疗和纠正性训练，但仍必须针对某种情况做出具体决策。

在制订治疗和纠正性训练策略时，最好遵循标准化系统。但在某些情况下，必须根据不同情况做出独特的决定，还要按照合适的运动系统标准对每个人进行分类。针对特殊考虑和个体情况，在分类和类别中可以自由选择。

系统将会指出有问题的模式，甚至会设定灵活性和稳定性的功能性水平。但是，最终需要根据专业知识及实施技巧选择最好的治疗方法、练习方法和初始程序。

这是该系统最可能的工作方式，该系统结构为专业的稳定发展提供了可靠的平台，但它也通过反馈环路培养自主性并促进专业的发展。这是一个具有专业决定权的标准操作程序。它

使我们在类别中开始思考，但在提供信息时，系统通过稳定的结构提供了自主性。由于再评估方法包含在系统内，如果一开始选择了错误的训练或治疗，你很快就会知道。

很明确，SFMA 的纠正性训练与 FMS 的纠正性训练非常相似，许多情况下训练是相同的。纠正性训练的定义表明，训练应该针对不良的运动质量。

对于没有疼痛、非患病人群和患病人群来说，不良运动的质量都是有问题的。所以，在临床和非临床情况下纠正性训练是一种工具，SFMA 和 FMS 的目的是在不同的专业环境下指导纠正性训练，每种纠正性训练的使用都有规则和指南，并且，其使用都有一个优先的层次结构等级，这将在本章后面讨论。

长期以来，运动和康复专业人员一直在讨论两种纠正性训练的效用，但是没有标准的尺度以确定最基本的运动问题。没有衡量标准，就没有办法比较两种可选择的方法哪个是最好的。

这种新观点与大多数关于纠正性训练或一般性训练的争论很可能不同，传统的训练观点是按运动学术语分类，但该系统依赖于动作模式分类。

旧的模式旨在引起解剖结构的积极适应。除了解剖学之外，新的观点还考虑了动作模式和运动控制，在没有任何解剖学变化的情况下，运动特征可以发生改变。

既然有了功能性标准，今后训练方法的选择应该参照这些标准。

纠正性训练和功能性训练

纠正性训练分为 3 种基本的类别：

灵活性训练——针对基本的运动自由度；

稳定性训练——针对基本的运动控制；

动作模式的再训练——针对具有灵活性和稳定性的功能性动作模式。

功能性训练一般分为 2 种基本类别：

一般训练——使人体基础动作模式完善的训练；

专项训练——使具体技能完善或者是使专业活动或体育运动完善的训练。

对于纠正性训练和功能性训练有许多错误的观念。在物理治疗中，纠正性训练通常被称为治疗性训练，被定义为专门用来维持或恢复功能的运动。在健身和体育运动中，"功能性"一词常用来表示实际目的和身体准备。

功能性训练只是一种有目的的训练方式，会对其他活动产生一定的影响。进行功能性训练不仅能提高执行训练的能力，也能提高一些没有直接训练的运动水平，如果负重深蹲练习能够提高负重深蹲的能力和表现力，作为附加效应，纵跳能力也会在没有专门训练的情况下得到提高，深蹲是可以提高跳跃能力的。如果负重深蹲的能力提高了，但是纵跳能力没有提高，那么负重深蹲对于跳跃这种特定的动作就是非功能性的。

如果考察这个理论，你就会发现它对于一些个体是正确的，而对于另一些个体则是不正确的。问题不在于深蹲对于改善纵跳是否为功能性训练，而在于深蹲是否会改善对个体纵跳产生负面影响的身体特征。

下面是对纠正性训练和功能性训练的总结。恰当地说，当身体存在功能障碍、限制或不对称时，为了打下功能的基础，应该进行纠正性训练。功能性训练增强体能的同时也保持了功能基础。

将功能融入功能性训练

功能不仅意味着能做到，而且意味着没有疼痛、受限、不对称或其他形式的障碍。功能意味着真实的、人体最基本的运动潜能。一些力量训练教练把这种确定的功能能力称为"泰山（Tarzan）力量"。泰山（健壮男子）能奔跑、攀登、游泳和搏斗等，他总是在移动。也许，他不是特别专业，但几乎擅长所有的运动。他知道，如果专注于跑步，他将会失去一些宝贵的游泳和攀登的灵活性；如果专注于游泳和攀登，他将会失去跑步和搏击带来的强度和速度。他不需要补充练习，因为他总是在移动并且把很多技能融合在一起，他懂得身体运动的知识。

其他教练员珍视农场男孩和摔跤运动员的体能。符合这种条件的有代表性的运动员可能不是举重馆中出色的个体，但他凭直觉就知道如何使用杠杆、角度和整个身体来完成每项活动。

许多人想知道什么是功能性训练？有些人讨论使用的设备，其他人则将功能性训练称为模仿日常活动的运动、职业活动和体育运动。有些人只讨论自然形式的运动，不包括仪器和复杂的训练设备。上述所有表述的方法都会产生功能性结果，因此，都可以理解。然而，这些解释都无法产生最合理的定义。不能根据功能练习的出现形式来定义它，而是要通过它所产生的结果来定义，该定义才能实用且清晰易懂。功能性训练能够产生令人满意的功能，如果不能，则不是功能性训练。

现在我们必须解释令人满意功能的含义，回头看看运动表现金字塔。首先，功能性训练必须促进或维持基础功能性动作模式；其次，功能性训练必须促进或保持基本的身体能力；最后，功能性训练必须促进或保持与体育运动和活动相关的专项技能。这是很重要的顺序，因为功能性训练的选择必须在促进或维持一项功能水平的同时不会损害另一项功能。

功能性训练有三种不同的方式。

- 一般功能性动作质量：这实际上是纠正性训练或维持功能性的运动。

- 一般功能性动作数量：改善一般功能性动作的运动量和运动能力，这是一般功能性训练。

- 专项功能性动作质量和数量：改善特定技能、活动或体育运动的运动量和运动能力，这是活动或专项运动训练。

有些人会简单地将纠正性训练视为功能性训练中针对质量的一个类别。另外一些人可能想在自己的训练分类中另列纠正性训练。其实，只要采用纠正策略来解决较差的运动质量、使用功能性训练来加强和发展更好的功能性动作质量和能力，纠正性训练的分类问题大概就不值得争论了。

不过，功能性观点仍然令人难以理解。人们总是通过自己特殊的兴趣或具体训练日程来定义功能。请记住，一般运动功能为功能性表现和功能能力提供了一个可靠的机会。功能能力为训练和完善具体功能技能提供了实实在在的机会。

本书中有一部分是关注设置功能性动作基线的理念和实践。我们通过对这些相同规范的仔细检查，改进了纠正性训练的构思。

FMS 和 SFMA 不是为了证实某些观点和优选较受欢迎的训练而设计的，它们是为了确认进行大量功能性或纠正性训练的有效性。实际上，FMS 和 SFMA 揭示了我们在此提到的许多内容，两个系统讨论的纠正策略值得认可。FMS 和 SFMA 提供了稳定的标准，我们依靠它们不断检查纠正目标和纠正性训练。

体能训练、纠正性训练和运动准备

体能训练

体能训练的重点是，在一段时间内产生结构整体性和功能性的神经生理主动适应，这种适应比单一的训练课产生的适应要大。为了有效地设定目标，必须进行预测试，以便通过后期测试来记录适应性，如骨骼肌围度增加、力量增加、体重增加、耐力和工作能力的提高。

体能训练通常分期进行。分期的训练方式能帮助运动员的体能和运动表现在重要的竞赛期达到巅峰。身体能力的改善是神经肌肉效率和代谢效率改善的综合表现。在任何既定的时间内，一个系统都要承受负荷和挑战。

当神经肌肉效率最佳时，代谢系统就要承受负荷。当代谢系统努力按照正确的流向和比例来保持氧气、营养物质和代谢废物的运输时，它会感受到压力。当代谢效率是最佳时，神经肌肉系统就要承受负荷。当神经肌肉系统努力不断协调稳定节段、运动节段、感觉输入，以及对姿势和动作模式进行有意识和无意识地控制时，它会感到压力。在任何一天，负荷可以来回切换，这就是正常的运作方式。

当我们从事新的活动时，神经肌肉系统会承受负荷，这可以称为高技术量或高神经肌肉负荷。当某些活动是常规的和熟悉的，代谢系统通常会承受负荷，这可称为高代谢量或高生理负荷。

无论哪种类型的负荷过大，都可能发生代偿。当发生代偿时，可能导致动作模式的退化。这就是在训练负荷很高时要客观谨慎地定期进行动作筛查的原因。这是要在不影响运动质量的前提下确保能够增加体能训练运动量。

纠正性训练

纠正性训练的重点是在单次运动过程中神经生理对灵活性、稳定性和动作模式的质量产生积极的神经生理应答。纠正性训练的目的不是改变结构或运动表现，而是使肌张力、长度、紧张度和运动幅度正常化。纠正性训练主要根据稳定性、本体感觉、时序、运动控制及基础运动使功能性动作模式中的受限和不对称趋于正常化。

为了有效地设定目标，必须进行预测试来记录单次运动中的积极反应。最终目标是动作筛查或运动评估结果正常化。然而，在解决动作模式之前，可能需要设定改善灵活性和稳定性的较小目标。

这一切都取决于运动功能障碍的严重性和复杂程度。完美不一定是目标，具有对称性和足够的功能才是目标。

纠正性训练应该是灵活而动态的过程。这意味着，非常严格的程序可能会限制进度。在许多情况下，单次纠正性训练就会引发变化，因此你必须时刻准备好改进活动和训练。

不要陷入一个训练计划中，计划应该是动态的。要期待变化，并准备利用或放弃变化的事物。如果灵活性提高了，就在静态稳定性训练中使用它。如果你看到静态稳定的对称性和能力提高了，就要加入更多动态的练习。但不要认为，这一变化将持续到下次训练。要准备好重复这个过程，享受缓慢但稳定的进步。

可以为客户和患者留一些家庭练习，但不要期望他们在家中有大的收获。在家时，他们应该保持上一次训练期间取得的效果。这就是说，家庭练习应该是维持可能和已证实的效益。执行纠正策略并动态地进行和重复纠正性训练具有适当的难度，应该会获得大的纠正收益。

运动准备

与活动前专注于心血管准备的生理热身相比，运动准备是指活动、体育运动或训练前的动作模式。运动准备可能还包括最初需要的纠正性训练运动，可以重复纠正性训练来实现动作模式正常化，但它们不用纠正任何动作，而是用于加强和保持动作模式的对称性和功能性。

运动准备应首先处理准备活动中新近获得的功能模式。一旦运动准备满足了个人动作模式的需求，就可以进行体育运动或活动的具体运动，这产生了满足运动相关需求的最好系统。

首先，注意力应该集中于个人，然后才是具体的活动。它还对最后一次动作模式纠正的状态提供常规评估。

在恢复过程中也应进行运动准备。遇到较大压力时，如比赛或艰苦的训练周期，更应频繁地重复这种运动。在时间不允许进行充分训练时，运动准备也可以替代一定分量的练习，运动准备促进了专项活动的准备。

技能训练、体能训练和纠正性训练

训练过程始于对训练的基本理解，我们将训练分成三个截然不同的类别，以改善专业人员间的沟通并促进问题的解决。本书将讨论纠正策略和一些体能训练，把技能训练交给相关专家。

技能训练——专门设计用于提高与体育运动或活动相关的特殊技能的训练和练习。

体能训练——提高身体表现力与体能的训练适应和强化运动行为。

纠正性训练——用于改善基本和功能性动作模式质量的具体灵活性和稳定性练习。

我们对纠正性训练的研究比体能训练更深入一些。但是，你要意识到体能训练应该针对功能性动作模式进行。功能性动作模式应该良好反映体能情况。存在功能障碍的动作模式需要进行纠正性训练，同样，错误的体能训练也会对功能性动作模式产生损害。

让我们使用前蹲作为一个基础体能训练的例子来讨论一下为什么我们从功能的角度来处理体能。

以3名运动员为例来说明一下要点。

他们从事相同的运动，保持相同的姿势，具有相同的表现目标，包括深蹲时最佳的腿部力量。在深蹲测试中进行了功能性动作筛查，第一名运动员得1分，第二名运动员得2分，第三名运动员得3分。

试举后，他们都蹲到训练的同一个水平位置。对3名运动员来说，前蹲会成为一个较好的体能训练选择吗？不一定，让我们在更深层的水平上来分析。

第一名运动员负重深蹲的幅度比不负重时大，但即使这样，负重并不会优化或提高举重技术水平。肌腱、筋膜、关节和韧带会承受不同的负荷，同时导致最佳的力线丧失或受损。FMS揭示了一个人进行深蹲的实际运动控制能力，任何更深程度的下蹲动作都会使非收缩组织承受负荷和应力，这是不提倡的。从某些标准来看，这名运动员在举重过程中看起来做得很好，也很容易发现他的力量要强于其他2名运动员。由于承受负荷的非收缩组织依靠其弹性和整体性来帮助控制负荷，第一组练习之后，他可能是3名运动员中最不觉得疲劳的一个。

力量训练的重点是对神经肌肉系统施加负荷，要求神经肌肉系统在执行功能性动作模式的过程中克服和控制负荷量。这种对神经肌肉系统施加的负荷要求具有更好的协调性和时机。在前2~4周的严格力量训练中，力量会有显著的提高，但不会有明显的肌肉围度的增加。力量的提高是基于神经因素和运动控制的提高。当运动控制处于最佳状态时，即使运动控制能力不再提高，也会刺激肌肉围度的增加。

然而，这个正常过程并没有发生在第一名运动员身上。他未能充分利用运动控制能力。他通过挤压僵硬的髋关节和踝关节并使足过度内翻来控制下蹲动作。这个动作产生膝关节外翻或足过度外旋，同时他将背部拱起以避免重物偏离到支撑点以外。

也许，你可能会看到拱背和膝关节外翻，甚至更多，但这些还不够。要是运动员在每个节段不良力线偏差几度，那么所有负重关节中的每个关节不良力线偏差3°或4°，结果会怎样呢？你不会看到这种情况，也达不到这种程度，没有人会达到这种程度。

即使真的能够达到上述程度的话，也不可能通过训练完全改善不良力线。其原因在于，如果第一名运动员在负重深蹲时能达到水平位置，一定会出现力线倾斜。请记住，第一名运动员在下蹲到水平位置的时候，不能将8盎司（约0.2kg）的木杆举过头顶。把手臂向下放在前蹲位可以增加下蹲深度，这时，肩和脊柱可以代偿性旋转。但是，你真的想在负重下强化最糟糕的动作模式吗？

FMS深蹲测试中得2分的第二名运动员经过一段时间的纠正性训练后会改善动作模式，但也需要进行前蹲动作训练。最佳的方案是在负重前改进动作模式。然而，如果这个人是为了训练力量才选择进行前蹲训练的话，那么你可以利用FMS深蹲测试进行跟踪调查，以确保动作模式不会变得更差。

在 FMS 深蹲测试中得 3 分的第三名运动员尽管在执行动作模式时表现出了充分的功能运动能力，但他也可以通过深蹲动作模式来进行力量训练，以追求增加力量和提高成绩的目的。不过，即使 FMS 获得较高分数的人，在高强度训练期间也应该定期进行跟踪调查。

在颁发壶铃球证书的 FMS（CK-FMS）认证研讨会上，你可以在龙门网站（dragondoor.com）上查询到，我们以交通灯做比喻，提出了针对这 3 个案例的解释。

- 第一名运动员用红灯显示，使用深蹲动作模式进行体能训练，直到动作模式提高到合理水平，至少是 2 分。红灯只是表示停止——直到获得改进，再继续前进。
- 第二名运动员用黄灯显示，使用深蹲动作模式进行体能训练——谨慎前行，因为这不是最佳的情况。监督和定期筛查应该是可取的。
- 第三名运动员用绿灯显示，使用深蹲及深蹲前移动作模式进行体能训练。显示绿灯并不代表运动员是出色的深蹲或举重运动员，它只是表示基础动作模式没有受到损伤。随着技术水平和运动成绩的提高，问题可能会出现，但是教练已经解决了不良稳定性和灵活性的基本问题。

红灯、黄灯、绿灯的例子与壶铃球和无负荷训练原理相符，它为功能性动作系统在体能和力量训练中的合理应用提供了依据。如果红灯动作困扰了一名热衷于运动的客户或运动员提高运动能力，那么就有必要加强红灯动作的练习，直到动作筛查显示出纠正性训练已经使动作模式提高到合理水平。

功能性动作系统是有效的，它在提高动作质量的同时，也达到了健身和提高成绩的目标。它也证实，运动能力的提高使练习者养成了负重训练的习惯。

运动准备与动作纠正性训练

尽管运动准备是以纠正性训练为基础，但它不是真正意义上的纠正训练。运动准备中进行的训练与纠正性训练中的动作可能是完全相同的，但是，目的的结果却是不同的。

只有灵活性、稳定性和动作模式得到提高，我们才可以称这种训练为纠正性训练。一旦实现了纠正目标，目标就会转向保持。如果这种保持不能只通过训练计划来实现，那么就要通过运动准备来实现。

运动准备首先被定义为一个成功的动作筛查，也可以进一步定义为专门针对灵活性、稳定性和动作模式的纠正性训练的演习，用来实现合理的功能性动作模式。

运动准备不是为了获得更高水平的功能性动作，而是在训练和活动前练习和展示一种合理水平的功能性动作。这种预演性的训练是有效训练的关键，因为它会对动作模式的能力和质量迅速进行重新检查，在更激烈的活动和练习形式之前，为灵活性和运动控制提供预先的测试。

重要的是要记住，绝大多数人最开始并没有寻求动作筛查，他们只是希望获得一定的健康水平、体能水平或运动成绩。同样，患者通常也不会寻求运动评估，只是想减轻疼痛。最初的评估为存在功能障碍和疼痛的患者提供了指导机会，它有助于患者肌肉损伤的最佳恢复。筛查和评估建立了一个动作模式图，它是逐渐增强健康、体能、寿命和康复的重要基础。

纠正性训练是用来修复不完美的动作模式，还必须加强和保持修复的动作模式。当这些个体想要达到更好的健康和体能或想在受伤后恢复到积极生活方式中时，他们多半会重新开始不良的训练或生活习惯，这就破坏了刚刚修复的动作模式。这就是运动准备程序的关键所在——它是将注意力集中于最薄弱环节的一种方法。这样，事情就会在掌控之中。

FMS 纠正性训练的顺序

深蹲、跨栏步和弓箭步测试是筛查功能的最典型动作代表。人们通常认为，其余 4 项测试是辅助性筛查手段，但其实是基本筛查手段。尽管用于上下肢动作模式筛查的深蹲、跨栏步和弓箭步是最典型的功能性动作模式，但构成筛查其余部分的灵活性和稳定性测试，是基础且起支持作用的，应该首先修复这些模式。

当运用纠正策略时，应该在前一个测试中获得的 2 分并得到保持后，才能进行下一组测试。在其他更高级的动作模式中努力获得 3 分之前，应该在基础测试中努力获得 3 分。如果 2 分看起来是已经处于明显的稳定状态，那就要经常围绕这些动作模式进行运动准备。

肩部灵活性和主动直腿抬高应该始终作为优先考虑的测试。如果任何一项测试得 1 分或表现为不对称，这就要将其作为筛查中的示警红旗并放在首位。

下一个要处理的模式是旋转稳定性，有两个基本原因使其优先于俯卧撑。它执行的是从左到右的评估，使用了"低标准"稳定性，从根本上来说自然要先于"高标准"或"核心的"稳定性。

接下来的一个筛查测试是俯卧撑，它是最后一个基础测试，代表了"高标准"或"核心的"稳定性。俯卧撑显示了高负荷情况下适宜的反射支撑和整体性。

接着是弓箭步，它为不对称站立姿势提供

了两个稳定点。它先于跨栏步动作筛查是因为它采用了更大的支撑面。

再接着是跨栏步。这种动作模式在各 FMS 测试中具有最小的支撑面，它在 FMS 纠正分级中只能先于弓箭步。

深蹲是 FMS 分级中最后一个动作模式。非对称性常常是深蹲动作模式功能障碍中最复杂的因素，深蹲动作也是所有 7 项测试中运动幅度最大的一项。由于这两个原因，它被放在分级的最后进行，保证在对它进行筛查之前已经解决了其他所有问题。

尽管在 FMS 其他测试中没有得到 3 分，在深蹲测试中却有可能得到 3 分。但是，不应该在其他动作模式获得 3 分之前就用纠正策略获得深蹲动作模式的 3 分。这是由于其他所有测试都为安全、完整地恢复真正的深蹲动作模式提供了不可或缺的补充作用。

如果深蹲动作模式中获得的 3 分是其他模式作用的自然结果，那就太棒了，但如果基础不牢固，还是不应该过分使用纠正性训练。筛查中的每一个动作模式都对深蹲动作模式产生影响。

按照纠正的优先顺序安排每种动作模式，这都是以灵活性、稳定性和动作模式再培训的规则为基础的。转换到专门稳定性训练之前要显示出合适的灵活性和对称性，在完全转换为专门动作模式再训练之前要显示出良好的动态及静态稳定性。

SFMA 纠正性训练的优先顺序

SFMA 的执行按照难易程度从一项测试到另一项测试，也按照纠正性训练的优先顺序来进行。

- 第一，应该首先处理颈椎功能障碍及无痛的动作模式。

- 第二，考虑肩部功能障碍及无痛的动作模式。
- 第三，检查前屈和后伸的动作模式。
- 第四，复查旋转功能障碍及无痛的动作模式。
- 第五，考虑单腿站立动作模式。
- 第六，处理深蹲动作模式。

这表示，如果每个动作的受限和功能障碍程度是均等的话，纠正的顺序就应遵循正常的进程。这种方式还提供了额外的效能，因为按照优先顺序成功处理就能在不同程度上减少功能障碍。

颈椎功能障碍的去除对前屈和后伸运动的影响更大，而肩部功能障碍的去除更有可能对旋转产生影响。

这些规律并不是绝对的，只是可能存在的，而且要根据实际情况来考虑。在其他的纠正策略中，常常将颈椎和肩部合并在一起考虑，在练习之前就应该处理。连续纠正性训练的每一种模式的改善都会促进下一个动作模式质量的提高。

应该注意，前屈和后伸如何包含了身体前后的重心转移，而旋转和单腿站立又是如何包含了侧向重心转移。还要注意，从一侧旋转向另一侧时产生微妙的重心转移，而单腿站立却引起了极度的重心转移。这些问题总是在最基础的水平上能得到有效解决，而不需要展示非常出色的方法。

最终，临床医生一定要遵循治疗和纠正策略的优先顺序。然而，总是要谨慎制订一个系统的合理方法作为起点。确定一个功能障碍、无痛且不容易显现出主要症状的模式也是完全可能的。在不忽视主要问题的情况下，应该对这些区域进行治疗、处理和训练。

SFMA 策略不是说不能治疗疼痛的区域，它只是建议，不应该为了达到运动纠正的目的而积极地练习引起疼痛的动作模式。在某些具体情况下，如受伤和术后，有必要谨慎避开疼痛区域进行运动，这样做是为了在有炎症的情况下仍能保持一定程度的灵活性和基本功能，这时不要进行增加运动控制、节奏和协调能力的训练。一旦炎症和疼痛得到控制，暂时最好的方法是辅以无痛动作训练。

SFMA 的分类应该按照下面的方法进行。

DN 模式——手法治疗和纠正性训练。

DP 模式——手法治疗和其他治疗方法。

FP 模式——其他治疗方法和手法治疗。

FN 模式——促进新陈代谢和血液循环等一般性训练。

这里有一个专业性建议，能改进批判性的思考方式。开始只处理 DN 模式，努力处理症状。临床医生可以通过这种方法判断 DN 模式与疼痛模式之间的直接关系，不管影响程度如何，都应该尽可能高效地解决 DN 模式。当然，如果没有发生变化，要对疼痛进行止痛治疗。

建立 FMS 和 SFMA 的纠正工具箱

不要错误地急于采用全新的纠正性训练。如果你未能使用系统化的纠正性训练，问题就不在于训练而在于你如何选择训练。把你已经用于教学、培训和康复的训练归纳分类。

首先，根据两个大标题将你的训练分类为：纠正性训练和体能训练。

要绝对明白，纠正性训练是用来提高运动质量的训练。纠正性训练有可能显示出一次训练课的运动质量变化，用于改善灵活性和稳定性、消除动作模式的缺陷。

体能训练在正确运动基础上能塑造更好的体能。如果对它感到有一点困惑的话，不要担心，它就是这样设计的。我们都对单次的训练期望过高，希望通过增加运动数量来提高运动质量。我们用泡沫轴进行 10 分钟的训练，在没有核查有无变化的情况下就认为运动质量提高了。我们混合使用多种活动进行训练，希望质量和数量都会得到改善，并以自己独特的计划为荣。

如果必须提高运动质量而不需要顾及其他目标的话，那么应该核查你的训练清单，努力找出要使用的训练动作。你不必帮助练习者健身、减轻体重、增加力量或提高运动成绩，你需要做的就是筛查个体不良的动作模式，然后在训练课中改进动作模式的质量。

你会选择什么样的训练呢？会选择灵活性和稳定性训练吗？会用同样的态度对待它们吗？把这些训练加入你的纠正工具箱中，使用现有的训练，并随着实际需要不断丰富工具箱。可能有很好的策略来改善单腿站立的稳定性，但是改善肩部灵活性的策略却是有限的，那么，你就应该努力学习更多关于有效改善肩部灵活性的训练。

现在挑选各种训练项目用于 FMS 得分很高的运动员身上，以实现新的运动目标。当检查体能训练工具箱时，许多专业人员都会意外地发现，他们的大多数训练都是针对如何提高体能及如何对体能进行分级的，而你也会存在同样的问题。

当检查纠正工具箱时，不要假设任何事情。要根据被设计和改进的动作模式，时刻检查一个执行良好的纠正性训练的有效性。在改进了纠正性训练时，如果从纠正工具箱中删除的训练项比添加的训练项还多，也不要感到惊讶。

FMS 的团队成员有一个小的训练要点，即能够通过单次训练课来改变动作模式。显然，应该有效地加强和促进这种变化。但要记住，我们同时也删除了所有产生相反作用的活动。如果通过纠正性训练来对抗错误的体能练习和不健康的生活习惯，那么那些小的错误练习在每次训练中会得到纠正。

掌握了纠正性训练的人知道如何去创建窍门。只要患者或客户认为灵活性已经是受限因素就要进行灵活性训练，而不是等到身体紧绷时才进行。只要患者或客户认为稳定性已经是受限因素就要进行稳定性训练，而不是等到无力时才进行。他们努力提高运动质量，并不断地与标准核对，从而得到即时反馈。这就是他们获得良好训练结果的原因。

我们每个人都会有一本略有不同的更喜爱的纠正性训练手册。然而，这个手册会根据具体规则进行编排。这个规则就是围绕着运动学习、运动控制及运动能力获得的正常顺序建构的。因此，把动作模式质量作为功能性动作的基础是正确的。

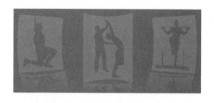

可以访问 www.movementbook.com/chapter11 获取更多内容、视频和额外资料。

（刘四喜　王海军　史成和　周维金　译）

纠正性训练的 6 个 "P"

在我的第一本书中有关纠正性训练的一章，提到了 4 个以字母 "P" 开头的词。在设计纠正性训练时，这些词帮助我们保持正确的方向。这些内容在《骨骼肌肉的干预：治疗性训练技术》（*Musculoskeletal Interventions: Techniques in Therapeutic Exercise*）一书中的第 24 章 "功能性训练概要：运动处方疗法的 4 步临床模式" 中有所阐述。

现在，我们把另外两个词也添加到这个列表中，以完善纠正性训练的选择并强制执行运动的原则。当我们为客户或患者做纠正性训练选择时，这些词能够阐明并帮我们考虑优先处理的每一点。我们把它们看成是一个专业检查表，把检查表作为动作纠正性训练的准则，这样，可以避免忽视最基础的要素。几乎在所有情况下，这个小小的检查表（6P）都会提高训练效果。

- 疼痛（Pain）——做动作时有疼痛吗？
- 目的（Purpose）——纠正性训练的目标是达到什么样的动作模式？在这个模式中我们发现了什么问题？灵活性、基础稳定性还是动态运动控制有问题吗？
- 姿势（Posture）——哪种适当难度的姿势能够作为纠正性训练的最佳起始姿势？
- 位置（Position）——什么样的位置能显示出

灵活性、稳定性的问题和代偿动作？
- 模式（Pattern）——纠正性训练是如何影响动作模式的？
- 计划（Plan）——如何根据从筛查评估和最初的纠正性训练课程中收集的信息来设计纠正性训练计划？

把每一个 "P" 作为检查表的一部分，不要在还没有回答清楚每个问题之前就试图解决动作模式功能障碍的问题。

让我们更详细地看一下每个部分。

疼痛

亚里士多德说过："没有疼痛，就学不到教训。"这句话非常明智，因为疼痛通常是人生中最强大的老师。但是，疼痛只是大脑对外伤、功能障碍、瞬时和持续性损害引起的神经系统信号的正常反应。

SFMA 已经使我们意识到，作为一名临床医生，长久以来，我们对运动疼痛的了解远比对动作模式功能障碍的了解要更清晰和久远。许多功能障碍动作模式并不是由传统康复中未解决的疼痛所诱发的。通过对这两者的了解，我们会对治疗和纠正性训练有更深入的认识。

以前的处理方法关注的是疼痛和孤立的损伤，当以往的康复方案不再起作用时，我们看到患者为了恢复活动而求助于药物，以减轻运动时的疼痛。

关于如何处理疼痛和训练的要点已经讲清楚了，但在运用时似乎总会产生疑问和难题，这确实是将健康与健身加以比较的理由。如果一个寻求运动训练建议的人在运动时开始出现疼痛，则 FMS 不是必需的。我们能提供的最负责任的建议是，指导客户或运动员在寻求健身或提高运动成绩之前保持健康，但要做好解释的准备。

许多人在不知不觉中把健身和训练作为未确诊的疼痛和骨骼肌问题的可能解决方案。缺乏训练和活动虽然可能导致体质下降和疼痛问题，但仅仅转变活动状态，可能并不能彻底解决问题。

那些热爱运动的人经常被告知，他们必须要适应一定程度的疼痛，甚至为了保持健康、训练或比赛要使用一些药物控制疼痛。在某些情况下，预测是正确的——某些情况下不能完全摆脱疼痛。然而，在许多情况下，这只是一个失败的医疗管理模式。经常使用这一解释的康复专业人员，在未来数年将不会有好的表现。客户变得越来越聪明，他们知道要选择有效的治疗，而不仅仅是掩盖疼痛。

我们应该同意，骨骼或骨骼肌问题引起的运动疼痛是一个健康问题，这也可能增加与训练相关的风险。疼痛发作应在合理的时间内通过休息和适当的恢复方法得到缓解，或由专家进行评估。

在疼痛的情况下训练和活动带来的风险大于回报。如果发现有疼痛，你知道应该做什么。如果在进行 FMS 时发现有疼痛，就要让客户寻求专业的健康保健人员的帮助，他们会提供检查和做出诊断，也许会进行 SFMA。SFMA 会为疼痛和功能障碍的动作模式提供最大程度的补充，使我们更深入地了解 SFMA 的结果。

请牢记，疼痛改变了运动控制的程序，会人人降低最佳纠正性训练选择的有效性和训练效果。

即使是合理和可靠的康复也不一定能纠正所有与运动有关的疼痛问题。不幸的是，由于慢性损伤或结构上的问题，一些人会持续存在运动疼痛。为预防这种情况，这些人应该在康复专业人员和运动专业人员合作制订的专业指导方案的指导下进行训练。SFMA 的常规检查可能会随着时间的推移显示出改善效果，这可能会改变训练计划，改善病情或防止更多的并发症。

目的

FMS 是确认功能障碍的动作模式，SFMA 是确认与疼痛无关的功能障碍的动作模式。在这些模式中，每一个系统都有重点层次，纠正性训练的目的就是解决最重点的功能障碍动作模式。

一旦确定了动作模式的重点，FMS 就会按照纠正性训练序列首先探查基本灵活性和对称性的基础。上述问题一旦得到解决，就转向解决稳定性及控制性和对称性的基础。

下一步，纠正性训练序列会采用动作模式的再训练。SFMA 通过选择性解析测试预先完成了这个过程。SFMA 解析测试能够区分灵活性和稳定性问题，或建议应用更专业的评估解决重点的功能障碍而不加重疼痛。

姿势

姿势是纠正性训练中必须考虑的重要因素。从仰卧到站立，每一个稳定发展的姿势都会对人体的运动控制和平衡能力提出很高的要求。纠正性训练中最常用的姿势如下。

- 仰卧和俯卧。

- 俯卧肘支撑。
- 四点支撑。
- 坐位和非稳定性坐位。
- 跪位和单膝跪位。
- 对称性站立和非对称性站立。
- 单腿站立。

在选择训练时，最好选择那些具有适当挑战且能成功完成的姿势，并要求在成功完成的同时无其他部位的代偿。俯卧肘支撑、四点支撑、坐、跪和单膝跪这些姿势都对稳定肌群提出了特殊要求。这些姿势为我们观察负重情况下执行运动的控制能力提供了独特的机会。施加静态负荷和动态运动为我们提供了观察运动过程中各个序列是否存在不对称性的机会。

身体的具体姿势与在某姿势下所做的动作一样重要。你可能已经知道了需要训练的动作模式，但在做出纠正性训练选择时，要将身体的姿势看成是基本的神经肌肉平台。姿势犹如土壤，而动作模式犹如种子。上肢掌劈动作可以在仰卧、坐位、单膝跪、双膝跪、上身直立和站立的姿势下完成，而每一种姿势都需要不同水平的稳定性和运动控制。

当稳定性和运动控制成为首要问题时，必须选择一种纠正性训练程序的起始姿势，让我们仔细想一下训练的全程。

单腿站立模式在人体发育过程中很早就开始形成了，甚至比爬行模式还要早，实际上，它是滚动模式的起始姿势。向左或向右翻转身体，都需要做轴向转动，这个轴最终成为单腿站立的基础。

如果从俯卧到仰卧的滚动中没有出现问题，就可以执行一个更复杂的姿势，这个较复杂的动作就是四点支撑。从四肢着地姿势开始，一侧手臂和腿可分别抬起伸出，也可以采用把抬起侧的膝关节与抬起侧肘部靠近的姿势。这会引起运动控制负荷的明显改变，从开始的稳定四点支撑转为稳定的两点支撑。

由于四肢运动导致的重心变化所产生的负荷会变得更大，这就需要持续性的控制。这里我们关心的不是保持一个完美平直的脊柱，关心的是是否存在严重平衡缺陷或失衡现象，特别是将身体两侧进行对比时。如果运动达到标准，下一个要进行的姿势就是窄距单膝跪地。如果这种窄距单膝跪地姿势显出不对称和功能障碍，这就是需要纠正性训练的姿势。稍微加宽支撑点距离，就会改善运动控制能力。如果这种控制能力提高了，就可以缩小支撑点的距离，以便对运动控制能力提出更高要求。

这个小测试练习变成了纠正性训练，你不要提示练习者去使用肌肉或施加任何特定外力。单膝跪地姿势要求核心的控制，而不是力量。这种姿势通过不失去平衡或摔倒的自动调整来建立反射稳定性。训练时不需要设置时间或重复次数，必须用恢复正常的自动反应来解决平衡的需要。

对于不存在这个具体功能性问题的个体，保持这种姿势会很容易。然而，对那些由于髋关节障碍和核心运动控制能力而引起的单腿站立出现问题的人来说，这就会是一个较大的挑战，可能需要付出极大的努力。这并不是因为生理负荷过大，而是由于运动控制负荷和不正常的感觉造成的。

在纠正性训练中，不管训练的类型是活动范围训练、稳定性训练或是动作模式训练，都要注意避免浅呼吸或屏气。因为当呼吸困难时，大脑会进入求生模式。这时，练习者在纠正性训练中只会不自觉地陷入求生的挣扎中，而不会从纠正性训练中学到什么。

要使身体保持放松状态，紧张和压力下的呼吸常常会破坏运动。放松的目的是保持交感神经和副交感神经系统之间的平衡，放松不是让你睡着或无事可做。可以保持忙碌，但不要惊慌或迷失。

位置

要注意稳定性或灵活性受损的具体部位，还要特别注意运动的力线及最大活动范围。你可能会注意到练习者存在髋关节伸展、肩关节屈曲或胸椎旋转受限。在制订纠正性训练计划之前用被动和主动技术来解决灵活性问题，就会获得一定程度的改善。灵活性提高后，需要改善运动控制能力，而运动控制能力的提高需要纠正性训练来实现。

不要直接关注姿势或动作模式，而要注意身体各部分的位置。由于颈前肌常常参与维持稳定性，所以颈前肌很重要。在紧张状态下，肩关节常常会抬高和旋转，而手也会受影响。

必须重点关注出现代偿最大的区域，以上面提到的单膝跪地为例，合理保持髋关节处于稳定是关键。

要确保跪地侧髋关节没有屈曲和伸展，使髋关节保持中立位或零度位。对骨盆的要求同样是保持中立位。

- 当一个人向后移动使骨盆轻度后倾时，这样就不需要腹肌过多参与，而是要充分伸髋，使髋关节处于零度位。使髋关节达到中立位的一种更自然的方式是向下推肩部。在自然状态下如果练习者的肌肉可以发挥作用或功能，那就不应该再下压肩部了。

- 如果感觉患者的身体绵软无力，告诉他要保持挺直，但不要绷紧，不要耸肩，确保肩膀保持放松。你想要的完整性来自深部核心稳定性。在这里，你不是在找绷紧的部位，而是在寻求正常的、尽可能高的反射稳定性。

- 当练习者处于准备位置时，让他们的双侧上肢高举过头。然后，使躯干左右旋转。让患者拿着一个重球转圈或试着触到你在空中来回晃动的手。随着上述动作熟练程度的提高，缩小他的支撑面，以进一步提高训练难度。

- 为避免产生不可控的代偿动作，就要避免破坏准备位置的活动性和稳定性。如果一个人甚至无法保持准备位置，那当运动开始后，怎么能得到更多的改善呢？用计算机语言来形容，这叫无用输入、无用输出。

正确的启动姿势和对称是良好运动控制的最佳起点。当准备位置遭到破坏时，整个模式也会被破坏。

需明确的是，不要进行随机测试，必须按照正确的步骤来解决问题。一旦发现了需要纠正的问题，必须确定训练的难度。要求一个人在进行跨栏步动作时如果他保持髋关节的完全伸展和脊柱直立位很困难，但在单膝跪时很容易达到上述动作要求。这是因为在降低姿势难度时，稳定能力会相应地提高。

在纠正性训练中不应该执行那些会破坏灵活性和稳定性的姿势，而应及时解决问题，这样才不会降低运动质量。

模式

当练习者进行了一项试用性训练时，要注意这对原来的功能障碍动作模式产生了什么影响。如果出现了积极的变化，就应该坚持这项运动选择，否则，将使用对功能障碍模式可产生积极影响的替代运动。有时，需要用更有挑战性的纠正性训练和姿势来替代原来的训练；

有时，需要用不那么有挑战性的选项来替代。

如果你发现一侧动作模式有进步，就要与另一侧进行比较。如果发现进步使身体两侧对称了，就重新进行最初的测试。这听起来需要做很多工作，实际上这些工作都可以在几分钟内完成。

当开始利用纠正模式进行训练时，要用视频记录这个过程。在随后的回放中，你可能会发现一些在训练中没有注意到的不必要的代偿和可避免的困难，也会获得一些关键信息，使你有信心尝试新的动作，在你积极练习时就会获得多种形式的反馈信息。

计划

依据原来的功能障碍模式来核查训练效果后，将得到即时反馈。即时的反馈信息只有3种可能：更好、更差或是相同，不管何种结果，都会有所收获。这种确认机制创造了一种友好的用户反馈环。无论灵活性、稳定性或动作模式的再训练对动作模式改善与否，改善都不必是完整的，只需可以量化或评估。通过反馈，你应该能够成功地设计一个纠正性训练计划或做出其他的努力。

6P准则与FMS和SFMA层次体系相结合提供了一个系统化的纠正路径。所有关于这一准则的讨论对专业发展都是至关重要的。在没有明确定义的情况下制订具体的纠正性训练，会对系统结构和动作模式层次的划分带来不利的影响，或者会阻碍专业性问题的解决。

既然提出了一般准则，就必须回顾一些其他需要思考的问题。

管理训练计划

有许多能够解决具体运动问题的纠正性训练选项。既然设备的限制和个人的具体需要可能会排除许多纠正性训练选项，那么我们可以使选择更加精确。有了精确的纠正性训练选项，可以进一步找到符合实际情况的唯一纠正性训练。

我们可以讨论所有单一的最佳选项，但只有结果才能说明事实。不要争论或刻意为之，是否遵循了正确的策略和选取了有效的纠正性训练，让系统来说话。不管练习者是否会取得良好的效果，你需要做的就是学习。

应用纠正性训练策略时可能出现的两个最大的错误就是，不理解每一个"P"的含义，或是没有重视纠正性训练的层次体系。最重要的任务就是确定纠正性训练选项符合纠正准则中的全部标准，这样就能排除其他选项，从而利用专业意识使选择发生作用或者对每个选项进行总体有效性测试。

由于纠正性训练会不断发生变化，设备也会不断改进，因此要学会有效地分类、排序和制订计划。专业技能必须要以系统性方法为基础，仅仅把它当作一项技术是不够的。训练技术可能会发生改变，但不用担心，这个系统不是以训练为基础，它是建立在人类运动基础之上的，而不是以设备、技术或是流行趋势为基础。

在《智能时代》（On Intelligence）一书中，掌上电脑、智能手机和其他便携设备的发明者之一杰夫·霍金斯（Jeff Hawkins）和他的合作者桑德拉·布莱克斯利（Sandra Blakeslee）讨论了计算机科学家是如何在没有先弄清楚人工智能的情况下，就尝试去发明人工智能的。把人脑看成是一个很酷的具有电脑功能的存储设备是很肤浅的，这很容易让人把快速运转的电脑与人脑等同。当然，人脑具有记忆和计算的功能，但是，它会学习、适应，甚至利用碎片信息，也能进行高效的工作。它能处理抽象的概念，也能从动作模式中提取信息。它可以预测那些永远无法被清晰编程的东西。杰夫很清楚人脑和现代计算机之间最本质的区别，他批评当代科技没有从最伟大的计算机——人脑那里汲取更多的知识。

在运动科学中，会容易犯类似的错误。我们用运动学和生物力学的知识来绘制人体及其运动蓝图，并利用这个蓝图来学习和观察运动。在这一点上是没有问题的，问题在于当我们根据上述蓝图设计训练来纠正错误的动作模式时，就会出现问题。很遗憾，上述蓝图不代表现实。大脑总是知道如何进行学习，但是计算机必须要编程，在这个例子中，我们将人脑比作是一台电脑。我们尝试在大脑中设计编制一套简单的单机模式的动作模式程序，但那只是通过训练一组肌肉进行大脑编程的一种尝试。

很长时间以来，我们就认为，根据运动学和生物力学模型的训练就可以按规划获得运动质量。然而即使不借助训练、个体化的肌肉做功、运动学的教科书或者生物力学的分析，大脑和身体也能学会运动。我们为什么不对这个天然模型进行研究呢？

"6P"就是仿效上述模型而构建的。它是一个简单的模型，用来避免疼痛、建立模式，能自由舒适地运动并提供艰巨的任务。然后，通过重复极限姿势来检查基线。

该模型把感觉输入和运动输出放在同等重要的位置去设计纠正性训练。人身运动学和生物力学模型几乎把所有的注意力都放在了运动输出上，并假设它会自我完善。最佳的纠正训练是一次丰富的感觉体验。当出现功能不良时，感觉和运动系统之间的某些联系就会中断。

大脑常常会拒绝接受传统训练所提供的随机单调的运动信息。这些单调的运动只是大量运动并依赖感觉输入。当然，单调的运动会减少脂肪，使肌肉变得结实，但运动质量却没有得到提高。身体会适应这些运动，但大脑并没有从单调的运动中学会如何更好地感知和察觉，也就没有学会如何更好地运动。只有对称性、姿势、平衡和感知都提高了，运动才能得到改善。

不是所有的训练都会有正向学习效果，训练会使一些人运动得非常好，而有些人却不会发生太大的变化。这是由于从事的训练是随机的，并没有进行优质的动作模式训练。

劣质的动作模式会使运动变得更差，用传统训练方式也不容易纠正。动作筛查和评估能够发现合适与不合适运动之间的许多不同之处。主要原因是，在许多情况下，大脑不会学习重复的、习惯性运动，这些运动是一种习性。实际上，劣质的动作模式在本质上就是不良的运动习性。为了纠正这些不良习性，需要打破旧模式，引进新模式，这样才能有效地学习优质的运动。

我们增加了自助运动，试一下这个，再试一下那个。我们并没有训练，只是在期待。如果我们接受战斗训练，会期望进攻策略、防守策略、反应时间、平衡、耐力等各种战斗力都能有所提高。而运动训练，通常只有单一目标，根本没有触及运动系统的主要问题或最薄弱环节。

学习动作或做动作

如果按照肌肉解剖图谱进行训练，可能不会给大脑提供学习优质动作的正常机会，学习动作与做动作之间有内在的差别。尽管学习动作和做动作都会产生生理负荷，而只有通过学习，大脑和身体才会创造出更多精确、有效的功能性动作模式。只有坚持这一策略，才能扫除学习动作的障碍，给大脑提供许多感觉的机会，而无需其他动作代偿。

- 不要让训练引起疼痛，就不会破坏运动控制能力。
- 要确定目标，遵循灵活性、稳定性和运动的自然层次体系，为训练从基础转向更复杂的模式建立一个重要的基础。
- 要确定具有一些难度的姿势，身体会利用感觉运动之间的相互作用而产生反射性和反应性运动。如此身体就会更好地执行大脑的要求，在生命最初的动作模式的构建中就使用了这一方式。
- 通过密切关注关节的位置和姿势的对称性，将增加难度，消除先前的代偿动作。
- 需要不断重新检查动作模式，这是纠正的关键，你会立刻获得有价值的反馈信息，它会指引训练的方向。
- 纠正计划可不是一个容易使用的万能计划，它具有唯一性和动态性，还应该是有效的。

该系统不仅能帮助练习者以更快的速度学习动作，还有助于从筛查和评估中轻松地得到正确的训练计划。当然，一开始并不容易做到这一点。你的大脑比以往将要回答更多的运动前问题，你也许可能讨厌所有这些做法。一开始可能会给你的大脑带来压力，但一些有益的压力会让我们变得更成熟。很快，大脑开始对该系统有直觉力，就会自动地回答这些问题。

重要注意事项和相关人群

客观上总是存在特殊的环境和职业，而且各有特色。现在，让我们回顾一下能够使相关职业更完美的基本观点。

接受治疗的人群制订的康复目标

这些人群已经通过 SFMA 评估并对其动作模式进行了分类，所以不应该再执行那些引起疼痛或功能障碍的运动或训练，只针对功能障碍和非疼痛的动作模式采取相应的纠正策略。在不影响康复目标的情况下，以功能性、非疼痛模式进行训练。

注意纠正性训练后功能性动作的变化和诱发疼痛的动作与原来的动作模式有什么不同，从而核查纠正性训练是否成功。随着适当的手法治疗、动作模式训练和其他治疗的实施，纠正性训练能快速改变运动的灵活性或稳定性。由于短时间内就能发生变化，更应该定期重新检查，以发现功能障碍模式或其中的相关表现。只有通过重新检查，才能得到适当的反馈来确定下一步的康复计划，是坚持以前的治疗和训练，还是对实际情况重新评估。

一旦疼痛得到控制和改善，就可以使用FMS 作为出院评估的一项内容，以确定患者是否可以恢复到积极的生活方式，也可以预防可能出现的问题和风险，并制订纠正计划。也可以让患者选择有能力进行筛查和指导纠正性训练的专业人员给予出院后指导。

没有经过严格训练的人群的过渡期康复目标

这类人群从不活动状态转变为活动状态，但并未接受过训练。他们可能正从长期的卧床休养中逐渐恢复活动，或者可能有久坐不动的生活方式，他们决定从有限的运动能力的基础上开始积极活动。这时候，应该把所有的训练精力集中在 FMS 最薄弱的环节上，即得 1 分的环节和各种表现出不对称性的运动。纠正策略可以改善最差动作模式，也可以用来重新启动能量消耗并使身体恢复活力。

采用积极休息和有益的恢复相结合的纠正策略，利用合理的休息间隔以提高运动能力，这包括轻松的灵活性和积极的呼吸训练。随着动作模式的改善，应该能观察到运动效率成倍提高。功能障碍动作模式的减少则增加了运动效率，会进一步改善动作模式并促进身体的新陈代谢。

由于获得了更好的体能和新陈代谢率，这些练习者会慢慢发现他们的运动能力也在进一步提高。在这种情况下，基本原则是为纠正性训练保留所有能量，并让纠正后的运动形成代谢负荷。这是增加活动的最有效途径且风险最小。

新陈代谢与减重目标

大多数过度关注减重的人都不会有最佳的动作模式。如果 FMS 显示运动功能障碍，则意味着运动效率低下，在训练和活动中就会过早引起疲劳。低效运动和快速疲劳的恶性循环不利于提高新陈代谢。

应该与减重感兴趣的组织者深入探讨这种矛盾的现象。需要对这一群体进行教育，使他们明白，仅仅增加活动不可能产生预期的效果。全身性体力活动不是目的，很少能获得最好的结果。对这些练习者而言，如果 FMS 评分为 2 分或 3 分且无不对称表现，只需选择有氧运动和功能性动作模式下的阻力训练。

对功能障碍动作模式需要采取纠正策略，纠正性训练的最佳时机是运动准备阶段、热身阶段、无氧与有氧训练之间的积极休息期。在许多情况下，超重的人也未接受过严格训练。如果是这样的话，练习者就要从基础运动和训练开始，在骨骼肌损伤风险最小的运动中达到减重目标。

体能与运动目标

大多数以体能和运动成绩为目标的训练都没有将耐力或抗损伤纳入体能训练的规划中。追求更高体能水平的运动员认为，训练规划不能保证耐力提升。这种错误的认识非常普遍，需要通过筛查来证明存在功能障碍的运动会增加受伤风险且会逐步降低训练效果。功能障碍和不对称的动作模式效率低下并产生代偿动作，也降低了训练效果。

执法、消防、急救人员和军人都有必须达到和保持的体能水平要求。同样，工业工人通常与运动员消耗同样的能量，他们必须持续地工作。所以，在他们在职业生涯中都要尽可能避免损伤。

尽管我们努力采用预防策略来应对与运动和工作相关的损伤，但尚未有效建立运动前就可以评估风险的测量系统。当 FMS 筛查得 1 分或表现出不对称时，则表示耐力降低。具有这种运动特征的人受伤风险更高。

我们的目标不是要求 FMS 筛查得满分，而是要进入能控制风险发生的安全区域，如每个测试得 2 分或更好的分数且不伴有不对称性。FMS 的首要目标就是在存在风险时进行测试。

年轻人和老年人

健身和保健专业人员经常将年轻的运动员和活跃的老年人排除在动作筛查之外。他们认为，这些人得分很低，而且这些练习者不值得花时间或精力进行测试。其实，不应该忽视这些人，他们一样可以从运动前的动作筛查中获益。

为预测风险而进行筛查是最重要的。实际上，通过动作筛查确认疼痛比发现功能障碍更重要。运动时疼痛意味着存在急性或慢性疾病和损伤，也可能提示存在由运动和活动可能引发的问题。当然，FMS 也能识别出功能障碍。虽然年龄因素会明显影响老年人的筛查结果，但即使需要修改筛查的判断标准，也应尽可能对这些人群进行筛查。

如前所述，这些人群可能存在一些意料中的问题，这意味着需要修改人群分组方法。老年人在进行需要关节全范围运动的动作模式时确实会得分很低，如深蹲和肩部灵活性测试就是如此。由于平衡问题，老年人在跨栏步测试中也可能会遇到困难。同样，一名正常的 8 岁足球运动员由于核心肌群没有充分发育，可能很难进行躯干稳定俯卧撑测试。

不管得分多少，动作筛查都可以评测运动安全性，并设定了相应的标准。该标准可以用来验证训练计划是否有效，除了常用参数外，还提供了改进测量的方法，从而使该筛查系统的应用范围更广。

只管去做

归根结底，大多数人只想在训练时一鼓作气，许多人甚至认为筛查是多余的。这可能源于传统的看法，即只管去做。很好，但是只管做什么呢？有时候，答案就是运动，这种回答可能是好的。然而，在本书序言中提到的指导建议是健康运动，本书所有参考书目的内容都支持经常性运动。"只管去做"的教导仍然可以应用，但需要做适当更改，在经常运动之前要确定是健康的运动。

运动对心血管系统、认知、情感和心理等具有正向作用的证据是令人信服的，因此人类不仅仅因为保持体力和骨骼肌健康才需要运动。要让练习者更经常地运动，正如埃德·托马斯（Ed Thomas）博士所说："也许如果动作做得好，他们才会更经常地运动。"

实际上，骨骼肌问题和动作模式问题使许多有积极运动意愿的人受到限制。有这些问题的人从来不会服用有效的药物，也没有树立经常和持续练习的自信心。本书提出的运动观点旨在消除不良动作模式和运动风险，突破限制

积极生活方式和运动寿命的瓶颈。

我们想要运动，也应该运动。但是，当运动时，运动的选择会受到自身运动能力的限制。如果因问题而停止运动，就会变得伤心和生气，总是纠结于训练效果不好、令人烦躁的伤病和时间的浪费。高标准的运动要求花费最少的时间和精力，而身体如果不能达到运动所需的频率、强度或持续时间怎么办呢？很容易回答，求助于不全面的运动训练，如只训练腿，只用器械练习，或者只参与和不全面动作模式相同量的单调活动。

当运动选择受限时，则不能完成高技术含量或令人精神振奋的运动，而去做枯燥但安全的常规运动，如利用固定自行车和跑步机进行锻炼，这些器械运动不需要很强的运动能力，也不会加强运动技能。这些运动确实会使人动起来，但这会让你像仓鼠一样在轮子上跑动 20 分钟，并且认为自己是健康的，身体平衡也没有问题。这也许是，由于这些人群不良的动作模式及伤后处理不当限制了他们的运动。有些人永远不会完成正常的运动，但谁知道这些人能完成哪些运动呢？

由医学博士约翰·瑞迪（John Ratey）撰写的名为《激情》（Spark）的这本书很好地呈现了运动给认知和情感带来的好处。这是一本每位运动和康复专家都应该读的本书。这本书为运动专业人员提供了非常积极的证据，证明运动量对人脑的益处远远超出了已知的范畴。

如果你从事年轻人或老年人的健康研究，读完这本书就可以进一步了解关于运动的作用。这本书讨论了运动如何以可测量的方式改善大脑，并且提示，更高技术精度的训练可能会发展人的认知能力。当阅读这本书时，想想前面建议的自限性运动，你会发现，这些运动是心

功能和体能训练计划的完美补充，使训练计划具有更高的精确性、渐进性和多样性，埃德博士在讨论一些运动项目失败和成功的原因时特别指出了这三点。

运动心理学理论

本书描述了当进行的运动适合人体的代谢能力而不适合运动能力时，人的生存本能是如何促进代偿的。超负荷运动会导致运动代偿并产生动作替代及运动技能变差。现代的便利设施为我们提供了大量运动设备来弥补技能上的不足，如可以保持身体稳定的矫形器、为不良步态提供舒适的鞋，以及抗炎药物。这样，我们就不会因为身体不适而停止运动。所有这些科技进步使我们可以继续原本受限的或应该避免的运动。

有两个复杂的因素使这个问题很难解决。首先，人的生存本能很强，并且对以前受伤史有疼痛记忆；其次，疼痛记忆实际上产生了一种恐惧记忆，这些记忆胜过大多数其他记忆。这两个因素相互强化并结合在一起。如果你受伤了，就可能对受伤事件及其引起的疼痛有一个动态的感知。这就是跛行的原因，有时甚至在其余一切问题都不存在的情况下还会继续跛行。

要处理不良的动作模式，必须将其作为一种行为来重建，而不只是通过生物力学训练并辅以灵活性、稳定性训练来改变它。如果动作模式没有得到纠正，灵活性和稳定性训练则无从谈起。运动信心的树立并非来自额外的训练，只能来自随着时间推移在不同情况下都能重复的正确动作模式。

有时，需要克服的最大问题是身体对以往经历的不良运动产生的认知和依赖。有时，这种行为不是由损伤促成的，而是由代偿和回避等持续的生存策略所促成的，这是一种恐惧记忆，即使在损伤愈合之后也会存在。

如果一个人已经长期用不良的身体力学模式进行负荷深蹲，要纠正其深蹲动作模式，就要设计一个避免再发生伤害的动作模式。这个人不像是在进行深蹲训练，倒更在努力完成深蹲动作，已经损害的动作模式使动作过程异常困难。

同样，由于疼痛记忆的存在，有腰背痛病史的练习者可能会无意识地回避采用恢复正常的动作模式，这就是 FMS 和 SFMA 至关重要的地方。一旦动作模式得到纠正，练习者将对诸如完成硬拉、负重髋铰链动作等运动内容树立信心，长期的腰背部功能障碍也会因此改善。

这就是为什么 FMS 和 SFMA 系统建议停止某些活动，以便你能够切实地重建正常的运动。使用循序渐进的动作模式训练可以促进运动重建，这些训练不会像以高水平功能性动作诱发恐惧记忆或代偿。

如果一个铁人三项运动员在没有处理腰背部问题的情况下就练习跑步、骑车和游泳，那并不能获得真实的技能提升。该运动员可能使用了一套最有效的代偿策略，以及最小的运动损伤模式。这个人在跑步过程中髋屈肌紧张度增高，从而阻碍髋关节和腰椎的完全伸展，以避免急性炎症引起的运动痛。即使在炎症消失后，长期训练建立了生存记忆，髋屈肌过度活跃成为整个动作模式的一部分，这种结构性记忆比领会髋关节充分伸展的技能记忆更牢固。

我们不能不训练这些基础动作模式，当停止重复错误模式一段时间后，会从一个新的动作模式中修复有缺陷的模式。重要的问题在于，你必须能够解释停止跑步是为了如何跑得更好。

我们的专业自信心一定要强于运动员过分的疑虑和需求，并不断训练。这可能会增加一些麻烦，但我们会做得很好，而练习者最终会感谢我们。

筛查呼吸功能

FMS 可以解释人类非常有趣的一个现象，不同个体使用代谢水平和力学需求相同的动作模式会有不同的体能水平和效率。这意味着，力学和新陈代谢不是绝对的，在个体之间存在较大差异。情绪、呼吸模式、有效的时间安排、有效的运动控制和熟悉度都对运动效率产生影响。

如遇功能障碍动作模式时，也应该注意呼吸模式的变化。最好的瑜伽教练认为，有效的呼吸应该先于运动，学会呼吸后再进行运动。作为运动和康复专业人员能够理解这一点，如果没有有效地呼吸，也几乎不可能有效地运动。我们还必须承认，就像运动功能障碍一样，呼吸功能障碍可能存在于某些具体的动作模式中，也可能存在于所有的动作模式中。

一开始，确认这一观点比解释其原理更重要。在过去，认为呼吸功能障碍与疾病或严重失能有关。而现在，临床医生和运动专业人员开始思考有效呼吸模式中存在的更细微的偏离。我们开始理解武术大师和瑜伽修行者早已知道的事实，呼吸是持续、优质运动的关键。

由于呼吸能够体现代谢效率和体能的高低，还可以影响神经肌肉张力和紧张度，故呼吸很重要。在采用纠正性训练时有两种基本方法来检查呼吸模式。

第一种方法是提高呼吸技巧并学会区分正确与不正确呼吸之间的细微差别。专业人员必须理解并重视胸式呼吸与腹式呼吸的基本区别，并熟记过度呼吸等相关概念。这是一门技能，

但也有一些简单的观测工具可以帮助我们识别基本功能障碍。

第二种方法更为客观，但需要一种设备，即二氧化碳（CO_2）浓度监测仪。这是一种灵敏的测量装置，可以测量呼出 CO_2 的量，可以准确地显示被测试者的呼吸效率与正常呼吸效率基线之间存在的偏差。有关呼吸的更多信息，请参阅关于呼吸的附录4，还可以在附录4中找到 CO_2 浓度监测仪的介绍。

特别值得注意的是，在某些情况下，筛查或评估的所有动作模式都存在呼吸质量差的问题。在另外一些情况下，呼吸质量似乎是某些动作模式所特有的，而与其他动作模式无关。在这种情况下，一些动作模式会明显降低呼吸质量，而另一些则不会。这可能是自主神经系统对本体感觉和某些模式的行为产生的反应。大脑将感知到各种动作模式产生的不同程度的压力。在 SFMA 临床高级教程中，论述了让患者在每个高难度动作模式结束时进行周期性呼吸。在动作模式达到满意的终末范围还能执行完整的呼吸周期后，才能认为该动作模式是实用的。

呼吸与运动之间的这种相关性也给我们提出了一个问题："是动作模式质量不良导致了呼吸模式质量不良，还是呼吸模式质量不良导致了动作模式质量不良？"

我们不应该争论是先有鸡还是先有蛋，而是应该努力设计对两者都有影响的纠正性训练来提高和恢复呼吸及运动质量。选择正确的纠正性训练是关键，然后通过纠正性训练可以真正提高呼吸质量，避免呼吸运动受损。因此，可以将呼吸效率下降作为运动遇到困难和受到不必要压力的标志。

尽管这本书是研究动作筛查、动作评估和

纠正性训练的，如果筛查和评估发现运动功能障碍时，就应该意识到可能存在呼吸功能障碍。纠正性训练必须将呼吸训练考虑在内，这是最基本的。

预告：客观的实用性呼吸筛查和心率变异性筛查将像动作筛查一样被纳入健身、训练和康复整体方案中。你将在从相关附录中了解这两个方面的更多内容。

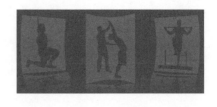

可以访问 www.movementbook.com/chapter12
获取更多内容、视频和额外资料。

（沈　慧　王海军　刘四喜
　　钟毓贤　周维金　译）

纠正

在开始讨论动作模式纠正技术分类时，先提出一些警示语和指导原则，然后举例介绍技术分类，以帮助大家更清晰地理解它。你会认识到大脑学习运动的具体方法都是来自我们的日常事例。至于使用哪一种纠正分类、何时从一个层级进展到另一个层级，就要根据使用的具体情况而定。

FMS、FMS 层次结构及 6P 检查。

SFMA、SFMA 层次结构及 6P 检查。

每种主要分类都按其分组层级排序，第一层级是最基础的纠正，最后一个层级是最高级的纠正。在纠正的结束部分，我们会更细致地总结大脑的学习过程，搞清楚大脑是如何学习运动的。动作模式纠正技术最基本的三个分类是：基础灵活性纠正、基础稳定性纠正、动作模式再训练。

纠正目标的指南

这部分的建议是纯理论性的，在将其介绍给客户或患者之前，应付诸实践并熟练掌握。一般性的理论可能会涉及，但是必须掌握这门实践应用技术，每次实践一项技术，每次分析一个案例。

我们常将所讨论的纠正性训练技巧作为基本的、常见的训练方法，但并不是一旦掌握了基本原则，就能无限修改和发展这些技巧。只要遵循纠正体系的结构及每个纠正策略的应用技术，就能够强化和加快学习进程及专业发展进度。

基础灵活性纠正

客户或患者必须明白你说的灵活性纠正的基本原理，因此你要提高讨论灵活性的语言表达能力。用物理学术语来说，灵活性实际上就是运动的自由，它代表了令人满意的组织延展性和关节的活动范围，但这并不能保证运动是正常的，灵活性只是运动最基本的条件。正常的组织和关节在一起形成了人体结构中的运动节段。如果某一节段灵活性受限，则会在某些部位，以某些方式引起运动系统一定程度的损害。代偿、替代、不对称性、效能的降低、不良力线和错误的姿势等都可能追溯到灵活性问题。

具有讽刺意味的是，我们经常没有注意到自我身体紧张和僵硬的部位。客户或患者也是这样，他们经常抱怨身体的僵硬和背部的疼痛，而不是髋关节活动受限。然而，如果治疗师对他们的髋关节和脊柱的灵活性进行测试，就会惊讶地发现，背部的灵活性实际上要比髋关节的灵活性好得多。

这个非常普通的例子说明，背部会因过度工作而受损害，而懒惰则不是引起问题的主要原因。如果髋关节的灵活性远低于背部的灵活性，这就造成了一个很严重的问题。背部必须加大弯曲度和旋转程度，这实际上放弃了某种程度的反射稳定性，以便维持姿势控制和动作模式。背部必须代偿不对称姿势，进行与正常结构、动作模式和整体功能不协调的运动。在这种情况下进行任何活动，背部就会首先感到疲劳。因此，背部肯定是无力、紧张或是功能障碍出现的部位。

在这种特定的情况下，纠正髋关节的灵活性对核心稳定性和脊柱正常功能的恢复会产生更积极的影响，而这种影响要比脊柱稳定性训练有效得多。这并不是说，核心稳定性不能通过稳定性训练来提高，只是表示某些情况下核心稳定性的提高不会对功能有更积极的影响。

根据这样的推测，客户或患者可以提高核心区域的运动能力，但在功能测试中依然会出现稳定性问题。这是由于在每一次运动中，核心稳定性都会与僵硬的髋关节相对抗，最终以髋关节获胜。这样，为了保持功能，新改善的核心稳定性会降低水平以换取髋关节的灵活性。不提高功能的质量，而是以数量换功能，这是人类生存需求决定的。

我们之前有关生存的讨论证明，代偿是一种暂时有利的人体属性。当运动不完美时，它能使我们远离麻烦，这有利于短期生存。然而，用长期的代偿来代替正常的动作模式就会降低效能，引起微损伤，使本体感觉失真。随着时间发展，这种代偿会干扰我们大脑和身体发展过程中精密的感觉运动平衡，这对长远的功能是不利的。

稳定性训练应该以灵活性的提高为起始点，灵活性的每一次改进，都会为感觉输入和运动适应提供新的机会。记住，培训人员、教练和临床治疗师不要做稳定性训练，让客户或患者大脑来做稳定性训练。这可能需要再次使用新的方法，而大脑会完成所有的工作。

实际上这些方法很简单。

结构的完整性——不存在严重损伤、缺陷或畸形的无疼痛结构。

感觉的完整性——感觉输入的完整接收和整合。

运动的完整性——运动输出的充分激活和完善。

运动的自由度——正常范围内表现出足够的灵活性，达到合适的最大活动范围和结构力线。

如果具备了这些基本要素，大脑会进行稳定性训练。大脑将会在逐渐提高的姿势水平的训练和挑战中做到这一点。在本书的稳定性纠正训练中将会进行更深入的讨论。

如果灵活性存在问题，就要在稳定性训练之前力争提高灵活性。按照这个指导意见，可以在提高灵活性的同一节课上纠正稳定性，也可能会利用几节课专门进行灵活性训练。如果需要确认效果的话，根据纠正后的训练测试结果会得知哪种方法是最好的。只要重复筛查或评估测试就能够指导你进行灵活性纠正训练，从而证实纠正性训练设计的有效性。

其实很简单，如果灵活性获得显著提高，要利用它；如果髋关节伸展获得提高，要利用它；如果肩关节屈曲获得提高，要利用它。

稳定性增加能强化新的灵活性，新的灵活性会提高稳定性，因为新的灵活性能够提供更多的感觉信息。新的和更多的感觉信息是获得新的和改进的稳定性所必需的。稳定性纠正训练的分组会向你展示出使用新的感觉信息的最佳模式，而你必须认可这个观点，否则就会跳过这些步骤而影响结果。

基础灵活性纠正分为三类：被动灵活性纠正、主动灵活性纠正、辅助灵活性纠正。

被动灵活性纠正

被动灵活性纠正是针对影响正常运动质量的被动活动范围受限问题。

1. 自我被动灵活性纠正　包括静力拉伸、自我拉伸、瑜伽棍拉伸、泡沫轴滚压或任何其他的自我支配的活动，这种纠正方法会通过拉长肌肉和控制运动来提高灵活性或柔韧性，但它不算是主动训练。

注意：拉伸、收缩、滚压或是弯曲最僵硬和紧张的部分时，往往会引起呼吸困难。肌肉绷紧时，某些情况下呼吸会变得浅快。这种呼吸表现出的精神压力确实会增加身体绷紧程度，使灵活性降低，甚至产生相反效果。这种情况需要特别注意，尽管我们清楚这一点，但依旧会犯错误。因此，不要期望练习者不会出现紧张呼吸，要时刻观察并提醒他们放松。

呼气与吸气比率为 3∶1 的缓慢而稳定的呼吸是有好处的。随着训练需求的增加，许多人的呼吸比例会改为 1∶1。但是，纠正性训练和灵活性训练对新陈代谢的要求并不高。

有些人的呼吸频率很快，而有些人会控制呼吸。深呼气可以作为一种指导放松的方法。不要只教授灵活性技术，要思考你已经做了什么。要指导客户或患者如何去控制呼吸，使呼吸方式变得更加有效并可重复。很多人在仔细考虑呼吸的精确比例，但呼的时间一般长于吸的时间，因而选择适合的呼吸比例，坚持观察和调整，但重点是维持比吸气时间更长的呼气时间。

2. 人为纠正的被动灵活性训练　是由专业人员提供的徒手技术或其他被动灵活性操作，它属于一种徒手技术，这些技术借助手或工具等以机械形式改变组织状态。有代表性的一些例子包括普通推拿、深层软组织激活、借助工具提高软组织做功、松动术、整脊、针刺和软组织松解术等。

再说一次，始终要注意呼吸！

主动灵活性纠正

主动灵活性纠正是针对影响主动运动质量的正常活动范围受限的问题，包括重点关注任何一种主动运动和灵活性的增加。纠正主动灵活性的方法有动态拉伸训练、改善原动肌和拮抗肌之间的相互关系的训练。

相当多的经验是，如果一块肌肉紧张，那么，它的拮抗肌就相对无力。这个问题不只是紧张和无力那么简单，而是引起了交互抑制作用。原动肌活动的增加会降低拮抗肌的张力、活动和收缩质量，任何训练拮抗肌和拉长原动肌的活动都可以称作是主动灵活性训练技术。

本体感觉神经肌肉促进技术（proprioceptive neuromuscular facilitation，PNF）是利用专业训练动作，如收缩和放松及控制，将主动技术和被动技术结合起来。但是，只有练习者在从事专业训练的某一时刻在一定程度的主动控制时做肌肉收缩动作，才会把它们当成一种主动技术。大多数的纠正性训练原则都是源于这方面有价值的工作。因此，积极提倡对 PNF 原则进行正规和非正规的研究。

在进行主动灵活性纠正训练之前，要先进行被动灵活性纠正训练，以降低机械阻力，改善感觉输入，减少监控，熟悉新姿势，降低呼吸的紧张性。

辅助灵活性纠正

辅助灵活性纠正是针对影响运动质量和数

量的正常主动活动范围受限的问题，辅助运动是主动和被动运动的结合，对运动或动作模式的纠正或实施都起到一定的作用。当需要执行纠正性训练而不具备相应条件的情况下，任何形式的让步都可以看成是辅助纠正训练。

- 运动质量的辅助训练——为了改进运动力线、运动平衡、运动形式或运动时序等提供的徒手或机械帮助。
- 运动数量的辅助训练——为了增加训练的负荷量或完善活动范围而提供的徒手或机械帮助。

辅助灵活性纠正训练是将主动灵活性与辅助或必要时与反向抗阻设备结合起来的技术。这意味着，利用负荷支持和辅助了动作模式或提高了姿势的控制能力。辅助灵活性纠正训练使训练者能够在降低自身体重负荷下执行完整的动作模式，水中运动可以看成是辅助灵活性纠正训练。在保证姿势正确的情况下，抗阻器械也会提供助力，它们非常实用、方便并且可以调整。

辅助性动作模式能使个体在不承受自身全部体重负荷的情况下重复更多次的训练或尝试增大活动范围。辅助灵活性纠正训练也能减少能量的消耗、增加训练负荷量来改善姿势，通过反复训练增加运动学习的机会。

辅助灵活性纠正训练能够在被动和主动灵活性纠正之间相互转换。当主动和被动运动之间存在较大差异时，辅助灵活性纠正训练会发挥作用。如果不存在被动受限，实际上就是运动控制或稳定性的问题，这个问题就是活动范围末端控制协调能力障碍。

较大范围的被动性辅助训练并不是强制性拉伸，而是平缓地引导到可能的关节活动范围，将主动运动和被动引导结合起来并承担部分负荷。

输入刺激比输出刺激更重要，辅助量总是越少越好。一个人不只是为了完成运动而进行运动，人总是希望能感受到动作是由自己主动完成的。

要确保练习者正常呼吸，不要与运动相互抵抗。

辅助灵活性纠正训练能够增加新获得的主动灵活性的负荷，这为感觉运动交互作用提供了更好的机会，同时能避免疲劳，以防止灵活性下降和运动训练机会的减少。

灵活性纠正的总结

许多不良动作模式都与肌紧张度和协调性异常有关，因此上述这些方法都会对灵活性产生明显作用。尽管这些非常简单的方法可以作为最基本的训练起始点，但不能认为只要通过拉长紧张的肌肉或活动僵硬的关节就已经有效地改进了动作模式，应该在深度和广度上对动作模式灵活性障碍加深认识。

增加肌紧张度有激活作用，降低肌紧张度会产生抑制作用，这会在身体的不同部位或相反部位同时发生。因此，在努力修复或改善基础运动控制或基础动作模式之前，应该首先采取有效方法使灵活性和肌紧张度恢复正常。

增加肌紧张常是引起改变最有效的实际方法，但却常被忽视，筛查和评估会使我们保持这方面的注意力。在用功能模式取代功能障碍动作模式之前先将功能障碍模式进行分类就是纠正性训练的起始点。切记，这个指导不是盲目的或是不切实际的。如果没有发现灵活性有问题或是通过简单的训练就改善了灵活性的话，那么就表明这个任务已经完成，应该继续进行其他工作。此后的工作不是训练灵活性，而是提高控制能力和稳定性。

损害或未处理的问题

损伤之后的疼痛、代偿动作和不完全的恢复都会产生局部的慢性僵硬或绷紧，这是主要的受限问题，它属于躯体上的限制，会限制被动和主动运动的活动范围。损害也可能是创伤或损伤，它实际上就是一个未解决的损伤问题，或未恢复到正常功能水平的问题。

在这种情况下，灵活性缺失可能是由单一问题引起，但也有可能是多种因素综合影响的结果。瘢痕组织、筋膜和结缔组织延展性受限、触发点、关节囊的约束、术后并发症和退变问题都可能显著降低灵活性。

肌紧张度增加可能是主要的限制因素，这由局部或节段性功能障碍引起。局部功能障碍可能是由于原动肌功能减退或邻近关节功能障碍所致，节段性功能障碍可能是由于支配肌肉或肌群主要神经根的相应脊髓节段问题所致。

功能障碍

解决某种程度的功能障碍需要依赖代偿，通过大脑自然进化形成的代偿功能，不能很好地准确定位、不可能复制静态或动态运动控制模式。这种情况下，肌肉就会变得僵硬和紧张。当要求局部稳定的情况下动员全身肌肉工作时，常常能够看到这种情况。

僵硬和紧张不是损伤引起的，它更可能是由于习惯、不完善的动作模式或以错误方法（对位、姿势和协调性）反复活动而引起的。如果不能使用基础的或正常的运动控制，人体就会依赖这种僵硬或紧张，那么这个人的动作就会表现得僵硬。

不良的组织延展性、肌肉紧张度的增加、关节的退变和整体的僵硬可能是稳定性降低的意外结果。这些结果自然形成一些适应性制约因素，降低了感觉运动之间的交互作用。身体形成了机械般的完整性，而这是有局限性的。僵硬并不代表稳定性，这时的稳定是不真实的，稳定性并没有得到提高，不能适应环境的改变。因此，目前的灵活性问题当然可能是根本的稳定性问题所导致的。即使灵活性问题得到纠正，这种稳定性问题有可能会再现。

请准备好，观察灵活性提高和稳定性纠正的反应。

引起灵活性问题的主要原因可能暂时无法确定，但不管原因是什么，都要尽可能地解决灵活性问题。而后，为提高个体稳定性水平提供客观环境，这也许会耗费几天或几个月的时间。随着身体灵活性的提高，如果继续进行正确的稳定性训练，就能进一步提高灵活性并改善感觉输入。

被动和主动灵活性及柔韧性训练不论是传统的还是常规的方法都可以归类为灵活性纠正训练。灵活性纠正训练工具箱中增加了一种有效的训练方法，即反向模式的应用。这项技术会进一步改善灵活性，同时提供了非传统的运动学习的机会。在第 14 章的动作模式再训练的高级纠正性训练技术中，可以更深入地对其进行了解。

基础稳定性和运动控制的纠正

如果练习者刚刚获得了灵活性改善，就应该巩固它，并且需要进行新的灵活性训练，而不只是简单练习。遗憾的是，为了取得持久效益，训练常会变成无目的的动作演练。如果要掌握这部分知识，切记稳定性纠正训练的第一条原则和第二条原则。

1. 确认存在足够的灵活性，如果没有，就要用好的方法来改进灵活性。

2. 提供丰富的感觉训练以促进感觉运动记

忆，重新确认姿势控制和动作模式。

接下来介绍三种基础稳定性纠正训练，每一种也都包含促进技术。

（1）基础稳定性——运动控制的纠正。

辅助性训练

主动性训练

神经肌肉活性训练（促进）

（2）静态稳定性——运动控制的纠正。

辅助性训练

主动性训练

神经肌肉活性训练（促进或干扰）

（3）动态稳定性——运动控制的纠正。

辅助性训练

主动性训练

神经肌肉活性训练（促进或干扰）

练习者必须了解这些纠正性训练的基本原理。因此，在谈论稳定性时，你必须提高你的沟通能力。稳定完全取决于运动控制，而运动控制不仅涉及运动输出或只是养成运动的习惯，而且还涉及对感觉的感知与运动行为之间相互作用的优化和细化。

每项纠正技术都有一定的难度。辅助技术提供了感觉信息和安全性增加梯度变化曲线，主动性技术规定了学习、记忆和提高控制能力的时间，也考虑到学习控制疲劳过程中负荷量的增加。

反射性神经肌肉训练（reactive neuromuscular training，RNT）利用了独特的和非传统的抗阻训练。抗阻训练不是用来促进力量或肌肉的增长，小负荷的阻力可以促进和完善动作模式。当身体局部不能保持良好的力线或通过代偿作用于总体动作模式时，可以使用阻力训练来放大这种错误。在第14章，可以深入了解神经肌肉活性训练技术。

下面简单说明RNT如何使我们重新获得稳定性控制。它代表了控制能力和稳定性纠正训练的不断进步——这不是传统意义上的训练，而是体验。体验用于考察具有挑战性的姿势或动作模式，这看起来是在解决问题。但真正的稳定性属于下意识，这意味着，在大脑意识到问题之前，确实会引起或允许执行稳定性不良的运动。

这不是将未发挥水平的肌群转变成顺从工作的肌群就能解决烦人的力量问题。真正的稳定性问题的解决是在保证安全的同时尽可能减少代偿，必须合理进行稳定性纠正训练，使感觉运动相互作用最大化。失误是常见的，但应该排除代偿，要使大脑感觉到即将失控。

承担艰巨任务的是大脑，而不是身体，大脑已经产生、记忆和重复了有缺陷的动作模式。只要大脑察觉到可以成功地完成运动，那么就更喜欢继续以同样的方式支配身体运动。如果没有提供新的活动方式，设计的纠正性训练会使大脑感知到它无法控制的艰巨任务。出于下面两个原因大脑需要全力以赴地推动学习进程。

● 大脑面临艰巨任务。

● 一般的代偿已经排除，因此，需要有一个新的解决方法。

进一步增强好的体验就能够容易将其转变成一种训练。但是，首先需要保证这个体验是良好的、富有挑战性的。要记住，这不意味着没有错误，而意味着没有代偿。

稳定性的实践体验有利于以下活动。

没有姿势负荷时协调身体各部分。

没有姿势负荷时身体各部分分开运动。

负荷姿势时避免身体摔倒。

在不同的姿势位置时避免失去平衡。

窄基底支撑姿势下保持控制，重心转移而

不会摔倒。

移动身体某些部位时避免摔倒。

抵抗外部阻力时避免摔倒。

操作重物时避免摔倒。

转换姿势时避免摔倒。

转向正常姿势时避免摔倒。

以反向顺序执行动作模式。

执行具有良好力线和协调性的功能性动作模式。

在不改变外来重量或负荷情况下，执行具有良好力线和协调性的功能性动作模式。

在夸大力线、姿势和协调性方面的错误而造成困难的情况下执行功能性动作模式。

在适当时候，减少感觉输入以加大运动难度。

上面描述的是人类两三岁时获得的运动控制能力。在这几年中，人类获得了一生中大部分的运动控制能力。已获得的这些最大运动成就使人继续成长发育，其所做的任何事都是为了转换或是改善人们已获得的动作模式，而这些动作模式的发展和完善并不是在运动教练、教师或是物理治疗师指导下完成的。

人的大脑善于观察、感知和思考事物，但是大脑需要身体为其创造最佳的环境，让大脑持续工作。你可能注意到，运动是为了满足对周围环境感知的需要而产生的，感觉经历塑造和完善了运动成就。练习者进行越多的运动，就会有越多的感觉经历。对于人们的大脑和身体支配自主运动的智能系统来说，需要有两个成功的关键因素：丰富的感觉体验和察觉处于的安全环境。

让我们拓展一些思维。

大脑中有一个完全安静而神秘的密室，视觉、前庭感觉和本体感觉在这里相互协调，大脑会接收大量的信息流并产生空间和时间的体验——感知。这种体验作为输入和输出的结果被储存起来，继而形成一系列的感知经验，它联系着感知到行为和行为到感知的过程：感知—行为—感知—行为，所有这些就形成了感觉运动记忆。

人们每次存取感觉运动记忆的模式似乎是很相似。完成每一件事时，就会认为经历与原有的记忆是相联系的。如果不能很好地完成每件事，那么就会根据系统之间的差异产生新的感觉运动记忆。

举一个踩进水坑和踩进水池的例子，每一次经历的第一部分都是一样的：反光的水面和一只湿了的脚。这些经历一开始很相似，但是到最后却完全不一样，这构成了一个很好的理由来让大脑编辑一个新的感觉运动记忆。这样，大脑就开始学习了。

体验产生了感觉运动记忆的感觉动作模式。所有新的体验都是从以前记忆模式的相似性和差异性比较后获得。大脑要么发展出来一个新的感觉动作模式，要么使用原有模式。很明显，所有情况都会有一定的差异，大脑会做出必要的调整，而启动调整过程的根本模式是从记忆模式中提取出来的。

稳定性纠正训练的姿势

用于稳定性纠正训练的三种姿势类型，对于发展适当的感觉体验和恢复正常稳定性是不可或缺的。虽然已经复习了各种技术，但是这还不够，这些技术只是增加了每个发展阶段必须引入感觉运动的部分经验。

从成长和发展的自然阶段才能找到稳定性纠正训练的本质，从卧位到站立位其实可以采取很多姿位，每一步都是稳定性发展的里程碑，每种姿位都为下一种姿位创造了一个应变平台，每种新姿位的难度都要进行感觉运动整合。它由促进新行为的新感知来界定，新行为又引发了另一种新感知，这个过程持续不断，直至获得控制并再次有效地发生。

用来恢复稳定性的姿势控制和运动协调分三个层级。

基础性

基础性姿势很简单，你只要俯卧、仰卧，然后在这两种姿势之间转换，这就像开车的时候车轮一直转一样。其实就是滚动，如果控制得当，将其作为测试和体验运动都很好。

过渡性

过渡性姿势是指俯卧、仰卧和站立，这些姿势包括肘部支撑俯卧位、四点支撑、跪坐、单膝跪，以及它们之间的所有姿势。这些姿势看起来不像是滚动训练，但是当感觉运动控制受到损害时，它们都可以成为最佳训练姿势。

功能性

功能性姿势是站立姿势的非特异性改变，站立时根据足的三个基本位置分为对称站姿、不对称站姿和单腿站姿。专项运动需要探索更高级的功能性姿势，而专项功能性动作最好的基础是非特定功能姿势所具备的能力。

在灵活性受限问题解决后，而稳定性存在明显的功能障碍时，就要采用基础稳定性纠正。这意味着灵活性是足够的，但是稳定性在基础性、过渡性和功能性三个层级都会受到影响。单腿站立、下蹲等功能性姿势存在功能稳定性问题，跪位、单膝跪、四点支撑等姿势同样存在过渡稳定性问题。因此，在需要姿势控制的各种姿位下持续存在稳定性问题时，就需要对基础稳定性进行纠正。这就是如果姿势控制没有真正建立起来，不要马上做需要运动控制的活动。

仰卧位或俯卧位的任何活动都需要姿势控制，使得仰卧位和俯卧位成为各种运动发展的平台。滚动接近于动作模式的起点，使用滚动调整基础训练程序，可以提高运动控制水平达到更高水平的姿势控制和功能。

在仰卧和俯卧姿势下可以进行许多额外的训练，但那常常只能进行一些不完全的动作模式。桥式运动、抬腿、伸腿和本体感觉神经肌肉促进模式都能在俯卧、仰卧或侧卧位下完成。但是，大多数情况是由于其他原因才进行这些运动。这就意味着，要在训练完整的动作模式之前对个体的局部或部分模式进行训练。如果有必要在滚动训练之前进行其他动作模式训练，那么就进行相关训练；如果完成滚动运动存在困难，那么这些相关训练就可以作为建立滚动动作模式的临时训练选项。

滚动

当灵活性问题影响了俯卧和仰卧起始及结束姿位的放松时，就不适合进行滚动动作模式训练。如果想将滚动作为一种测试或一种纠正策略使用，那么就要求不存在俯卧和仰卧姿位受限。而且，要保证滚动测试结果可靠，肩关节、髋关节就必须具备充分或接近充分的开链运动，这些测试是为了观察和纠正最基础的运动控制和身体各部分的运动序列。

在生长和发育过程中，控制能力按头、颈、肩、胸、骨盆和髋部的序列发展，先于负荷姿势控制运动。在本书中，滚动只作为纠正性训练使用。滚动训练在健身、体能训练和骨科术后康复中常常被忽视，滚动训练普遍用于解决神经康复方面的问题，但由于多种原因，在传统神经康复领域以外的纠正性训练策略中滚动动作并没有得到广泛应用。

滚动大多是作为一种主动的动作模式来执行的，这几乎不需要运用 RNT 技术来促进滚动动作模式，但这些技术也会提高效果，有时候是非常有益的。

如果滚动动作存在太多困难，应该借助其他辅助方法来解决。人工辅助是其中一种选择。楔形或一边较高的物体符合需要而且实用，例如用一个厚垫子或卷起来的毯子或一个较大的浴巾卷垫高身体一侧会有助于滚动动作的完成。想象一下从山上向下滚动的动作，就会明白借用一些辅助手段如何使你的动作变得更加协调和有时序，这可以帮助大脑存储滚动记忆。多数情况下，通过一次单独训练课就能撤掉这种辅助。

将滚动动作用作克服特别困难或错误的动作模式的训练，可以重复练习此动作，强化训练 1 周同样有益。对于长期存在的问题，在运动之前可以用滚动动作来检查基础是否完好，如果发现滚动训练是有用的，也可将其用作运动准备项目。

当正确地完成滚动动作而不存在限制性或不对称性问题时，就要发展到过渡性姿势的练习，而不需要把滚动变成反复进行的练习或训练的环路。要记住，滚动是基础动作。意思就是，当能够执行滚动动作时，说明就具备了基础能力，反之则不具备这种能力，应该进行处理。当滚动训练完成时，就应该进行下一步训练。对于滚动没有特别明确规定，只要解决它出现的问题，然后就可以开始下一步训练。

开始时，应该避免滚动过程太复杂，在评价滚动和将其作为纠正策略时采用以下步骤有助于减少不确定性并提高效率。只要明确，动作测试是通过还是不通过。

使用以下的步骤则有助于减少不确定性。

FMS 中的滚动

FMS 中，滚动可以作为一种针对旋转稳定性测试中功能障碍的纠正策略。要使用最适当的滚动动作模式，该模式难度较高，以身体交叉弯曲为基础。开始时呈仰卧姿势，手臂伸展过头。接着屈曲一侧肘关节并接近对侧屈曲的髋关节和膝关节，连续移动，完成动作模式。

滚动动作模式中肘关节与膝关节一直要保持接触，保持向伸展肘一侧滚动。颈部不能弯曲，头平直并与脊柱成一直线。头部和颈部开始旋转，进行滚动。

- 确定颈部僵硬或颈部问题不是限制滚动的因素。
- 观察呼吸，注意控制呼吸和不必要的紧张。这其实很简单。
- 必要时使用辅助，助力可以是人工的形式或者是借助一个楔形物体，为某侧身体执行滚动动作提供帮助。楔形物体可以是一个卷起来的垫子、毯子等，放在与滚动方向相对的肩部和髋部下面。
- 另一种降低难度的方法就是将滚动动作模式从身体交叉模式转变为单侧动作模式。单侧动作模式可以使练习者更容易适应滚动动作模式。它要求肘关节和同侧的膝关节接触，然后滚向相反的一侧。注意，这并不是滚动训练。滚动稳定性纠正训练需要练习者挑战交叉身体模式，因此这只是一个过渡性动作。
- 这是一个较困难的运动，但如果正确筛查并注意禁忌证，这项训练就合适。

FMS 滚动纠正性训练采用一种难度较大的身体交叉滚动模式。有些人试图尝试这种训练，但很快就会有挫败感。他们也许没意识到滚动可能不是他们目前所需要的纠正运动，他们在主动直腿抬高和肩部灵活性测试中表现的基础灵活性和不对称性问题可能会对滚动动作模式产生一些影响。这种情况会帮助你理解一个原则，在解决稳定性问题之前需要加强灵活性的训练。

可以尝试自己喜欢的纠正性训练，但要用心思考。多数情况下，练习者会觉得它过于容易或过于困难，这种感受是可以理解的。随意尝试的纠正性训练就像是在未经过诊断的情况下随意选择的药物一样，针对特定的运动问题纠正性训练具有很高的专业性。如果随意选择，就不会发挥应有的作用。

在 30 分钟之内就可以执行正确、完整的评估，故不用对此小题大做。

SFMA 中的滚动

SFMA 中，经过所有要求承受负荷和克服重力的姿势控制测试，如果确认灵活性正常而运动控制存在功能障碍时，就将滚动当作解析测试。在 SFMA 整个过程中，滚动会作为时序控制的基础测试。

- 与 FMS 不同，SFMA 利用四个象限滚动来观察功能障碍，上面的象限代表上肢肩带、脊柱上部、头部和颈部。下面的象限代表下肢、骨盆和脊柱下部。每一象限都提供了关于动作模式、时序、对称性和方向的信息。通过执行从俯卧到仰卧、再从仰卧到俯卧滚动的 4 个动作、8 种模式为双侧肢体提供了 4 次对比机会。
- 仰卧到俯卧的滚动动作模式是以前链肌群开始的运动来筛查整体的稳定性和时序性。
- 俯卧到仰卧的滚动动作模式是以后链肌群开始的运动来筛查整体的稳定性和时序性。

以下是 8 种滚动动作模式。

1. 从俯卧到仰卧的向左滚动（右上象限开始）

以右上肢和颈部开始运动并完成滚动，下半身和左上肢没有参与。

2. 从俯卧到仰卧的向右滚动（左上象限开始）

以左上肢和颈部开始运动并完成滚动，下半身和右上肢没有参与。

3. 从俯卧到仰卧的向左滚动（右下象限开始）

以右下肢和脊柱下部开始运动并完成滚动，上半身和左下肢没有参与。

4. 从俯卧到仰卧的向右滚动（左下象限开始）

以左下肢和脊柱下部开始运动并完成滚动，上半身和右下肢没有参与。

5. 从仰卧到俯卧的向左滚动（右上象限开始）

以右上肢和颈部开始运动并完成滚动，下半身和左上肢没有参与。

6. 从仰卧到俯卧的向右滚动（左上象限开始）

以左上肢和颈部开始运动并完成滚动模式，下半身和右上肢没有参与。

7. 从仰卧到俯卧的向左滚动（右下象限开始）

以右下肢和脊柱下部开始运动并完成滚动，上半身和左下肢没有参与。

8. 从仰卧到俯卧的向右滚动（左下象限开始）

以左下肢和脊柱下部开始运动并完成滚动，上半身和右下肢没有参与。

这只是把一侧滚动动作与它的对侧作对比，意味着通过从俯卧到仰卧的上部象限滚动来筛查从左到右的对称性。如果这 4 个模式之间没有发现不对称性，那么就要把能出现最大对称性困难的模式看成有可能发生的功能障碍。如果所有的滚动动作模式都是完美的，那么就不要把稳定性作为一个基本问题，转而观察姿势变换。

不要把滚动训练设计得太过复杂，当评估滚动动作并把它作为纠正策略时，采用以下步骤就会减少不确定性并帮助提高效率。此外，要总结成功或失败的经验。对滚动进行评级和排序，而不是测量。

- 要确保起始姿势可行、舒适，仰卧和俯卧姿位都应使手臂高举过头且稍外展。
- 确保滚动中各部位的灵活性保持完好，包括颈椎，因为 8 个模式中有 4 个模式涉及了颈椎的活动范围。
- 不要考虑或思考完美的滚动，不要期望在未涉及的象限中寻找替代动作，如果没有采用替代动作，就可能发现滚动时存在费力和困难。
- 观察呼吸，注意控制呼吸和避免不必要的紧张，这应该不难。
- 必要时利用辅助手段。

在 2 分钟内可以正确地完成全部评估。一旦确认存在困难或错误象限的替代动作，就要利用辅助手段来尽可能地完成动作模式。允许努力尝试完成动作，但要注意呼吸和保持放松。

静态和动态稳定性纠正

在过渡性和功能性姿势中都可以应用静态和动态稳定性纠正训练。利用基础稳定性和滚动动作模式确定运动系统的感知和行为是否处于正常状态。通过滚动动作测试可以简单地筛查出有缺陷的环节。

静态和动态稳定性纠正训练会提高运动系统的整体水平。有些训练要求身体某一部位处于静态稳定状态，而身体的其他部位则需要运动。这些动作模式中，既有动态成分，又有静态成分。静态稳定性纠正侧重于对静态成分的挑战，而动态稳定性纠正侧重于对动态成分的挑战。

静态稳定性纠正

静态稳定性是指在负荷固定或变化的情况

下身体某个部位必须保持稳定的状态。如果排除了灵活性受限，在基础水平上呈现出稳定性功能障碍，就应该实施纠正性训练。这意味着，在功能性和过渡性阶段有足够的灵活性，但稳定性遭到破坏。功能性稳定问题在单腿站立和深蹲等功能性姿位测试中能够发现，而过渡性稳定问题在跪立、单膝跪和四点支撑等姿位测试中能够发现。

如果在需要姿势控制的体位中持续观察到稳定性问题，就要进行静态稳定性纠正。但是，如果滚动动作模式没有遭到破坏，就表明练习者需要提高基础运动控制能力。在过渡性和功能性姿势纠正中，有许多可用的纠正性训练选项，但此时的注意力应该首先集中在平衡和姿势控制上。

静态稳定性纠正设计的目的是考查个体在对抗重力的情况下保持姿势或关节位置的能力，并最终在面临外力或干扰情况下保持姿势或关节位置的能力。只要有一定程度的平衡和姿势控制水平就可以进行静态稳定性纠正训练，可以通过徒手或训练器械来施加外力或干扰。

过渡性姿势——静态稳定性示例

单膝跪是从爬行过渡到站立的常见姿势。因此，以下技术将以单膝跪为例进行讨论。因为单膝跪是将爬行姿势与站立姿势连接起来的动作。因此，让我们将单膝跪用作纠正性训练姿势。

单膝跪是指一侧膝关节着地，另一侧髋关节和膝关节屈曲 90°，足在身体前方支撑。而跪立位是指两侧膝关节着地，双髋伸展。将单膝跪的支撑点缩小到矢状面的中心线上，从而增加难度。调整膝关节下方垫子的厚度，使骨盆处于水平位。对于存在稳定性障碍的人而言，保持较窄支撑面的单膝跪可能较为困难。

从爬行到单膝跪的动作过渡过程中，支撑的基底面会发生显著变化。在爬行姿势中，有 4 个稳定的支撑点，支撑面很大，重心正好落在该支撑区域内。向单膝跪过渡的过程中，稳定的支撑点减少到2个，即一只脚和另一侧的膝关节及小腿。刚开始训练时，支撑面应与两肩同宽，大多数人都可以轻松实现这一体位的转换。

当支撑面逐渐变窄，前方的足与后方的膝关节都在同一条线上时，才形成真正的稳定性训练。在这种情况下，支撑面较窄，重心在身体左侧和右侧移动会超过支撑面。身体大部分重量应该落在后侧膝关节上，前方腿主要用于增加平衡性和控制力。

单膝跪的好处是可考查负重侧髋关节的能力，这时髋关节和骨盆都应处于中立位。

大多数人在练习单膝跪的过程中，开始时会犯下述两个错误，活动范围过小或范围过大。髋关节轻度屈曲伴骨盆旋前则表示活动范围过小。对于这些人来说，指导他们逐步将骨盆后倾，使骨盆保持中立位，同时髋关节处于中立位。活动范围过大时，可以拉紧髋屈肌群。此时，这个人呈懒散姿势，不是使用运动控制来保持稳定性，只是拉紧髋部韧带同时增加髋屈肌群紧张度以维持稳定。

- 有一个好方法可以帮助练习者学会正确的单膝跪姿势：教练从肩部向下推，这一动作实际上是反复推动和放松肩部，此时教练要么感到练习者身体放松，要么会感到他身体僵硬和稳定。如果感到身体放松，则告诉练习者肌肉应当更多发力，但要注意观察其是否出现耸肩，这是一种代偿。教练希望看到的是脊柱挺直，骨盆中立位且伸展侧髋关节为0°，不要将这种要求直接告诉练习者，在其能够找到这种感觉之前，一直向下推其肩部，练习者将感受到力与膝关节下的地面之间存在牢固的连接。

- 如果开始无法完成单膝跪，则跳过这个姿势，或将其做一定的调整。这里最好的调整方式就是让练习者跪在有一定高度的软垫上。单膝跪在地面时，一侧髋关节屈曲90°，另一侧髋关节0°。而当支撑面抬高时，负重侧髋关节仍保持0°，但屈曲侧髋关节可为45°。请记住，这完全取决于髋关节的位置。最重要的是让伸展侧髋关节处于0°，再看看是否能保持这个位置。

- 实际上，单膝跪中一侧的足、踝和膝关节不再负重，这提供了独特的客观判断条件。大多数情况下，髋关节、骨盆和脊柱的一侧承受负荷，这就能从独特的角度观察常常被忽视的核心稳定性。

- 由于许多核心稳定性差的人会通过增加足、踝和膝部的活动来维持稳定状态，利用单膝跪也可以让他们能更好地体会稳定性。此外，核心稳定性差的人还会通过调整髋关节、骨盆、脊柱和肩部位置，使用错误的力线来代偿。在单膝跪时，所有的代偿动作都将被排除。从而可以清晰地观察到过渡性姿势下运动控制的对称性问题。

- 即使你确信问题是单侧的，也要始终关注双侧。

辅助性训练

有些人在每次支撑面变窄时，都需要用辅助手段来维持稳定，如用肘部轻推来帮助他保持平衡或者让其单手或双手支撑使身体保持稳定。开始时，要根据需要提供尽可能多的辅助，随后逐渐不用辅助，让其做出一定程度的努力，以使大脑能够熟悉稳定的极限。这就形成了丰富多彩的感知环境，训练大脑使用原先未使用的运动控制模式。

单膝跪训练并不复杂，没有花哨的动作，

也不需要炫酷的装备，没有绕口的提示或辅导技巧。唯一的技巧是：尽量不要摔倒。

对于需要纠正性训练的人来说，这些纠正措施已经够他们忙一阵子的了。这与身体的强健程度或调节水平无关。许多人会努力调动身体的每一块肌肉，那就让他们努力吧！

提醒练习者注意呼吸，保持放松。还要告诉他们，即便是 3 岁的孩子都不需要过多的体力便能完成这一动作，放松是关键。记住，不要摔倒，尽量用最少的力气去完成动作。

在做这一动作时，最大的问题是过于刻意，而练习者往往感觉不到这种刻意。提醒他们，如果保持平衡不是自己身体自动完成的，那这种平衡便毫无意义。告诉他们控制呼吸，放松颈部、肩膀和手臂，随后就能完成这一动作了。

主动性训练

一旦练习者不再需要辅助，就能够在狭窄的支撑面保持单膝跪姿，如果没有表现出不对称，就可以让其将手臂移动到不同的位置。这一运动会导致重心转移，需要更大的平衡反应和运动控制。接下来，让练习者转动躯干，先是将手臂置于身体两侧，再将手臂高举过头，确保手臂和躯干的运动不会改变骨盆或髋关节的位置。如果骨盆或负重髋关节失去平衡或静态姿位，就要让他重新开始练习。

RNT 训练

当练习者可以用手臂和躯干进行主动运动仍能够很好地控制身体并保持对称时，就可以尝试进行 RNT 训练。该活动对身体的某一部位进行动态训练，通过施加外力产生扭矩，引起身体微小的变化。

可以将 RNT 训练分成两个级别：第一个级别是不要让外力改变练习者的姿位；第二个级别是完成动作，保持姿位。第一个级别只要求

有反应；第二个级别要求主动做出反应或反向动作，完成运动纠正。

- 首先，当你努力改变练习者的姿位时，让他尽力保持静态姿位。不要将此与肌力测试相混淆。这里不是研究力的问题，真正的目的是让练习者逐渐改变力的方向。观察对方向改变感知的延迟时间。延迟时间越长，存在的问题就越大。你可以转动练习者的肩膀，或将其手臂放在身体前面，沿着膝关节到对侧肩部的对角线方向向上或向下推动他的手。

- 请记住，这是一种感觉训练，而非力量训练。有些人会试图用较大的力量来弥补感觉延迟，所以只需切换用力方向。提醒练习者不要去主动推你。甚至可以直接告诉他们："不要推我，只需要在我推你的时候保持静止。"或者这么说，"像踩刹车的感觉一样，这样你才能感受到控制能力——你不需要猛踩刹车，只需要轻踩。"如果使用得当，这么做应该能达到很好的沟通效果。

- 其次，让练习者在单膝跪位下完成推或拉的动作，将力保持在一个平面内。也可以进行振荡运动，让其以一定的节奏在较高阻力与较低阻力之间反复变换。可以要求他进行多平面的动作，如劈砍动作和起立动作。

- 最后，练习者可以进行类似于投掷和接球之类的脉冲式动作。这类动作通常是最困难的，因为需要有节奏地从负重状态转变为不负重状态。

功能性姿势——静态稳定性示例

有支撑的单腿站立是介于单膝跪位与单腿站立之间的一种姿势。这种姿势常常被人们忽视，这里将详细介绍有支撑的单腿站立中涉及的每种技术。首先，这里有一些关于使用有支撑的单腿站立作为纠正性训练姿位的思考。

有支撑的单腿站立与单腿站立区别不大，这种站姿不是100%单腿负重，而是80%或90%的单腿负重。可以用一个15~25cm高的小台阶或凳子实现这一目标。放在台阶上的支撑腿有助于保持平衡，并且主要可用于抵消练习者自重。这种姿势允许其稍稍摇晃，但不应当出现明显的错误或安全问题。开始时两腿间距与肩同宽，间距逐渐缩小，直至达到中线。

辅助性训练

在训练时使用与单膝跪中相同的模式，让练习者将足从凳子上短时间努力抬起，转变为单腿站立姿势并保持控制。

主动性训练

在训练时使用与单膝跪中相同的模式，也可以尝试过渡到单腿站立姿势。

RNT训练

可以应用单膝跪训练中相同两个级别的RNT训练。请记住，这仍然是静态稳定性训练，因此，所有反应都应有效保持姿势、力线和控制能力。

动态稳定性纠正

动态稳定性是指在负荷不变或变化的情况下向另一个方向运动时，身体的某一部分必须在运动的方向上保持控制。设计动态稳定性纠正旨在考验个人在运动和负重下保持身体线条和角度的能力。因此，动态稳定性纠正要求患者保持动作模式的质量，并保持正确力线，在负重、受力和运动的情况下保持平衡。只有当静态稳定性正常时才进行动态稳定性纠正。

过渡性姿势——动态稳定性示例

四点跪位是一种过渡性姿势。四肢对角线运动是一种常见的训练方式，通常从四肢的中立位逐渐转换到肩关节屈曲和髋关节伸展。肩关节与髋关节向相反方向运动，如果右肩屈曲，则左髋伸展。在这一动作中，未运动的肩关节、髋关节及脊柱均保持静止。

如果每次只关注一个模式的训练，就可以观察到支撑侧的静态稳定性。在肩关节屈曲或髋关节伸展时，经常会出现笨拙的或不稳定的运动并认为问题出在运动部位。而问题最可能出在从四个稳定点过渡到两个稳定点的过程中。

如果在髋－肩交替的对角线模式进行交替运动时，该训练就是动态训练。不建议髋关节与肩关节在静态支撑和动态运动之间快速转换的训练。

辅助性训练

在支撑和移动肢体间的交替模式中要提供帮助，可以让练习者借助部分放气的稳定球。稳定球不应该完全支撑其身体，只是起辅助作用。在某些情况下，稳定球与躯干稍微接触就足够了。

主动性训练

用缩小支撑面的方法，主动模式开始可能变得更具挑战性，这就要使所有的支撑肢体更接近身体中线。将类似于毛巾卷一样的物体放在脊柱的上部或下部，可以考察主动交替模式的能力。你可以将毛巾卷平行或垂直于脊柱放置，这取决于你是想在左右方向训练重心转移的能力，还是想训练下部脊柱和骨盆的运动。

也可以在没有抬起的滑板上完成这个训练，让练习者以平滑、有节奏的方式，使不同侧的手和膝关节靠近和远离。

这三项活动都可以用来观察和训练动态稳定性。

RNT训练

同样，可以执行两个级别的RNT，第一个级别是不要让外力改变练习者的姿位；第二个级别是完成动作，保持姿位。

- 首先，当努力改变练习者的姿位时，可以让其尽力保持静态姿势。不要将此与力量测试相混淆。力量不是研究的问题，真正目的是掌控力在方向上的变化。观察对方向变化感知的延迟时间。让练习者交替执行不同模式的四肢对角线运动。从左向右推动髋关节或肩关节产生微小活动。在推肩关节的同时指导练习者努力向前爬行，尽力阻挡其向前运动。请记住，这是一种感知训练，而非力量训练。

- 其次，可以在一侧屈曲的肩关节和对侧伸展的髋关节上施加轻微阻力。将一侧肢体抗阻力抬起，而另一侧肢体抬起时不加阻力，这会产生全新的动态体验。这一练习可以观察和体验动态稳定性。要特别注意两侧训练的质和量是否对称。最初两侧质量可能看起来相同，但重复训练几次后，某一侧的训练质量可能会显著偏低。

功能性姿势——动态稳定性示例

单腿硬拉是功能性姿势中提高动态稳定性的良好范例。具备单腿静态站立能力、硬拉动作的知识及能力是执行单腿硬拉训练的必备条件。这种要求应该是常识，但人们常常没有想到这一点。

动态稳定性训练需要静态稳定和执行动作模式的能力。动作模式的质量可能有问题，但你需要从最基础的练习方式开始训练。

在进行单腿硬拉时，身体位于运动底部的起始阶段，膝关节大约屈曲20°。在向上提拉的过程中，膝关节逐渐伸直，但这绝不是下蹲或部分下蹲。当膝关节屈曲，股骨向后弯曲时，胫骨必须保持垂直或接近垂直。练习者应当尽可能地向后坐，髋关节越向后越好。手臂应在胫骨前方的垂直线上悬空。

辅助性训练

用一只或两只手扶着支撑物进行辅助下单腿硬拉训练，也可以借助反向阻力装置进行这一训练。当要求患者向上拉起时，从上方施加阻力。这有助于促成髋关节铰链运动，也可以让脊柱位置更加标准。

主动性训练

可以在没有阻力或支撑的情况下完成主动单腿硬拉。请牢记，在完成此动作时可以进行双侧比较。主动性训练可以强化动作模式的形成，并且提供一定的训练量。如果在动作规范的前提下要达到动作模式最大化，就应该采用主动运动。

RNT训练

单腿硬拉经常被用于力量训练，也是一种很好的RNT纠正性训练。它可用于单腿动态稳定对称性的评估和训练。

单腿硬拉可以用两种不同的方式进行。如果在两只手中都持有一定重量的情况下进行负重训练，则负重可能很重但双侧是平衡的。这种力量训练是连接髋关节和核心肌进行功能活动的完美方式。同时，这也是一种自限性训练。

真正体现RNT训练的是使用单臂进行单腿硬拉。这一动作通过使用站立支撑腿对侧的手臂进行硬拉，产生横向负荷，同时使控制旋转的核心肌受力。它让髋关节需要在三个平面中平衡受力，并迫使足弓不会塌陷。当足和髋关节的姿势都正确时，即便出现膝关节外翻也没关系。

再次强调，我们的目的不是看训练成绩，而是在规范动作和协调的同时还要比较两侧是否对称。这里，我们更加重视对称性而不是关节活动范围。提高髋关节和肩关节的平衡能力有助于保持核心平衡，这是训练的根本目标。实用的评估方法：先标定每一侧的胫骨中点，这个范围可以为训练感知与运动的动态稳定性提供足够的灵活性。

全程完成单腿硬拉非常重要。完成这一动作，是指拉满全程，并最终在最高点呈挺立姿势。在每次重复之后可以释放重量，重复循环负重 - 不负重的过程。因此，10 次一组的训练实际上看起来像是做了一次 10 组的训练。这一训练的目的是提高运动控制能力。因此，在进行这一训练时，能够很好地观察动作的不当之处，并加以纠正。

纠正性训练示例摘要

这里，我们希望将重点放在纠正性训练的精心组织上，而不是具体训练上。如果可以做好全部细节，就可以说明我们已经尽力管理好每一节纠正性训练课。要保留可以做的事，坚信训练就能达成目标。

自始至终，我们的目的并不是在纠正性训练的每个阶段中讨论可能采取什么样的训练方式。训练指导是多种感觉的体验，应该使用尽可能多的形式进行教学。

要了解公认的训练原则，明白训练的擅长点及不足之处。在你认为能力有限的领域要投入更多的时间和精力。如果无法使用多种方法进行灵活性训练，那就在这一方面加强培养，并掌握灵活性训练。如果稳定性训练效果不佳时，那就要在这方面加以研究。教育只占专门技能的 1/4，其余 3/4 就是实践、实践、实践。

如果你已经做得很好了，那就继续训练，更多地进行筛查和评估，这样就可以从努力中获得即时反馈。训练和反馈可以将知识转化为技能。大部分人都会掌握一定的知识，但只有很少一部分人能具备技能。

稳定性纠正的总结

感觉会提供有关时间和空间的所有信息，但获得的信息往往存在一定误差。这个问题由感知造成。这就是运动和康复人员为什么会对客户和患者经常感到沮丧，因为其中很多人似乎不能很好地感知运动。

我们这些从事健身、体能、运动和骨科的康复专业人员对神经系统做出了如下假设。起床之后，身体便开始克服紧绷和虚弱，而没有意识到神经系统可能会存在感觉或行为上的障碍。由于某种原因，在某些动作模式中感觉运动系统可能表现不佳。当使用传统的训练方法改善这些动作模式时，会使这一问题更加凸显。我们重视改善输出而忽视输入，但问题的关键在输入方面。这需要客户和患者花时间来重塑他们的感知能力。

力量训练教练希望继续通过上举、跑、跳的训练，让运动员更加健壮。私人教练希望让人更加充满活力、愉快，改变人们生活的训练体验。康复专业人员希望解决复杂的功能障碍问题，并让治疗卓有成效。我们都想做自己擅长的事情。但问题是，在研究我们的专业时，人类动作模式正在以历史上最快的速度退化。所以，我们需要减慢这种退化速度，保持运动质量。

在手法治疗医学中，我们为自己的操作技能感到骄傲，但为什么仅仅停留在肌肉、关节和筋膜上呢？我们掌握了提高灵活性的技能，就常常认为运动控制系统可以自己完成重建。当运动控制系统真的自己重建了，我们会感激这一奇迹的发生，但不要以为奇迹总会这样容易发生。

我们需要掌握感觉策略，但仅仅通过学习

训练的方法并不能掌握它。相反，必须研究运动学习的正常经验。在日常生活中会出现引起问题的各种干扰。这些问题就会引起微小的变化。这些变化会影响姿势、平衡和动作模式。随后，各种干扰就会欺骗运动系统恢复基础动作模式，并在此过程中让身体获得稳定。

那么，为什么我们不能掌握干扰的精髓呢？当然，掌握干扰并不像在平衡反应训练中使用摇摆板和软垫那么简单。我们需要仔细研究最基础的姿势、平衡和控制可能会受到的考验，并且对刺激性反馈做出反应，以学习稳定的感知能力。

我们需要找到基础动作模式中最笨拙、协调性最差或最不对称的方面，并通过简单的感觉体验训练进行改善。

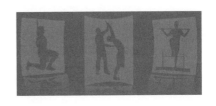

可以访问 www.movementbook.com/chapter13 获取更多内容、视频和额外资料。

（穆硕　曹世奇　沈慧　钟毓贤　周维金　译）

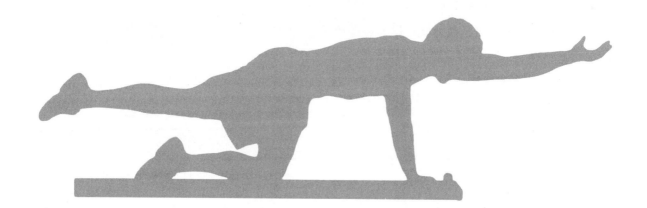

第 14 章
高级纠正策略

学习动作模式必须考虑的因素

我们将在本章通过个案分析的方法来研究非常重要的首次纠正性训练课程。但这个课程只针对练习者，对于旁观者来说只是毫无意义的描述。旁观者关注的是活动，而且往往会以效果来评价训练方法。但是，纠正性训练的重点不在于训练结果，而是一开始就采用最好的动作模式。训练的目的不在于增强肌力，而是尽量改善动作模式。分析现有动作模式的功能及功能障碍的程度，获得最合适的信息，在此基础上为练习者创造最佳运动的学习机会。

你会学到高级纠正策略的相关理念，并研究一些案例。然后，我们将结合运动纠正准则的基本原理为大家讲解。

主要观点如下：动作筛查和评估有助于确认和记录有问题的动作模式并利于沟通交流。我们知道，这些问题其实是感知和行为之间存在的复杂问题。在本书的第一部分，我们讨论了运动，并将其表述为一种行为。之后，通过引入筛查和评估的概念，提供专门评估动作模式的方法，并对动作模式进行评级，将问题分为功能性和功能障碍性两类。现在，当我们考虑运动纠正策略时，则有意更多地讨论感知问题。

作为专业人员，必须认识到感觉和感知是不一样的概念。感觉为大脑提供信息，但提供的信息是在各种不同认知水平的条件下应用的。对相同的信息每个人解释的方式也可以完全不同。一个人的经历、记忆、习惯、受伤史及生活方式在感知方面起重要作用。归根到底，我们知道，是感知驱动行为，行为反过来改变感知。因此，二者相互联系紧密，不能分开讨论。

当学生开始理解问题的根本原因，能够真正掌握动作的每一个步骤并将其联系起来的时候，老师工作的侧重点也会完全转变。这同样适用于感知方面的训练。一旦客户或患者能够主动察觉到自身动作模式受限或者由于灵活性和稳定性的问题导致明显的不对称，他们就能够更好地参与纠正性训练。

让纠正性训练来解释上述观点

也许这一节标题的意义并不同于你的理解。乍一看，你可能认为，这个标题是在暗示我们应该让结果说明一切。虽然从一般意义上来说，这样做是对的而且很重要，但标题的意义其实是，能够更多地关注客户或患者的个人感知。

"纠正不只是提供解决问题的方案"，这句话值得反复回味。纠正性训练不是用来修复有缺陷动作模式的药物。动作模式的问题给客户或患者造成了许多困难，纠正性训练就是给他们提供首要的、最重要的机会来感受这种真实的困难。这就是我们喜欢将纠正性训练看作是一种体验的原因。

首先，给练习者创造一种亲身体验，并使其与感知行为融合。接着，反复让练习者体验，使之形成记忆。如果练习者没能从根本上理解运动功能障碍，而只是将它找出来那将毫无意义。请注意，在许多情况下，练习者可能无法完全理解你通过评估发现的运动功能障碍。应让练习者体验到这一发现，而不是单纯向其解释。解释虽然有一定作用，但是体验才是学习和纠正的基础。

一旦综合测试和评估结果表明纠正性训练是合适的，最好的方法是找出最基本的受限和不对称，直接进行基本的动作纠正性训练，而不要过多地解释。对于一个人来说，特定的运动功能障碍讨论得再激烈，都不如实实在在地练一练。正确的纠正性训练对改善灵活性受限和稳定性提供了多种复合感觉体验，比讨论有更深刻的启发作用。

如果对一个基本问题直接进行纠正时，练习者可以在较少干扰的情况下更聚精会神地体会动作中的问题，对具体运动功能障碍的感知也会更加清晰。这种清晰的认识将感知与运动功能障碍联系起来，这层联系是纠正性训练体验的基础。

我们经常将这一个惊奇的瞬间用"啊哈"表达。如果你能学会将筛查和评估得到的信息转变成那一瞬间的感觉，你可以那么做，因为你已经知道如何教会客户或患者体验运动中的问题。这就是我们在动作模式纠正期间不鼓励就为什么和如何运动做过多讨论的原因。有些人可能会喜欢就这个问题的解剖学原因进行讨论，如果他们对此感兴趣，未尝不可，但如果想尽力取得效果，那就不要这样做。

想想尽力的含义，如果你能够给练习者安排很好的纠正体验，他们会全身心投入地完成任务。练习者就会亲身参与，并且应该参与。参与是感觉参与，并不是通过讨论和解释来实现。讨论理论技术细节可以放在训练休息的时候。

即使在不能用言语来表达感知问题或者没有克服问题的策略时，人们也天生就拥有感知和纠正错误的能力。在这一点上的想法可能是"我只需要更好地保持平衡"或者"哇，我能完成了，但真的需要全神贯注才行"。

不要在全力以赴的时候因讨论而中断纠正性训练的进程。

可控的失误

在稳定性的纠正性训练进程中，可控的失误指的是，在一定范围内一些经常发生的、明显的、可以被感知到的失误，无须过多的指导就能很快地被纠正。这就意味着练习者的努力方向是正确的，能够清楚地了解训练的目标。这里的关键是通过灵活性训练和姿势纠正来克服代偿。

当然了，这种训练计划使失误经常发生，这并不是一件坏事，有益的压力可以加快学习的进程。使用倒退回去的方法使运动中的失误被控制在可感知的范围内。在深蹲和弓箭步这样的功能性动作模式中，可能会出现各种不同类型的失误。运动的失误可能出现在下肢力线、上半身的姿势、代偿、替代、协调或者几种失误的组合中。因此，最好的纠正方法就是将深蹲这个动作分成几个部分。

以深蹲为例

如果将深蹲难度降到跪立位，指导练习者找到髋关节和骨盆的中立位，就可以针对姿势控制和稳定性受限进行干扰训练。

跪立位可以减少深蹲时可能出现的如下失误。

- 无法维持姿势：无论是静态还是动态，无法保持髋关节和骨盆中立位。
- 失去平衡：向前倒或者向后倒。

与站立位相比，跪立位需要的侧向控制能力较少，需要更多前后方向的控制能力。

以弓箭步为例

如果将弓箭步降低为接触面较窄的单膝跪位，并让练习者保持骨盆和负重侧髋关节中立位，就可以针对侧方稳定性姿势控制施加干扰。

跪立位可减少弓箭步时可能出现的如下失误。

- 无法维持姿势：无论是静态还是动态，无法保持骨盆和负重侧髋关节中立位。
- 失去平衡：向负重侧倒。
- 失去平衡：向不负重侧倒。

单膝半跪位对于前后方向的控制能力要求较低，对于侧方的平衡控制能力要求更高。

纠正实验性案例研究

假如你要为不再有疼痛并希望重返铁人三项竞赛的一名患者进行动作筛查。或者，有一名客户，希望经过你的健身训练后能够首次达到参加铁人三项比赛的目标。无论你是康复还是运动的专业人员，都可以参与上述设想的实验性研究。在进一步阅读之前，请先写下你对这个问题的答案。

下面是我们共同确认的例子。无论你是为患者、运动员还是健身人群服务，都要把自己放在这个情境中，设计纠正体验训练，并决定训练的进度。设计案例学习和实验思考的目的是减少你对运动的过多考虑，还能帮助你设计和启动纠正性训练，尽可能地为患者提供最佳的感知体验。

问题

动作筛查显示，左脚在前右脚在后的弓箭步最基本的问题是存在最大的不对称。重申一下，动作筛查中所有得分都是两侧不同，如在弓箭步测试中的分数是1分（L）和2分（R）。乍一看，似乎问题集中在右髋区域。在左侧弓箭步，即左下肢向前迈时，右侧髋关节没有完全伸展到接近弓箭步动作的末端。在活动末端髋关节和躯干都理应达到中立位而在臀部仍呈屈曲状态，这似乎是不对称的原因。你不需要取得运动学博士学位就能判断出是右侧髋关节的伸肌和稳定肌出了问题。

实验思考题：这是臀肌的问题还是左侧弓箭步动作模式的问题？

你可能认为，把它看作是左侧弓箭步动作模式的问题是不作为的借口，是将需要更加明确回答的问题过分简化了。更具体地讲，你可能会像这样回答："我们需要为你制订一个臀肌激活计划。"一般的客户或患者可能会微笑着回应："好的，谢谢！"甚至可能会想："哇，这听起来很棒！"

但其实，这是不对的。

这种说法听上去很有学识，但却不明智，这是为什么呢？在跨栏步、深蹲、俯卧撑和旋转稳定性测试中，所有需要伸髋的这些测试中你想激活的臀肌都是活跃和对称的。只有在弓箭步模式中才出现伸髋的问题。反过来，在其他动作筛查中也没有任何迹象表明髋屈肌有问题。只对臀肌进行冗长的讨论才是真的将问题过分简单化了。

善于思考的专业人员都会推断，与所有其他模式相比，只是弓箭步测试中出现了问题，那应该是动作模式本身的问题。认为存在功能障碍和未激活的臀肌，在需要伸髋的四个测试中实际上都是主动的、功能正常的。更加深入观察，当左脚在前右脚在后、接触面小、髋部负重时，弓箭步模式就会暴露或显现出运动功能障碍，即不对称的负重站立姿势问题。

这是一个又长又拗口的表述，更准确地说，是左侧弓箭步的动作模式存在问题。由于需要臀肌工作的所有模式中都没有出现这一情况，按理讲，这不是臀肌的问题。

- 由于在动作模式的讨论中没有针对解剖对象或明确的解剖部位，就常常令人产生困惑。这似乎是令人沮丧的事情，也许是必须勉强承认的问题。这只是因为我们陷入了运动学的思维模式。对于显露出问题的动作模式来说，在行为学的范畴而不是就解剖部位讨论这个问题似乎更合理。

- 弓箭步模式可以在臀肌力量没有明显变化的前提下改进。臀肌力量也能够在弓箭步模式质量没有自动提高的基础上增加。尽管只研究单块肌肉似乎清晰、简洁和可信，但在具体的动作模式中讨论肌肉的工作方式则更好。如果所有涉及伸髋的动作模式都出现不足之处，才能判断是支配伸髋动作的神经、肌肉、关节或其他组织出了问题，而不是动作模式。这才是合乎逻辑的。

- 根据这种设想可以观察到不一致的结果，髋关节伸展仅在这一种动作模式中出现功能障碍和不对称而在其他模式中没有问题。这就说明是运动控制问题，意味着左弓箭步模式的感觉或行为可能存在问题。

相反，如果所有髋关节伸展都出现功能问题，那就不用考虑动作模式，而是需要解决局部的问题，包括特定解剖区域的灵活性、力量及完整性。如果只在特定动作模式中出现异常，则表明不是某个特定解剖区域出现的问题，要从大体上去把握。

进一步探讨可以发现，既然我们已经在其他模式中对此进行了检查，问题并不是右侧髋关节伸展受限。在其他动作模式中也有足够的肌肉募集，那么这看起来也不像是一个基本肌力减弱的问题。

为了充分讨论这一问题，你应该知道核心、右侧膝关节和股直肌、左侧髋关节、膝关节、踝关节和足部及大脑都有可能影响左侧弓箭步的动作。

在这种情况下，稍高水平的专业人员不应该还关注解剖学细节，这样无益于提高个体的感知体验。如果仅仅是为了确认这方面没有问题，获得快速而清晰的感知，最可行的方法就是仔细检查灵活性。

如果灵活性尚可，那就观察单膝跪时的静态稳定能力，并查看是否存在不对称。如果旋转稳定性测试不能证实四点支撑功能障碍或不对称时，单膝跪似乎是最合适的过渡姿势。

弓箭步是动态的筛查项目，对感觉和运动控制能力要求更高，单膝跪位将其简化为静态活动，此时的训练目标仅仅是保持平衡。

实验思考题：直接变换到右侧的单膝跪，因为你很确定是右侧出现了功能障碍，纠正性训练就应该从这里开始。

这样做真的正确吗？不要这么快回答。纠正的影响也许不如往常经验中的那么大。对思考题的回答就是"错"。

明智之举是先检查左侧单膝跪位情况，也是在检查弓箭步模式中没有出现问题的一侧。然后，推断左侧单膝跪发生功能障碍的可能性，判断此项测试是否受到功能障碍的影响。

从功能障碍可能较少的一侧开始，可以发挥两项有用功能。第一，实际上，你可以先判断出左侧单膝跪位是否有额外的问题。第二，如果左侧没有问题，可以为客户或患者设置感知基线。这是为他提供从感知层面去理解你所发现的不对称问题的机会。

不要做任何假设，所谓的正常侧也可能存在问题，但在右膝向下跪的情况下，更可能出现功能障碍。当进行右侧单膝跪动作时，实验就开始了，指导练习者慢慢缩小支撑面。

首先，狭窄的支撑面会引起身体微微晃动，控制和平衡的丧失就会促进代偿。如果出现颈部肌紧张增加、呼吸浅快、视线集中、耸肩、骨盆过度前倾、髋关节屈曲和内收，以及手臂不自然运动等，则表明练习者已经无法保持基本的控制能力。个人需要认识到自身的不足，需要面对困难，因为适度的努力可以提高学习速度。在练习者努力控制动作的过程中，你需要确保他们的安全和放松。

我们只提供少量的帮助就可以了，只在保持专注和维持姿势方面给予建议，不要告知具体的调整方式。不要肯定地告诉练习者绷紧或收缩某个部位。我们现在要做的不是纠正练习者的动作，而是给他们输入自我纠正的理念。我们只需要给练习者提供正确的起始位置和姿势，让他们自己摸索，当接触面和负荷改变或升级时要如何保持该姿势。你可以给予建议，让他们不至于想得太多或者过于恐慌，但练习者必须自己找到平衡，这是你帮不了的。

建议练习者减缓并加深呼吸。尤其是做单膝跪的动作时，颈肩部应该放松，骨盆后倾，使髋关节成完全垂直位。

该方法不是训练某一特定的肌肉，而是要帮助练习者完成两件事。它可以消除骨盆的不良力线、使负重侧髋关节处于中立位，而不是微屈或过伸。开始时，这确实可能使保持姿势更困难，这是因为去掉了部分代偿作用。但是要记住，这么做并不是为了练习某一组特定的

肌群，而是提供良好的力线。只有主动的稳定肌发挥作用，才能保持身体的中立位。

该体位下练习者的不当动作或代偿的机会最少，如果不这么做，而是建议客户或患者伸展髋关节，那他们很可能会伸展脊柱。要清楚，这时练习者已经失去保持真正平衡的能力，只有让他们自己摸索，才能牢记这一动作。一定要先帮练习者处于中立位，让他们想办法维持姿势，并记住这种感觉。接下来的目标就是保证良好的力线，让练习者自己解决，最终实现纠正。

实验思考题：加上休息时间，一次完整的单膝跪训练需要大约 10 分钟。这样看来，训练时间并不多，但窄支撑面的单膝跪动作可以在短时间内有很大改善。接下来，练习者可能会问你，这个动作应该多久训练一次？你要怎么回答呢？

在阅读答案之前，请稍作停顿，先努力组织一下自己的答案。放下书，在笔记本上认真地写下答案。根据掌握的信息，可以试着快速设计一些纠正性训练方案。

你可能会这么回答：

"根本不需要练习，只要尽可能地反复测试这个动作就可以。"

"你看，只要几分钟就可以改善单膝跪动作的平衡。继续进行自我测试，看看需要多久能够获得平衡。下次训练时，我会再对你进行测试，但我希望你能有所进步。请记住，这只是个基本的姿势，不是一项需要学习的新技能，你身体的一侧可以完成得很好。这对你来说，只是重获暂被遗忘的姿势和动作模式。"

"当你两侧都可以很好地完成单膝跪动作时，我会加大训练难度，充分发挥你的水平，加速你的学习进程。任何时候，只要单膝跪姿势和动作出现了问题，你只需要反复测试，让

大脑自己找到解决方案即可。"

"我们尽量将测试分为5次，每次2分钟，而不是直接一次测试10分钟。测试的次数越多，大脑制订解决方案的速度就越快。很快，大脑就可以自动纠正身体动作。我们无法预测这一过程究竟需要多长时间，但是要知道，我们不是在等待肌肉自己放松或紧张。相反，这是在学习。在你能力所及的范围给予适当的测试压力，能加快学习进程。"

当然，这确实是要注意的习惯，鼓励练习者经常进行测试。提醒他们在精力充沛的时候测试，而不要在疲劳的时候测试。让他们尽可能地做好测试的准备工作，可以进行拉伸，做更基础的练习，放松呼吸，只要是有助于测试的都可以。每次测试时，告诉他们希望这次能够完成得更好。

在《徒手斗士》一书中，帕维尔·塔索林讨论了在最佳状态完成练习的问题。他引导读者，在做力量训练时要恰当地使用技巧，增加训练的频率，避免肌肉疲劳。为了帮助练习者加深这一概念，可以告诉练习者"三高"原则，即高状态、高频率、高质量。

重复测试，就是我们说的纠正性训练。这么称呼它，能增加练习者的好奇心，提高其竞争意识。有了这种测试式训练，练习者可以经常在其精力充沛时进行测试。当然，不可能每次做的动作都准确无误，但练习者需要一个明确的目标，让他们为之努力奋斗。这些测试应该成为他们感知并纠正错误的机会，这才是重点。对于纠正性训练，首先应当保证练习者有足够的精力和练习频率。在此基础上，进一步发现动作问题并纠正问题。

在《一万小时天才理论》（*The Talent Code*）一书中，作者丹尼尔·科伊尔（Daniel Coyle）

列举了这种学习方式的成功案例。他讨论了学习压力、阻碍、学习速度及所有有助于练习和加快学习速度的最佳技巧。他还引用了一项研究，研究者将学习时间少、频繁测试的一组学生与学习时间多、很少测试的一组学生进行对比，发现前者的学习效果更好。

他认为，重点不在练习本身，而是练习的方式。他将深度练习称为学习速度提高的状态，并提醒我们不要观察，而是去体验。他认为，在练习时就应该遇到挫折、犯错误，犯很多错误都没有关系。这些问题没有一个标准答案，大脑不得不自己探寻并解决问题。

想想，我们指导练习时会使用多长时间来示范。"哎呦，感到惭愧，我们有时候无法让自己做得更好。看我做一次，现在你来试试。"我们一直都这么做。但是，既然我们现在了解得更多，就一定可以做得更好。要记住，这些只是基本动作，不是需要通过观察和演示来学习的技巧。

我们只需要记住，感知是一种非常个性化的体验。它是内在的、独特的，几乎不可能让它标准化。然而，由于感知与行为相互依存，通过制订运动行为标准就可以启发部分运动感知。我们对感知无法做出假设，但是，当我们想改善运动行为的时候，必须始终考虑感知。

这样，有助于描述所遇到的复杂问题，能让问题变得清晰明了，甚至有幽默感。

下一步，我们将以别致的方式来展示纠正性训练的观点。

多疑系统和无能系统

我们把信息当作模式来思考和记忆，接下来的论述将帮助你在运动感知和行为基础上来讨论模式的问题。这样表述显然过于简化了，请原谅，这是非正式的表述。

这里列举了运动系统中截然不同的问题，是我们必须解决并努力纠正的。请记住，我们在这里讨论的是系统，而不是个体或者特例。赋予错误的运动系统个性化特征会使动作如同行为夸张的卡通人物，这样的比喻也许可以使我们对问题能有基本理解。

通过筛查或评估，来确定有问题的动作模式。接下来，我们推断问题是出在灵活性还是稳定性上。在描述的时候，将灵活性问题视为多疑的运动系统，将稳定性问题视为无能的运动系统。这两种词语都是贬义的，应该没有人会喜欢其中的任何一种说法。

灵活性问题

当肌肉紧张或组织僵硬而限制了运动时，就可以确定是灵活性问题，身体早就以某种方式，即活动受限的方式表现出来。它没有等待感知，就已经显露出特征并开始工作。出于某种原因，它会造成一种或多种模式的活动受限。从最基本的角度来看，由于活动受限，实际上身体就已经失去了某种程度的感知。它是多疑的，或者说，它不相信感知，而是决定武装自身，即绷紧以对抗外敌。

显然，我们知道这不是故意为之，问题的关键，似乎是行为在指挥着感知，或者说，感知暗示所有情况都能通过减少灵活性活动来解决。如此一来，所有动作都会出现灵活性受限，进而影响其他各种感知。灵活性持续受限导致的限制作用总是影响着感知，所以感知处于弱势。

感知系统甚至可以认为，灵活性受限实际上是正常的。用生物学术语表示，称之为内环境稳定。这一新常态就是僵硬和紧张。

问题

总结一下这次训练的目的，简单地说，灵活性问题实际上是运动行为多疑的问题。陈旧损伤、运动习惯、一项活动太多或太少都会导致灵活性下降。或者可以说，机体为了获得更好的运动表现选择了暂时降低灵活性来处理上述问题中的一个或多个。但是短期的行为已经演变为长期存在的状态。

解决方案

你要改变行为，中断行为习惯就必须改变灵活性。一旦原来的习惯中断了，你就有机会获得新的感知。只要灵活性得到改善，你就可以以全新的活动范围进入下一阶段的稳定性训练。

稳定性训练系列举例。

不负重：局部——主动关节活动范围；全身——恰当的滚动动作模式。

静态负重：局部——等长收缩练习；全身——过渡性或功能性体位练习。

动态负重：局部——PNF 模式；全身——RNT 训练。

- "局部"是指动员身体的某一部位或区域，"全身"是指动员整个机体。以上的步骤可以单独训练，也可以多个结合在一起训练。
- 上述训练方案中，你可以跳过某些步骤。
- 训练目标是设定可控失误，最大限度地提高学习效率。
- 在可控失误领域维持训练。

稳定性问题

如果运动控制对姿势、力线和协调进行最有效率和效果的管理时，就确认存在稳定性问题。尽管机体在运动评估和训练中会敷衍了事，我们也无法对其进行有效训练。在过去，我们简单地认为这是稳定肌肌力减退或没有激活。因此，我们想通过训练来增强肌力，但其反应性并没有得到提高。我们曾努力增加稳定肌的耐力，但良好的稳定机制需要更快的反应力和更好把握时机的能力。

如果发现不良的动作模式并且找不到任何潜在的灵活性问题时，就需要考虑整个稳定系统的效率，而不能仅考虑肌肉的问题，还需要考虑感知。在整个纠正性训练发展进程中，我们常常忽略了对感知的怀疑。

这种情况下，稳定系统中的运动行为也是不正确的。这种不恰当的、延迟的或表现不佳的运动行为选择会使整个稳定系统错误百出。这样的稳定系统效率不高，而且无法有效地为一个或多个动作模式提供静态和（或）动态稳定。再次强调，我们知道，动作不会有意或刻意犯错，但关键是感知或相应的动作是错误的，或者两者兼而有之。

问题

为达到训练目的，我们先假设稳定性差是运动感觉缺失的问题。陈旧损伤、运动习惯、一项活动太多或太少都会导致稳定性降低。或者可以说，机体为了获得更好的运动表现选择了暂时降低稳定性来处理上述问题中的一个或多个。但是，短期的行为已经逐渐变成长期存在的状态。

解决方案

我们不是要中断你的运动行为，目标是增强感知，找到失误。实际上是在替换运动行为，期待可以纠正错误模式，随后就可以进行稳定性训练。

稳定性训练举例如下。

不负重：局部——主动关节活动范围；全身——恰当的滚动动作模式。

静态负重：局部——等长收缩练习；全身——过渡性或功能性体位练习。

动态负重：局部——PNF 模式；全身——RNT 训练。

看起来熟悉吗？与前面的训练方案是一样

的。如果没有活动范围受限的问题，两个系统的训练方式是一样的。

- 以上训练序列可以是一节课的内容，也可以分为多节课训练。
- 上述训练方案中，你可以跳过某些步骤。
- 训练目的是设计可控失误，最大限度地提高学习效率。
- 在可控失误领域维持训练。

在灵活性问题和稳定性问题之间转换有一定难度，但原则很简单。如果灵活性较好，则可以进行稳定性训练。如果需要改善灵活性才能将稳定性提升到更高的水平，那么在更高级别的稳定性训练之前，先回到上一阶段增强灵活性训练。

如果灵活性不佳，或者无法得知灵活性改善的程度，就不要进行稳定性纠正训练。稳定性纠正训练容易造成伤害。当身体的僵硬、力线不良、身体紧张、高阈值策略、力学固定等无法维持稳定时，就会造成伤害。

- 首先纠正姿势和力线不良，然后再提高对姿势和力线的控制能力。
- 在能力范围内，尽最大努力训练姿势、位置和动作。
- 创建一种情境，在这种情境中允许发生可以自我纠正的失误。
- 明确训练进度，确保所赋予的艰巨任务和失误能促进学习过程。

灵活性存在问题的人，需要在新的关节活动范围内训练，而不是仅靠原有活动范围。稳定性纠正训练会面临失误，因此训练进度安排必须合理和安全。纠正性训练会面临损伤，因此不要让灵活性这个问题再次出现，这会浪费你的训练时间。颈部、肩部、下背部和髋屈肌群很容易变得紧张，不要让这样的情况发生，注意观察力线和呼吸。

保证客户和患者的安全和放松，并且能够发现和纠正出现的失误。让他们知道这些小错误并不重要，犯过的错误越多，学到的就越多。

如果功能没有提高，就不要进行下一步训练；如果功能确实有所改善，再进行下一步。在两个难度级别之间来回往复，一个级别用来挑战自己，另一个级别用来加强学习并建立信心。

既然我们已经给每个问题提供了一个简单的称谓，让我们看看，这些描述是否有助于我们有效且高效地解决每个问题。尽管我们知道，每个问题实际内涵都比我们的称谓更复杂，称谓可能只是让我们更加方便应用纠正性训练的观点。它将督促我们从最基本的功能障碍来考查该系统的作用。

纠正系统的概述

灵活性纠正准则

如果下次再发现灵活性存在问题，你就不会认为只有先解决灵活性问题动作模式才能改善。你应该找到局部或全身存在的灵活性问题，并通过一定程度的改变来制订初步训练步骤。无论出于何种原因，运动系统已经决定在低灵活性下运行，在改变固有运动行为之前，没必要去努力改善动作模式。

应当将主要精力都集中于改变灵活性和记录进步程度。从这一点来说，直至遇到另一个灵活性问题或进入另一种动作模式之前你都能保持稳定性。这一切都取决于你在筛查和评估之后，确认哪一项问题更亟待解决。

稳定性纠正准则

再发现稳定性问题时，你将不会认为只有先通过改善感觉解决了稳定性问题，才有机会改变动作模式。运动行为的改变可以证明这一点。解决稳定性问题要考虑处理常见错误和限制代偿。无论出于何种原因，如果身体不能正确地感知姿势、力线和协调性，即使它能够维持平衡，这对训练也毫无益处，因为身体在通过代偿进行运动。

你在感知改善并促进更有利的稳定性行为之前，是无法取得进步的。你所有的努力都应该集中在改进、更好的感知和记录取得的进步上。从这一点来说，直到稳定性恢复正常才能获得稳定并进入另一种动作模式训练。这一切都取决于你在筛查和评估之后，确认哪一项问题更亟待解决。

偏执或无知的想法对许多人都有影响。这让人们能够更加重视输入策略。如果你发现了灵活性问题，就会以某种方式终止原有的行为模式。如果你发现了稳定性问题，就会寻找一种方法，确认问题在可纠正的水平上。

直到现在，常见的纠正性训练方法类似于练习课程，就是重复适当的运动，希望从中有所收获。但是，大多数需要的纠正性训练都不是训练运动技巧，而是训练基本动作。过去，我们都尽可能让人们记住需要在反射水平上进行细微调整的运动。

基本动作并不需要特殊的天赋或技能。但是，我们用于提高技能的教学方法，应用于纠正性训练时可以加速改善基本动作的进程。尽量减少言语指导和动作示范。让练习者尽可能多地用身体去感受。

你要努力取得经验，让经验来支配如何选择纠正性训练的方式。这也能让你不再只依赖操作指南进行纠正性训练。

硬拉：纠正经验实例

让我们了解一些基本情况，确保能够找到共同点。如果一个房间里有 50 名训练和康复专业人员，对于硬拉可能有 50 种不同的看法。这使得这个遭到严重误解的基本练习成为我们要讨论的很好的例子。

许多熟悉负重训练的人其实并不理解硬拉，或者只是把它作为主要的举重和运动练习。他们要么动作不规范，做出来的动作介于蹲举和硬拉之间；要么听信误传，认为练习硬拉会损伤背部，进而完全避免进行硬拉练习。

我们利用这个机会来说明一下，硬拉是安全、有效搬运重物的最基本、正常且可行的方法。硬拉满足了作为合适基础练习原则的所有要求，因此，对负重训练感兴趣的任何人来说，都应该将硬拉作为训练的第一个动作。对硬拉稍作修改，就能够促进核心的稳定、加强良好的姿势、提高肩部的稳定性，还能增强臀部肌肉的力量。

硬拉还为那些误用或损伤背部的人提供保护。由于硬拉具有治疗和保护的双重作用，故常用于背部康复。显然，我们应当处理最初遇到的造成背部各种问题的基本原因。然而，病情一旦稳定，就要将硬拉作为综合训练的一项内容。

大多数患者在出现问题之后都不会奢望背部可以完全康复。如果你曾经患过腰痛，这种不良感觉就会存在于记忆中。所以，他们不信任自己的腰背部有能力胜任一些活动，这是可以理解的。重获自信心的解决方案就是让患者积极地尽力使用背部。

他们是否计划进行负重训练并不重要，硬拉只是一种练习形式，是对自己身体和康复信心的体现。在心理上，患者需要认为他们的背部可靠，并且需要敏锐地感觉到背部、髋部和腿部的组织在明显用力。最重要的是，他们需要用适当的力量、稳定性和力线来克服硬拉时的紧张。

总的来说，客户和患者确实需要克服这种心理困难进行硬拉练习。这一动作适合没有疼痛，但仍然觉得脊柱无力或需要保护的患者学习。一旦纠正性训练发挥作用，就会增强他们的自信心。

对于健身的客户、运动员或恢复期的患者来说，教学过程都是相同的。因为筛查已证明硬拉是适合采用的方法。如果筛查证明硬拉不是适合采用的方法，我们就不会使用这个例子了。

硬拉体验

硬拉的教学并不是单纯的指导，而是需要切身体验的一种教学。如果你教的对，就会发现大多数硬拉体验的教学不是通过眼睛看和口头描述来实现的。不要只教练习者如何硬拉或者给他们一些指令，例如抬腿、挺直背、做动作前保持伸展等。总之，很少有人应用这些方法。

随着时间的推移，开始让练习者负重并让他们感受杠杆作用正确和不正确的起始位置在哪儿。让他们明白确实只有从一个好的位置才能开始硬拉的动作。这个好的位置就在很多不正确的位置中间，一旦感觉到了，就很容易找到。值得注意的是，要亲身体验，这比观摩和倾听更重要。

起始姿势对于掌握硬拉动作尤为重要，即要把更多的时间用于起始位的静力性收缩。如果能将起始姿势的动作做对，接下来的牵拉过程就如走下坡路一样，会变得很轻松。

在起始姿势上，要进行反复的练习，在没有进行牵拉时也能使肌肉产生张力。

如果你这样做，起始姿势反复练习的结果就是可以轻松牵拉。我们的目标不是牵拉，而是要感知负荷及力线的正确与否。我们想让练习者学会如何将重物拉到身体的正中，不是完全向上。我们还想让重物从足背正中处拉起，而不是身体前方。

只有降低硬拉的难度，才能帮助练习者提高硬拉的感知和动作的完善。硬拉的负荷量与肌张力的产生使感觉和行为成为记忆存储在大脑中，而不是存储硬拉的规则。

注意，这里没有提及这个重物是否是一根很沉的直杆、一个很重的健身实心球、沙袋、哑铃或壶铃。重物到底是什么并不重要，关键的是方法。原则就是摆好姿势，保持紧张状态，在维持肩关节和脊柱稳定的前提下臀部发力拉起重物。在硬拉体验课结束时，练习者也不需要具备背诵举重物规则的能力。你需要去聆听他们在这个过程中收获了什么。你还想知道，他们为什么要努力用其他方法来拉动重物。只有保持臀部放松，让大肌群充分发挥作用才有意义。

应该将这些基本原则应用到所有的纠正性训练中。纠正性训练不需要成为纠正某个动作的练习方法。真正的纠正性训练，是在心中有预设目标的同时，提高对错误的感知能力。如果动作太复杂，目标就会太多；如果动作没有足够的难度，就无法增强感知或努力为达到目标而改善行为。

不要以教师或教练的身份与练习者讨论硬拉，他们需要的不是硬拉的技巧和沟通能力，而是运动能力。有时候，我们习惯于用千篇一律的方法传授知识，却没有设身处地地为受教者着想。所以，不要只关注方法，要将学习的基本原则灵活地应用到运动学习中。

猜猜如果这样做了会怎么样？这将有助于：

- 发现一个更有帮助的纠正性训练观点；
- 选择最佳的时机引入纠正性训练技术；
- 指出一个动作该进入下一阶段还是退回上个阶段；
- 完善并拓展本书中所介绍的一些纠正性训练技术。

如果发现了灵活性问题，首要目标就是积极地改善灵活性，所有的进步都依赖于灵活性的改善。如果灵活性良好、正常，而稳定性存在问题，就要在最短的时间内找到最能促进进步的姿势和技术。实现目标的那一刻，我们会及时进行评级，然后设定新目标。

记住，如果有人很偏执，而想改变这种状况，就必须找到终止这种问题循环往复的方法。只有这样做了，一切才能从根本上得到改善。

如果有人天生笨拙，而想改变这种状况，就必须帮助他找到感知不同动作的方法。只有这样，一切才能从根本上得到改善。

这种简单的描述，不可能从学术上和口头上涵盖关于灵活性和稳定性的各种问题，但它可以帮你解决一些基本问题，为你提供有条理的准则。

稳定轮并不能训练平衡能力

稳定轮并不能训练平衡能力，只能让你在第一次骑车练习保持平衡时更加安全，只不过是防止将训练的失误变成事故。稳定轮只是工具，并不是真正的训练。事实上，一旦使用不当，还会影响感知，减慢平衡训练的进程。

你见过骑自行车的孩子依赖稳定轮完成转弯吗？如果真的有，这就是所谓的"画蛇添足"。这样做，不是要重视平衡，而是对人自身平衡能力的忽视。

如果把稳定轮放在孩子的第一辆自行车上，向孩子演示稳定轮的工作原理并让他去完成一个目标，那么学习效率会提高。跟孩子说"亲爱的，这些小轮子能帮到你，但你可以试着不依靠它们"，这样可以提供更明确的指导，且有助于孩子在情境中学习和记忆。

较好的感知和教育方式是将固定带缠住每个稳定轮的外缘，让年纪较小的孩子在不注意固定带的情况下尽量完成短距离骑行。你也可以让孩子自由玩耍，但要不时地检查固定带。如果你不看着孩子，他可能会和其他未经训练的孩子一样收获甚少。你的参与可以给孩子传递一些微妙的信息：这是个安全保障，但你尽量不依靠它！

纠正性训练的起始部分也一样。如果产生的稳定性体验有可能促进稳定性训练，这个起始部分就特别重要。过多的帮助或建议，不利于感觉运动系统感知问题并寻找重新控制运动的方法。

例如，有时候较窄支撑面的俯卧支撑或单膝跪实际上就是这种练习。在较窄支撑面单膝跪训练中，人们努力找到平衡并可以坚持几分钟。很多人也会很沮丧地说："很抱歉，我连保持这个训练的姿势都很难。"

你可以持相反的意见说："你做得很棒。很明显，这就是你要做的训练，这种训练难度对你来说刚好。你的大脑和身体正通过建立各种联系和计算角度来克服困难。你要学着去感觉它，继续保持，再获得更多感觉。谢谢你帮我找到适合你的训练难度。"

飞行模拟装置的设计，允许飞行员在不危及生命的情况下犯错误。模拟装置可以指出并报告错误，那正是需要学习的地方。在保证安全的情况下，对许多运动错误的感知和纠正将会提高运动学习的速度。

一旦卸掉稳定轮，就无法用言语表达如何骑自行车，你只能说出切身感受，并不能说明如何具体操作。骑车是一种感知和行为体验，不能用完整或精练的语言来描述。完成稳定的单膝跪或持续单腿站的能力也一样。如果纠正性训练的难度适中，切身体验比听取那些能够完成它的人的经验效率更高。

需要指出的是，纠正性训练在保证一定难度和适当压力的同时，也要保证安全。

许多运动问题的出现，部分归咎于现代便利器具的使用。每当引进一套新的便利器具，有适应能力的运动行为就会减少。适应能力的缺失意味着需要专项训练，过于专业化的训练对人体组织表面有利实则有害。现在很多便利健身器械都很棒，我们应该保留。但如果我们真的开始适应这些便利器具，并不断增加使用，会发生什么呢？

如果通过训练能提高运动质量，就应该保留动作模式训练。然而，现代便利健身器械常常是用来保证运动数量而不是运动质量。这就是为什么要将许多自限性活动作为总体训练计划一部分的基本原因。

运动训练是保持人体适应能力仅有的机会。适应能力一旦失去，就必须通过纠正性训练重新获得。一旦动作得到纠正，我们就应该选用更好的运动训练加以保持。纠正性训练和整体训练必须在数量和质量上施加可控的压力。如果没有做到这一点，就不可能产生真正重要的运动。

高级纠正策略

高级纠正策略是综合并协调灵活性和稳定性的特点，将其运用到动作模式中的训练。一个人常常具备必要的灵活性和稳定性，却因某种原因不能完成某个动作模式，如身体条件和力量俱佳的人，却不能完成特定动作。我们需要注意到其中的关联，帮助其将能力转化成具体动作。

有时，一个人想法太多、顾虑太多，就容易做错误的事。当然，与之相反的情况也是存在的，练习者可能会无动于衷、不敏感或维持姿势和做动作时注意力涣散。前者对基本动作会过多地进行修改，使动作变得复杂，失去对动作本身的理解；后者则压根就没理解动作的本质。

高级纠正性训练通过四种不同的方式打破了这些弊端。不能说其中哪一种方式是最好的，但每个都为你提供了一种选择，使你能够将基础运动应用到动作模式中。每一种方式都可以被认为是高级的，但这些方式本质上真的就只是动作模式的再训练。

每种技术对不同问题及其特点都有不同的解决方案。不要忽视第 13 章所讲的基本纠正性训练。基本纠正性训练是基础，能够对所有纠正性训练起到筛查和评估的作用。

设计高级纠正策略的目的是充分发挥灵活性和稳定性的作用。每种训练或技术对感知和行为系统都会产生影响，但在活动前需要先确定原则，这种方法才会起作用。

动作模式再训练

反向模式（reverse patterning，RP）

技巧：做完全不同的训练。

原则：必须具备基本的灵活性和稳定性。

许多人做事都会采取一种惯性模式，要摒弃固有的动作模式就更加困难。固有模式已经存在，而且根深蒂固。练习者可能具备所有必需的灵活性和稳定性，却不能完成正确的动作模式，而是展现出错误的动作模式。由于已经成为习惯，运动时总是采取错误模式。

我们不必刻意地改正这种错误模式，那只会不断重复错误动作。我们可以用反向模式进行运动，大脑并没有预先决定其习惯或偏爱。一旦大脑感兴趣，就会产生新的活动。

所有的动作模式都是一条环路。有一个起始姿势，一个终末姿势，而且通常会回到起始姿势。终末姿势往往都会显出较大的问题。如果我们能够使人们维持合适的终末姿势，他们就能感觉到位置，并记住这种姿势，从而发展和重建他们的感知。

一个很重要的问题，就是如何让练习者维持一个自己做不到的姿势。如果他们实际上具备了该姿势所需的灵活性和稳定性，但仍然不能完成，那么，不管他们能否意识到问题，都会停留在其他位置。但是，如果我们能设法帮他们完成这一姿势，患者就可能会更加了解结束时的位置，这有利于改善整个动作模式。这就是反向促成的作用。

在我编写的《运动的身体与平衡》一书中，有许多练习符合这种描述。这里也会给大家介绍更多的例子。

示例 1：主动直腿抬高

问题

假设你有一位左侧主动直腿抬高受限的客户或患者，你发现他身上最大的问题就是这个仅有的不对称。而且，被动关节活动范围也检查过了，并不会导致这个问题。局部或整体稳定肌测试结果也没有问题。这似乎是与动作模式无关的协调性问题，好像没有方法能改善它。你已经努力完成了所有工作，但是他左侧主动直腿抬高仍存在困难，而对侧腿正常。如果你初次进行筛查和评估，可能会好奇那条左腿到底有什么问题。

人错特错！出于丰富的筛查和评估经验，如果左腿抬起、右腿不动，你将只能看见单腿分离模式的问题。其实，问题可能出在右腿、右髋和核心部位稳定性上，或者左腿，或是以上所有部位。

反向促成是针对模式本身，先尽量将不是公认的动作模式问题剔出去。所以，不要只关注有功能障碍的左腿。反向促成纠正性训练将帮你不要只注意左腿，而是要改变整个动作模式。

反向促成的解决方案

让客户或患者处于仰卧位，让其抬起双腿至最大的高度，可略高于正常侧的高度。这是有可能的，双腿同时抬起时，由于骨盆的倾斜和代偿作用，活动范围会增加。

握住双侧足跟，让这个人处于放松状态。然后告诉他，要训练的是右腿，而不是左腿。尽管你知道反向促成技术注重改善整个动作模式，但最好还是让客户或患者的注意力集中于右腿。

放开右足跟，让其将右足跟缓慢地放回地面。要强调是有控制地缓慢运动。右足跟接近地面时，客户或患者可能会感觉到右腿前侧或左腿后侧肌肉紧张，这都是我们希望看到的。

让他做几次右腿抬高再放到地上的动作，抬起的高度要达到或超过左腿。如果右腿向下放时接触地面有困难，在地上放一个几厘米高的厚垫子来降低难度。一旦右腿的动作模式有所改善，在其伸展位时将足跟向下压，直至接触地面或厚垫子。这样就帮助客户或患者完成了整个动作模式。

多训练几次，随着动作越来越流畅，逐渐减少托举左侧足跟的力，直至完全松开。最终，实现左腿由被动支撑到主动等长稳定的转变。

不要急于求成，但要保持适当的难度。完成几次专项练习后，再做主动直腿抬高测试。训练中，虽然左腿在屈曲位处于静止状态，但是你将在 FMS 的左侧直腿抬高测试中看到很大的进步。

解释

尽管左腿没有移动，客户或患者两髋之间发生了稍许分离。通过使用反向促成训练，客户或患者左侧主动直腿抬高的角度变大了。该训练将左髋放到一个新位置，客户或患者每次往下放右腿时都能感知左髋的新位置。

许多动作模式障碍或协调不良会导致左侧主动直腿抬高受限，而反向促成训练就是解决此类问题的有效途径。

示例 2：单腿站立

问题

客户或患者难以完成右侧单腿站立，在所有单腿站立练习和跨栏步测试的筛查中会表现更明显。髋关节有足够的灵活性且单膝跪的稳定性对称，但换到单腿站立时就会出现被掩盖的障碍。我们可能会被认为是膝关节、踝关节或足部存在灵活性或稳定性问题，而且看起来不那么严重。然而不管我们怎么对他进行训练，他用右侧单腿站立时总是摇摇晃晃。这时，可以通过反向促成训练来转变关注点，多考虑一下单腿站立动作模式可能存在的问题。

反向促成的解决方案

利用约为胫骨一半高度的踏箱，让练习者站到踏箱上，右足先上。然后再退回到地面上，右足先下。当右足稳稳地站在地面上时，再将左足也退回来。

进行这个练习时，速度要慢。如果训练方法得当且动作越来越顺畅，继续增加踏箱的高度。要想检查动作的完成质量，以左足先上、左足先下的顺序做这个动作。如果两侧的动作模式看起来差不多，那就表明右侧有缺陷的单腿站立模式有所改进。要想确认这一点，重新进行单腿站立测试或跨栏步测试。

训练过程中动作完成得越慢，单腿站立的训练时间就越长，平衡和控制能力就越好。在下意识保持右腿站立平衡下，一个人用于单腿站立训练的时间越长，就有越多的时间被迫感知运动和努力保持平衡。

解释

通过站上踏箱或平台，就可以分散注意力，尽管事实上这仍是单腿站立动作。

一开始上踏箱时是用左侧单腿站立，但右足落在踏箱上之后，重心开始转移至右腿。左足离开地面的瞬间，就开始了右侧单腿站立。当然了，此时右侧髋、膝关节处于屈曲位，踝关节跖屈，但是练习者正向中立位移动。

左足踩在踏箱上，就完成了第一次右侧单腿站立。右足落回地面使右腿回到中立位，此时抬起左足，开始了右侧单腿站立。缓慢地让左足落回地面，可以在练习者没意识到的情况下，多维持几秒右侧单腿站立。

教练大多将注意力集中于运动着的左足，但是缓慢地放下左足可以训练右侧单腿站立。这不仅分散了练习者的注意力，而且用反向促成训练了右侧单腿站立的动作。重复该练习有助于改善右侧单腿站立的动作模式。

随着动作的改善，开始进行右足的单腿站立。不要让练习者太过于关注练习，甚至不要提及在训练右侧单腿站的动作。只是说，换另一只脚先来。

反向促成的总结

反向促成训练是改善或重建动作模式的有效方法。用反向的方法训练功能不良的动作模式能够避免固有动作模式、不良的运动控制和低效动作模式习惯的影响。反向促成技术发挥作用的一个合理解释就是大脑无法对反向运动采取预设执行方式。

反射性神经肌肉训练（RNT）

技巧：不要做任何复杂的练习。

原则：必须具备基本的灵活性和稳定性。

对人们来说，有时候停止做一件事情比开始做容易得多。如果我们决定停止做某事，通常只需对其做出拒绝回应。然而，被要求开始做一件事时，则必须要为这项任务制订计划。

人们常常意识不到自己在以一种特定的模式进行运动。他们可能具备执行某个动作模式所必需的灵活性和稳定性，然而看起来就是不认真，不能正确地执行该动作模式。甚至，他们都没有意识到自己的动作有多别扭，有多不协调。他们得先感知自身存在的问题，我们才能期待他们进一步改善动作模式。

特别提到"感知"这个词，不是过多考虑、讨论或解决问题，仅仅是察觉问题所在。这种情况下，让他们不要做某事比让他们做某事效果更好，这样能减少他们的认知负担。

这种情况下，我们使用反射性神经肌肉训练（RNT）技术来放大错误，并把它导向更清晰的感知水平。夸张的错误迫使与生俱来的平衡反应对错误的动作模式进行重建。把 RNT 当成是你预先构想出来的小干扰或障碍。它需要一个基本的调正反应来维持姿势或平衡。

以下就是 RNT 范例。

示例 1

问题

在对一名女运动员的筛查和评估中，你注意到了她能完成深蹲动作，髋、膝、踝的活动均不受限，但她的上半身有过度前倾的倾向。

深蹲到最低时，她的下肢动作看起来没问题，但躯干前倾，双上肢也不举至头顶上方而处于身体前方。

灵活性和稳定性测试表明，她的上半身和双肩应该有正确完成深蹲动作的活动范围和控制能力。她不存在脊柱过度后凸、背阔肌紧张或菱形肌肌力不足，这些也都不是引起该动作功能不良的原因。我们已经完美排除可能存在的灵活性和稳定性问题，所以判断存在动作模式问题是正确的。由于无法纠正深蹲动作模式问题，她变得很沮丧。当她有意识地去纠正这个问题时反而只会使情况变得更糟。这时就需要你帮助她打破不良的深蹲动作模式。

RNT 解决方案

该示例中出现的问题是深蹲动作模式的连续性和协调性问题。由于前倾可能是比较明显的错误和最大的问题，我们将用 RNT 技术来强化感知并做姿势和平衡训练。

让这名女运动员站直，双足分开略宽于肩，双臂外展高于头。将一根较轻的弹力带的两头分别绑在两只手上，并让她把双臂张开。

拉住弹力带的中间并轻微地振动，以考察肩关节屈曲和整个后侧肌肉链的完整性。最好的指令就是简单的一句"不要让我把你往前拉"。

如果肩关节不能维持最初的屈曲位，你可以把弹力带移至其肘关节或肩关节处。训练目标不是肩关节，而是躯干。在这种情况下，两侧肩关节只是起到了最佳杠杆的作用。

振动常常会引起上半身和下半身的不协调。例如，人们在身体晃动时，髋关节和脊柱会屈曲以保持平衡，就像折叠刀一样。一旦发现训练中出现该情况，让她尽量避免再次发生。

在振动没有破坏站立姿势之前，要一直站着完成整个练习。练习期间，让该运动员经常转动颈部和头部，以此来确定其颈肩部的肌群没有代偿。

这项练习非常耗费体力，因此练习过程中要有休息时间，避免出现疲劳。

最后，停止振动弹力带，给弹力带施加一个持续向下的力。如果她还能保持直立，让她下蹲并鼓励她尽量往下深蹲。提醒她不要后仰，保持身体直立。找个人在身后保护她或者让她站在墙前面做这个动作，避免向后仰摔倒。

这个小强度的弹力带在她后仰时无法起到保护作用，它和稳定轮的作用不一样。弹力带是用来在训练下蹲动作之前预先调整姿势和核心稳定性的，还可以用来在深蹲动作模式中保持前后肌群的平衡及稳定。

随着动作模式的改进，在她站立时提供越来越轻的振动，她下蹲时的紧张度就会减小。我们的目标是一直降低弹力带的负荷，直到这个运动员在没有振动或预先负荷的情况下就能感觉到如何下蹲。

解释

一个负重深蹲技术不佳的人，可能真正的深蹲动作模式已经被破坏，也可能只是在运动中腿部占优势，从而导致核心稳定性处于劣势。不管起因是什么，在下蹲动作中都存在前后稳定肌群力量失衡。

与下坡深蹲或抬起足跟深蹲形成的有利动作一样，小阻力的弹力带使身体重心前移。大多数人看到足跟抬起都会认为其消除了踝关节僵硬的影响而改善了下蹲动作，但这是一种假象或对后链肌群预先施加负荷。站立时的晃动倾向于增强后侧稳定肌，以及提高对控制不足甚至是少量抵抗的感知能力。有时，运动员会感到非常惊讶，他们可以在承受较大负荷的情况下完成下蹲动作，却很难在弹力带轻微振动下保持直立姿势。

这就显示出了力量与稳定性之间的不同之处。举重靠的是力量，而维持力线、姿势及高质量的运动需要的是稳定能力。

RNT 总结

RNT 要使用简单的指令，让练习者经历失败、用心体验并找到解决方法，这样才能发挥最佳的效果。使用如"不要让我把你拽倒"或"不要让弹力带使你的膝关节内扣"这样的指令通常就足够了。继而，练习者会调整动作模式，努力保持平衡或力线。当其运动得到改善后，降低负荷、减少输入，让练习者自己感知并正确地运动，直到完全掌握这项运动。

RNT 是用来促进反应或反射的一种纠正性训练，自然地加强灵活性和稳定性。RNT 以 PNF 为基础，提供了一个外力来引起练习者对运动失误的重视。这本质上是与 PNF 互不干扰的一种训练方法。

PNF 有坚实的科学基础，在运动和康复领域经得起时间的考验。如果你使用的力大小合适，力线和身体结构没有问题，动作模式就会因机体的反射得到改善。这是利用动作模式中较强部分来促进较弱部分的发展，并完善每个肌肉组织把握时机及协调性的能力。

RNT 把这种科学的方法转化为适用的纠正运动方法。运用正确的 RNT 技术，能够影响动作的质量、数量及舒适度。RNT 中的阻力并不是用来增强肌力的，而是通过引发稳定性或适应性反应来改善动作模式。

这种概念和反向促成技术，在由迈克尔·沃伊特（Michael Voight）、芭芭拉·霍根博姆（Barbara Hoogen boom）和威廉·普伦蒂塞（William Prentice）编写的《肌肉骨骼干预：治疗训练的技术》（*Muscu loskeletal Interventions: Techniques in Therapeutic*）一书的第 11 章，由迈克尔·沃伊特（Michael Voight）、格雷·库克（Gray Cook）所著的《损伤神经肌肉的控制：反射性神经肌肉训练》（*Impaired Neuromuscular Control: Reactive Neuromuscular Training*）中有更多的论述。RNT 也包含在内，本书附录中也有介绍。

刻意负荷训练（conscious loading，CL）

技巧：采用负荷叩击时序和节奏的调整键。

原则：必须具备基本的灵活性和稳定性。

有些人需要外加一点推力才能做到最好。他们可能具备执行动作模式所需要的灵活性和稳定性，仅仅是因为害怕做某一动作时存在轻微欠缺而中止运动。这些人有必要认识到，因感觉存在障碍或限制而中止运动，确实是颠倒了先尝试再下结论的先后顺序。有时，利用一个预先施加的负荷就可以提供困难体验。

可通过主动收缩、某种形式的阻力或载重来施加负荷。这里有 3 个例子能说明刻意负荷训练是如何帮助改善动作模式时序质量的。

示例 1：主动收缩——CL

问题

一名 50 岁的男性，准备进行上肢训练。在肩部灵活性测试中，他两侧得分一样，均获得 3 分，且在俯卧撑测试中获得 2 分。他肩部的灵活性和稳定性似乎适合训练和基本力量的强化。但是，当他右侧上肢在头顶做拉和推的动作时，表现出运动和控制能力不佳。在他右肩前屈时出现肩胛骨上提，而不是正常肩肱节律下的运动。如果在他左侧肩部施加压力，会发现他的动作模式很容易被纠正过来了。

CL 解决方案

交互动作是指双侧上肢和肩部分别向相反

方向运动。让我们试着将 CL 看成用来改善其稳定能力的一种交互动作。跑、走和大多数游泳的动作就是肩部交互动作的例子，即每侧手臂做抗阻力运动并与对侧手臂平衡。实际生活中，我们常忽视了这一点，当我们用一侧上肢推或拉某物体时，会很自然地将另一侧不用的上肢支在某处。

让这名男子仰卧位做一个按压枕头的练习。仰卧位，左侧上肢举过头顶，肩关节屈曲至最大活动范围且稍外展，右侧上肢伸展且稍外展，让他双手均向下压床面。设立一个基准线，身体向前弯，努力将手臂拉离床面以检查末端肌力。末端肌力能够较好地反映稳定性、感知和运动控制能力。

下一步，让他左右两边的动作反过来做，检查他右侧上肢的屈曲和左侧上肢的伸展。即使他能够完成这个动作，但他可能会说前后两次感觉不同。这能够很好地解释他的问题不在右侧肩关节。他的问题在于右上肢上举过头的整个动作模式和姿势。他的左肩和姿势没有对右侧上肢上举过头的动作产生代偿，与之相反，右侧上肢对左肩伸展过度的动作产生了代偿。

再次强调，你发现的问题不在于身体的单个部位，而在于需要纠正的动作模式。当测试他的稳定性时，你可能会发现其关节活动末端的稳定能力还不及先前交互动作模式中的一半。在他能够感觉到或运用任何可用的控制形式之前，你都能轻易将他的任一手臂抬起来几厘米高。

这种情况下，他能使出多大的力气并不重要，重要的是他的上肢紧贴床面的感觉。当对他进行徒手肌力测试时，也不需要他特别使劲儿，只要他能跟你对抗就行。当他在第二种模式中不能对抗你的阻力时，你就已经知道问题所在了。

现在就开始真正的纠正性训练。

首先，将枕头、垫子、毛巾垫在双臂下，使其双臂离开床面几厘米。枕头的使用可以让训练成为一个简易的居家训练，因为没有人会找借口说找不到这样的工具。

通过抬高双臂，就会使他不受关节活动末端困难的影响，使他感觉双上肢能够控制得更好。进行这项练习时，先让他练习左上肢伸展模式，因为左上肢是刻意的负荷。这很重要，这是整个训练中起决定性作用的部分。

其次，让他右上肢屈曲向下压枕头。把这个过程当作一个练习，通过一次或几次课的练习，逐渐移除枕头，直到他的手臂能够直接接触到床面。在极端情况下，使用几个枕头垫高上臂，建议在接下来的几周每周减少一个枕头。

一旦他在仰卧位时两种动作模式的表现相同，那么他就能在站立位使用两根弹力带或绳子进行相同模式的运动。这有助于减少直立姿势对手臂动作的代偿。这意味着，当右侧上肢屈曲时，他应该左脚向前。如果完成整个动作很困难的话，可以考虑选择单膝跪位。

我们必须提醒练习者，身体运动不会突然达到预期效果。有时纠正性训练也不会立刻见效，但是，大多数情况下纠正性训练效果确实很好。

解释

当左侧上肢伸展产生刻意的负荷时，稳定性和姿势的变化就会引起右肩代偿性屈曲。胸椎的伸展程度增加了，屈曲的肩关节内收的后缩和下降也会变得更加明显和主动。在这个活动中也可以结合颈部的运动，这取决于你正在解决什么问题。

- 练习者向着屈曲肩关节一侧转头可以解决颈部灵活性问题，此时，另一侧肩关节会产生伸展的交互动作。

- 颈部存在稳定性问题的人需要尽力保持中立位。在这个例子中，练习者动员颈部主动肌来辅助几乎所有费力的上肢运动。因为颈部的中立位避免了代偿，保持颈部放松，没有代偿才是真正的稳定性训练。

示例 2：随心所欲地抓放重物——CL

问题

一名 20 岁的女性瑜伽学习者，在下蹲动作的最低位置出现了问题。筛查和评估显示，其他动作模式正常，没有出现基础灵活性和稳定性问题。这看起来似乎只是一个深蹲动作模式的问题。

CL 解决方案

我们将采用慢慢下蹲的动作帮她重建动作模式。从技术上来说，应该称这个练习为高脚杯式缓慢下蹲与从后向前硬拉的结合。

这种练习通过使用健身球和哑铃会演化出许多不同的形式，但是现在流行的、人们最爱的形式是用壶铃进行训练。丹·约翰（Dan John）已经讨论了正确使用高脚杯深蹲的好处，它很快就被普遍应用于热身和深蹲训练。

这里，我们加上一点旋转来增强运动控制和纠正性训练的效果。无论体重多大的人都能完成这个动作，但是像鲍尔布洛克（一种可调节哑铃）或壶铃这样能垂直稳定举起的器具效果是最好的。

开始时，让存在下蹲问题的这位女性身体前倾，将重物挺至胸前。让她把手放在壶铃上，伸直手腕，手臂与壶铃成一条直线，与地面垂直，这样能有个较好的握点。接着，保持完全直立的起始姿势，告诉练习者先向前挺髋并上提骨盆。

这将有助于确认髋关节是否无障碍，且没有活动受限。对于深蹲练习者来说，用持续的髋

屈肌群活动开始下蹲是很普遍的。我们希望在深蹲时有髋关节屈曲和外展肌群的参与，如果下蹲动作已经开始了，再动员这些肌肉就晚了。

一旦髋关节活动无障碍，让她开始下蹲并保持脊柱直立、髋关节外展。这句话的意思是，双膝的向外展程度要大于双足尖，这很关键。因为大多数人听到向外展膝关节的指令时，就会向外转动脚尖，这会影响训练效果。我们想要膝和足分开活动，双膝外展的幅度要大于双足。确保膝关节在足的外侧，从而留出足够的空间以便于两肘尖端轻轻推动或顶住双膝外展。刚开始，她可能会需要肘部的帮助，但随着能力的提高，建议逐渐减少这种辅助。

一旦蹲到底，让她转动身体，从左到右、从前到后，寻找稳定极限。不要还原到初始姿势，缓慢放下重物，维持姿势或平衡。在正常的高脚杯深蹲动作中，她可能只会回到起始姿势并重复该动作。而在这个运动再训练的方法中，她会承受一个刻意的负荷，将重物慢慢往下放。但是，在蹲到底时必须放开重物，从而离开稳定辅助。

身体前面负担重物，重心将出现转移，有助于加强后链稳定肌。这会提供力学和感知的有利条件，以帮助稳定和控制深蹲动作。

她仍处于深蹲位时，我们不再提供帮助。是的，你猜到了：这里有一个小的反向促成，我们帮她完成了一个她自己无法做到的姿势。我们帮她保持几秒来显示静态稳定能力，然后，放手让她自己发挥动态稳定能力。

这是容易犯错的地方，也是要学习的地方。每次她尽力下蹲时，感觉好像要往后倒。让她留意下蹲时的其他改变。在尝试几次之后，她发现在不负重的情况下，膝关节会内扣，脊柱会向前弯曲。你只要告诉她别那么做就可以。

这些问题中有一个是最主要的，而其他是次要的。不要告诉她为什么，也不希望她一次完成太多任务。因此，你会告诉她每次只需注意一个问题，并且不要再重蹈覆辙。她会同时注意那两个问题，并很快找到最有利于增强稳定性的方法。主要问题总是相同的。

你猜到主要问题是什么了吗？

膝关节的外翻或内扣是主要问题。脊柱前屈是维持平衡和防止向后摔倒的自动应对措施。

基本原理

通过外展膝关节，实际上是外展髋关节，将骨盆和两侧臀部向前拉至中立位。保持后部负荷靠近中心，胸部承受前部负荷，双肩和上部躯干就能够保持更加直立的姿势。我们支持你提出不同意见，但你最好先多试试这个动作，并保持良好记录。

你不能只考虑肌筋膜的力学结构。髋关节外展会使后链变紧，使上半身对位对线，重心居中。向后拉肩关节与保持脊柱直立对髋关节产生的影响不一样。上肢通常起杠杆作用。

再回到训练中，就像你领会的那样，我们设立一个目标是要让她来找出错误。我们告诉这名运动员不要改变姿势或是仓促地回到起始位置，而是将重物放下并数到10。接下来，如果需要的话，再抓住重物。我们要让她轻松地完成该训练。

如果需要的话，给她几次间歇的休息。间歇的休息可以使她完全脱离下蹲姿势或已抓握的重量，重建平衡。最后，要让她慢慢地下蹲到深蹲位，放下手中重物，找到平衡并维持姿势，然后，再回到直立的姿势。

回到直立姿势后，用硬拉的方法拿起重物，再重复刚刚的下蹲动作。一旦最初的体验成为一项训练，硬拉就会很重要，因为它能避免不良的

习惯，加强后部肌筋膜的预先负荷和稳定能力。

解释

对于四肢主导的典型深蹲模式有问题的个人来说，这个纠正性训练是最好的训练方法之一。这个训练迫使髋关节和后链肌群参与工作。负荷增强了核心部位稳定能力，放大了错误的姿势，使其更容易被发现。这样，负荷就成为稳定辅助，在重复训练过程中可以逐渐去掉负荷。这种稳定辅助去除后，即练习者放下重物，最终使稳定性内在化。

从深蹲姿势开始，不要给予额外的帮助或支撑，让练习者自己完成。回到直立位，通过硬拉动作再次增加负荷，使髋部肌肉发力，而不仅是四肢肌肉参与。如果发现练习者无法放开重物，使其足跟提高1~2cm的高度助其完成。如果可以完成，使用减半的原则改变提高足跟的高度，从2cm减至1cm，然后减至0.5cm。

膝关节的外展是这项训练的关键，但是不要告诉练习者要怎么做。允许膝关节内扣，然后在适当的时机指导其不要出现这种情况。深蹲时，保持膝关节外展，有利于练习者维持深蹲时的平衡，可极大地提高稳定性。

徒手力量训练法中有一个类似的练习，叫作"靠墙静蹲"，它会发挥同样的作用。

示例3：弹力带阻力——CL

问题

一名长期患病的老人想要恢复健康。在筛查时总能发现他很难完成体前屈触摸足尖的动作。在FMS的主动直腿抬高测试中，两侧得分不一致，右侧得1分，左侧得2分。有意思的是，他双侧髋关节和卜肢的被动活动范围及灵活性相差无几。在没有疼痛及活动受限的情况下，他也能将膝关节抬高到距胸部15cm的范围内。

左右两侧也没有发现严重的肌力减弱问题。

考虑到年龄和活动水平,他以前只以为是灵活性问题,但现在看来,更像是协调性或动作模式的问题。

CL 解决方案

让他仰卧在垫子上,尽力进行双侧的主动直腿抬高,对比两侧有无不同。他会注意到抬右腿更困难一些。保持仰卧位,让他双手握拳与眼在同一水平线上,或双上肢前屈90°。要求他保持不动,抵抗你向下拉动他的双手的阻力,再逐渐增加向下的阻力而不使双上肢屈曲度加大。

一旦他能保持双上肢不动,就让其抬起左腿,然后再抬起右腿。他会发现双腿的动作都会有改善,而且双侧主动直腿抬高程度相同。他会很惊讶,想知道为什么。只需要稍微解释就能说明,但是你不要这样做,先让他完成训练。

为了看到这种即刻的改善,告诉他不需靠你的帮助。将弹力带中间固定在墙上,让其双手各抓一端。调整他和墙之间的距离,适度拉长弹力带。肘部伸直,向下拉弹力带至距离腰部约15cm的位置。可以调节弹力带的紧张度,反复执行该动作。也可以让他将手举过头顶,以降低弹力带的紧张度。

然后告诉他,再次下拉弹力带。当弹力带被拉长,手臂处于紧张状态时,让他尽可能高地抬起左腿,然后放下。放下左腿时,松开弹力带。他只需要在拉弹力带时抬腿,且腿放回原处后松开弹力带即可。

双腿交替多次重复上述动作。休息一段时间后重新测试,会发现两侧不对称的问题基本解决了。提醒他重复该练习以获得更大的改变,但是要向他解释一下,他是如何让大脑意识到其核心和右髋之间失去了协调性的。

解释

这个训练体现一个正常序列运动的发生。

譬如,核心稳定性早于动作模式发生。每一个动作程序的开始部分都能引起一般核心稳定性的增加。一旦运动开始,完善的特定平衡反应有助于满足每一具体情况下执行动作模式的特殊要求。有些平衡是意识作用的直接结果,而有些则完全受反射控制。

弹力带施加的刻意负荷相当于预期负荷。它加速了对稳定性的感知,证实了右腿抬高测试比伸直腿对抗重力的下肢伸屈髋得分更高。开始,尽可能协调脊柱和骨盆的稳定;然后,髋屈肌群收缩,这些肌群通过附着点发挥稳定作用。

首先,重复该训练是为了证明,如果运动顺序被修正或完善,就可以实现动作模式的标准化。之后,慢慢地就不再用修正和促进措施了,留下了纠正后的动作模式。

CL 总结

CL 对运动控制的速度更快了。练习者学会了控制,而且有可能运动得更好。他们意识到,只要遵从简单的步骤,就能提高运动时序和协调能力。一旦 CL 的运动可以进行了,练习过程会逐渐地去掉引发变化的负荷因素,而动作模式可以独立执行或作为更加复杂任务的一部分。

刻意控制是练习中对呼吸、姿势、压力、高度集中注意力的训练,与"刻意负荷训练"没有什么不同。"刻意负荷训练"利用有意识的肌肉收缩或对外在负荷的反应来提升运动质量,建立有效时序和协调能力。

抗阻训练

技巧:以施加阻力的形式加快学习进度。

原则:必须具备基础灵活性和稳定性。

抗阻训练(resisted exercises,RE)不像纠正性训练那样有效,但如果运用得当,它将是一种高级的纠正策略，而且有利于加强学习。在纠正成功后，紧接着正确使用抗阻训练，能强化新的动作模式，以激发更多的感觉。组织要承担更多的紧张和平衡。尽管抗阻训练使用不当是动作模式混乱的首要原因，但必须记住，阻力不是引起我们所看到的不良动作模式的原因。负荷下动作模式的质量差才是真正的问题所在。

抗阻训练的不当应用会引发许多需要纠正的运动问题。尽管抗阻训练会强化错误的动作模式，但造成错误动作模式的同一力量，在不同时间也能用来建构正确的动作模式。施加阻力之前首要的且最重要的步骤就是，纠正性训练课必须使动作模式的质量得到一定程度的提高。这种提高提供了继续去除运动受限和扩展能力范围的一丝机会。阻力可以起到助推的作用，对加快学习进度有积极意义。

在单一的训练课中，纠正性训练能够改善主动直腿抬高的动作模式，可以使弯腰趋于正常。一旦进行几次弯腰动作并恢复正常后，就可以选择继续进行这种纠正性训练来强化新的动作模式或使其更加稳定和持久。

硬拉练习是加强弯腰或触摸足尖模式极佳的训练方法。要清楚手触摸足尖与硬拉之间的不同，一个是动作模式，一个是负重牵拉。在手触摸足尖的动作模式中，认可脊柱的旋转和放松。但在硬拉中，脊柱必须要处于稳定和安全的位置。这两种活动之间的相似之处是开始时形成髋铰链和重心后移。

负荷会强化基本运动，当触摸足尖的动作出现受损或受限时，没有持续的训练就想正确地完成硬拉动作儿乎是不可能的。因此，硬拉之前，通常需要检查抬腿动作和触摸足尖的动作。当抬腿和触摸足尖的动作由于灵活性受限出现代偿时，只训练灵活性很难有明显和持续

的改善。如果发现有进步，通常需要规律的灵活性训练来维持。

以硬拉形式来进行抗阻训练是个有效的解决办法。它是在设法解决问题，而不是仅针对表现不佳。腘绳肌、后背和髋部紧张很少是最初的问题，而是弯腰动作模式受损后为了获得足够稳定性而出现正常适应所导致的紧张和僵硬。简单地牵伸紧张的肌肉或放松僵硬的软组织只能暂时改善这种情况。这种受限的灵活性会被身体当作一种辅助的支撑系统。

如果我们暂时把硬拉当作改善灵活性的训练，大脑在没有类似紧张替补方案的情况下会产生另一种选择。要想成功，还需要注意细节并使用正确的技术。这样才能让真正的稳定肌群发挥作用，使主动肌群有效地收缩。

负荷量的大小很重要。过大的负荷和压力可能会引起肌肉紧张；而过小的负荷可能无法产生真正的运动控制。因此，在选择负荷量时可重复尝试 3~5 次，以选取最佳负荷量。

几乎每个动作模式都会产生额外的牵伸，这会使身体面临一种压力。要提前选择你的牵伸动作。如果发现运动质量有了提高，就准备给动作模式施加负荷。

示例

以下是一些通过抗阻训练加强和巩固运动质量的例子。尽量使用这些训练，当你的训练技能提高时就可以把它们添加到训练方案中去。

为了强化姿势、提高躯干和肩带的运动控制能力，尽量添加以下练习。

- 单膝跪时进行砍或拉、壶铃或哑铃推举、壶铃绕圈动作。
- 跪立时进行砍或拉、壶铃或哑铃推举、壶铃绕圈动作。
- 半仰卧起坐。

为了加强髋关节的伸展和核心的稳定能力，尽量添加以下练习。

- 标准的硬拉、壶铃或哑铃的单臂硬拉练习。

为了加强单腿站立的能力，尽量添加以下练习。

- 单腿站立及对侧硬拉。

加强总体平衡和关联的练习。

- 自下向上的壶铃挺举、深蹲和下压动作。
- 完全仰卧起坐。

总结

如果确认某种运动功能已经正常且正确，抗阻训练就是加强该运动的最后方法。如果能够正确地举重，负荷就能额外提高训练质量。上面罗列的许多抗阻训练内容在第 10 章的自限性训练中也出现过，这是不是很有趣？

自限性训练的回顾

当你回忆自限性训练一览表时，你可能已经发现了前面几章中未曾出现的新内容。所有自限性训练的共同思路就是丰富的感觉体验、连续的高度反馈。每个举重和训练的目标都很明确，错误也显而易见。如果出现错误，你会很快发现。

如果能正确使用自限性举重和训练，并将其纳入常规体能训练中，你会发现它有不可思议的运动质量维持作用。

运动学习

对大脑的基本理解，有助于解释为什么以运动学和生物力学为基础的训练对于改善动作模式的功能用处不大。大脑可以储存和检索动作模式，可塑性极佳。这意味着，如果给大脑提供正确的运动学习机会，大脑就可能发生修正和改变。

当你确认存在功能障碍动作模式时，应该知道这是出于某种原因或其他原因学会并强化了这些动作模式，否则不会出现这些动作模式。而且，对于个人来说，这些模式肯定有一定的重要意义和实用性。这意味着，你准备与之沟通的大脑已经为功能质量很差的动作模式设定了用途。功能不良的动作模式与其他正常的动作模式一起被反复使用。

筛查和评估已经为动作模式的纠正消除了主要障碍，并确认了该动作模式中存在疼痛并将其去除。这就意味着，你准备纠正的动作模式不是存在疼痛的模式，而是功能不良的动作模式。FMS 用分级系统来找出功能不良，即最基本的功能不良动作模式。

你现在要做好改变大脑思维的准备。首先，必须保证大脑已经停止执行某个动作模式，然后在适当时机开始使用另一种动作模式。随着经验的累积，当目标集中于动作模式的纠正时，仅通过牵伸部分肌肉、增强其他某些肌肉的力量无法达到理想的最佳结果。

动作是以储存在记忆里的模式为基础，它是不断重复行为的一部分，而这样的运动行为绝大多数是受意识支配的。如果你想努力改变动作模式，就必须创建一个环境，允许有意识的积极修正和潜意识运动的相互作用。当你使用各种纠正性训练时，要特别注意每一种训练及附属训练都是用来解决感觉和运动系统问题的。

在许多案例中，感觉输入比完美的运动输出更重要，事实上，这就是纠正性训练的本质。

当我们追求技术的正确性和每次训练的完美表现时，常常会过度训练这个动作。由于过度训练，我们就不会集中于自然输入驱动的输出。蹒跚学步的小孩每天都会挑战自己运动控制的极限，他们的动作看起来很不稳定、不受控制，甚至都不正确。但是，感觉运动系统正形成新的动作模式，并将新的动作模式记录在脑海中，然后完善它们。每次纠正性训练的成功都完善了动作模式和提高了记忆能力。每天，记忆都会被检索，动作模式得到强化。指导一个蹒跚学步的小孩时如果只注重动作表现，可能会影响其感觉与运动的相互作用。

这种情况下，最有效的辅助办法就是创造更多有益于感觉的机会及清晰、完善的目标。此外，应该保持谨慎，用这个方法来控制和指导基础动作模式。作为专业人员，必须清楚一个事实，那就是，我们并不能制造动作模式，但能帮助练习者发展动作模式。

我们希望改进的大多数基础动作模式都存在于记忆中，却由于某种原因被改变了。有时我们可以找到其中的原因，但有时候却找不到。最重要的是，动作模式能否被改善。在单次的训练课中，最初的改善将形成简单、积极的反应，这应该是近期目标。

经过多次训练课产生适应性改善，这是远期目标。

个人权衡轻重的能力

你在纠正性训练进程中可以采取很多措施，有清晰的学术陈述、定义、观察，以及将循序渐进的准则作为指导。

现在要问我在做什么。你真的想知道吗？

我总是跳过很多步骤。我进步得越快，跳过的步骤就越多，然而我一直都很清楚自己跳过了多少步骤。我一发现稳定性有改善的迹象，就会转而进行高级的训练。当静态的稳定性处于停滞状态时，我并没有马上自动地开始进行动态稳定性训练。有时，重新进行灵活性训练以获得更好的灵活性不失为一种好办法。灵活性越好，感知得到改善的机会就越大，改变感知是改变运动行为的前提。

我也已经学会如何快速发现自身错误，这是因为每一次纠正性训练课都是以特定的预期结果开始的。我知道练习者的运动水平，以及他们的需求是什么，知道一次单独的练习课中可能的进步在哪，再去努力达成目标。我从一个专门挑选的纠正性训练转移到另一个，最终找出能达到预期效果的那个。

要充分运用纠正性训练准则，这不是死板地照搬、照抄，而是让它来引导纠正性训练的方向，使训练更加系统。

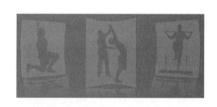

可以访问 www.movementbook.com/chapter14 获取更多内容、视频和额外资料。

（曹世奇　蒋强　沈慧　钟毓贤　周维金　译）

一图胜万语

这本书的内容看起来可能充满技术含量，书中的插图使用复杂的线条和角度展示了功能性动作模式。事实上，基本就是这样了，但在我写作、编辑、思考的过程中，睿智的读者让我理解了自己真正的使命。运动不是通过评估和筛查进行的，这些只是我们用来发现误差的工具和方法。

运动就是在海滩上奔跑的感觉，此时你不用考虑该调动腹肌还是臀肌，无须担心背部是否能够承受压力的负荷，也无须在意有人观察你的姿势。运动不是让你看着手表记步数或测心率，或者决定在忘穿炫酷的新鞋时是否开跑。我希望图片中的跑步者和海鸥一样展翅飞翔，不过多关注技术。因为跑步者和海鸥都在做他们当下真正应该做的事情。

利用此信息来帮助你关心的人，使他们重获并维持可能完成的真实运动。最有可能的是，你的客户和患者甚至不会用语言描述这个过程，只会用更好的行动去感谢你。他们照你说的去做，获得更好的效果。

实际上，那就是我们的初衷，不是吗？

接近真正运动的机会

评价一本书，不在于书上写了什么，而是我们能从中读出什么。只看书中的某些部分或不按顺序看书，读者可能会感到困惑。如果在好奇心的驱使下，你直接跳到第 15 章且感到困惑时，请按照写作的顺序阅读。人类的天性和好奇心让我们跳跃式前进。尽管如此，我们仍要对专业的实践负责，因此不管多久，都要花时间打基础。

竭尽所能去学习，并在愿意与你分享心得的人的指导下练习。如果可能的话，在专家的监督下进行实操。当意识到你在第一遍阅读时可能错过了一些内容，有一些内容在第二遍阅读时仍然无法熟练应用时，这种学习并实践的习惯就会得到加强。读书育人，实践砺人。

通过将动作筛查和评估引入康复和运动领域，本书试图对运动经济体系进行重组。"运动"和"经济"这两个词很少一起使用，但是，这种结合也许可以解释最近许多运动形式为什么会失败，如从无效的减肥计划到学校中持续高强度运动的损伤。正如史蒂文·莱维特（Steven Levitt）和斯蒂芬·杜伯纳（Stephen Dubner）在他们的著作《魔鬼经济学：一名无赖经济学家的探索》（*A Rogue Economist Explores the Hidden side of Everything*）中所阐述的，经济学首先是一门测量的科学。经济学与其说是一门科学，不如说是一套工具，它是在讨论事物的因果关系时揭示错误观念和真理的工具。这正是我们要做的事。

　　动作筛查和评估为评估运动和康复实践对基本动作模式的影响提供了额外的工具和方法。尽管已经努力了，但我们还都有提升的空间。譬如，从防治军事训练伤到减少年轻女运动员前交叉韧带损伤的发生率，从处理腰痛到解决年轻人群不断增加的肥胖问题。

　　长期以来，运动科学一直倾向于研究新陈代谢和生理学，而不是运动感知和行为。我们不能责怪生理学家，因为他们在自己的专业领域做出了贡献，但我们需要在研究和教育体系之间找到平衡，并使之回到正轨。否则，就算肌力不是问题所在，我们可能还是会盲目地加强有疼痛的腰背部的力量训练。如果没有运动质量的最低标准，我们就会按热量消耗及运动量来设计训练方案。因此，我们必须通过方法和实践在专业上证明我们的运动经济是平衡的。

　　我们常用现有的科学知识来伤害健康，试图强迫它在感知和行为能力差的条件下产生健康。而良好的、高质量的基础动作模式才是健康和体能生长的沃土。动作筛查已经证明，我们可以在不提高运动质量的情况下增强体能、新陈代谢和生理功能，但也不是没有损失。只有放慢速度，观察我们感兴趣的运动背后的运动时，才会发现这一无声的缺陷。由于忽视了基本模式，只关注新陈代谢、体能和技能，我们已经错过了身体真正健康的自然进程。

　　如果没有先建立基础运动能力的情况下就直接进行适应性训练时，我们的耐力会受到影响。对运动仔细考虑后认识到，我们不应该过多地去"健"身，而应该去发展健康。我们训练的运动表现和技能，都来源于基础的正常运动，且能够支持我们所做的一切，并贯穿一生。单腿站立平衡、深蹲、后仰、触摸足尖、触及

全身或头顶及背部的能力是人类与生俱来的，除非受伤或失能造成暂时或永久的限制。

　　一个人仅专注于实现较高的运动目标，却不重视基础能力，这难道不滑稽吗？如果这类人的孩子不能深蹲、单腿站立，不能保持平衡或无法用双手触及身体的大部分区域，他们会带孩子找家庭医生。但不知何故，他们认识不到自己的局限性才是根本问题或缺陷。如果专业人员也没有注意到这些事情，就会错过健康和康复进程中的关键机会。

　　运动质量似乎具有社会认可的和不认可的两种水平。那些最初在动作筛查和运动评估中表现良好的人并没有专门训练基本动作模式，但却一直在使用它们。一旦基础动作模式缺失，就需要一定程度的训练重新获得对运动的控制。但是，重获一种动作模式和从未丧失这种动作模式是两种不同的概念。

　　要从训练的各个角度来考虑运动，这一建议听上去似乎是不理智的。在局外人看来，认为运动和康复专业人员需要参考各种资料进行纠正性训练似乎是不合理的，但我们确实需要如此。

　　我们需要一个标准的操作程序。运动是训练和康复专业的核心，我们还没有挖掘动作模式和行为中的信息并将其作用发挥到最大。目前，它还没能像解剖学、运动学、生理学、专业活动和体育运动那样影响我们的训练和康复决策，但这样的改变正在发生。

　　如果我们使用这些工具来识别和监测运动质量，我们将会更好地理解如何增强体质，而不是随意地进行活动，并希望能保持健康。你不会只希望客户和患者经常练习 FMS 和 SFMA 中的动作模式，正确的运动实践会使筛查效果越来越好。毕竟我们的目标并不是追求完美，只有少数人能以完美的分数通过筛查。我们无

法用这些工具来追求完美，它们的目的是识别风险、严重缺陷和最低水平的动作模式质量。

现代运动和康复的职责本质上就是使身体更协调、更健壮和再学习，以此来提高、保持或恢复体能。本书已经解说，当我们帮助早已无意间偏离"真正完美"的人群发展和改造运动表现和耐力时，常用训练和纠正性训练都有其各自的作用。

运动和康复的商业化

运动和康复都是巨大商业体系中的一部分。从某种意义上说，运动和康复是难以改变方向的大型机器，可以产生一些价值。如果不受操作规则和理性的约束，它们的运行可能会失控。这个大型机器需要以平衡的方式进行管理，需要用原则来管理它们。

正如前面所讨论的那样，一个不受平衡观点制约的僵化的观念的典型案例是关于现代跑鞋的普遍假设。现代跑鞋的设计目的是提供缓冲作用和运动控制，并创造出在完美的地面上跑步的一种错觉。这有利于使疲倦不堪、足部疼痛、关节痛或肌肉僵硬的人更加舒适。这一定就很好吗？并不是的。

在营销人员的帮助下，许多人错误地认为，这种舒适感的增加提供了一定程度的安全性，提高了运动成绩，但伤害的发生率并没有下降。随着越来越多的制鞋公司采用高科技增强缓冲和运动控制能力的技术并大肆宣传，公众逐渐忽略了一个事实，即我们从祖先那里继承的强大跑步天赋也可能就因此丢失了。显然，对某些人来说，是需要一些具有缓冲作用和辅助运动控制的鞋，但我们的身体天生就有精美的设计和构造来控制运动和吸收冲击。

我们对足的保护已经达到荒谬的极端，进而使足丧失了奔跑体验的机会。没有好的身体功能和动作模式的赤足奔跑通常是不舒适的，这确实是问题的关键。赤足跑步存在迅速撞击，然而所有的自限性运动都充满迅速撞击，人们普遍讨厌这种撞击感。冲刺的时候，每一个恼人的迅速撞击，恰好在你最需要它的时候出现。迅速撞击意味着"减速，注意，停止"。我们不喜欢这样。

当我们放慢速度并专注运动和训练时，我们得到的是真实的体验，而不仅仅是完美的表现。

一旦制鞋业掌握了提供缓冲和运动控制的技术，这种努力就会自我延续下去。无须跑鞋就能改善运动的感觉体验已经流传了几千年。可是，现在制鞋业创新的竞争带来的影响比这种感觉体验影响更大。

现代的跑鞋工艺能使跑步力线不佳的人跑的次数更多且距离更远。它们开始像内啡肽一样起作用，这很好，但这对个人来说是欺骗性作用，那结果就很糟糕。身体健康比功能更重要。当我们经历跑步的真实体验以追求安全和保护的平衡时，得到了一个重要的教训：当我们努力掩盖一个问题时，另一个问题就会出现。

一个出色的故事讲述者，《天生的跑者》（*Born to Run*）的作者讲述了人们曾经是如何奔跑，接着变得聪明起来，却几乎搞砸了一切。然后，开始回归真正的本源来修复被破坏的事物。然而，技术并没有给跑步者带来实质性帮助，只是给出了一个临时的解决方案，用一双舒适的鞋给脚一点甜头，这制造了真正跑步时迈步过程中的陷阱。它创造了一种舒适但功能障碍的活动，而我们的本意并非如此。自然方式是完美的，可以帮助我们每个人学会以高效和优雅的节奏及进步自然地适应我们的个人受限，但我们太没有耐心了。

我们找到了一条可以迅速绕过撞击的路，这样很聪明吗？用技术弥补身体力学机制的不足，并讥笑简单的天生受限。然而不那么宽容的鞋子将会是一位更好的老师，强制执行有利的动作模式同时限制跑步频率和距离。我们最终会达到目标并获得内啡肽，这种体验将是完全真实的。

跑鞋的比拟与运动和康复的商业化之间存在着相似之处。运动和康复很大程度上依赖于产生的结果，大多数结果都围绕体能、产出、表现或美感。由于缺乏以人类运动基本原理为基础的等量质量标准，因此，将重点集中于动作的数量。现代跑鞋帮助人们可以跑得更远，却让人们更容易以不良的方式来跑步，但是跑步的增多抵消了上述优点。如果只追求数量而不发展质量，总会给人一个教训。保持自然的运动质量才能笑到最后。

同样，即使在有运动功能障碍的情况下，运动和康复方面的最新发展也可以进行健身和增强体能。我们必须努力防止商业化机器不会在我们的专业领域中制造假设与数量和质量之间不平衡的情况。当客户进行真实的运动来增强体能，增强的体能进而促进真实的运动时，一定要建立起平衡的观点。

要做到这一点就是根据原则做出专业决策。一旦原则到位，我们就可以选择符合这些原则的最佳方法。方法可能会改变，但这没关系，更重要的是我们会使用这些方法。

这些原则以高度精细化和经得起考验的人体运动系统为基础。由于应用了这些原则，在技术进步的基础上选择的方法，就能提高效率和效力。

原则与方法

这项工作的目的是在进行以下项目时，提供改变或扩大思路的方法，能更好地遵守运动的基本原则。

1. 对动作模式的功能障碍进行识别、评定和分级，以规范沟通，促进对运动和康复所产生的运动行为进行系统管理。
2. 预测积极运动人群中受伤程度增加的运动行为。
3. 设计更真实的运动方案，将筛查和平衡用于基本动作模式能力提高的同时也自然地提高体能。
4. 制订纠正性训练策略，以面对、处理和纠正动作模式的功能障碍。
5. 提高将功能障碍动作模式与疼痛激发的运动障碍明确区分开来的实际能力。
6. 提高功能性诊断的实践能力，识别和处理动作模式的问题及其与运动障碍的相互关系。

在系统的运动实践中，把动作模式筛查作为常规标准操作程序，将涉及上述第1~4点。

在系统的康复实践中，将动作模式评估作为常规标准操作程序，将涉及上述第4~6点。

最后，在康复过程结束时增加动作模式筛查将加强第1~4点。

这创造了一个理论网状系统，在任何时候都可以捕捉到不良的动作模式。这样做，我们的实践就完全符合自然运动原则。

原则——基本规则或条例，通常不受时间或技术的影响。

方法——如何做某事，通常随着时间的推移或技术进步而不断改进。

在本书的前3章中讲到，对训练和康复方法的过度关注和发展会让你忽视一些基本原则。

在我们急于追求技术层面的方法和输出时，便会忘记化繁为简。将练习的形式一概而论会让我们高估或低估了人类运动的某些方面。如果我们退后一步，从动作模式的角度观察运动行为，这会为我们在评估所有方法的价值时提供一个全新的依据。我们应该捍卫原则，让这些方法自己来证明其正确性。我们希望本书能够将重点放在主导我们学习运动方式的基本原则上。

从表面上看，该书实际上看起来像一本致力于讲述方法的书，书中介绍了对人类动作模式进行筛查和评估的方法。但是，如果你仔细观察，这些方法只会使我们更接近于运动和康复领域中被忽视的运动原则。这并不是说为我们提供体能训练和康复的人不在意基本原则。只是表明，我们在人类动作模式管理中的评估和组织系统还比不上生物力学与生理学中我们对体能及独立测量的认识。

前人栽树，后人乘凉

由于大多数运动和康复专业人员对运动原理的理解比对目前标准方法的理解更清晰。可以期待专业人员多学习和使用有条理的、客观的、实用的运动管理系统和方法。现行的方法采用了训练和康复的原则，而没有完全考虑自然运动法则。这就是尽管我们成功了，却仍在运动功能障碍中错误地加入健身训练的原因。

经典的运动训练方法更全面地包含运动的质量和数量，这使得动作模式和体能相辅相成。反复摸索所习得的经典运动形式涉及运动训练中的平衡方法。在武术和瑜伽这些古老的体系中产生了平衡，由于没有训练错误的运动，因此，不需要动作筛查，也无须再次训练或加强。有质量，才有数量。

在本书中，你阅读了有关运动原则的方法，

是对运动、康复和纠正性训练系统的补充。筛查和评估改变了我们对运动感知和行为的自然倾向，并在发展动作模式能力的同时帮助我们完善增强体能的方法。我们的方法将不断发展和提高他们代表原则的能力，这就是方法应该做的。

本书所要实现的目的就是，我们不得不质疑我们当前所教授的练习方法。这可能和有些人的认识大相径庭，我们必须捍卫现状。

当临床医生、研究人员和教育工作者质疑这种方法时，他们不会批评原则或结果，他们会批评方法，这是意料之中的。他们已经在自己的方法上投入了时间和精力，他们想要讨论方法，以降低这些方法不正确的概率。我们认为，你可以把标准建立在合理的原则之上，并用这些方法证明它们的存在。为什么要纠结于某一种方法呢？让方法验证自己或自我消逝。方法只是物件、工具，而不是人。

我们的信息一直是简单明了的。我们需要为处理运动的方式增加更多的视角，因为我们现有的模式不起作用。这是一个超出方法争论的问题。

我们经常使用的是随意的运动和康复行为，而不考虑运动学习的自然规律，这些运动能证实事物的真实性。从徒手治疗到纠正性训练的选择，运动本身就一直是有效性的验证手段。期刊文章和博客不可或缺，作者可能会提供参考信息，直到它们有用武之地，否则这些只能作为参考。如果你无法预估结果，那这些结果可能失真，你会走上另一条路。

试着相信运动，因为它很少说谎。它不会总让我们看起来很聪明或自信满满，但却能真实反映现状。有时它会用错误打击着我们的信心，但我们会更自信地解决问题。

在面向专业人员的培训中，当他们第一次

进行筛查和评估时，常常感到惊讶。令他们印象最深刻的是一个反复出现的想法：看看我们前面都错过了什么。

或者，对于那些怀疑主义者来说，它关注的不是发现了什么，而是你所忽略的事物。

功能性动作系统的原则

本书开头介绍了功能性动作系统的 5 项原则。下面结合运动学习原则详细描述这些原则。

原则 1

要将疼痛的动作模式与功能障碍的动作模式区分开，尽可能清晰地理解和判断这两种动作模式。

疼痛导致运动感知与行为之间的不协调。如果没有事先尽量系统地处理疼痛，就不应该在漫无目的、有疼痛的情况下训练，还期待状况会有所好转。动作筛查的核心就是发现疼痛，然后再开始进行训练、活动和体能训练计划之前先进行适当的评估。运动评估能够区分疼痛与功能障碍，从而提高临床权衡谁轻谁重的能力，同时关注运动功能障碍并处理区域相互依存。

原则 2

运动学习的起点是可复制的基础运动。

专业人员从事运动康复、训练和专项运动时，必须采用超越专业特殊性和活动特异性的系统性方法。运动行业需要动作模式标准。本书提出了两个系统，根据基本动作模式进行合理评估和分级。

原则 3

生物力学和生理学评估并不能为全面了解动作模式行为提供完整的风险筛查或诊断评估工具。

本书介绍，我们对体能和专项运动的研究，比对相关基础动作模式的研究更深入。我们对运动生理学和生物力学知识的应用超过了对人类基本动作模式感觉和运动发展相关认知的应用。

作为专业人员，我们使用完全针对体能的训练方案着手解决体能问题，采用详细的技能信息着手提高通常是在身体能承受的最大范围训练完成的专项运动技能。如果他们能发现运动链中的最弱链，这些实践就是有价值的。然而，如果他们只确定是一些基础运动问题引起了体能和技能问题，过分关注这些领域实际上如同掩盖了整个地基的裂缝。屋顶并没有漏水，而是地下室在渗水。

原则 4

运动学习和再学习对于感知和行为的发展分级具有重要的指导意义。

正常的运动学习进程是从灵活性开始的。这意味着运动控制中获得清晰的感知和行为必须要求运动不受限。因此，一些客户和患者期望灵活性完全恢复可能并不现实，但要改变感知力并加强感知输入，就需要提高灵活性。

主动运动表现为，对运动基本控制后在负重状态下保持静态平衡，接下来是负重状态下的动态平衡。根据这一观点，为了实现姿势和位置的变换、姿势的维持、移动和目标的控制，就要提高运动的自由度和受控的动作模式。

原则 5

纠正性训练不应该照搬训练动作，相反，应该是尽可能在功能层面上成为纠正运动中错误的过程。

运动和训练科学的技术进步忽略了功能性动作模式的基础，忽略了控制产生感知和行为的感觉运动学习系统的自然规律。学习系统在学习过程中形成了动作模式。一些传统的训练在没有建立正确感觉输入的情况下只是照搬正确的运动效果。这些训练只是力图处理行为而不涉及感觉。

经常看到运动科学家提出用于训练或运动的最佳技术。为了创建大家认可的标准，他们设计了始终保持出色表现的运动顺序。教练和训练员试图模仿这些动作，这就形成了技巧和训练，并照猫画虎似地不断修改，应用在存在功能障碍的代偿模式之中且没有察觉。几年后，竟然没有人质疑这些技巧和训练是否合理。

这不是不相信高端技能训练，只是指出，在发现缺陷时并未考虑运动或性能的其他问题就采用技能训练。具有讽刺意味的是，那些运动顺序表现得近乎完美，精英运动员已经成为模仿的标准，实际上，他们并没有练习或使用这些技巧。

换句话说，具有高级技术的他们怎么能在没有正确输入的标准下完成高效的运动训练呢？重要的不是运动表现而是动作的感觉输入。

异常复杂的训练通常是通过观察动作、运动表现或技巧的最终结果而设计的，而不是观察会产生更好运动结果的基础的、有深度的训练。在运动学习的各个阶段都应该小心，不要进行照搬结果的训练。这可能会产生很难看出差别的模仿动作，但不是真正的运动行为。

原则 6

感知促进运动行为，运动行为调节感知。

问题是，运动是如何自然发展的，所有这些出色的表现是如何产生的？相同的力量可以产生幼儿抬腿的第一步和真实的跑步步伐吗？它们都是由影响感知的输入信息驱动。我们起劲地训练这些运动，以为我们运用的方法与我们要模拟的方法是一样的。只要我们循序渐进地进行训练，就认为大脑会发现训练的用途。因此，我们以为

这是大脑产生了动作模式的记忆。

我们应该更多地了解它，但我们都希望训练最终会产生有利的动作模式。事实上，我们应该尽量模拟所有产生良好总体运动和特定动作模式的感觉输入，而不只是训练运动的样式。我们更应注重感知，如果感知达到正常量时，运动行为就表现出来。

演员扮演剧中角色的形象，通常会给我们呈现令人叹服的表演，但是这些都是剧本。演员不是角色本身，而是只在很短的时间内，他们的行为很像剧本中的角色而已。但我们可以用相同的方式来对待运动和康复。其实，我们只是在特定的环境下指导运动，就认为我们在其他环境中，甚至在其他活动中已经改变了运动行为。我们忘记了，当演员离开舞台回到了日常生活后，会忘记了所饰演人物的生活。我们的客户和患者经常会做这样的事情。他们最终的运动方式告诉我们，他们似乎忘记了曾学过的运动行为。

原则 7

我们不应该在运动功能障碍的情况下谈健康。

健康的人可能会运动表现不佳，而不健康的人也可能运动表现良好。我们应使用不同的工具衡量基础健康状况和基础运动质量。但我们忘记了这一点并认为，健康是十分重要的基础，但事实并非如此。

良好的运动表现或能力是三步过程的第二步。当你与同行、其他专业人员、客户或患者讨论本书的内容时，请先将其简化，确保达成基本共识。如果不能理解功能性动作系统的基本道理，你就很难认同这个三步过程的纠正部分。因此，必须了解前面提到的金字塔模型的基本原则。

原则 8

我们在提升运动表现和技能时，必须考虑运动和技能在正常发展中的每一环节。

即使使用金字塔模型，也应尽量简化。首先通过与患者谈话，从中筛选出存在明显不足的环节，而不是那些没有明显问题的环节。以血压为例，当我们筛查一个群体血压变化范围时，我们并不是在寻找正常血压，而是发现危险血压。这样不需要过多思考，也可以将人群分为高危、临界和低危。

为什么我们不能以同样的方式开始讨论运动呢？在讨论康复、运动或训练时，应该思考三个方面，即患者需要训练能力、体能还是专业技巧呢？这通常会让人感到混乱，但这是一个好的开始。它迫使人们观察，也让人们不得不考虑原则。

必须按照发展的顺序来了解每一个运动层级的最小能力：能力，体能，专业技能。

能力

这里，我们用动作筛查进行测试。如果动作筛查发现疼痛或局部受限或两侧不对称的功能障碍，则运动能力存在问题。或者说，这是基本的运动才能问题。足够的能力表明已经具备了基础运动质量。

体能

针对某一特定人群或活动的分类进行标准化测试得出的标准化数据进行体力的评估。例如，足球运动员之间的比较，高尔夫球手之间的比较。如果运动能力没问题，而测试显示力量、爆发力或耐力不足，则表明患者存在基础体能问题。足够的体能只是表明具备了基础运动能力。

专业技能

教练和专家们使用观察、专门测试、技能训练及已有的统计数据将技能分级。如果体力足够，并且测试和统计数据显示执行专业技能受限，则表明存在专业技能问题。足够的专业技能只是表明已经具备了专业运动能力。

这就是不用图解即可讨论金字塔模型的表述方法。这也是查看某人是否理解人体运动正常发展连续过程的好方法。

请注意几点：我们不能自以为是地要求动作模式的评估完全正确。训练平衡并寻找每个运动层次的缺陷，最终目标应该是识别最弱链。有时运动质量没有问题，而要判断究竟是能力还是体能或专业技能的缺陷造成了问题。

原则 9

纠正性训练量和运动的意思是说，谨遵基础原则，尽最大能力，目标要清晰。这样就会产生充满可控错误的丰富感觉体验。

我们的实际目标是不用语言传达信息，没有言语指导，就有更好的运动感知和行为。

内科医生米格尔·鲁伊斯（Miguel Ruiz）用流畅和清晰的语句来讨论，身体不是用语言表达信息。他说："你的肝脏不需要去医学院学习它该做什么。"

我们也可以在运动系统中形成这种出色而简单的状态。运动系统自然地使用它们的感知来创造其行为，行为又可以改善感知。你的腹部、膈肌和骨盆底知道该怎么一起协同工作，这就是为什么我们不需要教幼儿做核心训练。他们的好奇心驱使他们对运动进行探索，如果他们去探索，运动协调控制能力就会逐渐完善。探索需要运动，他们在运动中练习就完成了探索。

当客户和患者出现运动功能障碍时，由于他们长时间依靠这些有障碍的运动进行日常活动，所以并不能自我修正。为了帮助这些客户和患者，你也许要中断他们的现有行为并重置正确体验。为了重置体验，你就必须制订纠正策略。

原则 10

自我纠正的常规练习可以保持我们的运动感知和行为的质量，即使在现代器械干预下仍然有应用价值。

当纠正性训练达到目的后，就该回到训练上来，这就是避免将来出现问题的办法。将自我纠正性训练融入练习计划或将其作为准备活动或整理活动的一部分，就能够使正常动作模式得以保持。由于自我纠正性训练会提供更艰辛的任务，可以将其作为一种比赛或自我竞争的形式来使用。

技术自信和系统的权威性

当你在工作中应用功能性动作系统时，不要完全相信它。要对这个系统进行反向思考，不要让它束缚你的行为，将它们视为删除不利或不符合运动原则的工具。

要尽可能多地进行筛查或评估。在实际过程中不要做不必要的思考，只需成功地完成筛查或评估。记录评估数据，然后核查它们，记住锁定最弱链。

想象一下，每个流程都是为你而编写。一开始，最好就要达到技师的水平。收集数据并正确记录。如有必要，可进行其他测试。不要觉得必须有所纠正。不要一开始就操心纠正的事。

给朋友、家人、同事或者任何人进行筛查评估。只要有机会，就要实践该流程。一旦有时间，看看你的笔记，对其中的数据进行评估和分析，并根据纠正性训练的重要性进行分级。如果需要进行动作纠正，你就可以根据资料找到明确的切入点。

在尽力掌握纠正性训练及训练效果之前，你需要练习如何进入切入点。最好一次练习一个完整的评估和筛查过程。一旦你的筛查或评估能够顺利进行，你就会表现出自信和权威性，并引领练习者进入纠正体验。

在开始新的纠正体验时，请确定纠正方法的难易程度，以便你可以选择轻松的纠正方法以获得成功。

有些障碍无法纠正

不幸的是，你会接触到无法改变的障碍。有些受限是结构性障碍。全关节置换术、关节融合术、严重的退行性病变都会造成结构性改变而限制了功能的进一步改善。

同样，某些运动功能障碍已根深蒂固，并固定在中枢神经系统内而无法改善。某些情况下极其明显，但是你不能完全解决的功能障碍并不意味着你不能进行部分的改善。

对于有严重运动问题的人来说，微小的改变就可以极大地提高他们的生活质量。在这些情况下，纠正策略可能成为永久的活动或实际生活的一部分，不是因为它提高了功能，而是因为它减少了功能的进一步丧失或结构的退化。

大脑有惊人的学习运动的能力

生来具有较大额叶皮质的物种，在年轻时似乎更爱运动。这种现象并不是与大脑无关的偶然现象。更有可能的是，具有重要的发育性作用。所有看似无用的、随意的、无组织的行为，都会在我们巨大的大脑皮质地图上激发脑回路。从生物学标准来看，人类有一个非常庞大而复杂的额叶皮质，人类使用它处理了大量的事。我们的大脑占体重的 2%，却消耗了我们 20% 的能量，这听起来像一块相当大的肌肉的耗能！

在最通常的情况下，人出生后，人的大脑来到一个陌生的环境……它必须学会适应。大脑的生物等级体系如此庞大和复杂，人的大脑似乎有一个很基本的操作系统。然而，这是其最根本的功能要求。它似乎只预设了三个目标：保证安全、满足和尽可能多地探索各种需求。如果这三件事都做到了，大脑就会实施控制并开始自己编程。

自然知识告诉我们，太多的预装软件并不能充分满足每一种情况。预先加载的程序会降低我们对特定的群体或环境的适应性，因为它不知道我们将在哪里出生，也不知道我们出生后将由谁抚养。

探索对我们的学习和适应至关重要。安全因素教育我们必须从造成永久性损害或痛苦的错误中吸取教训。这种不断吸取教训的满足感可以让我们饱腹，让我们的身体温暖，这样我们就可以不断成长。当我们的活动变得有目的时，所有的探索都呈现出游戏的样子，吸引所有的感官，犯下感觉丰富的、美妙的"错误"。

人脑在出生时发育并不够充分，以保证出生时能够顺产。如果出生时大脑已充分发育，头颅就会非常大，而无法通过母亲的产道，这样就会难产。人脑在出生后的两年里会持续快速增长。人脑并不是一出生就具备很多功能，但一有机会学习就会发挥作用。

当我们活动时，大脑激发的环路并不会变得更大，但速度会更快。我们所做的事情往往不再是几个组件的组合，而开始变成一个独立的程序。于是，模式就诞生了。

模式注定会形成人的感知脑及行为脑，易于识别的情况与反应是相互关联的。我们遵守和使用的相关联模式越多，激发的环路就越多，环路上常用的绝缘层就越多。随着连接我们的环路的纤维束绝缘层越来越厚，信息的传导速度也在不断加快。这种绝缘层被称为髓鞘，根据活动中感知和行为的多少来合成或分解髓磷脂。引用丹尼尔在《一万小时天才理论》中的话来说，当髓磷脂分解更多时，我们从拨号时代进入宽带时代。动作模式的学习和发展就好比一台电脑的升级，具有了更好的联系。

基本的动作模式似乎很大程度上是由游戏发展而来的。但考虑到一个正常的幼儿学习行走时所花的时间，显然更高的技能要求更专业的游戏或实践，而学习也是如此。

学习就是将频繁的运动感知和行为转化为可以快速使用和完成的记忆模式。有些人达到了自动水平，有些人仍然处于有意识的层面，有些人处于二者之间而自由选择。人脑允许以某种方式修改记忆模式。这些记忆模式环路被隔绝出来而变得快速、有效。哇！这些模式在我们的生活里出色而又实用。

但有一个问题。如果在成长过程中丧失了完整的感觉体验，那该怎么办？如果在一个关键的学习阶段受伤或失能怎么办？如果环境是不利或不安全的怎么办？如果没有得到适当的营养怎么办？如果我们的情感丧失或忧虑怎么办？

如果一切顺利，我们就会健康成长，但是，在以后的生活中，如果只采取某种单一活动方式怎么办？如果我们自己习惯于以不自然的方式坐、站立、扭曲或弯曲地工作会怎么样？如果我们选择执行高度专业化的活动，以致一些基本动作模式受到损害，该怎么办？聪明而神奇的自动化学习的大脑是否有可能使我们制作和记忆这些存在功能障碍的模式？绝对可以。

学习功能障碍运动的大脑

熟记功能的大脑也可以轻易地学会存在功能障碍的模式。实际上，在对运动讨论之后，你可能会问这样一个问题：有些人不经过练习是如何能保持他们的基础动作模式的？

这是个很好的问题，简单地讲，原因可能是以下几方面。

- 设想最好的情况，抚养人让我们自然成长，并且建立基础动作模式并达到满意的质量。
- 然后，我们享受了富有各种运动体验的活动，经常参与多种运动。
- 如果受伤了，我们会完全恢复运动质量，而不仅仅是缓解疼痛。
- 基础动作模式不是日常实践的一部分，实际上是较大环路和多种模式的组成部分，因此没有理由低估其作用。
- 由于这些模式没有受损或代偿而接近真正的标准，因此基础模式也得以保持。
- 最后，一些人从父母那里获得了比其他人更好的功能性动作模式基因。

这最后一点是有意不列为第一项的。如果列为第一项，有些人就会找个借口而不去做有益于运动质量体验的各种工作，而将不良动作模式都归咎于基因的缺陷。确实，有些人将需要更加努力地工作来维持动作模式的最低限度，而这是至关重要的。有些人在努力增加体重，有些人在努力减轻体重。有些人通过不断抗阻训练来增加肌肉，但其中一些人无论多么努力都无法产生增肌效果。

与上述不同，有些人集中进行灵活性、力量和耐力训练，并有一两个健康指标有所改善，但很难改善基础动作模式。这些人运动的某些环节总是存在受损、失衡和代偿，而且每天都在重复。这种做法实际上会影响动作模式的质量而训练了髓鞘模式。髓鞘模式及其训练就是基础动作模式的无意破坏者。

我们经常发现的与健身个体和筛查结果异常有关的问题是运动的过度专业化。这些人不是循序渐进，只是选择并练习单一的动作，并

认为良好的健康水平将使身体获得整体的益处。

另外一些人的错误是在准备不足时便急忙进行练习，代偿则是他们的唯一选择，代偿的作用很明显。与此同时，还有一些人在受伤或小病完全康复后很快就恢复全面活动。面对这些情况，需要强制实行一些基本方法才能解决问题。

最后，药物使我们不感到疼痛，如果不断活动，则不知道疼痛这种警告信号和缓慢退化的暗示。药物虽可以掩盖疼痛，但不能长时间掩盖功能障碍，这就是为什么筛查可以有效揭示药物作用下的假性恢复。如果停止不良模式的练习并纠正存在的问题，就会逐渐消除炎症。

这里的"美容品"这个词并不是指身体的外表，它更多指的是肤浅的自我价值感，当我们知道我们应该寻求治疗，并花时间来解决问题而不是掩盖问题时，这会让我们得到真正的训练。我们都希望问题会解决，而非只能承受疼痛，如果没有解决，不仅要用我们的大脑来弄清楚问题，还要真正地重新形成动作模式。

我们祖先的智慧

我们的祖先生活很艰苦，他们没有专业运动这种奢侈的活动。他们必须辛勤地工作、劳动、战斗和逃亡。他们必须每天行走、跑步和进行日常基本活动训练。那些有稳定的食物来源、住所和安全保障的人，用现代筛查标准可能会很好地完成专业运动。

文明的进步、专业化和现代化使人们对运动适应性和功能性的需求标准降低了。几千年来，在和平与繁荣的时代我们也一直寻求维持我们身体运动能力的方法。

祖先们通过日常必要的活动保持身体性能平衡与协调，并在身体性能不平衡与协调的情况下选择各式各样的方法去调整。尽管各种方

法一代一代地不断涌现出来。有些方法非常全面，而有些则短视得可笑、愚蠢，但这些方法都有幸留存。

然而，我们的祖先意识到，对便利器具的追求导致了运动能力的轻微下降，在认识到运动的重要性之后，他们尽力发展运动并保持运动计划。我们的祖先发明了能够维持运动和身体非凡技能的游戏、比赛、习惯等。这些发明大多数代表着理想的身体健康，重点是躯体与心理的平衡，这会给部落、家庭和自我带来价值。

科学家们认为，我们今天知道的40种不会飞的鸟类并没有共同的祖先。每一个物种仅仅因为不需要飞行而失去了飞行的能力。我希望，我们不是不能下蹲的人类第一代。如果我们不去核查它，也就不会解决它。

过去我们时不时地偏离轨道，最近我们更加偏离了轨道。动作筛查和评估是用来衡量我们与真正运动偏离程度的标尺。本书已经为你打下了基础。

你所学到的知识

将你学到的这些原则应用到客户和患者身上也一定会有帮助。你会期望给他们创造一个良好的学习环境。你还需要提供大量适当的感官输入机会，从更多维度来解决问题。

你要知道，本书的流程表和所有规则是用来帮助你的，是用来减少混淆、缩小选择范围的，它们能够指导你找出成功或失败的步骤。

纠正输入比纠正结果更重要。纠正结果只代表筛查、评估和策略应用的情况。我们的目标不是死记硬背策略，而是要知道为什么应用这个策略。这样，我们的大脑就可以开始学习这一思维方式了。筛查和评估提供了一个起点，即感觉输入，我们的新感知。流程图提供了策略，重新筛查和重新评估则提供反馈。你的大脑采用这三个步骤来学会如何熟练地应用这个系统。

必须在许多不同的情况下重复这三个步骤。很快你就会忘记规则、层次，甚至流程图。你将会自由而灵活地进行系统练习以适应每一种具体情况。

最后的思考及极好的解决方案

生命伊始，婴儿只有三种本能需求：安全感、满足感及玩耍。上天恩赐于他们，让他们的大脑、身体越发美丽和完善。当我们在练习、康复及日常生活中践行这些本能需求时，一定要时刻注意三种需求的平衡。

如果保护意识太强，则难以改正错误。如果过于沉迷于完全的满足感，就会成为专业的安慰寻求者，永远不会从有益的压力中获益。如果我们不正确地玩耍或者只探索专业的或极端领域的事，就不可能保持真正的动作模式，还会危及可持续性。

进行筛查、评估和纠正性训练是我们大家共同承担的责任。我们将某些学科与常识结合起来，帮助提高专业实践能力。你应当提高这些技艺。

除此之外，要尽可能创建最好的方法，这些方法要符合运动原则。相信你可以做到！

现在开始吧！

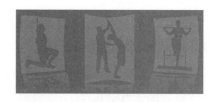

可以访问 www.movementbook.com/chapter15 获取更多内容、视频和额外资料。

（潘灵芝　沈慧　钟毓贤　周维金　译）

让我们详细介绍一下"相邻关节概念"的训练方法，根据该概念看看哪些关节需要稳定性，哪些需要灵活性。由于大家并不熟悉这个概念，我们首先以迈克·鲍伊尔（Michael Boyle）的概述为基础讲起。根据他的理念，我会更详细地解说。

相邻关节概念涉及的内容

如果你还不熟悉"相邻关节概念"，又准备在这个思维过程中获得质的飞跃。我的好朋友，物理治疗师格雷·库克，有将这种复杂问题简单化的天赋。在一次关于体能训练影响的交流中，格雷的想法是我听过的最通俗易懂的观点之一。

我们讨论了功能性动作筛查（FMS）的发现：身体不同关节的需求及关节的功能如何与训练相关。FMS 的优点之一是，可以帮助我们区分到底是稳定性还是灵活性的问题。格雷的想法给了我一个启发：以后的训练，应该多关注相邻关节的运动方式而不是基础动作模式。

他对身体的分析简明扼要。在他看来，身体是关节层层堆积起来的。每个关节或者邻近的几个关节都有特定的功能，易于推断出功能障碍发生的部位。所以每个关节都应有特定的训练需求。

相邻关节概念已经有了自己的生命力，这是我从未想过的。似乎每个人对它都很熟悉，好像这就是一个常识，都没人提到这个想法的提出者格雷·库克或我。

下面的表格从下到上以相邻关节为基础对身体进行分析。

首先你应该注意到相邻关节之间灵活性与稳定性的交替变化。踝关节需要增强灵活性，膝关节需要增强稳定性。在运动时，髋关节明显需要增强灵活性。所以，各个关节串成了基本的、关节灵活性和稳定性交替的运动链。

关节的基本要求

踝关节	灵活性（矢状面）
膝关节	稳定性
髋关节	灵活性（多平面）
腰椎	稳定性
胸椎	灵活性
肩胛骨	稳定性
盂肱关节	灵活性

在过去的 20 年里，我们的训练方式发生了改变，从身体局部训练变为更聪明的动作模式训练。事实上，"运动并非肌肉"（movemets, not muscles）这个习语几乎已经被滥用了，坦白地说，这也是一个进步。大多数优秀的教练和教员已经放弃了传统胸肩三头肌这种俯卧撑式的训练方法，转而采用推 – 拉、伸髋和伸膝的功能性训练方法。

不过，"运动并非肌肉"的理念应该更进一步发展。损伤与关节正常功能密切相关，或更确切地说，是与关节的功能障碍密切相关。一个关节出现问题常表现为其相邻的上或下关节出现疼痛。

一个重要的案例就是腰痛。很明显，我们需要核心的稳定性，而且许多人都在承受腰痛的折磨。有趣之处在于，有关腰痛有新的理论：腰痛的起因是髋关节灵活性的缺失。

在这个腰痛的案例中，腰椎下方的关节就是髋关节，髋关节的功能缺失可能会影响它上方的腰椎。换言之，如果髋关节不能运动，那么腰椎必定会受到影响。问题就在于，髋关节是个灵活性关节，而腰椎需要的是稳定性。如果原本应该灵活的关节出现灵活性缺失，那么原本应该维持稳定的关节就会代偿性地活动，以至于失去稳定性，进而产生疼痛。

这个过程很简单

- 踝关节灵活性缺失，会引起膝关节疼痛；
- 髋关节灵活性缺失，会引起腰痛；
- 胸椎灵活性缺失，会引起肩颈痛或腰痛。

用相邻关节概念研究人体，要从踝关节开始才有意义。

踝关节是一个灵活性占优势的关节，如果其灵活性缺失，原应保持稳定的膝关节就会出现不稳。髋关节的灵活性本应占优势，如果其灵活性缺失，会向上影响其他关节。腰椎的稳定性应该占优势，却活动更大，以此类推，如同一条长链般向上传递。

现在，我们顺着这个观点进一步思考。损伤或失用造成的主要缺失是什么呢？踝关节缺少灵活性，膝关节缺少稳定性，髋关节缺少灵

活性。一定要告诉你的客户或患者这些关节有特定灵活性或稳定性的需求，如果他们不经常使用或使用不当，这种灵活性缺失很可能引发身体其他部位的问题。

如果有人因髋关节灵活性问题找到你，如果确系髋关节灵活性缺失，他的主诉通常是腰痛。这个人不会找你抱怨髋关节的问题。这就是为什么我们建议观察相邻上下关节。解决方案通常是增加邻近关节的灵活性。

这些就是关节功能障碍的后果：踝关节灵活性差就会导致膝关节疼痛，髋关节灵活性差就会导致腰痛，胸椎灵活性差就会导致肩颈部疼痛。

僵直的踝关节会在足落地时将冲击力传递到它的上方关节，即膝关节上。实际上，对于篮球运动员来说，篮球鞋的硬度及鞋带的束缚程度（松紧度）与对踝关节的支撑效果有直接的关系。这也是他们髌骨－股骨综合征发生率高的原因。为了保护不稳定的踝关节，我们付出了高昂的代价。我们发现，很多膝关节疼痛的运动员都有相应的踝关节灵活性问题，很多时候都是因踝关节扭伤和随后的支撑和贴扎引起的。

上述规则也有例外，例如髋关节。髋关节可能既表现出活动受限又表现出不稳定。髋关节的不稳定性会造成膝关节的疼痛，髋关节稳定性差将引起股骨内旋和内收，髋关节的灵活性差会导致腰痛。

一个关节为什么既不灵活又不稳定，这是一个很有趣的问题。

髋关节屈曲或伸展无力将引起腰椎代偿。如果髋关节外展无力，或者更准确地说，是髋关节内收作用过强，会对膝关节产生压力。

腰大肌和髂肌力量不足或激活不足时，可导致腰椎屈曲，以代替髋关节屈曲。臀大肌力量不足或激活不足时，将导致腰椎代偿性伸展

以取代髋关节伸展运动。

这加剧了恶性循环，当脊柱通过运动来代偿髋关节的运动，导致髋关节的力量减弱和灵活性降低时，髋关节失去了更多的活动性。髋关节力量的缺乏导致了活动范围变小，继而会导致脊柱的代偿活动增加。最终就形成了一个难题，一个关节在多个平面上既需要力量强度的增加又需要灵活性的加强。

你的运动员、客户和患者一定要学会利用髋关节来运动而不是使用腰椎来运动。大多数有腰痛或者腘绳肌拉伤的人往往髋关节或腰椎－骨盆生物力学基础较差，其结果就是必须伸展或弯曲腰椎来代偿髋关节异常动作模式的问题。

腰椎是非常有趣的结构。很明显，腰椎是层层堆积起来而需要稳定的关节，核心稳定性的所有研究都证明了这一点。在过去十多年的训练中，我们犯的最大错误是，在一个要求保持稳定的区域却努力增加其静态和动态活动范围。

大多数情况下，即使不是全部，许多腰椎旋转训练都是错误的。在物理治疗师雪莉·沙曼（Shirley Sahrmann）《运动障碍综合征的诊断和治疗》（*Treatment of Movement Impairment Syndromes*）与詹姆斯·波特菲尔德（James Porterfield）和卡尔·德罗莎（Carl DeRosa）《机械性腰痛：功能解剖的观点》（*Mechanical Low Back Pain: Perspectives in Functional Anatomy*）中都指出，不推荐增加腰椎活动范围的方法，因为这有可能会造成损伤。我们对胸椎灵活性的认知不足使我们努力扩大腰椎的旋转范围，

这是一个天大的错误。

胸椎是我们所知道最少的区域，许多物理治疗师会推荐增加胸椎活动范围的康复训练，但很少有专门针对这种情况设计的运动。对于胸椎的训练方法，感觉像是我们知道你需要它，但我们不确定如何去达到目标。在接下来的几年里，我们将看到提高胸椎灵活性的练习会大大增加。在这个领域的领先者沙曼很早就倡导发展胸椎活动范围而限制腰椎活动范围的治疗。

盂肱关节与髋关节相似，盂肱关节是为灵活性而设计，因此需要进行稳定性训练。增加盂肱关节的稳定性有许多很好的训练方法，如稳定球训练、BOSU 俯卧撑训练及单侧哑铃训练。

在营养书籍《过度预防》（*Ultra Prevention*）中，作者马克·海曼（Mark Hyman）和马克·利波尼斯（Mark Liponsis）完美地描述了我们目前应对损伤的方法。他们的比拟很简单，人们对受伤的反应就像听到烟雾报警器响起，然后跑去直接断开电源而不是认真检查。疼痛就像报警声一样，在警告我们出现了问题。在没有检查踝关节和髋关节的情况下就给疼痛的膝关节进行冰敷治疗，就像直接拔掉烟雾报警器的电源一样，这种疼痛的减轻只是暂时的。

本部分内容经授权引用自迈克·鲍伊尔（Michael Boyle）的《功能性训练的进展》（*Advances in Functional Training*，2010）一文。

（韩爽　沈慧　钟毓贤　周维金　译）

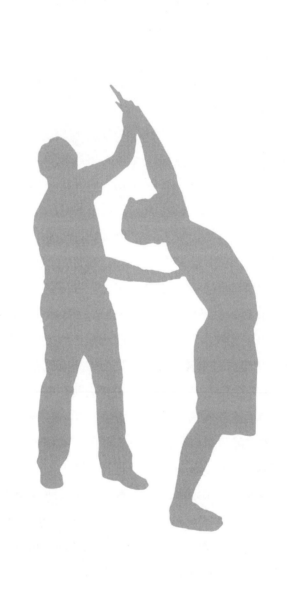

附录 2
相邻关节概念的详细说明

迈克·博伊尔（Mike Boyle）和我最初关于"相邻关节概念"的交流更多的是关于思维过程，而不是生理学上的实例或某种绝对现象。这一直是许多讨论的焦点，我们有一个共同的观点：目前，人们的身体已经形成一种趋势，久坐不动的人及那些爱运动的人，似乎都会面临一些类似的灵活性和稳定性问题。当然，也会有例外，但你在运动和康复方面做的工作越多，就越会发现这些常见倾向、模式和问题。

现简短总结如下。

1. 足部容易变得过度松垮，因此更多的稳定性和力量控制训练会对足部有益。我们可以怪罪于不合脚的鞋、足部无力和忽视足部的训练，但核心问题是，大多数人的足部都能够更加稳定。

2. 踝关节容易变得僵硬，因此更多灵活性和柔韧性训练会对踝关节有益，这在足背伸受限中得到了证实。

3. 膝关节容易变得过度松垮，因此更多的稳定性和运动控制训练会对膝关节有益。这些变化通常在膝的损伤和退变之前发生，而损伤和退变会使膝关节僵硬。

4. 髋关节容易变得僵硬，因此更多灵活性和柔韧性训练会对髋关节有益。一个典型的例证就是髋关节伸展和内外旋的活动范围测试。

5. 腰骶区容易变得过度松垮，因此更多的稳定性和运动控制训练可能是有益的。这个区域位于人体机械应力的交点，运动控制缺乏时，作为一种生存策略，通常会引起全身僵硬。

6. 胸椎容易变得僵硬，因此更多的灵活性和柔韧性训练可能是有益的。这个区域的总体构造起支撑作用，但不良的姿势习惯会促使胸椎变僵硬。

7. 中下段颈椎容易变得过度松垮，因此更多的稳定性和运动控制训练会是有益的。

8. 上段颈椎容易变得僵硬，因此更多的灵活性和柔韧性训练是有益的。

9. 肩胛骨容易变得过度松垮，因此更多的稳定性和运动控制训练是有益的。肩胛骨易位就是这样的问题，也是肩部康复中的常见问题。

10. 肩关节容易变得僵硬，因此更多的灵活性和柔韧性训练是有益的。

要注意僵硬和松垮是如何交替出现的。当然，创伤和结构问题可以阻断这个循环，但它更是许多常见动作模式问题表现出的能察觉到的现象。它也代表了作为评估上下相邻关节问题区域的骨科评估原则。在踝关节和髋关节活动性受限的情况下，想要提高膝关节稳定性是不合逻辑的。同样地，如果不提高腰椎和膝关节的稳定性，仅改善髋关节的灵活性，我们无法奢望髋关节不变回到原来的僵硬状态。长期的松垮总是会比新的灵活性更方便应用。

当迈克和我第一次讨论这种对立的层面时，他做了大量的工作来发展这个课题，以便于讨论出一个对于运动课程设计来说更全面的方法。

"相邻关节概念的重点"与其说是上面10条关节灵活性和稳定性的准则，不如说是：让踝关节保持灵活，让膝关节保持稳定，让髋关节保持灵活，让腰部稳定。我们经常会发现一个人的踝关节过于灵活，或者他的臀部缺乏力量。我们使用灵活性或稳定性这两个词来表示身体的某个部位应该更好地活动或有更好的控制力。我们的核心观念是用一种系统的训练方式，以改善患处上下相邻关节出现的问题。

当这个话题流行起来后我接受了采访，我对"相邻关节概念"的许多解释，在这里都为大家记录了下来。

当说到足踝时，说的是踝关节，包括内翻肌、外翻肌、背伸肌、跖屈肌和所有其他控制着踝关节稳定的肌群。我们讨论的不是一个关节，而是一个复合体。膝关节也是一样，髋关节也是一样，腰椎也是一样，胸椎也是一样，整条关节链都是如此。

当你要做膝关节稳定性训练或者腰椎稳定性训练，采用传统的运动学训练方法来训练膝关节周围所有肌肉力量或所有核心肌力时，那么你十有八九会出错。假设你训练膝关节的时候，踝关节和髋关节也在发挥它们应有的作用，甚至代偿了膝关节的功能，但事实并不应该如此。

腰椎的稳定性也是如此。现在一些研究腰椎稳定性的人，希望将练习动作集中到肌肉上，让肌肉充分锻炼。对于稳定性的研究或者稳定性的建议我没有疑问，我所要求的是，作者们在他们论述核心稳定性前先要做出声明：这些关于稳定性的论述是在假设你知道如何处理髋关节、胸椎和其他会影响稳定性的运动区域的

基础上做出的。应该认为这些区域可能造成了稳定性丢失和代偿行为。

按常理来说，我们一定要确保这些区域的灵活性，如果髋关节和胸椎的灵活性降低，我们产生的腰椎稳定性是不自然的，不是真正的稳定性。我们拥有足够的稳定性和力量做侧面平板支撑，但我们在自然环境中不能达到真正的稳定。相邻关节讨论的中心就是确保我们正在努力完成我们想做的工作。大多数人犯了这样的错误：面对膝关节松垮、踝关节僵硬和胸椎僵硬时，没有考虑到上下相邻关节可能有问题。

是什么原因使胸椎变得僵硬？也许是其他部位缺乏稳定性。通常，如果你没有基础核心稳定性，胸椎将会变得僵硬。这也会反过来，如果胸椎过于僵硬，核心稳定性将会受到损害。这两者可以同时发生，这不是先有鸡或者先有蛋的问题。你必须两者兼顾，否则就会二者皆失。

从相邻关节讨论中可以引申出以下观点，不要想当然地认为一切都在完美的状态，而要问你自己这些问题。

- 我准备训练这个部位的灵活性还是稳定性？
- 我想让这个部位更灵活，还是想让这个部位更稳定？
- 我真的清楚是上方相邻关节还是下方相邻关节会造成这个问题吗？

重新考虑多个关节

我遵从托德·莱特（Todd Wright）和加里·格雷（Gary Gray）的意见，经常从足部开始讨论。他们对于足部的讨论有极好的客观判断力。人们总是努力将我带入是从上到下好还是从下到上好的讨论，但我没有接受任何一种方式。问题可能来自不同的部位，所以纠正方

法也不同，真正的问题取决于你观察到了什么。

举一个例子。

比方说，我们做动作筛查后了解到主动直腿抬高、肩部灵活性、俯卧撑和稳定旋转模式做得很好，但是站立、深蹲、跨栏步和前后分腿蹲做得不好，这时你需要考虑足部问题。这是因为这些动作只要不是足部用力，就能做得很好。这并不意味着足部有问题，它只是表明，当足部着地时，感知和行为被破坏了。

我想让人们知道的是，大脑及其信息传递有两条通路，不仅仅将信息通过脊髓传递到手和足部，手和足部信息还会上传。

如果足部松垮，控制能力减弱，这个人不光不能正确地激活肌肉，甚至不能上传正确的感觉信息。我再强调一遍，只要从头到脚任何一处出现了灵活性和稳定性的问题，无论是向上还是向下，信息通路都会中断。

当足部在正常力线中收集的任何信息都必须加以修正时，足部就不再是一个感觉器官。由于踝关节僵硬，足部不得不更多的旋前，或者由于膝关节无力，足部不得不在整个跖屈肌上用力过多。

我们要解决这些问题的另一个原因不仅仅是因为足部是运动神经元的下通路，而且还是感知的上通路。足部将保持扁平状态而获取更多的感觉信息，因为大脑知道这是个问题，它希望获取更多的有用信息。如果你在推拉动作中肩膀姿势不当，你的肩关节就不能做到它本应能完成的工作。

让我们回头看看足部，足部需要灵活性，并且它的结构生来就是便于活动。看看足部有多少骨头，有多少关节，它们到处都能活动，除非有关节炎。足部的肌肉具有保持稳定性的作用，这些肌肉就是足内在肌。

然后我们说踝关节，它是由骨骼组成的稳定关节，你不会看到人们的踝关节有过度背伸和跖屈，但是人们知道踝关节容易在内翻或外翻时造成扭伤和拉伤，他们认为训练踝关节的稳定性是很有必要的。

很多时候，踝关节不稳的患者也会背伸受限，除非患者被踩到脚或者有直接损伤，在膝关节存在内侧前韧带或前交叉韧带问题的人群中，背伸受限是一个普遍的问题。

当一名患者可以平行下蹲时，我们通常不让他做最后 10° 的背伸，认为这没什么大问题。我们希望足部稳定，但这并不意味着足部必须要僵硬，我们想要我们活动的足部在触地和蹬出时瞬间稳定，但我们也需要足够的松弛来为活动留下足够的空间。

足部必须有适应能力，必须瞬间稳定。但是踝关节一定要有活动的自由，你不要让你的踝关节活动受限。踝关节还必须有稳定性，但是我们知道的主要问题是踝关节背伸受限，是我们穿的鞋造成的吗？是我们的训练方式有问题吗？都是。踝关节周围的肌肉有强大的杠杆作用和强度，但是良好踝关节灵活性提供了最好的整体功能来发挥踝关节的潜在的强度和力量。

我们需要足部固有的反射性稳定，当跖屈和背伸时，我们需要有一个准确的踝关节动作。

膝关节是个简单的屈成关节，它们需要屈曲和伸展，当它们旋转过多或内翻与外翻过多时，我们就会看到膝关节开始出现问题。膝关节需要灵活性吗？是的，但是它一旦灵活，它就需要足够稳定，以保持在适当的平面内运动，在这个平面上，它的功能属性是能做到的和实用的。

踝关节和髋关节是可旋转的关节，踝关节不只是屈成关节，髋关节也不只在一个平面上运动，相较而言膝关节更像是屈成关节。我们希望一旦有关节活动，膝关节就能保持稳定。

髋关节共同的问题是什么？是无力的髋关节吗？是髋关节脱臼吗？很显然是。但总体来说，主要问题是髋关节没有真正的活动度。

- 足部的共同问题：人们放弃了足部的稳定性。
- 踝关节的共同问题：人们放弃了足部的灵活性。
- 膝关节的共同问题：人们放弃了足部的稳定性。
- 髋关节的共同问题：人们放弃了足部的灵活性。

现在我们看看腰部，人们放弃了其稳定性。

再说一遍，这不是 10 条定律，但是当出现受伤、训练不良、单侧优势、缺乏训练或过度训练这些问题时，这些就是共同趋势。这些都是身体会出现的共同问题，但它们不是绝对的。

肋骨、脊椎、许多肌肉和筋膜纵横交错在胸腔的前后，导致了胸椎僵硬。我们的胸腔并没有天生的灵活性，但我们要尽可能让其有灵活性。当然，僵硬不仅仅是我们要摆脱的问题，僵硬是有原因的。在儿童时期运行良好的生物机制会因受伤或重复的不良力学动作而使身体变得僵硬。如果身体不能正确地稳定下来，它将通过另一种方法获得稳定，那就是僵硬。

如果你觉得小腿三头肌紧张或者胸椎紧张，然后你就用泡沫轴放松一下，你可能会变得有灵活性，但随后你会发现过几天它又会变回僵硬状态。没有在其他部位重新塑造稳定性，身体的灵活性将不会维持。小腿三头肌会因为某个原因而紧张，胸椎的僵硬也是因为某个原因紧张。

如果你不能用肌肉反射的完整性和运动控制来完善一些新的运动，你就会出现问题。通常，我们会发现腘绳肌紧张的人不能充分屈髋，他们没有很好地使用臀大肌，所以将会成倍使用腘绳肌。如果腘绳肌使用过多就会疲劳，疲劳的肌肉与紧张的肌肉看起来是相同的，这些

都是一种保护机制。

大部分胸椎灵活性问题都发生在没有充分的核心稳定和强度的人身上。在一个能做侧平板或前平板支撑一小时，但却没有良好核心稳定性做全肩环转高尔夫挥杆动作的人身上，可以发现他胸椎紧张。这可能是因保护机制而发展起来的一种僵硬。当我们训练胸椎时，需要的是灵活性。

在肩胛胸壁复合体中，肩胛骨与整个中轴骨（胸廓或椎体）只有一个骨连结，那就是胸锁关节（sternoclavicular, SC），它位于锁骨和胸骨交接处的顶端。肩锁关节（acromioclavicular, AC）和 SC 位于锁骨的两端，连接肩带和身体的其他部分。但肩胛骨是浮在胸廓上，主要靠肌肉和两个没比示指关节大多少的关节固定。

肩胛胸壁区域需要稳定性，这是否意味着我们不需要首先去掉躯体上部的激发点？不是的。但是肩胛骨经常处于错误的位置，我们认为它这是稳定的，实际上它只是没有移动，这并不意味着它在它应该在的位置并保持稳定。有时，通过耸肩来稳定肩胛骨，在上背部滚动泡沫轴来拉伸大圆肌。在腋窝处放个小球，躺在球上可以使肩胛骨复位。只有在灵活性合适的情况下，才可以训练肩胛骨真正的稳定性。

再说一次，我们发现处理僵硬的斜方肌，需要做的最后一件事就是增加肩关节的稳定性。而相反的是要增加肩关节的灵活性。也许你把肩胛骨恢复到原有的位置，但是如果你想看它是否稳定，就让这个人进行硬拉并观察肩胛骨是否一直处于合理的位置。如果不是这样，那么，这个人的稳定性就不好。硬拉动作代表牵拉，平板支撑和俯卧撑动作代表承重，稳定的肩胛骨一定要兼顾牵拉和承重。

对于盂肱关节，我们追求灵活性，但你肯

定会想到肩关节脱位的人。一旦你看到脱位，你可能会认为每个人都需要稳定他们的盂肱关节。但如果你真正去测量盂肱关节的活动范围，你可能会感觉不是这样的。

过去进行肩关节训练时，我们一直在训练肩袖肌，并努力加强其肌力，随后情况好转了，我们意识到肩关节需要稳定的基础，这个基础就是肩胛骨。

如果胸椎僵硬的话，如何让肩胛骨稳定呢？当肩部动作模式不正确时，肩胛骨活动可能会不正确或活动过度。许多打高尔夫的人会这样做，他们不具备胸椎旋转灵活性，因此在做高尔夫挥杆动作时，为了使肩部有良好的转动，他们就要伸展一侧肩关节，回缩另一侧肩关节，这样，看起来像是在旋转胸椎，实则不然。这只会使两侧肩部不稳。这样下去，他们实际上正在丢失与球杆之间的许多良好的接触及联系。

我们可以进一步越过盂肱关节，再回到胸椎，向上到中颈段，从 C7 到 C2。大部分人的这个部位需要稳定性，需要向后弯曲，并且需要很好的稳定性。

在计算机时代、驾驶时代，大多数人的枕下区是僵硬的，就是在颅骨基底和 C2 之间的关节。这就是为什么如此多的人将上下牙咬合在一起时，几乎无法用下颌抵住胸部，或者不使用颈椎其他位置代偿时就无法做 45° 旋转。因为许多不良的姿势习惯和高张力会使他们的枕下区域非常紧张。他们过度使用颈部中段，这就是我们经常看到的存在退行性改变的部位。

我们在哪里最容易看到脊柱的退行性改变？在中颈段和腰部，这些区域需要更多的稳定性。一旦这些区域退化病变，就会变得僵硬，许多人不明白僵硬是身体试图去阻止松动的表现。

我们经常看到膝关节有相当程度的退变，这并不意味着髋关节和踝关节没有退变，但在膝关节，这种退变似乎是复合性的。膝关节可能需要更好的稳定性、力线更准确及更好的其他条件。

我们可以追踪到肘部和手部，由于要考虑受伤的原因，这些区域的问题会变得很复杂。肘关节不仅仅是一个关节，这里有许多问题可能发生。当我们分析手及做精细动作时，首先要关注的事情就是看看腕关节屈伸是否充分。达不到这一点的话，沿着肘关节、肩关节、肩胛骨、胸椎和颈椎这一整条链都会受到影响。

在《肩膀的秘密》(Secrets of the Shoulder) 的 DVD 中，布雷特·琼斯 (Brett Jones) 和我讨论的大脑中与手有关的神经元，其数量超过了与整条胳膊、肩胛骨，甚至同侧腿有关的神经元数量。

大脑中有大量的区域专门有效地管理手，当手功能出现受限、代偿和其他问题时，人体甚至可能会扭曲整个身体来适应它。

因为感觉信息是那样重要，因为足部信息是那样重要，因为手的信息也是那样重要，人体会牺牲身体的其他部位以确保对抓握、步幅和步长，脚步交替方式及脚步与视线协调的清晰感知。

相邻关节概念的整体目的就是使人充分理解一种事实，即灵活性与稳定性息息相关。提到的上述例子都是让你考虑正在努力解决的问题部位的上下相邻的关节。这就是为什么，从除了动作筛查之外，相邻关节概念以用另一种方法来评估整个动作模式的原因。

一旦你领会了它，即使以后不再使用动作筛查，那也不会使你感到困惑。这只是一个工具，只要你了解了这个概念，那就很好了。然而，这个工具设置了一个很好的基线，有时可以保护我们不受主观性的影响。一名医生可以很好地诊断骨折，但仍要让患者去拍X线片。然而没有X线检查，骨折诊断的准确率也很容易达到85%。任何一个长期从事运动医学的人都可以判断出关节的扭伤或者骨折，但总是想通过拍X线片来确诊。

我已经非常了解人是如何运动的，如果我要以某种方式改进运动，而又不只是我的主观想象，那就要重新审视运动的基础。我就要明确我已经遵循相邻关节的概念，并获得一些成效。

我经常看到一些人关注核心稳定性，他们注重侧平板支撑和其他核心训练。核心稳定性会变得更好，这点我不争辩。但侧平板支撑会让你抬起斜方肌上部，把颈部移到力线之外，髋关节基本上没有比侧平板支撑训练前有更好的灵活性，侧平板支撑极大地激活了核心，但没有固定髋关节，并抬起了肩关节和颈部。

那这又算是什么？进一步，退两步？这就是我们在人体运动学众多训练方法中遇到的问题。我们发现一个错误动作，并想去改正它，我们在相关位置确定了主要的运动肌。我们集中精力地练习，以为达到了训练目的，实则不然。

坦率地说，我们在康复治疗中有很多未解决的事，我们不能攻击任何力量训练。之前的损伤会成为未来新伤的重大隐患，这就意味着，当患者说他们感觉很好时，会有很多正骨医生、物理治疗师和运动训练师让患者出院，或者给他们开一张健康证明。

如果医生让一个NFL（美国职业橄榄球联盟）运动员上场的话，力量教练可能会认为医疗问题已经解决。然而，身体感觉很好和可以准备去打NFL是两回事。动作筛查和其他功能测试展现了隐藏的危险因素，好的力量教练会

不断地观察这些危险因素。这个运动员可能步伐还不对称，但是他不疼，没有人否认这点。但我们作为骨骼肌肉领域的临床医生，如果让感觉良好但运动依然存在问题的人出院，就会把他们送回到私人力量教练、瑜伽教练那里去。

整个健身行业都在努力解决一些问题，这些问题要么是在康复阶段就应该解决的，要么至少是可以预测的。这意味着，临床医生需要准备好进行下面的谈话：

"保险公司不会再为你的治疗付费，因为你不再腰痛且感觉很好。但你不能很好地下蹲。你左侧弓箭步做得很好，右侧弓箭步则很不稳。我想让懂得如何训练的人教你练习。"

"你必须让你的弓箭步模式保持对称，让深蹲模式恢复。我知道你想减肥，并且回到健身房。但在做更多的运动之前，需要先保证运动良好。我知道你想恢复健康，想在春天打高尔夫，这些是最快的方法。"

这就是我们一起工作时，在运动训练讲习班上所说的事情，再次损伤的最大危险因素就是以前的损伤，这样说对任何治疗师来说都像是一种侮辱，因为这意味着我们把这些危险因素遗留了下来。然而，这并不意味着我们要解决所有的问题，但我们可以用专业知识来给患者一些建议。

当我们追其根源，我们发现这些危险因素是什么？它不是力量，也不是灵活性，答案是左右不对称。不是灵动性不对称或者稳定性不对称，而是运动不对称。

将问题分类，找出其诱因：如足背伸受限、脊柱力线不佳，诸如此类，解决它。重新检查动作模式，如果动作模式没有改变，但你却认为它已经被纠正了，那么结果可能是，你将不断地去修正又不断地受伤。只有当动作模式真

正改变时，才真的完成了工作。

运动控制

运动控制是维持平衡并在空间和距离内活动的能力。人们称此为稳定性，我们称之为运动控制。这不是力量，你可以单腿站立保持平衡吗？你可以控制深蹲吗？你可以在不失去平衡的情况下弓箭步收窄支撑面吗？

不对称和运动控制是在康复治疗中存在的两个基本问题，我希望整个健身领域都能从我们所犯的错误中吸取教训。这是因为，一个人感觉很好并不意味着他没有受伤的危险，也不意味着良好的训练计划就可以顺利进行。这并不是因为训练计划很糟糕，而是由于练习者不能利用一些策略来改变动作模式就努力依据表面情况进行纠正性训练。

相邻关节概念有很好的作用，让你越过诸多人体运动学方法这一最初级思维而进入新的思考途径，它会让你考虑是上一关节还是下一关节出现问题。但如果你真想用这种方式来筛查自己，那么就要审视整个动作模式。

如果我们从力学层面去理解运动，仍然会有很多我们并不了解的行为问题。说实话，当我们给人们做训练并努力地做功能性训练时，是在努力训练其改变运动行为。为了更深入地了解相邻关节概念，那就不要只关注你认为有问题的部位。

要认识到这一点：在你把上一关节和下一关节的所有问题都解决清楚之前，运动障碍就不是一个单一的问题。

（韩爽　沈慧　钟毓贤　周维金　译）

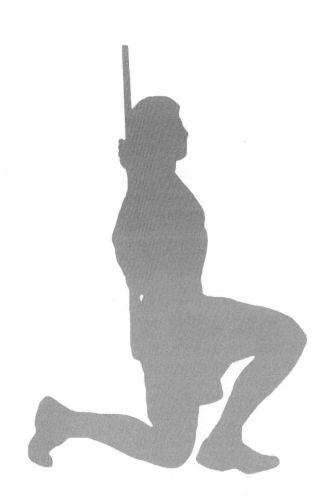

我们设计了一个彩色系统来指导 SFMA 评估，它将交通信号灯——红、黄、绿的表达方式有效地应用在高级测试中。为了更好地完成解析测试，我们加入了蓝色和橙色，下面将进行详细说明。特别注意的是，颜色标识了相应的康复等级。你可根据 DN 的等级和严重程度制订相应的纠正性训练措施。

评分表

在评分表中，用不同形状来表示。

最高级评分表

最高级评分表使用六边形来表示红灯或停止，用倒置的三角形表示黄灯或警告，用圆形表示绿灯——此时返回上一级进行解析。

解析评分表

解析评分表通过图形来显示和记录所发现的问题，我们根据流程图仔细考虑 SFMA 的等级，并选择正确的解析。

流程图

最高级流程图

红色标志代表停止：不需要继续进行解析。这些动作模式是功能正常且无痛的，解析这些模式只会使运动变得不完美，这不是我们要解决的主要问题。

黄色标志代表谨慎：必须开始解析这些模式，但是这会出现疼痛，因此要谨慎小心。利用这些动作解析的结果作为纠正练习的依据，并且要经常测试这些动作模式。

绿色标志代表继续进行：需要暂停并终止这些模式，同时给予适当的纠正性训练和必要的治疗手段。

动作解析流程图

红色标志表示你要停止解析：要记住引起疼痛的模式，如果流程图提示需要更进一步的康复治疗方案，就要继续进行解析。所有红色方框的结果都应该给予正规医疗措施来处理，而不仅仅是纠正性训练。

黄色标志意味着边解析边测试：必须要继续进行测试，因为需要大量的信息进一步明确问题所在。

绿色标志代表继续前行：明确引起功能障碍的原因，并且应该开始进行合理的治疗和纠正性训练。

橙色标志代表发现了重要问题：与绿色标志相似，在这种情况下需要继续进行解析。由于可能会发现更多的功能障碍，因此需要及时记录问题并继续进行解析。处理方式与绿色标志类似，即开始进行合理的治疗和纠正性训练。

蓝色标志表示现在正处于正常结果：它会引导你选择另一个流程图或进行解析，并且可能需要参照之前的测试结果。如果此时仍存在功能障碍，可将其视为橙色或绿色标志来处理。

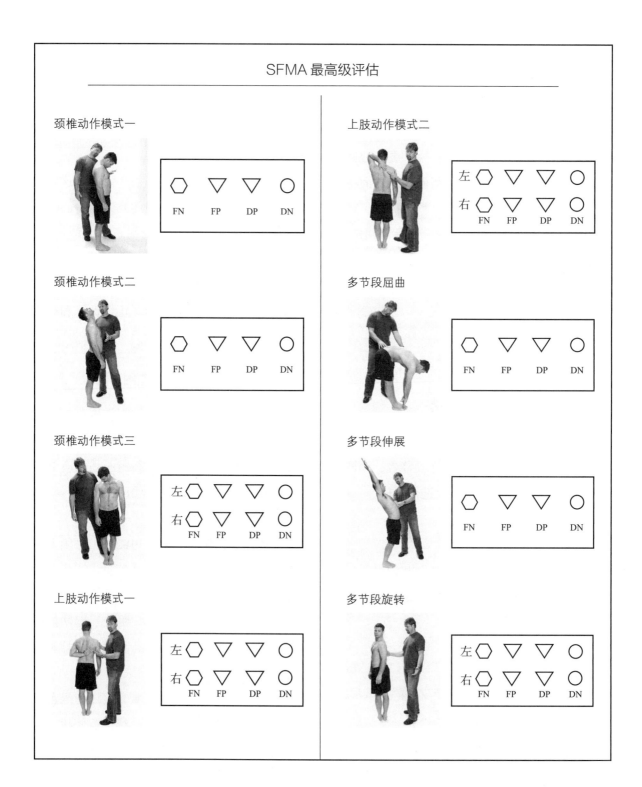

单腿站立

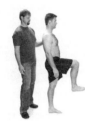

左 ⬡ ▽ ▽ ○
右 ⬡ ▽ ▽ ○
　　FN　FP　DP　DN

双臂过头上举深蹲

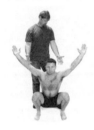

⬡ ▽ ▽ ○
FN　FP　DP　DN

疼痛诱发评估

模式一

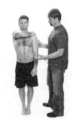

左 ⬡ ▽ ▽ ○
右 ⬡ ▽ ▽ ○
　　FN　FP　DP　DN

模式二

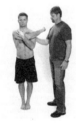

左 ⬡ ▽ ▽ ○
右 ⬡ ▽ ▽ ○
　　FN　FP　DP　DN

颈椎解析

仰卧位颈椎主动屈曲（下颌触及胸部）

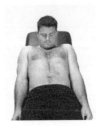

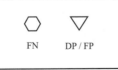

⬡ ▽
FN　DP / FP

颈椎解析

仰卧位颈椎被动屈曲

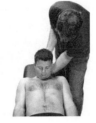

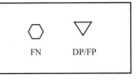

⬡ ▽
FN　DP/FP

仰卧位寰枕关节主动屈曲（20°）

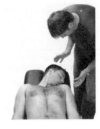

左 ⬡ ○ ▽
右 ⬡ ○ ▽
　　FN　DN　FP / DP

仰卧位颈椎主动旋转（80°）

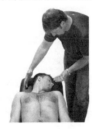

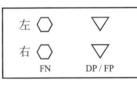

左 ⬡ ▽
右 ⬡ ▽
　　FN　DP / FP

颈椎被动旋转

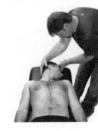

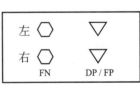

左 ⬡ ▽
右 ⬡ ▽
　　FN　DP / FP

C1~C2 旋转

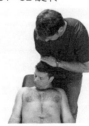

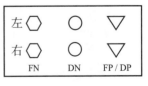

左 ⬡ ○ ▽
右 ⬡ ○ ▽
　　FN　DN　FP / DP

仰卧位颈椎后伸

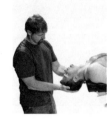

左 ⬡	◯	▽
右 ⬡	◯	▽
FN	DN	FP / DP

上肢模式解析

俯卧位上肢主动运动

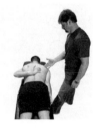

左 ⬡	▽
右 ⬡	▽
FN	D &/or P

俯卧位上肢被动运动

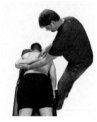

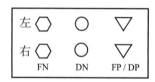

左 ⬡	◯	▽
右 ⬡	◯	▽
FN	DN	FP / DP

仰卧位上肢交互运动

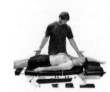

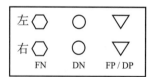

左 ⬡	◯	▽
右 ⬡	◯	▽
FN	DN	FP / DP

多节段屈曲解析

单腿站立体前屈

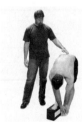

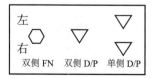

左 ⬡		▽
右 ⬡	▽	▽
双侧 FN	双侧 D/P	单侧 D/P

多节段屈曲解析

长坐位触摸足趾

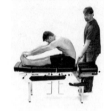

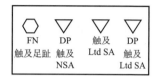

⬡	▽	▽	▽
FN	DP	触及	DP
触及足趾	触及	Ltd SA	触及
	NSA		Ltd SA

滚动——评分：FN____ DN____ DP____ FP____

主动直腿抬高

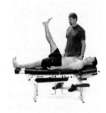

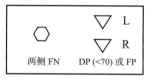

	▽ L
⬡	▽ R
两侧 FN	DP (<70) 或 FP

被动直腿抬高

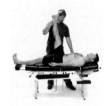

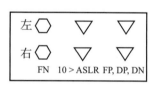

左 ⬡	▽	▽
右 ⬡	▽	▽
FN	10 > ASLR	FP, DP, DN

滚动——评分：FN____ DN____ DP____ FP____

仰卧位双手抱大腿膝触胸

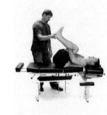

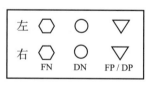

左 ⬡	◯	▽
右 ⬡	◯	▽
FN	DN	FP / DP

俯卧位向后摆动

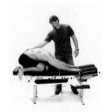

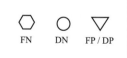

⬡	◯	▽
FN	DN	FP / DP

多节段伸展解析

无上肢参与的躯体后伸

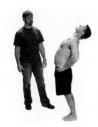

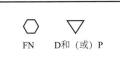

FN 　　D 和（或）P

单腿站立躯体后伸

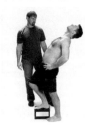

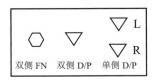

双侧 FN 　双侧 D/P 　单侧 D/P

L

R

俯卧撑

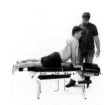

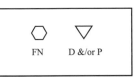

FN 　　D &/or P

腰部固定单侧伸展（内旋）50°

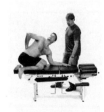

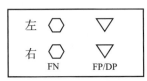

左

右

FN 　　FP/DP

腰部固定单侧被动伸展（内旋）50°

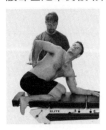

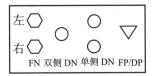

左

右

FN 双侧 DN 单侧 DN FP/DP

多节段伸展解析

俯卧肘支撑伸展（内旋）140°

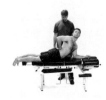

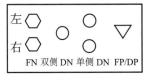

左

右

FN 双侧 DN 单侧 DN FP/DP

单腿站立髋关节后伸

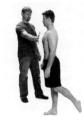

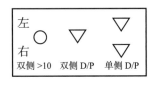

左

右

双侧 >10 　双侧 D/P 　单侧 D/P

俯卧位髋关节主动后伸（10°）

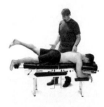

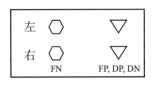

左

右

FN 　　　　FP, DP, DN

俯卧位髋关节被动后伸

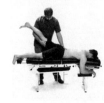

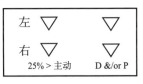

左

右

25% > 主动 　D &/or P

滚动——评分：FN＿＿＿DN＿＿＿DP＿＿＿FP＿＿＿

法伯尔试验

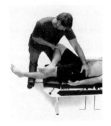

左

右

FN 　　DN 　　FP / DP

改良托马斯试验

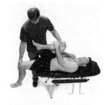

左	○	○	○	○	⬡	▽
右	○	○	○	○	⬡	▽
	膝伸直可触及	髋关节外展可触及		外展和伸直可触及	FN	DP/FP

单肩后伸

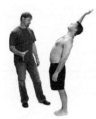

左		▽
右	⬡	▽
	FN	D &/or P

仰卧位双髋屈曲背阔肌拉伸

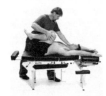

左		▽
右	⬡	▽
	FN	DP / FP

滚动——评分：FN____DN____DP____FP____

多节段伸展解析

仰卧位双髋伸展背阔肌拉伸

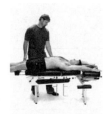

左	⬡	○	▽
右		○	▽
	FN	提高	无改变

腰部固定单侧伸展（外旋）120°

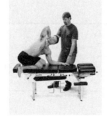

左			▽
右	⬡	▽	▽
	双侧 FN	双侧 D/P	单侧 DP / FP

多节段伸展解析

腰部固定单侧伸展（内旋）50°

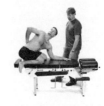 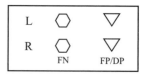

L	⬡	▽
R	⬡	▽
	FN	FP/DP

腰部固定被动单侧伸展（内旋）50°

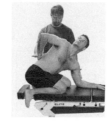 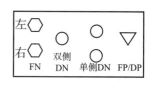

左	⬡	○	○	▽
右	⬡	○	○	
	FN	双侧 DN	单侧DN	FP/DP

多节段旋转解析

坐位旋转 50°

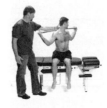 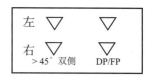

左	▽	▽
右	▽	▽
	>45° 双侧	DP/FP

腰部固定单侧旋转

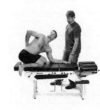 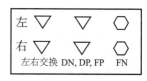

左	▽	▽	⬡
右	▽	▽	⬡
	左右交换 DN, DP, FP		FN

滚动——评分：FN____DN____DP____FP____

腰部固定被动单侧伸展（内旋）50°

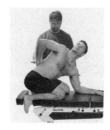 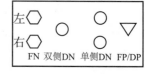

左	⬡		○	▽
右		○	○	
	FN	双侧DN	单侧DN	FP/DP

多节段旋转解析	多节段旋转解析

俯卧位肘支撑旋转 30°

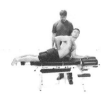

左		⬡	▽
▽	◯		
右		⬡	▽
不对称	双侧 DN	FN	FP/DP

滚动——评分：FN____ DN____ DP____ FP____

坐位髋关节主动外旋 40°

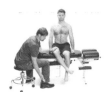

左	⬡	▽
右	⬡	▽
	FN	DP 和（或）FP

坐位髋关节被动外旋

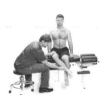

左	⬡	▽	◯
右	⬡	▽	◯
	FN	DP/FP	DN

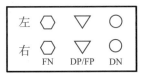

俯卧位主动髋关节外旋 40°

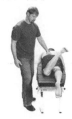

左	⬡	▽
右	⬡	▽
	FN	DP 和（或）FP

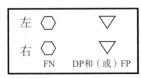

俯卧位髋关节被动外旋

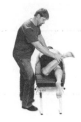

左	▽	◯	⬡
右	▽	◯	⬡
	DP/FP	DN	FN

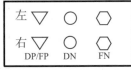

坐位髋关节主动内旋 30°

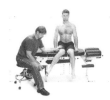

左	⬡	▽
右	⬡	▽
	FN	DP 和（或）FP

坐位髋关节被动内旋

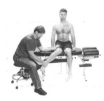

左	⬡	▽	◯
右	⬡	▽	◯
	FN	DP/FP	DN

俯卧位髋关节主动内旋 30°

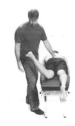

左	⬡	▽
右	⬡	▽
	FN	DP 和（或）FP

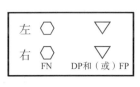

俯卧位髋关节被动内旋

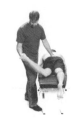

左	▽	◯	⬡
右	▽	◯	⬡
	DP/FP	DN	FN

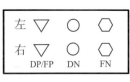

滚动——评分：FN____ DN____ DP____ FP____

坐位胫骨主动外旋 20°

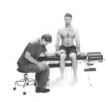

左	⬡	▽
右	⬡	▽
	FN	DP 和（或）FP

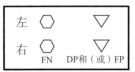

多节段旋转解析

坐位胫骨被动外旋

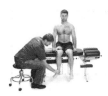

左	⬡	▽	◯
右	⬡	▽	◯
	FN	DP/FP	DN

坐位胫骨主动内旋 20°

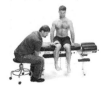

左	⬡	▽
右	⬡	▽
	FN	D 和（或）P

坐位胫骨被动内旋

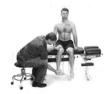

左	⬡	▽	◯
右	⬡	▽	◯
	FN	DP/FP	DN

单腿站立解析

前庭功能抖动测试

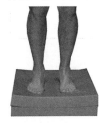

左	⬡	▽
右	⬡	▽
	FN	D 和（或）P

窄基单膝跪地

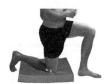

左	⬡	▽
右	⬡	▽
	FN	DN, DP, FP

滚动——评分：FN____ DN____ DP____ FP____

四点支撑并对角线伸出

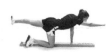

左	⬡	▽	◯
右	⬡	▽	◯
	FN	DP/FP	DN

踝关节解析

足跟走

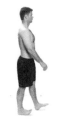

左	⬡	▽
右	⬡	▽
	FN	D 和（或）P

滚动——评分：FN____ DN____ DP____ FP____

足趾走

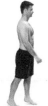

左	⬡	▽
右	⬡	▽
	FN	D 和（或）P

滚动——评分：FN____ DN____ DP____ FP____

坐位踝关节内翻 / 外翻

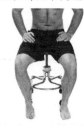

左	◯	◯	▽	⬡	◯
右	◯	◯	▽	⬡	◯
	不能内翻	不能外翻	DP/FP	FN	均可 DN

双臂过头上举深蹲解析

双手十指于颈后交叉深蹲

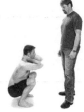

⬡	▽
FN	D 和（或）P

双臂过头上举深蹲解析

辅助深蹲

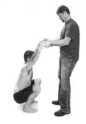

⬡	▽
FN	DP和（或）FP

半跪踝背伸

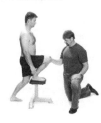

左	⬡	▽
右	⬡	▽
	FN	DP和（或）FP

仰卧位双手抱小腿膝触胸

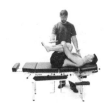

左	⬡	▽
右	⬡	▽
	FN	DP和（或）FP

仰卧位双手抱大腿膝触胸

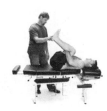

左	⬡	○	▽
右	⬡	○	▽
	FN	DN	FP/DP

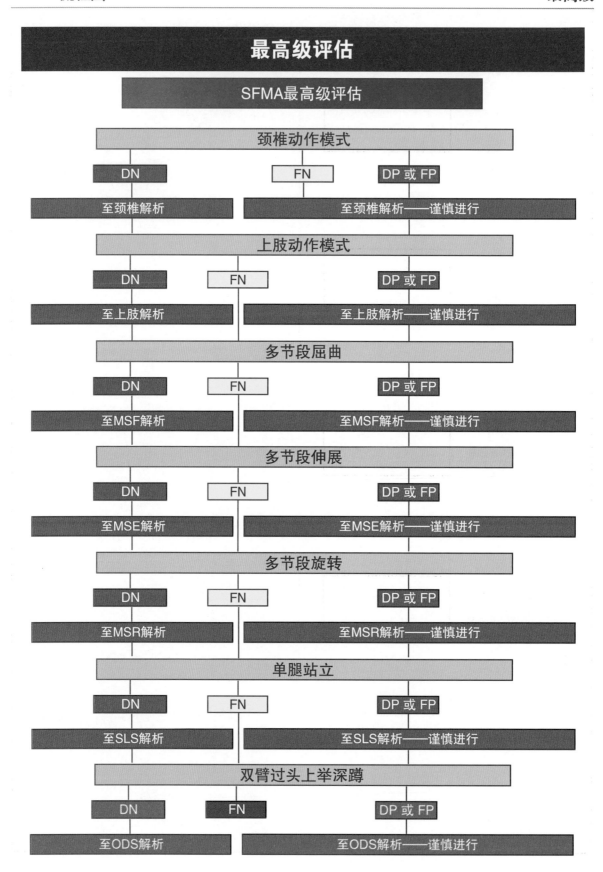

最高级评估

SFMA最高级评估

颈椎动作模式

| DN | FN | DP 或 FP |

至颈椎解析　　　　　　　　至颈椎解析——谨慎进行

上肢动作模式

| DN | FN | DP 或 FP |

至上肢解析　　　　　　　　至上肢解析——谨慎进行

多节段屈曲

| DN | FN | DP 或 FP |

至MSF解析　　　　　　　　至MSF解析——谨慎进行

多节段伸展

| DN | FN | DP 或 FP |

至MSE解析　　　　　　　　至MSE解析——谨慎进行

多节段旋转

| DN | FN | DP 或 FP |

至MSR解析　　　　　　　　至MSR解析——谨慎进行

单腿站立

| DN | FN | DP 或 FP |

至SLS解析　　　　　　　　至SLS解析——谨慎进行

双臂过头上举深蹲

| DN | FN | DP 或 FP |

至ODS解析　　　　　　　　至ODS解析——谨慎进行

选择性功能动作评估（SFMA）

SFMA评分		FN	FP	DP	DN
颈椎主动屈曲		☐	☐	☐	☐
颈椎主动伸展		☐	☐	☐	☐
颈椎旋转–侧屈	L R	☐ ☐	☐ ☐	☐ ☐	☐ ☐
上肢动作模式一（MRE）	L R	☐ ☐	☐ ☐	☐ ☐	☐ ☐
上肢动作模式二（LRF）	L R	☐ ☐	☐ ☐	☐ ☐	☐ ☐
多节段屈曲		☐	☐	☐	☐
多节段伸展		☐	☐	☐	☐
多节段旋转	L R	☐ ☐	☐ ☐	☐ ☐	☐ ☐
单腿站立	L R	☐ ☐	☐ ☐	☐ ☐	☐ ☐
双臂过头上举深蹲		☐	☐	☐	☐
疼痛诱发模式					
撞击征	L R	☐ ☐	☐ ☐	☐ ☐	☐ ☐
水平内收	L R	☐ ☐	☐ ☐	☐ ☐	☐ ☐

颈椎动作模式解析

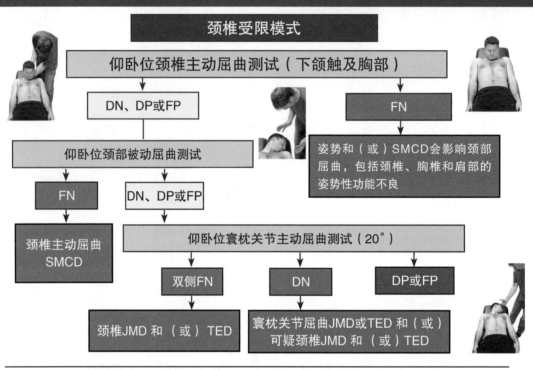

颈椎受限模式

仰卧位颈椎主动屈曲测试（下颌触及胸部）

DN、DP或FP　　　　　　　　　　　　FN

仰卧位颈部被动屈曲测试

姿势和（或）SMCD会影响颈部屈曲，包括颈椎、胸椎和肩部的姿势性功能不良

FN　　　　DN、DP或FP

颈椎主动屈曲 SMCD

仰卧位寰枕关节主动屈曲测试（20°）

双侧FN　　　　DN　　　　DP或FP

颈椎JMD 和（或）TED

寰枕关节屈曲JMD或TED 和（或）可疑颈椎JMD 和（或）TED

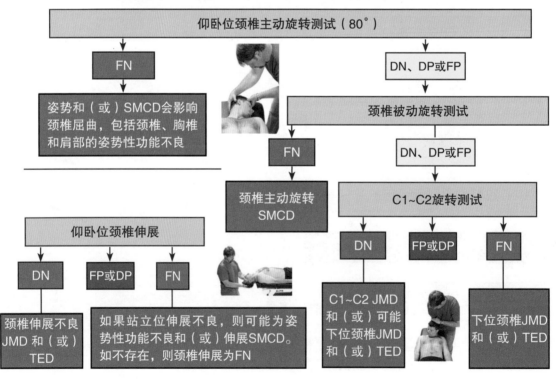

仰卧位颈椎主动旋转测试（80°）

FN　　　　　　　　　　　　DN、DP或FP

姿势和（或）SMCD会影响颈椎屈曲，包括颈椎、胸椎和肩部的姿势性功能不良

颈椎被动旋转测试

FN　　　　　　DN、DP或FP

颈椎主动旋转 SMCD

C1~C2旋转测试

仰卧位颈椎伸展

DN　　　FP或DP　　　FN

DN　　　FP或DP　　　FN

颈椎伸展不良 JMD 和（或）TED

如果站立位伸展不良，则可能为姿势性功能不良和（或）伸展SMCD。如不存在，则颈椎伸展为FN

C1~C2 JMD 和（或）可能下位颈椎JMD 和（或）TED

下位颈椎JMD 和（或）TED

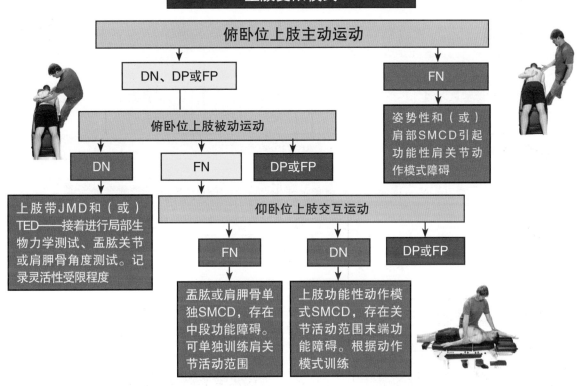

上肢动作模式解析

上肢受限模式

俯卧位上肢主动运动

- **DN、DP或FP**
- **FN**

FN → 姿势性和（或）肩部SMCD引起功能性肩关节动作模式障碍

俯卧位上肢被动运动

- **DN**
- **FN**
- **DP或FP**

DN → 上肢带JMD和（或）TED——接着进行局部生物力学测试、盂肱关节或肩胛骨角度测试。记录灵活性受限程度

仰卧位上肢交互运动

- **FN**
- **DN**
- **DP或FP**

FN → 盂肱或肩胛骨单独SMCD，存在中段功能障碍。可单独训练肩关节活动范围

DN → 上肢功能性动作模式SMCD，存在关节活动范围末端功能障碍。根据动作模式训练

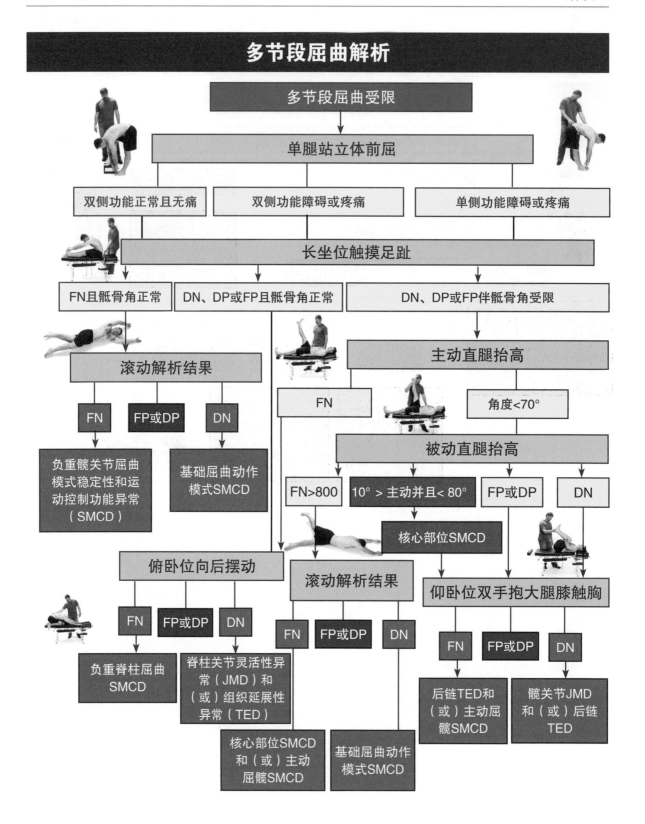

多节段屈曲解析

多节段屈曲受限

↓

单腿站立体前屈

双侧功能正常且无痛	双侧功能障碍或疼痛	单侧功能障碍或疼痛

长坐位触摸足趾

FN且骶骨角正常 ／ **DN、DP或FP且骶骨角正常** ／ **DN、DP或FP伴骶骨角受限**

滚动解析结果

FN	FP或DP	DN

负重髋关节屈曲模式稳定性和运动控制功能异常（SMCD）

基础屈曲动作模式SMCD

主动直腿抬高

FN ／ 角度<70°

被动直腿抬高

FN>800	10° > 主动并且< 80°	FP或DP	DN

核心部位SMCD

俯卧位向后摆动

FN	FP或DP	DN

负重脊柱屈曲SMCD

脊柱关节灵活性异常（JMD）和（或）组织延展性异常（TED）

核心部位SMCD和（或）主动屈髋SMCD

滚动解析结果

FN	FP或DP	DN

基础屈曲动作模式SMCD

仰卧位双手抱大腿膝触胸

FN	FP或DP	DN

后链TED和（或）主动屈髋SMCD

髋关节JMD和（或）后链TED

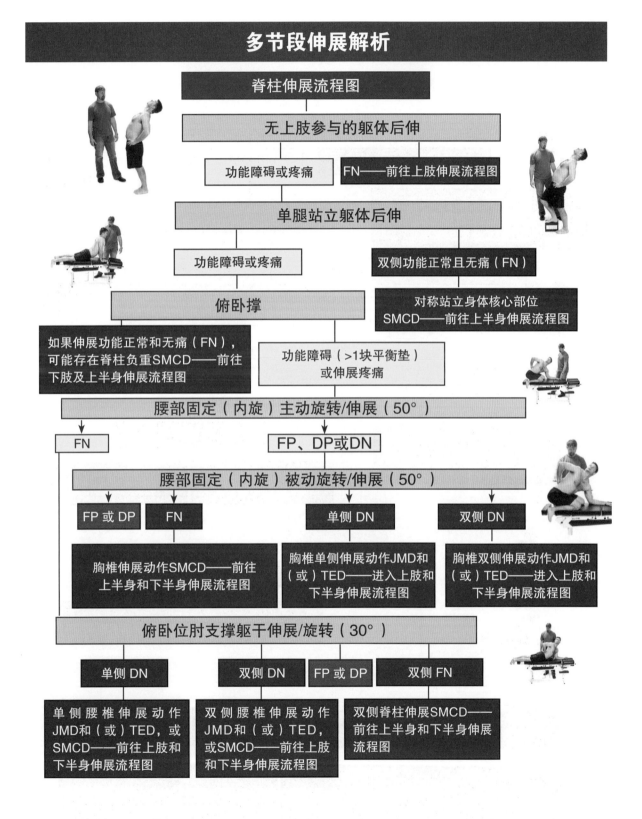

多节段伸展解析

脊柱伸展流程图

无上肢参与的躯体后伸

功能障碍或疼痛   FN——前往上肢伸展流程图

单腿站立躯体后伸

功能障碍或疼痛   双侧功能正常且无痛（FN）

俯卧撑   对称站立身体核心部位 SMCD——前往上半身伸展流程图

如果伸展功能正常和无痛（FN），可能存在脊柱负重SMCD——前往下肢及上半身伸展流程图

功能障碍（>1块平衡垫）或伸展疼痛

腰部固定（内旋）主动旋转/伸展（50°）

FN   FP、DP或DN

腰部固定（内旋）被动旋转/伸展（50°）

FP 或 DP   FN   单侧 DN   双侧 DN

胸椎伸展动作SMCD——前往上半身和下半身伸展流程图

胸椎单侧伸展动作JMD和（或）TED——进入上肢和下半身伸展流程图

胸椎双侧伸展动作JMD和（或）TED——进入上肢和下半身伸展流程图

俯卧位肘支撑躯干伸展/旋转（30°）

单侧 DN   双侧 DN   FP 或 DP   双侧 FN

单侧腰椎伸展动作JMD和（或）TED，或SMCD——前往上肢和下半身伸展流程图

双侧腰椎伸展动作JMD和（或）TED，或SMCD——前往上肢和下半身伸展流程图

双侧脊柱伸展SMCD——前往上半身和下半身伸展流程图

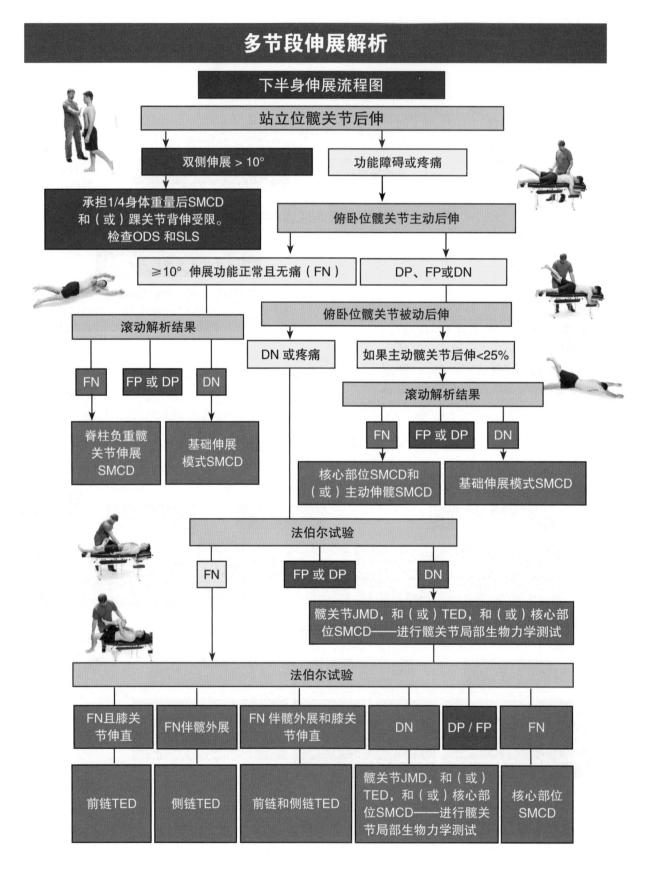

多节段伸展解析

下半身伸展流程图

站立位髋关节后伸

- 双侧伸展 > 10°
- 功能障碍或疼痛

承担1/4身体重量后SMCD和（或）踝关节背伸受限。检查ODS 和SLS

俯卧位髋关节主动后伸

- ≥10° 伸展功能正常且无痛（FN）
- DP、FP或DN

滚动解析结果

- FN
- FP 或 DP
- DN

脊柱负重髋关节伸展SMCD

基础伸展模式SMCD

俯卧位髋关节被动后伸

- DN 或疼痛
- 如果主动髋关节后伸<25%

滚动解析结果

- FN
- FP 或 DP
- DN

核心部位SMCD和（或）主动伸髋SMCD

基础伸展模式SMCD

法伯尔试验

- FN
- FP 或 DP
- DN

髋关节JMD，和（或）TED，和（或）核心部位SMCD——进行髋关节局部生物力学测试

法伯尔试验

- FN且膝关节伸直
- FN伴髋外展
- FN 伴髋外展和膝关节伸直
- DN
- DP / FP
- FN

前链TED

侧链TED

前链和侧链TED

髋关节JMD，和（或）TED，和（或）核心部位SMCD——进行髋关节局部生物力学测试

核心部位SMCD

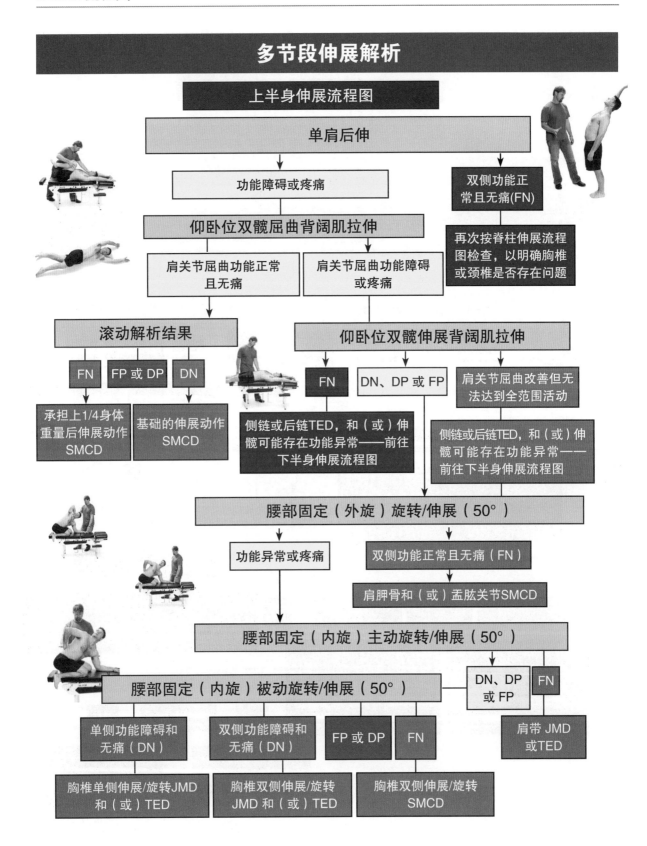

多节段伸展解析

上半身伸展流程图

单肩后伸

功能障碍或疼痛

双侧功能正常且无痛(FN)

再次按脊柱伸展流程图检查，以明确胸椎或颈椎是否存在问题

仰卧位双髋屈曲背阔肌拉伸

肩关节屈曲功能正常且无痛

肩关节屈曲功能障碍或疼痛

滚动解析结果

FN | FP 或 DP | DN

承担上1/4身体重量后伸展动作 SMCD

基础的伸展动作 SMCD

仰卧位双髋伸展背阔肌拉伸

FN

DN、DP 或 FP

肩关节屈曲改善但无法达到全范围活动

侧链或后链TED，和（或）伸髋可能存在功能异常——前往下半身伸展流程图

侧链或后链TED，和（或）伸髋可能存在功能异常——前往下半身伸展流程图

腰部固定（外旋）旋转/伸展（50°）

功能异常或疼痛

双侧功能正常且无痛（FN）

肩胛骨和（或）盂肱关节SMCD

腰部固定（内旋）主动旋转/伸展（50°）

腰部固定（内旋）被动旋转/伸展（50°）

DN、DP 或 FP

FN

肩带 JMD 或 TED

单侧功能障碍和无痛（DN）

双侧功能障碍和无痛（DN）

FP 或 DP

FN

胸椎单侧伸展/旋转JMD和（或）TED

胸椎双侧伸展/旋转JMD 和（或）TED

胸椎双侧伸展/旋转SMCD

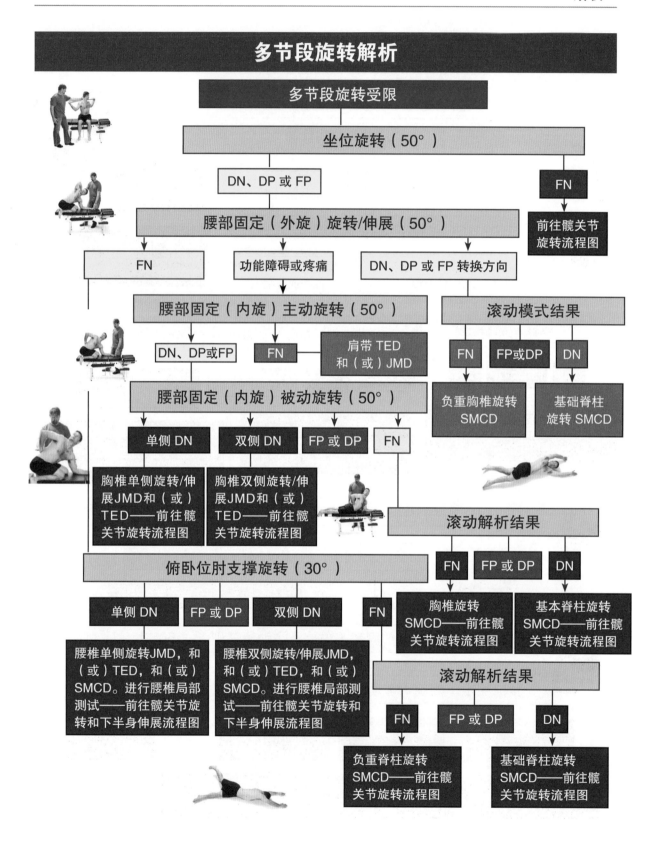

多节段旋转解析

多节段旋转受限

坐位旋转（50°）

DN、DP 或 FP ← → FN → 前往髋关节旋转流程图

腰部固定（外旋）旋转/伸展（50°）

FN | 功能障碍或疼痛 | DN、DP 或 FP 转换方向

腰部固定（内旋）主动旋转（50°） | 滚动模式结果

DN、DP或FP | FN | 肩带 TED 和（或）JMD

FN | FP或DP | DN

腰部固定（内旋）被动旋转（50°）

负重胸椎旋转 SMCD | 基础脊柱旋转 SMCD

单侧 DN | 双侧 DN | FP 或 DP | FN

胸椎单侧旋转/伸展JMD和（或）TED——前往髋关节旋转流程图 | 胸椎双侧旋转/伸展JMD和（或）TED——前往髋关节旋转流程图

滚动解析结果

FN | FP 或 DP | DN

胸椎旋转SMCD——前往髋关节旋转流程图 | 基本脊柱旋转SMCD——前往髋关节旋转流程图

俯卧位肘支撑旋转（30°）

单侧 DN | FP 或 DP | 双侧 DN | FN

腰椎单侧旋转JMD，和（或）TED，和（或）SMCD。进行腰椎局部测试——前往髋关节旋转和下半身伸展流程图 | 腰椎双侧旋转/伸展JMD，和（或）TED，和（或）SMCD。进行腰椎局部测试——前往髋关节旋转和下半身伸展流程图

滚动解析结果

FN | FP 或 DP | DN

负重脊柱旋转SMCD——前往髋关节旋转流程图 | 基础脊柱旋转SMCD——前往髋关节旋转流程图

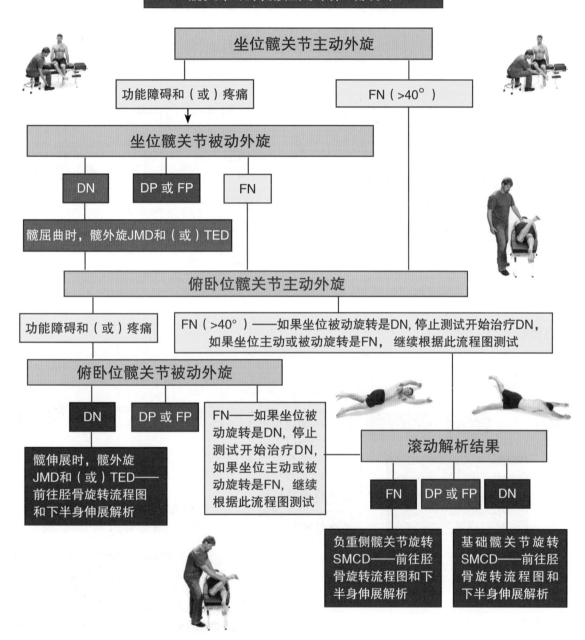

多节段旋转解析

髋关节旋转流程图（第1部分）

坐位髋关节主动外旋

功能障碍和（或）疼痛　　　　　　　　　　FN（>40°）

坐位髋关节被动外旋

| DN | DP 或 FP | FN |

髋屈曲时，髋外旋JMD和（或）TED

俯卧位髋关节主动外旋

功能障碍和（或）疼痛　　　　FN（>40°）——如果坐位被动旋转是DN，停止测试开始治疗DN，如果坐位主动或被动旋转是FN，继续根据此流程图测试

俯卧位髋关节被动外旋

| DN | DP 或 FP |

FN——如果坐位被动旋转是DN，停止测试开始治疗DN，如果坐位主动或被动旋转是FN，继续根据此流程图测试

髋伸展时，髋外旋JMD和（或）TED——前往胫骨旋转流程图和下半身伸展解析

滚动解析结果

| FN | DP 或 FP | DN |

负重侧髋关节旋转SMCD——前往胫骨旋转流程图和下半身伸展解析

基础髋关节旋转SMCD——前往胫骨旋转流程图和下半身伸展解析

多节段旋转解析

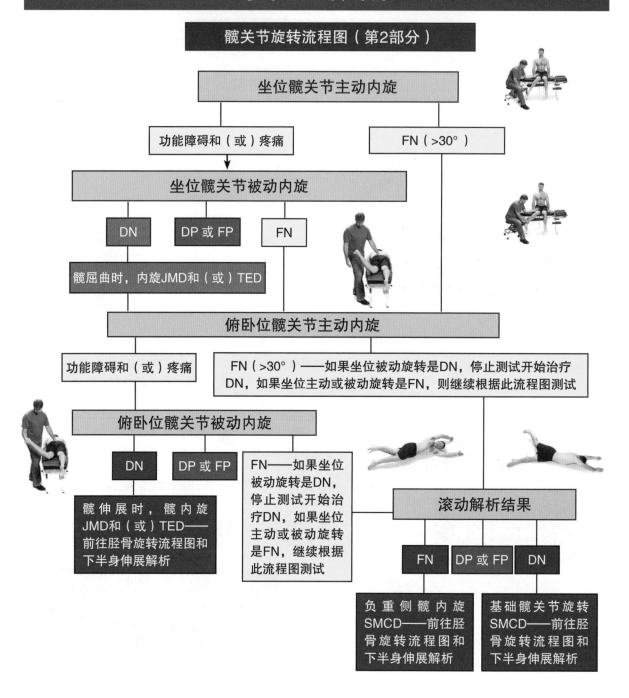

髋关节旋转流程图（第2部分）

坐位髋关节主动内旋

功能障碍和（或）疼痛　　　　　　　　FN（>30°）

坐位髋关节被动内旋

DN　　　DP 或 FP　　　FN

髋屈曲时，内旋JMD和（或）TED

俯卧位髋关节主动内旋

功能障碍和（或）疼痛　　　　FN（>30°）——如果坐位被动旋转是DN，停止测试开始治疗DN，如果坐位主动或被动旋转是FN，则继续根据此流程图测试

俯卧位髋关节被动内旋

DN　　　DP 或 FP　　　FN——如果坐位被动旋转是DN，停止测试开始治疗DN，如果坐位主动或被动旋转是FN，继续根据此流程图测试

髋伸展时，髋内旋JMD和（或）TED——前往胫骨旋转流程图和下半身伸展解析

滚动解析结果

FN　　　DP 或 FP　　　DN

负重侧髋内旋SMCD——前往胫骨旋转流程图和下半身伸展解析

基础髋关节旋转SMCD——前往胫骨旋转流程图和下半身伸展解析

多节段旋转解析

胫骨旋转流程图

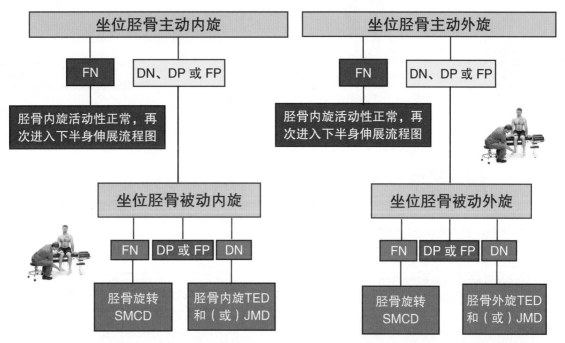

```
          坐位胫骨主动内旋                          坐位胫骨主动外旋

      FN        DN、DP 或 FP              FN        DN、DP 或 FP

   胫骨内旋活动性正常，再              胫骨内旋活动性正常，再
   次进入下半身伸展流程图              次进入下半身伸展流程图

          坐位胫骨被动内旋                          坐位胫骨被动外旋

   FN    DP 或 FP    DN              FN    DP 或 FP    DN

  胫骨旋转        胫骨内旋TED         胫骨旋转        胫骨外旋TED
  SMCD          和（或）JMD         SMCD          和（或）JMD
```

> 如果脊柱、髋关节及胫骨全部功能正常和无痛，复查滚动动作模式以观察脊柱是否存在稳定性和运动控制功能异常，并进行下半身伸展和单腿站立解析

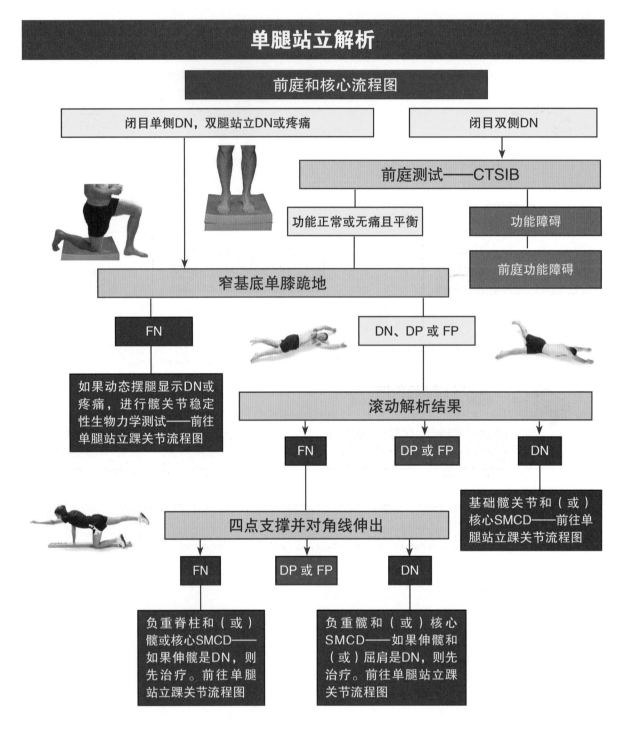

单腿站立解析

前庭和核心流程图

| 闭目单侧DN，双腿站立DN或疼痛 | | 闭目双侧DN |

前庭测试——CTSIB

功能正常或无痛且平衡　　　　功能障碍

前庭功能障碍

窄基底单膝跪地

FN　　　　　DN、DP 或 FP

如果动态摆腿显示DN或疼痛，进行髋关节稳定性生物力学测试——前往单腿站立踝关节流程图

滚动解析结果

FN　　　DP 或 FP　　　DN

基础髋关节和（或）核心SMCD——前往单腿站立踝关节流程图

四点支撑并对角线伸出

FN　　　DP 或 FP　　　DN

负重脊柱和（或）髋或核心SMCD——如果伸髋是DN，则先治疗。前往单腿站立踝关节流程图

负重髋和（或）核心SMCD——如果伸髋和（或）屈肩是DN，则先治疗。前往单腿站立踝关节流程图

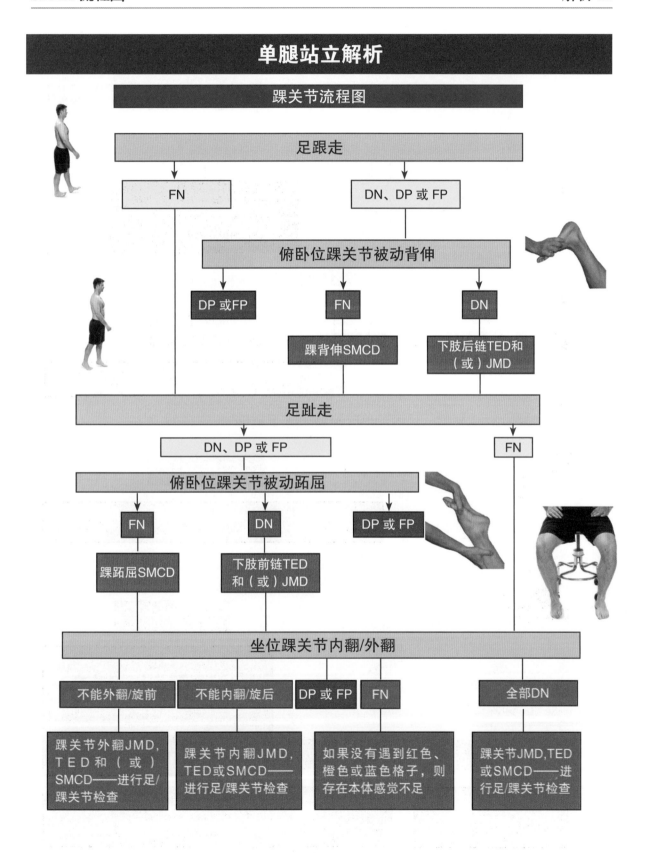

单腿站立解析

踝关节流程图

足跟走

FN | DN、DP 或 FP

俯卧位踝关节被动背伸

DP 或 FP | FN | DN

踝背伸SMCD | 下肢后链TED和（或）JMD

足趾走

DN、DP 或 FP | FN

俯卧位踝关节被动跖屈

FN | DN | DP 或 FP

踝跖屈SMCD | 下肢前链TED和（或）JMD

坐位踝关节内翻/外翻

不能外翻/旋前 | 不能内翻/旋后 | DP 或 FP | FN | 全部DN

踝关节外翻JMD，TED和（或）SMCD——进行足/踝关节检查 | 踝关节内翻JMD，TED或SMCD——进行足/踝关节检查 | 如果没有遇到红色、橙色或蓝色格子，则存在本体感觉不足 | 踝关节JMD，TED或SMCD——进行足/踝关节检查

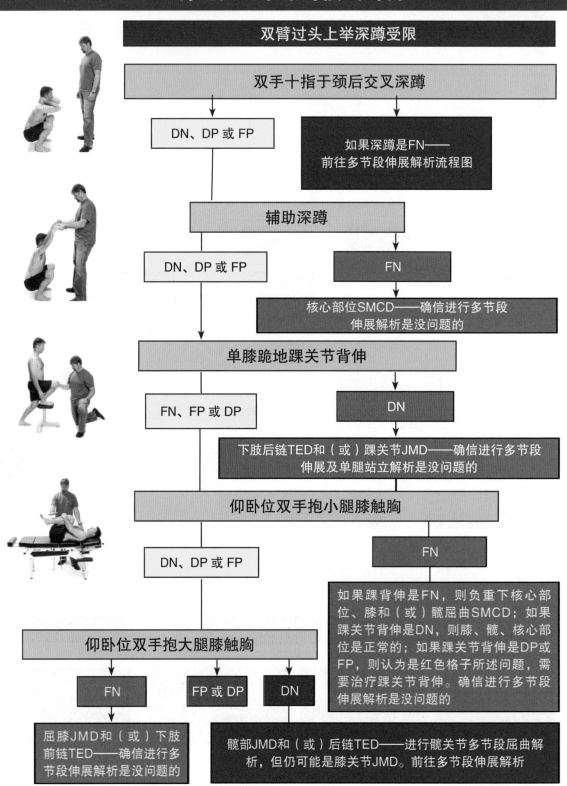

双臂过头上举深蹲模式解析

双臂过头上举深蹲受限

双手十指于颈后交叉深蹲

DN、DP 或 FP

如果深蹲是 FN——
前往多节段伸展解析流程图

辅助深蹲

DN、DP 或 FP

FN

核心部位 SMCD——确信进行多节段
伸展解析是没问题的

单膝跪地踝关节背伸

FN、FP 或 DP

DN

下肢后链 TED 和（或）踝关节 JMD——确信进行多节段
伸展及单腿站立解析是没问题的

仰卧位双手抱小腿膝触胸

DN、DP 或 FP

FN

如果踝背伸是 FN，则负重下核心部
位、膝和（或）髋屈曲 SMCD；如果
踝关节背伸是 DN，则膝、髋、核心部
位是正常的；如果踝关节背伸是 DP 或
FP，则认为是红色格子所述问题，需
要治疗踝关节背伸。确信进行多节段
伸展解析是没问题的

仰卧位双手抱大腿膝触胸

FN

FP 或 DP

DN

屈膝 JMD 和（或）下肢
前链 TED——确信进行多
节段伸展解析是没问题的

髋部 JMD 和（或）后链 TED——进行髋关节多节段屈曲解
析，但仍可能是膝关节 JMD。前往多节段伸展解析

滚动解析

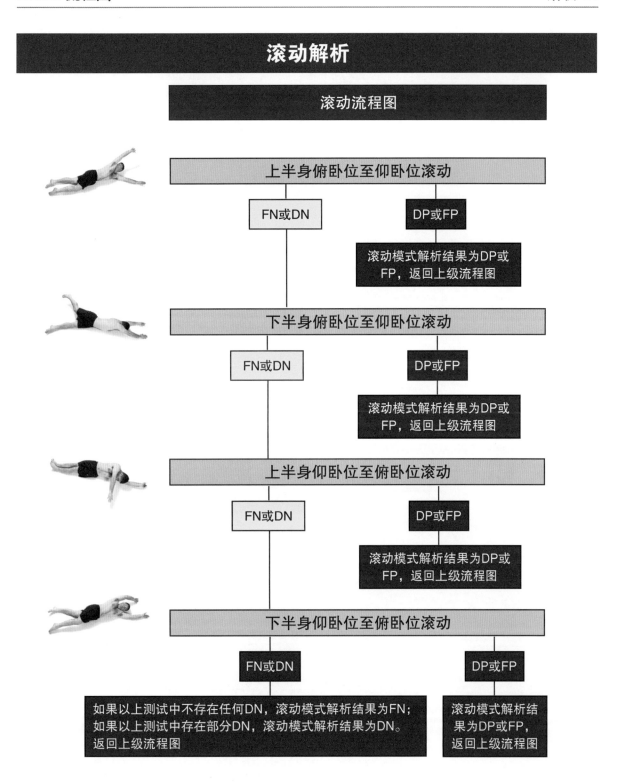

滚动流程图

上半身俯卧位至仰卧位滚动

FN或DN   DP或FP

滚动模式解析结果为DP或FP，返回上级流程图

下半身俯卧位至仰卧位滚动

FN或DN   DP或FP

滚动模式解析结果为DP或FP，返回上级流程图

上半身仰卧位至俯卧位滚动

FN或DN   DP或FP

滚动模式解析结果为DP或FP，返回上级流程图

下半身仰卧位至俯卧位滚动

FN或DN   DP或FP

如果以上测试中不存在任何DN，滚动模式解析结果为FN；如果以上测试中存在部分DN，滚动模式解析结果为DN。返回上级流程图

滚动模式解析结果为DP或FP，返回上级流程图

（张建军　王海军　史成和　丁宇　译）

Laurie McLaughlin，物理治疗师，理学博士，加拿大手法物理治疗师学会资深会员，英联邦部长级行动小组成员。

正常的呼吸涉及呼吸动作或通气机制（空气进出肺部）及呼吸系统。呼吸系统是气体交换的场所，即氧气吸入后被运输到细胞内为新陈代谢提供原料，而新陈代谢产生的 CO_2 又被运送回肺部。虽然 CO_2 是废气，但并非需要全部排出。事实上，85%~88% 的 CO_2 被保留下来以维持体内 pH 平衡，这也有利于 O_2 的重新分配。当 CO_2 的产出量与排出量保持动态平衡时，才会形成最佳的呼吸功能。

呼吸过程是由反射和高级中枢共同控制的。高级中枢控制的动作包括有意识的（如谈话、游泳）或潜意识的。众所周知，疼痛、压力和恐惧能刺激机体影响供氧功能从而改变呼吸，这就是高级中枢系统潜意识控制呼吸的例子。而在长期疼痛和压力下，这种被改变的呼吸很容易形成习惯。

当呼吸机制发生改变时，呼吸系统的化学反应也会发生变化——尤其是 CO_2 水平。CO_2 水平在人体功能系统中有非常重要的作用，如动脉血中 CO_2（$PaCO_2$）水平代表了亨德森·哈塞尔巴尔赫 Henderson-Hasselbach 或 pH 方程中的分母（Levisky，2003，Thomson et al.，1997），并且其含量完全由呼吸决定。CO_2 水平的改变

会影响 pH 值的范围。肺泡和动脉血中理想的 CO_2 压力为 40mmHg，而一般人正常的波动范围是 35~45mmHg（Levisky，2003）。

当肺通气量超过新陈代谢所需时（即过多的空气进入肺），过多的 CO_2 被呼出，动脉血中 CO_2 压力会降低到 35mmHg 以下，这是引起低碳酸血症的条件之一（Thomson et al.，1997），这种情况被称为过度通气。这是正常心肺功能人群中呼吸改变最常见的类型。呼吸频率过快、呼吸程度过深或两者兼而有之都会引起过度通气。

过量的 CO_2 被呼出后，血液、细胞和脑脊液中 pH 值会呈碱性。这种 pH 值的改变会导致血流速度减慢，尤其影响大脑组织中的血流速度（Eames et al.，2004；Ito et al.，2005），使组织缺氧（Thomson et al.，1997）、肌肉紧张度增加（Thomson et al.，1997）、神经系统兴奋性增高（Seyal et al.，1998；Mogyoros et al.，1997）。

过度通气很难通过观察诊断出来（Warburton and Jack，2006；Gardner，1996），需要通过生理检测来确诊（Warburton and Jack，2006）。CO_2 含量测定的金标准是直接测量动脉血 CO_2 浓度（Gardner，1996）。但是，动脉血检测结果很难获得，需要动脉穿刺，而且血气检查结果只能提供瞬时 CO_2 的水平。尽管 CO_2 水平随着呼吸变化而变化（Levisky，2003），实时监测结果可以防止过度检查，并减少低碳酸血症的

发生（Gardner，1996）。通过血气监测或 CO_2 浓度监测仪可得到连续的信息，它们能测量出呼吸结束时呼出气体的含量，即呼气末 CO_2。

CO_2 浓度监测仪

CO_2 浓度监测仪是测量呼出气体中 CO_2 水平的一种工具，用作测量动脉血中 CO_2 的含量。常被用于手术室监测患者通气情况，用于急诊室来确定有创通气过程（气管置管）是否成功，并有助于镇静。CO_2 浓度监测仪是一个较精确并能即时测量 CO_2 水平的工具。

CO_2 浓度监测仪很少应用于医疗范围之外，它能够诊断过度通气，为改善呼吸提供生物反馈，并有可能在特定的呼吸再训练和人工治疗干预之后作为一种结局评估手段。

这种监测可以在不同的姿势和活动中进行，在集中注意力时、连续讲话后、在不同的呼吸频率和程度下均可完成。可以在各种活动和身体姿势下监测，以确定是否由于活动或姿势而导致呼吸不良。我们可以通过 CO_2 浓度监测仪的信息反馈，并结合呼吸机制的学习和自我意识的提高来恢复正确的呼吸方式。这将有助于确定哪些姿势和动作模式导致不良呼吸，并监测整个康复过程中呼吸的变化。

（沈启明　周秀芳　丁宇　译）

尽管心率变异性（heart rate variability，HRV）听起来似乎是不好的事情，但专家表示，它实际上是一件好事。临床平时关注的心率是指每分钟 70 次左右的静息心率或者训练时每分钟 160~180 次的心率，这种记录方法在一定程度上代表了心脏的功能，但并不能完全反映心脏的生理功能。HRV 不只是简单地表示在心脏跳动节律上存在不均衡性，也可以把它看作是心脏自主神经系统适应性的反映，对机体的健康至关重要。

HRV 实际上测量的是在电生理检测中表现出来的各峰值之间的间期变化，即 R 波，是一种无创的评估心脏和自主神经功能的检测手段，多被用来预测不断增加的猝死可能性。心率变异性低代表心脏自主神经系统适应性差，心率变异性高代表自主神经系统适应性强，因此 HRV 被认为是一个重要的指标。据报道称，HRV 还被用于筛查有较高工作压力个体的适应能力，如作为检测俄罗斯宇航员和潜艇服役人员等心脏适应能力的指标。

许多人认为心率 – 节律是固定的，仅仅会随着活动而变快或变慢。然而，在健康的人群中，心率是不断变化的，并且对内在或外来压力具有极强的适应性，可以被看作是机体应对持续压力时，自主神经系统本能的应激性表现。压力状态下促使机体产生对抗或逃避的反应，这是由交感神经系统支配的。解除压力后，身体恢复到静止休息和适应的状态，这是由副交感神经系统支配的。

正如前面讨论的 CO_2 浓度监测仪一样，HRV 可以被看作是神经系统特性的生物学标志，这些特性与动作紧密相关。实际上不需要进行预判，只需要观察关键性指标的变化，即可提示特定部位的功能状况。

开放的思维模式可以促使我们思考不良的神经系统是如何导致不良的动作模式，而不良的动作模式又如何影响神经系统。通过针对两者的检测，能更好地进行筛查和纠正，并最终帮助我们调节压力。基于此，如果对运动系统或神经系统施加过多压力，可能会降低纠正的效果；如果完全避免压力刺激，系统功能和适应能力就不会有挑战和改变。

（沈启明　丁宇　译）

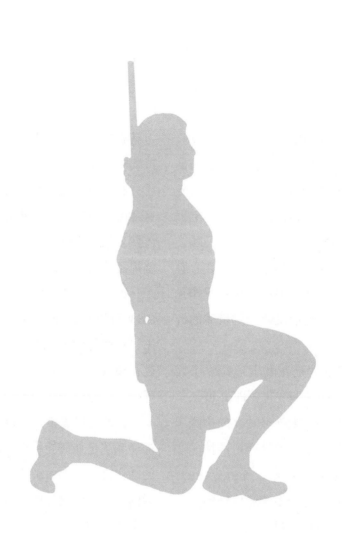

功能性动作系统团队——少数的领先者

任何一个高尚的职业都是艺术和科学的融合。可惜的是许多专业更倾向于一个方向，当一个专业过多关注某个方向时，平衡就被打破了。我们需要通过努力的工作和诚实的自我评价来形成个人的观点，并成为专业平衡发展的倡导者。我想象不到还有什么能比一个由专业的朋友、同事、合作者、教师和导师共同组成的令人尊敬的团队更能确保持续进步的了。如果专业的原则能够在时代进步和政治形势改变的情况下仍得以保持，那么这种个人品质是非常值得钦佩的。这些个体合作会构成部落，而这些部落就可能改变一些事。赛思·戈丁（Seth Godin）在他的书《部落》（*Tribs*）中论述了一个部落是如何由很多团体组成的。大团体或小群体，这些团体间通过主题、思想、原则或领导人相互联系。

我很庆幸与一些能勇敢接受新理论的人一起共事，尽管他们有着不同的专业背景，但是他们通过基本的思想意识联系起来，这让他们很特别。他们每一个人都致力于原则性的研究，并没有沉迷于方法论体系中。他们提倡新的观点，对前景有着不同寻常的理解。他们重视兴趣的发掘，同时也注重以往的经验教训。这本书的核心就是基于多年的临床实践、辅导、教学、短期和长期研讨以及与这些卓越的人共同探讨而形成的想法。

在他们的协助、建议、艰辛工作、支持和奉献下，这本书试图在训练和康复过程中将艺术和科学再次融合。筛查和评估表面上看起来也许是枯燥的、系统的，但是这些看似简单的过程有助于通过观察人类动作模式与其他运动数据揭示出事物本质，这是一种全新的模式。我们的团队意识到通过这个系统性的平台可以提高现有认识，增进相互理解和交流。

观察人类动作时，通常不会意识到在它发生改变之前能获得多少信息，最棒的电脑卡通人物也模仿不了人类，因为人类动作具有独一无二的特征。譬如，在昏暗的灯光下，在看见一些人的面部表情之前，只通过观察他们走路的方式，我们就能辨认出好朋友或家人。这本书中的系统会帮助我们理解这个特征，并将其与其他信息相结合，尽可能地提高我们的综合理解性和主动性。

团队

我的名字常常与功能性动作筛查和评估系统相联系，能被人们熟知我感到非常荣幸，然而，功能性动作系统不单单是我一人努力的结果。我是团队的一员，这是一个伟大的团队、一个网络系统、一个部落。这个团队是由个体组成，每一个成员对系统的发展、呈现、执行和研究等方面都起到重要作用，每个人都为这些系统的清晰性、教育性和可接受性做出了努力和贡献。有些人将系统运用到其他的领域，而有些人又提出了许多新的问题并进行研究，每个人都以某种方式为这项工作做出了贡献，我非常高兴地说每个人都留下了印记。我们一起用不同的方式在功能性动作筛查方面做出贡献。

我们生活在一个数字化的世界里，在这个世界里，技术和趋势已经掩盖了技能和艺术。

我们使用功能性动作筛查和评估的工具观察动作、思考模式，用一点艺术来呈现科学，或者说用一点科学来实践艺术。

初始团队

初始团队从一开始就已经形成。从第一天起，他们就一直在研究动作筛查和评估体系的不同部分，本书中的功能性动作系统是由以下人员负责的。

Gray Cook、Lee Burton、Kyle Kiesel、Brett Jones
Mike Voight、Keith Fields、Greg Rose

扩展团队

扩展团队是由为系统提供帮助、反馈和广阔视角的人群构成的，他们每个人都为动作筛查和评估系统的概念或验收做出了贡献。他们已经将功能性动作系统应用到了难以想象的广泛领域。

Todd Arnold、Mike Boyle、Milo Bryant、Robert Butler、Lisa Chase、Mark Cheng、Courtney Mizuhara-Cheng、Steve Conca、Mike Contreras、Geralyn Coopersmith、Alwyn Cosgrove、Rachael Cosgrove、Eric Dagati、Pete Draovitch、John Du Cane、Sue Falsone、Jeff Fish、Joe Gomes、Paul Gorman、Behnad Honarbakhsh、Rusty Jones、Pat Kersey、Thomas Knox、Mike Lehr、Scott Livingston、Tim Maxey、Stephanie Montgomery、Darcy Norman、Jeff O'Connor、Phil Plisky、Thom Plummer、Chris Poirier、Jim Raynor、Anthony Renna、Jay Shiner、Steve Smith、Carla Sottovia、Mike Strock、Nishin Tambay、Ed Thomas、Alan Tomczykowski、Jon Torine、Pavel Tsatsouline、Joe VanAllen、Mark Verstegen、Charlie Weingroff

我们必须要增加一个人，我们不想在名单中落下她。拉里·德拉帕尔（Laree Draper），我们的出版商，她是这项工作的构建者和组织者。她对这项工作的兴趣和对细节的关注远远超过一个普通的出版商，我们表示无尽的感激。她的慷慨帮助使我们能以最具条理和最清晰的形式来介绍和呈现我们的成果。

（沈启明　丁宇　译）

附录 7
初期观点和跨越性研究

在迈阿密大学物理治疗专业学习期间，我具备了从多个不同角度考虑运动和训练的能力。我接受的骨科学教育很简单，它教会我关于人体运动学和生物力学原理的基础知识。在神经系统方面，我的理解力和推理能力得到了拓展，我开始对运动和相关问题进行思考。

对本体感觉神经肌肉促进疗法（PNF）和动作发展模式的研究，激发了我们对动态功能模式之间是如何相互作用的思考。我开始意识到传统的骨科康复并没有像融合生物力学原理那样融合神经系统学原理。通过对动作模式的研究让我对生长和发育的先后次序有了新的认识，我开始对于相关动作感兴趣，如翻身、爬动、爬行和跪立，一个动作模式可能是下一个动作模式的基础。我意识到在一个功能水平上对抗动作模式不会产生好的结果。因此，我想弄明白，什么时候才可以从根本上解决这个功能性问题。

作为一个训练专家，我注意到在健身和竞技训练中，我们并没有像注重运动生理学那样注重神经学原理。神经学技术很少应用于纠正性训练和骨科康复中，它似乎只是解决大多数的神经病学问题。幸运的是，我开始意识到这些技术不只是简单地用于修复神经损伤的训练和康复工具，它们可以提供更精确的感觉反馈来纠正和促进动作模式。这些技术与传统的训练不同，不只是在特定的模式中集中于主动肌的孤立训练方法，而是融合神经学基础，使我们的感知、平衡、时机和肌肉张力更加适宜，并能通过促进基础模式的方式来产生功能模式。

脑瘫、脑损伤和脊髓损伤患者的肌张力处于增强或者强直状态，而另一些疾病如唐氏综合征和瘫痪患者的肌张力则是降低的。神经病学技术是一种利用手法的感知和动作来调节肌容量的基本方法，同时它也是最大限度地利用不良环境、感觉运动系统和刺激形式产生最佳运动环境的方法。PNF 和其他技术是利用被动运动、辅助运动、触觉激发、身体姿势、轻度阻力、呼吸控制等多种形式的微妙刺激。即使按照医学标准测试神经系统是正常的，我们也必须接受这些神经病学技术方法，并将它们纳入纠正性训练中。然而，我们并不能简单地随便应用这些方法，而是找到区别于其他方法的衡量标准，以达到效果的最大化。

从运动和运动控制的自然观点出发，其中许多观点极为常见，只是我们忽略了它们。我们观察婴儿在成长和发育的过程中，他们首先学会控制一种动作模式，而后才开始学习掌握另一种更具挑战的动作模式。我们观察到他们使用身体的不同部位进行运动，却没有意识到他们正在通过每次改变负重而产生更好的支撑和新的动作。

我们观察体育运动和健身动作时，并没有考虑存在于每个运动形式之中的螺旋性和对角线性运动。我们没有注意到一名优秀跑步运动员微妙的躯干旋转或摆臂，但是当在一个普通运动员的身上没有看到这些运动时，就会立即感觉动作姿势的笨拙，但我们又不知道原因是什么。

奇怪的是，大多数人能够鉴别出笨拙或功能失调的运动，但是不能描述出其中的具体问题。由于不能确定真正的问题所在，从而忽略了那些有助于功能协调的运动，逐渐地，使功能失调的运动变成常态。

这就是动作筛查作为一个非诊断性工具被引进的原因。FMS 是一个按层次进行操作的系统，可以确认基础功能运动问题，并在建议治疗或纠正运动之前，首先确认什么运动是满意的，什么运动是不满意的。

理念是在努力工作和总结错误经验中获得的

在持续接受教育的过程中，我不断发展和完善这种理念，很小的触发都会激发我对知识的渴望。作为一名年轻的、自信的物理治疗专业的学生，我确信训练和康复的观点被过度简单化了，并忽视了神经学基础，我希望最终的研究课题能够反映出这些观点。在接受物理疗法教育之前，我对相关知识了解得不是很多，但是我有相当多的训练经验。我认为，骨科康复和一般训练的观念没有充分利用那些通常运用在神经学方面如卒中康复和儿童物理治疗方面的知识。然而，我并不是在进入物理治疗学校时就持有这个观点的，这个观点是在我不断质疑那些想让我像重视骨骼肌肉系统一样重视中枢神经系统的教授教导的过程中形成和发展起来的。这些质疑使我意识到运动质量应该像运动数量一样得到重视，临床医生工作时通常应考虑将神经学原理同基本训练实践相结合。

我逐渐意识到即使没有出现神经病学的问题，也应该运用神经学原理思考问题，我们不能因为没有出现神经损伤或神经系统疾病就认为神经系统的功能是正常或最佳的。我观察到骨科手术后患者不良的静态或动态稳定性，就在思考："这不也是一个神经学方面的问题吗？"从骨科学角度分析，不良的稳定性是肌肉力量不足导致的，于是训练与稳定性相关的肌肉力量，并认为力量的增加会在某种程度上改进动作的节奏和协调性。

我的专业发展始于很多具有特定目的性的训练，包括健身和康复训练。健身领域的弗恩·甘贝塔（Vern Gambetta）和康复领域的加里·格雷（Gary Gay），提供了许多具有现实性和目的性的训练范例。他们的著作和出版物对于我早期的专业发展起到重要作用，并使我对通用训练方法和二十世纪八九十年代流行的孤立训练方法产生怀疑。在那个年代，运动员们从事健身运动，认为这会使他们的体格变得更加健壮，而物理治疗师们则痴迷于技术可靠、但不一定实用的固定等速器械训练。

弗恩和加里的案例有助于现代人对功能运动方法的认可。不幸的是，许多健身教练和体能训练专家仍然认为功能性训练是"真正训练"的替代品，他们质疑弹力带、健身球、轻负重和平衡板在进行高强度负荷训练时的有效性。他们将其作为力量和爆发力训练的替代品，而不是作为真正训练的附属品。像训练中流行的趋势一样，功能性动作也具有两极分化现象，人们将自己看成是力量型或是功能型，但从来不会两者兼而有之。

尽管经验有限，但是我仍然形成了一些基

本的观点。我曾做过私人教练、学生体育教练、医院护理员和健身教练，我的本科学位是运动科学，辅修运动训练和心理学。尽管我所有的职业志向都是以训练和康复工作为中心的，但是，我不认为我正在运用最具逻辑性的方法进行训练与康复。

我经常会考虑结果和效率的问题，考虑有多少训练能在一些情况下去除但仍能保持相同的效果。我考虑是否可应用一种可测量的方法在适宜的时机和位置上执行单一的训练来改变动作模式。这个方法可以证明以下内容。

- 通过注重动作模式和神经促进原理能够提高运动能力。
- 提高运动质量会对运动数量产生良好影响。
- 这些神经疗法是否对神经系统的问题有所帮助，这对正常神经系统的研究可能是影响深远的。

好奇心

我的想法是采用一种易于测量和没有争议的动作模式来展示运动能力，并且可以在 1 小时内得以提高。即使在一个正常的系统中也存在尚未开发的能力吗？大多数的训练和运动项目都假设目前的生理功能和新陈代谢水平限制了能力的开发，然而神经肌肉系统呢？也许它也是其中的一个限制因素，但我们每个人是否都有可能存在尚未开发的能力？

我们的呼吸方式或者不良的姿势力线也会限制运动能力，运动能力可能会由于肌张力增高或者降低而受到限制，因此不能完成相关的动作模式。如果我们能够证明运动能力与神经状态和身体状态是相关的，那会有助于制订更切合实际的训练项目。

我想预测在低效神经系统和动作模式下进

行持续和重复训练的结果，它们会自发地变得更加有效吗？还是代偿或替代性动作掩盖了问题，使问题变得不那么明显？

在我接受物理治疗学的教育过程中，肌肉超等长训练越来越受欢迎，许多教练将大强度的练习加入训练计划。肌肉超等长训练能够通过改善快速拉伸肌腱所产生负荷的反应来提高运动能力。肌肉超等长训练明显符合神经训练的定义，它有利于提高肌肉控制力、协调性、动态稳定性及增强肌腱缓冲能力。

肌肉超等长训练依赖于神经反射能力和肌腱弹性成分，该训练通过协调以上两个因素来提高运动能力。但是，会出现一个问题，超等长训练需要合适的时机。它是传统健身训练的一部分吗？或者它会产生良好的作用吗？

如果进行常规的训练、成套动作、重复动作、负重训练和锻炼计划，那么将最终影响肌肉超等长训练计划。相比之下，如果超等长训练可以起到促进作用，那么它只是用来促使神经系统的效率达到最佳化。很明显，常规训练和超等长训练都非常有效，但为了获得最大的效益，应该用一种方法来指导训练计划。

神经效能方法需要神经效能的基线，它会提供所需的能量。作为一种增进形式，只有神经兴奋性受限制时，肌肉超等长训练才会发挥作用。如果灵活性、稳定性、耐力、姿势、形态或力量成为限制因素，超等长训练可能会对身体其他系统产生不必要的负荷。如果身体其他系统不能承受超等长训练带来的负荷，那么神经系统也不会得到改善。

这一切应该归咎于最薄弱环节。如果训练和健身只针对系统而不是针对最薄弱环节，那么就不可能改善整个运动链的功能。我意识到，只有当基础灵活性和稳定性达到一定功能水平时，超等长训练才对神经系统功能起作用。很显然，在进行超等长训练或其他形式的神经训练之前应该进行动作筛查。

不过在那个时候，我还没有考虑到动作筛查，仅仅假设它的存在。我确实了解得较少，但是它却成为我下一个人生阶段的研究方向。作为一名物理治疗专业学生，我只是想证明神经系统训练可以有效地应用于骨科康复、健身和提高运动成绩等方面。

研究项目

在诸多研究项目中，我选择研究纵跳，看起来这不像是一个与物理治疗有关的项目，但是，我想阐释这个观点是如何形成的。我希望能够使用神经肌肉促进技术作用在普通的活跃个体上，来观察这种干预是否能够使力量的展现发生变化，这项研究结果能够帮助和支持所有康复、运动及训练领域中的相关神经诱发运动研究。

研究规划的目标如下。

- 证明合理的训练选择可以使神经肌肉的效能达到最佳化。
- 证明能力可以在 1 小时之内得到提高。
- 证明能力可能在生理适应或组织发生改变的情况下得到改善。
- 列举一个促进动作模式学习的范例。

纵跳是一个很好的选择，因为它是一个作用全面的运动项目。每个人都会跳跃，当跳跃时，重力对所有机体的作用影响是一样的，可以忽略身材的大小。我不会选择具有优秀跳跃能力的运动员如大学篮球队员或排球队员进行研究，我会选择那些不具备出色的跳跃能力的活跃个体进行研究，因为他们有大幅度提高跳跃成绩的潜质。我不是要设计一个为时几周、几个月或者几天的跳跃训练计划来提高他们的成绩，我只是想观察一次训练是如何影响神经系统的，我是观察反应能力，而不是适应能力。

我将神经促进训练与传统的跳跃训练进行对比。遵循研究形式，还需要一个对照组。我和我的研究搭档排除了热身运动阶段的生理影响，为动作模式的学习提供一个案例。

为了提高技术水平，我们应用 PNF 原理并以促进练习的形式进行训练。PNF 历来是动手操作的技术，但是我想创造一个在非视觉和非语言动作学习环境下的不用动手操作的技术。

我和我的导师、搭档一起构思计划，设计出一个轻负荷完整跳跃模式。那个时期应用最广泛的跳跃训练器械，就是将大负荷弹性阻力装置固定在一个平台上，然后系到肩部和腰部，阻力主要集中在双下肢，目的是对下肢进行超负荷训练。

根据广告和说明书，器械制造商期望通过加强阻力以及超等长效应来增加训练效果。然而，许多关于跳跃力学的研究显示，大多数好的跳高运动员和优秀的跳高运动员之间最大的差别在于上身和手臂的作用。再好的器械也不能解决这个问题，然而器械也是非常有用的，它可以满足人们对基础力量训练的需求。我想利用较小的阻力来提高跳跃动作，并利用阻力来加强本体感觉信息的输入，强化动作协调性和反应。我们当时没有意识到这一点，把注意力集中于感知而非表现，这在后期成为有助于我理解纠正性训练的一个关键因素。

我们的动作模式是参与者用手握住轻负荷弹力带，尽可能高和快地完成 10 次跳跃动作。

将弹力带固定在平台上，距离跳跃者左、右脚 24~30 英尺（7.3~9.1m）。这个装置提供阻力，大多数情况下，当跳跃者的动作出现错误时，阻力通常就会增大。如果他们的脊柱过度伸展，那么弹力带就会将他拉回，如果跳跃者身体向右倾斜，那么弹力带也会将他拉回以防止进一步倾斜。每一个跳跃者都会即刻接收到动作错误的反馈。如果他们在相反的方向上矫枉过正，那么他们就会接收到更多反馈，如果他们跳跃时具有较好的对准性和对称性，那么他们就不会受到任何方向的牵拉，他们只是会被拉回以重新调整并重复下一个动作。除了最初的指导外，没有任何语言或视觉上的反馈或指导。

挑选 50 名受试者，男女各 25 名，所有受试者都是大学生且都积极地参加每周的训练或课外活动，组中没有人受伤或在运动时出现过疼痛。受试者被随机分为 3 组，每组完成 10 次跳跃动作。

第一组称为反射性神经肌肉训练（RNT）。

第二组接受传统跳跃训练，将较大负荷的弹力带固定到平台上，然后系在肩部和腰部。

第三组是对照组，尽可能高和快地完成跳跃动作，不对其施加任何阻力。

选择不同的时间点共进行 3 轮测试，记录每次测试成绩并计算平均值，测量跳跃高度和跳跃反应时，测试分别在完成 10 次的跳跃训练课程之前和之后进行，这样我们可以即刻观察到每种技术的作用效果。

我们注意到，在进行第二轮的跳跃测试时，参与者出现疲劳，因为此时，参与者已经在测试和训练课程中完成了 16 次完整的跳跃动作。每名参与者休息 30 分钟后，进行第三轮测试。第三轮测试是专门为了消除 16 次跳跃产生的生理影响设计的。我们想让第三次测试在不产生疲劳和不进行热身的情况下完成，以明确地观察动作学习是否发挥了作用。通过以上测试，我们只能获取反应能力而不是适应能力，但是我们对动作控制呈现出的变化很满意，即使它只是暂时的。

研究表明，与传统的跳跃训练和器械相比，我们在进行促进训练后即刻和训练后 30 分钟的反应上产生了积极的影响，同时，在休息 30 分钟后完成的跳跃高度上也有提高。后面的柱状图体现了初始效应（第二轮测试）和延续效应（第三轮测试），参阅本章节末尾处的图表。

我们推测，对完整跳跃模式施加较轻负荷的阻力，可以创造更多的接收本体感觉信息输入的机会，从而更好地提高动作控制能力。动作效能会随着促进技术的执行而逐渐提高，即使降低，也可在 30 分钟的休息中仍然持续。促进技术不会立即表现出效果，但在 30 分钟休息时间内，促进技术组的训练效果会优于对照组和传统训练组。由于反应和跳跃的高度都受到了积极影响，所以我们在接受促进训练后获得了跳跃能力的双重改进。

我们的目的不是创造一个跳跃的训练方法，而是想证明如果获得最大程度的本体感觉信息输入，那么只需要进行 10 次重复练习就会对动作产生重要影响。我们的技术对跳跃施加了较轻的负荷，在跳跃动作中，它会即时放大动作中出现的错误。我们要证明的是 PNF 原理可以被用来提高动作的控制能力，即使是在临床医生的双手没有提供阻力的情况下也是如此。

以不同的视角观察事物

在当时我并没有意识到，这项研究对我产生了深远的影响。我从物理治疗专业学校毕业后，从事了 5 年手法治疗研究工作。我学会了如何调动和操控身体的关节，以及如何利用感觉控制和手法技术来解决软组织问题。

尽管我接受过所有骨科和运动康复方面的高级训练，但我对那些预先设计好的标准化训练不感兴趣，因为那些训练是在成功的手法治疗之后进行的。

传统纠正性训练并不能纠正任何问题，这些练习只是在重复着笨拙和错误的动作，并希望任意的阻力负荷会在某种程度上提高力量、整体性和能力。临床医生不知道纠正性训练的目的是创造生理需求还是神经肌肉需求？最薄弱环节是什么？哪个系统存在最严重的限制性？

大部分的纠正性训练针对的是组织的生理功能而不是运动控制，它训练的全部是言语和视觉两个维度的运动，这并不符合我对功能的定义。我们没有让任何人对任何事产生反应，我们没有挑战感觉运动系统，我们只是重复着符合最简单局部人体运动学原理的动作。我们进行的训练是符合局部人体肌动学的最简易的应用。我们没有设计提高认知和提供必要的学习错误的纠正运动，相反，我们提供指导来告诉患者不应该出现的动作错误。

表面上看，康复专业人员针对功能障碍区域设计一些动作，并认为运动控制会得到自我调整。这些运动与其说会进行自我调整，不如说是为代偿动作提供机会。我们知道疼痛会以难以预期、前后不一致的方式影响运动控制。同时，由于不适宜的计划和不规范的反复练习，都会使普通患者很难重新建立起真正的运动控制。这项研究还揭示出，以往的损伤是引起未来损伤的最高危险因素。

我们会等到疼痛消失或者至少达到一个可以忍受的程度时，才允许患者活动，我们自认为已经为患者进行良好的康复指导，但其实在此过程中我们并没有检查患者的运动功能，也不知道患者在康复过程中产生了多少代偿动作，我们只关心消除疼痛，不在乎功能的恢复。在我的物理治疗笔记中，关于解决疼痛的内容远多于关于恢复功能动作模式的内容。

当我开始提高评估技能时，我也开始实践符合 RNT 定义的训练，这些训练利用轻负荷来凸显错误的动作。例如在弓箭步动作模式下观察到了膝外翻，那么我就会利用弹力带使膝关节向内拉。如果我用力过大，这个动作就很难完成，如果我用力不够，动作模式就不会发生变化，但是如果我的力量是适当的，那么我就会观察到一个现象，即膝关节会在其更具功能性的位置重新进行自我调整。与 RNT 相关的最佳负荷就是能够通过最低程度的语言或视觉反馈引起自我调整的负荷。

物理治疗师根据患者的诊断或疼痛出现的部位对问题进行分类。与此同时，我选择了一种完全不同的治疗方法，根据运动功能障碍而不是疼痛或临床诊断来选择纠正性训练。以前，我曾经为疼痛和功能障碍提供适宜的治疗措施，但这些措施与动作模式纠正无关，最终我决定根据运动功能障碍而不是疼痛或临床诊断进行纠正性训练。

当然，我不会让患者完成他们不适合做的动作，许多情况下，我发觉自己是在远离患者疼痛的区域进行纠正性训练。在这个新的方案中，完全有可能对两个同样患有腰痛的患者执行完全不同的运动训练计划，他们可能会接受相同的疼痛治疗措施，但针对他们存在功能障碍的动作也许需要使用完全不同的纠正性训练方法。

这种新的纠正性训练方法效果良好，似乎加快了纠正进度，但其实有两个主要的原则才是影响有效率的决定性因素。

第一个是在考虑动作模式时，同时也要考虑其他影响因素，如体能水平和诊断结果，这些影响因素将成为进行 FMS 和 SFMA 的依据。

第二个是了解自然法则，灵活性必须先于稳定性。这些反应性训练只有在灵活性不受影响的情况下才会发挥作用。这意味着，在期望获得一个新的运动控制水平之前必须解决灵活性问题。如果不存在灵活性问题，可以通过 RNT 训练和练习来提高运动控制、改善动作模式。如果灵活性存在问题，那么就需要首先解决灵活性问题。

当然，灵活性在所有的情况下都表现正常是不现实的，但因为它不能成为常态就不去努力改善也是不可取的。大多数情况下，灵活性问题都会得到改善。随着各种测试手段的改进，我们很可能通过基础稳定性训练或 RNT 训练解决运动控制问题。

灵活性问题属于功能性障碍，可能是由不恰当的动作模式导致的，这些不恰当的动作模式可能是由于创伤没有得到妥善处理，或者身体疲劳、情绪紧张、不良姿势或较差的稳定性等原因造成的，以上这些因素单独或联合出现均可在一定程度上影响灵活性问题，从而引起功能障碍。核心肌群较弱的人可能会引起肩带或颈部肌肉软组织紧张，这是由于身体想继续保持理想功能而产生的代偿作用。患有慢性腰痛的人可能会引起髋屈肌群和腘绳肌的紧张。这些紧张的肌群可以起到辅助支撑作用，但这同时也可能会降低自身的灵活性。对于有慢性腰疼的患者，即使减少腰部活动，髋部和腿部肌肉为了形成对腰的辅助支撑，也会出现肌肉的紧张。

显而易见，大自然已经为我们找到了解决问题的办法，尽管这种办法可能会破坏某些特定部位的灵活性，但它能使功能达到期望的水平，这就是生存本能。

当灵活性受到破坏时，紧张的肌肉和肌张力的增加可以提供功能所必需的稳定性。如果灵活性问题没有通过任何一种方式解决，系统就不会提高运动控制水平，如果灵活性问题得到解决，就有很大的机会提高运动控制水平。在短时间内，身体就不会依赖肌肉紧张和不正常的肌张力来保持身体的稳定性。

在这个时间窗内，抓紧进行感觉运动系统的运动控制练习，这样会唤醒主要的稳定肌继续发挥作用，因为僵硬和紧张是暂时的，而且别无选择。训练时要注意掌握训练强度，如果训练强度过大，个体会自动回到原来的动作模式，如果训练强度过小，没有起到训练主要稳定肌群的作用，这样就无法建立新的姿势和动作。

这个系统只是要求使用者改善那些已被证实存在活动受限部位的灵活性问题。让患者或者客户完成一个对他们来说具有挑战性的动作，如滚动、四肢着地、跪或半跪，并要求他们保持姿势。从稳定姿势开始，逐渐过渡到不稳定的姿势，然后再进入动态的动作模式。

婴儿来到这个世界时不存在任何灵活性问题，并自然地成长发育，这是亘古不变的自然法则。我在训练和康复领域尽最大努力，试图在动作模式出现功能障碍时复制这一黄金法则。

运动新范例

为了将学到的知识付诸实践，现在开始绘制存在功能障碍的动作模式图谱，将不对称、受限和失能标注出来，其中要着重解决最基础的动作模式问题，以进一步解决大多数动作模式失衡问题。当灵活性问题得到改善，我试图在不依赖于肌肉僵硬和肌张力增高的情况下挑战运动系统。

尝试利用本能反应使患者在维持姿势、保持平衡或力线等方面达到稳定水平，患者能够在这个水平上成功完成动作，并得到积极的反馈。

- 试图避免因疲劳导致的能量消耗，并将言语指示和视觉反馈作用降到最低。
- 尝试刺激患者，使他们通过感觉做出反应。
- 提醒患者不要想得太多或太过努力去进行尝试，平衡是一种自然的反应。
- 观察患者是否呼吸急促，如果有，停止训练，试着大笑或进行呼吸训练。
- 随着患者运动控制能力的改善，他们的运动能力逐步提升，不应继续加大训练量，也不要把这种运动控制训练变成日常训练模式。

- 每一节训练结束后，重新评估功能障碍模式。

如果取得成功，就知道下一次从哪里开始，如果没有成功，就要避免犯同样的错误。如果成功，建议再进行少量的纠正性训练以巩固所取得的效果，如果尚未成功，仅要求患者在下一阶段开始之前进行灵活性训练或进行一些呼吸训练，因为我还没有为患者制订出最佳的运动控制练习方案。

这些就是我平时所做的工作。

（沈启明　马广昊　周秀芳　丁宇　译）

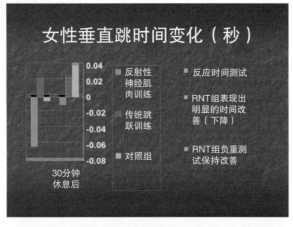

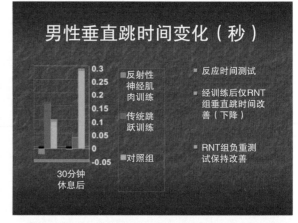

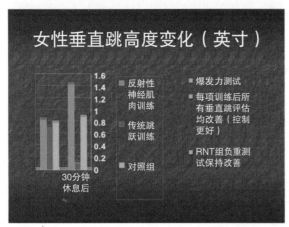

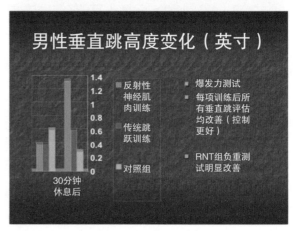

附录 8
核心测试和功能性角度测试

核心测试中的新概念——区域或象限核心测试。

遗憾的是，在临床实践中许多核心测试都是单独针对腹部区域的肌肉力量进行的，然而，越来越多的专业人员意识到，核心力量是由多维度构成的。加里·格雷和其他前瞻性专业人员已经运用更多的功能性示例来讨论核心控制力。核心测试的现代修订版就是在保证核心控制力高标准和力学本质的基础上，对数据收集和连续性做了改进。

在讨论身体或其功能区时，专业的骨科康复治疗师经常将其进行分组，并称之为区域或象限。这一概念使我们在讨论肩关节的同时不可能不讨论颈椎和胸椎，这点很重要，同样，在讨论膝关节及其相关问题时也不得不考虑足、髋、骨盆和腰椎，这说明身体各部分之间是相互关联、相互依存的。

通过采用功能象限法说明核心部位的问题，运动康复专业人员能够在进行具体或独立的测试前对功能进行更加全面的评估。把身体分为左右两部分，进行对称评估，将身体分为上下两部分，可以从下至上或从上至下评估核心控制力。这种功能性角度测试，非常有助于康复医生了解患者在运动功能受损之前的功能水平，这种测试可以弥补筛查和评估的不足，并可以明确纠正性训练的进展程度。

Y 平衡测试——功能性测角计

本部分作者为菲尔·普利斯基（Phil Plisk），物理治疗师、理学博士、骨科临床专家、运动防护师、体能训练专家。

正如第 3 章所述，一项测试可以评估一个人的能力，它是不需要加以解释的测量工具。一项全面的功能测试可以检查受试者多方面的能力，并给出与这些能力相关的精确量化评级，这就是 Y 平衡测试（Y Balance Test，YBT）的内容。它通过将人体执行相关动作时所需要的力量、灵活性、神经肌肉控制能力、核心稳定性、动作幅度、平衡性和本体感觉进行精确量化来发挥功能性多角度测试的作用。

身体上 1/4Y 平衡测试

上肢闭链躯干稳定性测试已在参考文献中描述过，包括俯卧、仰卧和侧桥测试，单臂跳跃测试[1] 和上肢闭链稳定性测试（Closed Kinetic Chain Upper Extremity Stability，CKCUEST）[2]。侧桥测试是静态测试，无法对动态稳定性进行评估。单臂跳跃测试是指导受试者在地面上做单臂俯卧撑姿势，然后用其支撑侧手臂跳到 10.2cm 的台阶上，然后再用手臂返回到地面上，要尽可能快地重复 5 次并记录时间。上肢闭链稳定性测试以传统俯卧撑姿势开始，受试者将手分开约 90cm，放在一条胶带上，然后交替用手从下方跨过身体触碰另一只手下面的胶带，记录在 15 秒内完成跨体触碰的次数。

虽然这些测试是将受试者置于闭链，但它们只是测试有限范围内的稳定性，并不测试灵活性或活动范围末端的稳定性。此外，这些测试是在受试者身体舒适的情况下进行，并且不超越稳定性测试的极限。所有测试都不能对胸廓、肩带等结构的活动度进行充分评估。

身体上 1/4 Y 平衡测试（Upper Quarter Y Balance Test，YBT-UQ）是受试者在保持对侧上肢单侧负重情况下，对另一侧上肢触够能力的相对定量分析。YBT-UQ 可用来对上肢和躯干动态稳定性进行测试。进行 YBT-UQ 时，受试者从起始姿势开始（图 1），将手指端放在 Y 平衡测试平台上，拇指内收，拇指与红色起始线平齐，手放在线的标签一侧，保持俯卧撑姿势的同时两脚分开与肩同宽，然后要求受试者用自由活动的手向支撑手的内侧、下外侧和上外侧方向触够（图 2-4）。不同于身体下 1/4 测试，身体上 1/4 测试中三个方向上的触够是按顺序进行的，并且在此动作期间不暂停、不休息，受试者在进行下一组测试之前身体可以稍作休息，在测试期间不穿鞋。

为了将测试数据与标准数据或其他团队成员数据相比较，应当测量上肢的长度。上肢长度是在肩关节向前平举 90° 时，测量由 C7 棘突到最长手指顶端的距离。计算标准化触够距离的方法是将三个触够方向上最大触够距离之和除以上肢长度的 3 倍，然后乘以 100。

YBT-UQ 试图解决以往测试的局限性。首先，在这个测试中灵活性和稳定性是最大的挑战，其中躯干和支撑臂是稳定性挑战，胸部和伸展臂是灵活性挑战。在每一次触够过程中，鼓励受试者在保持平衡的前提下尽可能地向远处触够，其肩带稳定性、灵活性、胸部旋转与核心稳定性共同发挥作用。在一个狭窄支撑面上尽量向远处够触，这个动作需要平衡能力、本体感觉、力量和正常的关节活动范围，大多数健康人不需要过多的训练或提示就可以进行测试。

YBT-UQ 标准化指导

这是为了测试一个人单手支撑情况下的平衡能力。它的目标是在 Y 平衡测试中以单手做俯卧撑保持平衡，用另一只手尽量向侧方、下后方、上对侧的远处触够，同时保持单手平衡。受试者在测试开始之前可以每只手练习 2 次。

受试者以俯卧撑的姿势开始，两脚分开与肩同宽。测试者将告诉你先把哪只手抬离地面，然后依次向三个方向尽可能远地够触，最后将手放回起始位置。如果不能保持单手平衡，将支撑手抬起或从测试平台上移开，触够手着地，触够手未能回到起始点，或未能与目标接触（或仅仅勉强碰到目标），就要重做一次触够动作，每只手在每个方向上重复进行 3 组测试。

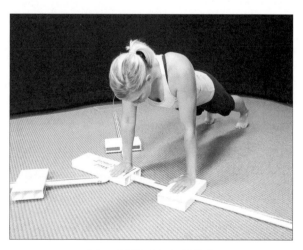

图 1　YBT-UQ 起始位置

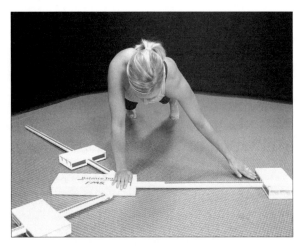

图 2 YBT-UQ 向外侧触够

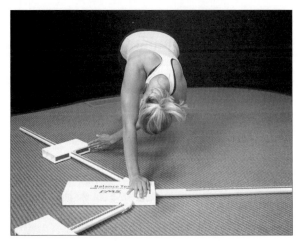

图 3 YBT-UQ 向下外侧触够

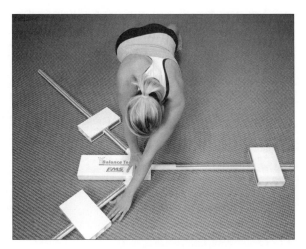

图 4 YBT-UQ 向上外侧触够

（演示：Beth Ross；摄像：Keith Leonhardt）

身体下 1/4Y 平衡测试

身体下 1/4Y 平衡测试（Lower Quarter Y Balance Test，YBT-LQ）是一种动态测试，要求身体下 1/4 部分具有良好的稳定性、力量、柔韧性和本体感觉。身体下 1/4Y 平衡测试的目标是保持单腿站立姿势同时使用对侧腿尽量向远处伸出[3,4]。这项动态测试要求受试者在稳定极限下完成[5-8]。格雷首次提出了类似的测试，并称之为平衡够取测试，随后被加以改进应用于研究和临床领域，称之为"星形偏移平衡测试"。由于星形偏移平衡测试中存在一些误差和测量方法的不同，普利斯基等人运用 Y 平衡测试程序并对其加以改进，引入了重复测量和标准化操作[9]。YBT 由身体上 1/4 和身体下 1/4 两部分综合评估组成，身体下 1/4 包含了对具体区域的设定。

对称性在这项测试中的重要性已经在鉴别慢性踝关节不稳、前交叉韧带重建和损伤预测方面得到了很好的证实[7,10-14]。研究人员首次证明该测试能可靠地鉴别出慢性踝关节不稳患者，并且研究人员对测试进行了改进，将原有的 8 个方向修订为 3 个方向，从而提高了测试的效率[7]。普利斯基等人发现通过观察在 3 个方向上的表现及不对称性，能够预测高中篮球运动员的下肢损伤发生概率[7]。

由于一般在 4~6 次测试后才产生学习效果，因此建议在正式测试之前，指导受试者每侧下肢在 3 个伸出方向上进行 4~6 次练习[9,15,16]。在测试期间不穿鞋，受试者单腿站立在测试平台中心，足趾远端位于起始线上，在保持单腿站立姿势的同时，受试者要用非支撑腿向支撑腿的前方（图 5）、后内侧（图 6）和后外侧（图7）将指示器推入红色目标区。测试顺序是右腿向前方伸出（右前伸出）3 次，左腿向前方伸出 3 次，然后双腿向后内侧和后外侧各伸出 3 次。具体测试顺序为：右前、左前、右后内侧、左后内侧、右后外侧和左后外侧。

在两组测试之间受试者的非支撑侧足可以接触地面，支撑侧足跟可抬离地面，手和上肢可以放在舒适的位置。最大伸出距离可以通过读取伸展指示器边缘的卷尺测量数据获得，最大伸展距离的止点即伸出侧足趾所到处。如果受试者出现以下情况则停止并重新进行测试：①未能在平台上保持单腿站立姿势（如伸出脚触地或从测试平台上摔下）；②未能将伸出脚与目标区域内的伸展指示器保持接触（如踢出伸展指示器）；③使用伸展指示器帮助保持站姿（如将脚放在伸展指示器上）；④未能在保持平衡的情况下将伸出腿收回到起始位置。伸出腿的起始位置是指测试平台与支撑足附近的区域。每侧下肢在每个方向上伸出的最大距离就是受试者得分，计算出每个方向上最大伸出距离之和，得出的分数用于分析总体测试表现。

研究人员已经证实身体下 1/4Y 平衡测试的成绩与性别、竞争力和运动水平有关。为了将测试数据与标准数据或其他成员相比较，应当测量下肢的长度。测量时让受试者勾脚，髋部上提，足部位于起始位置，双腿被动伸直以平衡骨盆。然后用以厘米为单位的卷尺，从髂前上棘的最下端到内踝的最远端，测量右侧下肢的长度。为了计算出标准伸出距离，将 3 个伸展方向上的最大伸展距离之和除以下肢长度的 3 倍，然后乘以 100。

YBT-UQ 中发现什么

研究人员指出，在向前伸出时，左 / 右伸出的距离差不应大于 4cm，在后内侧和后外侧方向上的距离差不应大于 6cm。此外，综合得分（三个伸出方向的总和除以肢体长度的 3 倍，然后乘以 100）不应小于依据受试者年龄、性别和运动水平而划分的临界值。

YBT-UQ 标准化指导

在测试开始前，需要在三个测试方向上进行 6 组练习。在 YBT 平台上保持单腿站立，伸出腿将伸展指示器向前方、侧方、后方尽可能地推远，最大伸出距离是通过测量指示器停止位置来确定的。

如果发生如下情况，将被认为没有完成测试，需重新进行。

- 未能在平台上保持单腿站立姿势（如伸出脚触地）。
- 未能将伸出脚与目标区域内的伸展指示器保持接触（如踢出伸展指示器）。
- 使用伸展指示器帮助保持站姿（如将脚放在伸展指示器上）。
- 未能在保持平衡的情况下将伸出腿收回到起始位置。

每侧下肢在每一个方向上都需进行三组测试。

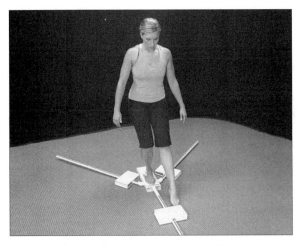

图 5　身体下 1/4Y 平衡测试向前伸出

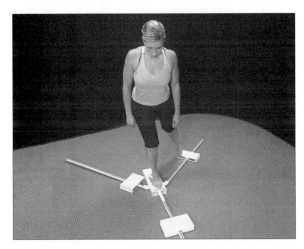

图 6　身体下 1/4Y 平衡测试向后外侧伸出

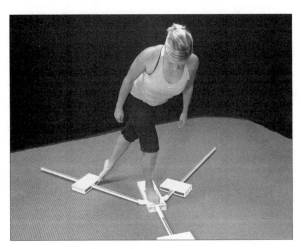

图 7　身体下 1/4Y 平衡测试向后内侧伸出

怎样使用功能性测角计

　　由于 YBT 涉及所有运动系统（动作幅度、力量、本体感觉、核心稳定性等）的测量，这些系统中任何一个参数出现问题将导致整个测试结果呈阳性。与其他测试不同的是，YBT 要求整个神经肌肉系统保持协调，这可能会带来一个问题：为什么不使用 YBT 替代 FMS 呢？首先，YBT 测量的是不同的动作结构，它不是将动作模式分解成多个部分，而是将它们组合在一起。这使得 YBT 功能强大，因为它测量的是运动整体协调性，而不是局限于某个无法确定的薄弱环节。YBT 有助于确定风险因素及关键问题，但却无法为 YBT 得分较差的受试者制订出良好的纠正性训练。同时，我们也无法通过 YBT 确定导致阳性测试结果的原因，而 FMS 却可以做到。

　　由于该测试要求在受试者稳定极限内进行，因此它可以更严格地区分神经肌肉控制能力，这符合大多数受试者的需求。此外，YBT 可用于康复治疗，它可以作为康复开始时的能力指标和出院时能力恢复的标准。YBT 还可用于参加体育活动前筛查，如果受试者曾有过损伤，YBT 可快速识别出受试者是否完全康复并帮助其恢复动态神经肌肉控制能力。

（马广昊　丁宇　译）

Y 平衡参考文献

1. Falsone SA, Gross MT, Guskiewicz KM, Schneider RA. One-arm hop test: reliability and effects of arm dominance.] Orthop Sports Phys Ther. Mar 2002, 32（3）: 98–103.

2. Roush JR, Kitamura J, Waits MC. Reference values for the closed kinetic chain upper extremity stability test（CKCUEST）for collegiate baseball players. NAJSPT. August 2007, 2（3）:159–163.

3. Kinzey S, Armstrong C. The reliability of the star-excursion test in assessing dynamic balance. Orthop Sports Phys Ther. 1998, 27（5）:356–360.

4. Gray G. Lower Extremity Functional Profile. Adrian, MI: Wynn Marketing, Inc; 1995.

5. English T, Howe K. The effect of Pilates exercise on trunk and postural stability and throwing velocity in college baseball pitchers: single subject design. NAJSPT. 2007;2（1）:8–19.

6. Lanning CL, Uhl TL, Ingram CL, Mattacola CG, English T, Newsom S. Baseline values of trunk endurance and hip strength in collegiate athletes. / Athl Train. Oct–Dec 2006;41（4）:427–434.

7. Plisky PJ, Rauh MJ, Kaminski TW, Underwood FB. Star Excursion Balance Test as a predictor of lower extremity injury in high school basketball players. / Orthop Sports Phys Ther. Dec 2006, 36（12）: 911–919.

8. Hale SA, Hertel J, Olmsted-Kramer LC. The effect of a 4-week comprehensive rehabilitation program on postural control and lower extremity function in individuals with chronic ankle instability. J Orthop Sports Phys Ther. Jun 2007;37（6）:303–311.

9. Plisky PJ, Gorman P, Kiesel K, Butler R, Underwood F, Elkins B. The reliability of an instrumented device for measuring components of the Star Excursion Balance Test .NAJSPT. 2009;4（2）:92–99.

10. Herrington L, Hatcher J, Hatcher A, McNicholas M. A comparison of Star Excursion Balance Test reach distances between ACL deficient patients and asymptomatic controls. Knee 2009; 16（2）: 149–152.

11. Hertel J, Braham R, Hale S, Olmsted-Kramer L. Simplifying the star excursion balance test: analyses of subjects with and without chronic ankle instability. Journal of Orthopaedic and Sports Physical Therapy 2006;36（3）: 131–137.

12. Gribble P, Hertel J, Denegar C, Buckley W. The effects of fatigue and chronic ankle instability on dynamic postural control. Journal of Athletic Training 2004;39（4）:321–329.

13. Hubbard TJ, Kramer LC, Denegar CR, Hertel J. Contributing factors to chronic ankle instability. Foot Ankle Int. Mar 2007;28（3）:343–354.

14. Olmsted L, Carcia C, Hertel J, Shultz S. Efficacy of the Star Excursion Balance Tests in detecting reach deficits in subjects with chronic ankle instability. J Athl Train. 2002;37（4）:501–506.

15. Hertel J, Miller S, Denegar C. Intratester and intertester reliability during the Star Excursion Balance Tests. Sport Rehabil. 2000;9:104–116.

16. Robinson RH, Gribble PA. Support for a reduction in the number of trials needed for the star excursion balance test. Arch Phys Med Rehabil Feb 2008;89（2）:364–370.

深蹲

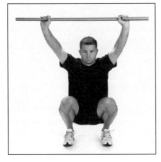 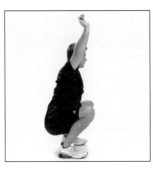

3

上半身保持与胫骨平行姿势或保持垂直姿势 | 股骨下沉至水平以下
双膝与脚对齐 | 定位杆与脚对齐

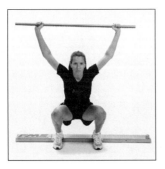 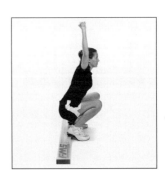

2

上半身保持与胫骨平行姿势或保持垂直姿势 | 股骨下沉至水平以下
双膝与脚对齐 | 定位杆与脚对齐 | 足跟提升

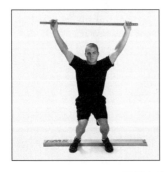 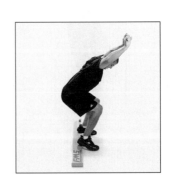

1

胫骨与上半身不平行 | 股骨无法低于水平面
双膝不与脚对齐 | 腰椎屈曲明显

如果在此测试中运动员任何部分出现疼痛得0分。

医务人员应该对疼痛区域进行详细、彻底的评估。

跨栏步

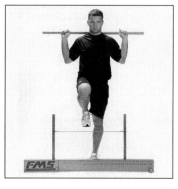 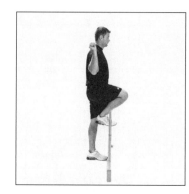

3

双髋、双膝和双踝在矢状面保持对齐
腰椎极少或无活动丨定位杆与跨栏保持平行

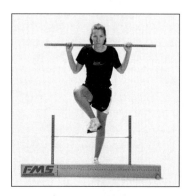 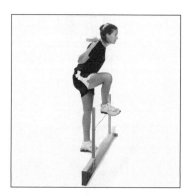

2

双髋、双膝和双踝不再成直线对齐排列丨腰椎部活动明显
定位杆与跨栏不再保持平行

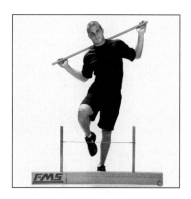 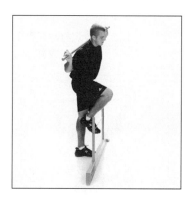

1

足部与跨栏接触丨明显失去平衡

如果在此测试中运动员任何部分出现疼痛得 0 分。

医务人员应该对疼痛区域进行详细、彻底的评估。

直线弓箭步

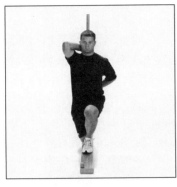 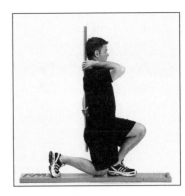

3

保持与定位杆接触｜定位杆保持垂直｜躯干保持不动
定位杆与脚保持在同一矢状面上｜膝部接触前侧脚后跟

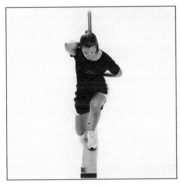 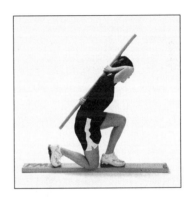

2

不与定位杆接触｜定位杆不保持垂直｜躯干移动
定位杆与脚不保持在同一矢状面上｜膝部不接触前侧脚后跟

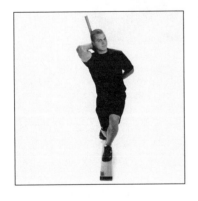 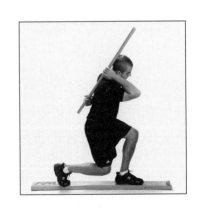

1

明显失去平衡

如果在此测试中运动员任何部分出现疼痛得 0 分。

医务人员应该对疼痛区域进行详细、彻底的评估。

肩部灵活性

3

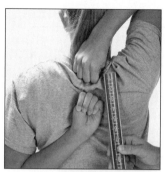

拳距在一手以内

2

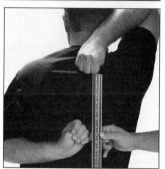

拳距在一手半以内

1

拳距大于一手半

如果在此测试中运动员任何部分出现疼痛得0分。
医务人员应该对疼痛区域进行详细、彻底的评估。

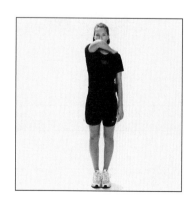

通过性测试

分别对双侧肩关节进行这个测试，如果受试者得到明确分数，请将双侧分数记下来以便参考，在测试中如有任何疼痛出现，受试者得0分。

主动直腿抬高

3

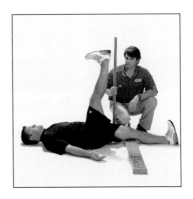

踝关节的垂直线位于大腿中部和髂前上棘之间
不动的肢体保持中立位

2

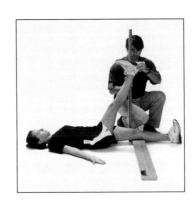

踝关节的垂直线位于大腿中部和膝关节连线之间
不动的肢体保持中立位

1

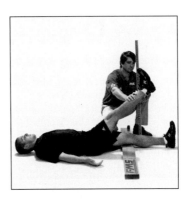

踝关节的垂直线位于膝关节线以下
不动的肢体保持中立位

如果在此测试中运动员任何部分出现疼痛得 0 分。

医务人员应该对疼痛区域进行详细、彻底的评估。

躯干稳定性俯卧撑

3

身体作为一个整体抬起，脊柱没有任何屈曲

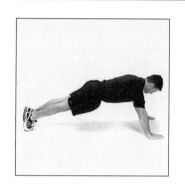

重复动作，男性拇指与头顶对齐，女性拇指与下颌对齐

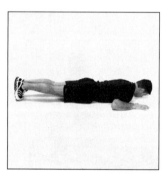

2

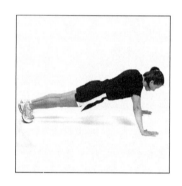

身体作为一个整体抬起，脊柱没有任何屈曲
重复动作，男性拇指与下颌对齐，女性拇指与锁骨对齐

1

男性拇指与下颌对齐时不能重复做动作
女性拇指与锁骨对齐时不能重复做动作

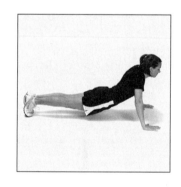

如果在此测试中运动员任何部分出现疼痛得 0 分。
医务人员应该对疼痛区域进行详细、彻底的评估。

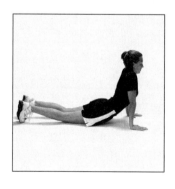

脊柱伸展通过性测试

脊柱伸展动作是通过进行俯卧撑来筛查，
如果出现与此动作相关的疼痛，记 0 分并且进
行进一步的评估或描述；如果受试者得到明确
的分数，请记录所有分数以备参考。

旋转稳定性

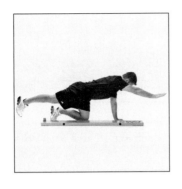 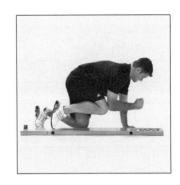

3

正确的单侧重复动作

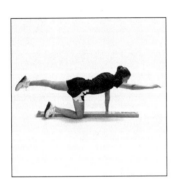 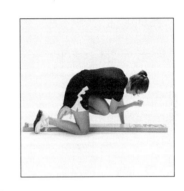

2

正确的斜向重复动作

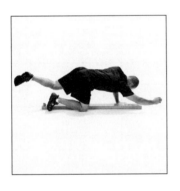 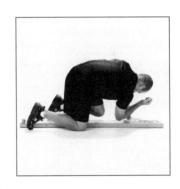

1

无法进行斜向重复动作

如果在此测试中运动员任何部分出现疼痛得 0 分。

医务人员应该对疼痛区域进行详细、彻底的评估。

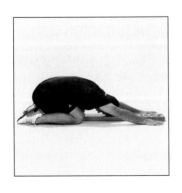

脊柱屈曲通过性测试

脊柱屈曲测试要摆出四肢着地姿势，然后前后移动，臀部接触足跟，胸部接触大腿，手保持在身体前面，尽可能地伸出。如果出现与此动作相关的疼痛，记 0 分并且进行进一步的评估或描述；如果受试者得到明确分数，请记录所有分数以备参考。

功能性动作筛查

评分表

姓名		日期		出生日期	
地址					
联系方式					
学校 / 机构					
医院 ID	身高	体重		年龄	性别
主要项目		主要部位			
优势手 / 足		既往测试分数			

测试		原始成绩	最后成绩	评价
深蹲				
跨栏步	左			
	右			
直线弓箭步	左			
	右			
肩部灵活性	左			
	右			
肩峰撞击症通过性测试	左			
	右			
主动直腿抬高	左			
	右			
躯干稳定性俯卧撑				
俯卧撑通过性测试				
旋转稳定性	左			
	右			
后摆通过性测试				
总分				

　　初始分数：此分数用于表示右侧和左侧的分数，在7项测试中的5项测试左右两侧均有得分，并且都记录在这个空格中。

　　最终分数：此分数用于表示测试的总成绩。记录双侧初始分数中最低的一项，为最终测试成绩。如果一个人右侧得3分，左侧得2分，那么他的最终得分是2分。最终成绩相加作为总分。

（马广昊　周秀芳　丁宇　译）

附录 10
功能性动作筛查的相关说明

以下是进行功能性动作筛查使用的文字说明。为了保证所有测试的一致性，在每项测试中都应当按这个说明进行，粗体字代表需要对受试者说的话。

如果在做下列运动时出现任何疼痛请告知测试者。

深蹲

装备需求：木棒
动作说明

- 昂首站立，双脚分开与肩同宽，足尖指向前方。
- 双手抓住木棒并且水平放置在头顶，肩关节和肘关节屈曲90°。
- 上推木棒使它正好在头顶上方。
- 保持躯干挺直，足跟和木棒保持不动，尽可能深地做下蹲动作。
- 保持深蹲姿势，完成后计1分，然后返回至起始位置。
- 你理解这个说明了么？

对动作评分。

如果有必要，受试者进行3次测试。

如果3次都没有完成，需要测试者在受试者足跟下垫起2×6板，重复以上动作。

跨栏步

装备需求：木棒、栏架
动作说明

- 身体直立，双足并拢，足尖接触测试工具。

- 双手握住木棒，置于颈后，横跨双肩。

- 保持直立姿势的同时，抬起右脚跨过栏架，确保足尖勾起指向小腿，保持足与踝、膝和髋关节在一条直线上。

- 足跟着地，当足与踝、膝和髋关节对齐时，回到起始位置。

- 你理解这个说明了么？

  对移动侧进行评分。

  另一侧重复动作。

  如有必要每侧重复2次。

直线弓箭步

装备需求：测量棒、2×6板
动作说明

- 沿脊柱垂直放置木棒，接触到后头部、上背部和臀部中间。

- 抓住木棒，右手应该靠在颈后部，左手应该靠在后腰部。

- 右脚踏上2×6板的面，右脚足趾在零刻度处。

- 左足跟放在 _____ 刻度处（空白处是胫骨测量刻度）。

- 双足足尖必须指向前方，双足放平。

- 保持身体直立使木棒与头部、背部、上臀部保持接触，下蹲至弓步姿势，使右膝在左足跟后的2×6板处。

- 回到起始位置。

- 你理解这个说明了么？

  动作计分。

  另一侧重复此测试。

  如有必要每侧重复2次。

肩部灵活性测试

装备需求：测量工具
动作说明

- 身体直立，双足并拢，手臂自然下垂。
- 握紧拳头，四指包住拇指。
- 在这个动作中，将右拳越过头顶尽可能远地沿脊柱向下触摸背部，同时将左拳尽可能沿脊柱在背部向上举高。
- 两只手按上述动作放好后不需再移动。
- 你理解这个说明了么？

测量左右拳头两个最近点的距离。

动作计分。

在另一侧重复测试。

肩胛主动稳定性（肩关节通过性测试）

动作说明

- 身体直立，双足并拢，两臂自然下垂。
- 右手掌放在左肩前面。
- 保持手掌的位置不变，同时尽可能抬高右肘。
- 感到任何疼痛了吗？

在另一侧重复这个测试。

主动直腿抬高

装备需求：木棒、测量设备、2×6板
动作说明

- 平躺，膝关节后部能够靠在2×6的板上，足尖向上。
- 将双臂放在身体两侧，掌心向上。
- 保持勾脚。
- 保持右腿伸直，左膝后部与2×6的板保持接触，将右腿尽可能抬高。
- 你理解这个说明了吗？

  动作计分。

  另一侧重复此测试。

躯干稳定性俯卧撑

装备需求：无
动作说明

- 俯卧，面部朝下，双臂伸出置于头顶，双手分开与肩同宽。
- 拇指下拉与____成一条直线（男士额头和女士下颌）。
- 双腿并拢，勾足，膝关节和肘部离地。
- 保持身体收紧，使身体作为一个整体向上撑。
- 你理解这个说明了么？

  动作计分。

  如有必要重复2遍。

  如有必要，调整手的适宜位置，重复上述说明。

脊柱伸展通过性测试

- 俯卧时，将双手掌心向下，放在肩膀下面。
- 在没有下半身运动的情况下，伸直肘部，尽可能将胸部推离开水平面。
- 你理解这个说明了吗？
- 是否感到疼痛？

旋转稳定性测试

装备需求：2×6 板
动作说明

- 双手和双膝放在 2×6 测量板上方，双手在肩膀下方撑地，膝在臀部正下方。
- 双侧拇指、膝关节和足尖必须接触 2×6 测量板的两侧，勾足。
- 向前伸出右手，向后伸出右腿，肢体做飞行状。
- 保持上述姿势，在 2×6 测量板的上方，直接用右肘触碰右膝盖。
- 回到伸展位置。
- 回到起始位置。
- 你理解这个说明了么？

　　动作计分。

　　另一侧重复测试。

　　如果有必要，指导患者执行右臂和左腿的对角线动作模式。

　　重复左臂和右腿的对角线动作模式。

　　动作计分。

脊柱屈曲通过性测试

- 四点支撑，臀部向足跟方向靠近。
- 胸部下沉到膝关节以下，双手尽量向前伸。
- 你理解这个说明了么？
- 是否感到疼痛？

（马广昊　陈婷婷　周维金　丁宇　译）

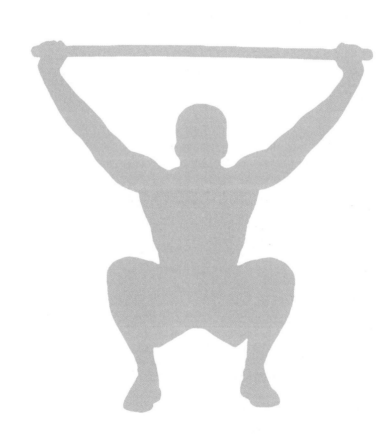

在下面的内容中，用一个案例说明过早进行动作模式的具体分析很可能妨碍纠正性训练的选择。这个例子代表了文献中典型的动作模式评估方法，在这里介绍它是为了区别评估和筛查之间有什么不同。

在专业领域，"评估"（evaluation）这个词比"筛查"（screening）更有分量，似乎更科学、更全面，但这可能是一个逻辑上的错误。希望读者能够明智地区分筛查和评估这两种方式的不同。每一种工具都有存在的必要性，也有各自的优点和局限性，重要的是要乐于采纳这两种工具。

筛查首先将注意力集中在特定情境下最受限制的各种动作模式上。相反，评估应当在预先确定的变量中确定特定的信息。

当特定的评估应用在普遍的筛查之前，可能会产生假设，并忽略必要的系统逻辑，将动作问题按照易于管理的等级标准来划分和排列。没有筛查的评估是典型的简化科学的代表，会产生有限和过于简单的纠正方案。这种过早的评估看起来是系统性的，但实际是一种狭隘的结论。

注意下面示例中，每个问题的解决方案都是根据特定肌肉群的紧张和无力情况来介绍的。非专业人员使用动作模式评估方法可能会遵循所有的纠正指示，并且可能会观察到动作模式质量没有发生变化。该评估遵循了基本的人体运动生理学框架，但没有考虑运动控制和习得性运动发展模式，这会极大地影响潜在的正确结论。

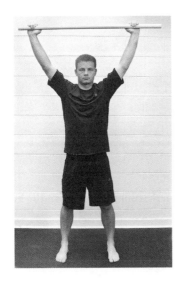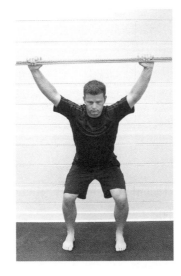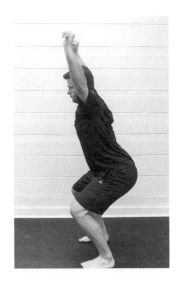

要观察的内容

足部和踝部

- 足内旋：是 / 否
- 足外旋：是 / 否

双膝

- 膝外翻：是 / 否
- 膝内翻：是 / 否

腰椎 – 骨盆 – 髋复合体

- 重心转移不对称：是 / 否
- 腰椎前凸：是 / 否
- 髋关节内收：是 / 否
- 髋内旋：是 / 否

如何处理观察结果

足内旋和足外旋

- 紧张：比目鱼肌、腓肠肌外侧、股二头肌、腓肠肌、梨状肌。

膝外翻和膝内旋

- 紧张：腓肠肌 / 比目鱼肌、内收肌群、髂胫束。
- 无力：臀中肌。

腰椎前凸

- 紧张：竖脊肌或腰大肌。
- 无力：腹横肌、腹内斜肌。

髋关节内收

- 紧张：髋内收肌群。
- 无力：臀中肌。

髋关节内旋

- 无力：臀大肌、髋外旋肌群。

William Prentice，Rehabilitation Techniques for Sports Medicine and Athletic Training, 4th Edition, 2004, Mc Graw-Hill. 经出版者许可重印。

上述的深蹲评估是在引入 FMS 的文献中出现的，可能是为了提高对深蹲动作模式的分析。对许多专业人员来说，这种深蹲的观点看起来更全面，但实际上并非如此，因为它可能对我们造成潜在的误导。

第一，在进行深蹲评估时，下蹲的动作可以随时停止，并不要求完成一套完整的动作。这就像评估一个高尔夫球手的挥杆，但实际上在后挥杆和随球动作上加了限制。如果武断地设置了限制并在口头上对模式施加范围限制，那么意味着执行的动作模式的评估结果是不正确的。更合乎逻辑的做法是，要求使用标准化的设定来执行完整的动作模式，并允许自身的熟练程度或不足自然地表现出来。

第二，在这个例子中，深蹲的动作模式是进行了一个典型的力学评估。虽然评估看起来对潜在问题做出了一个全面的综合检查，但是没有考虑动作模式多样性的因素，一些观察点会被遗漏。发现的问题可能是一个很基础的问题，或者仅限于蹲姿模式，但是评估不能体现出是何种问题。

如果不观察多种动作模式，下蹲的问题可能被作为独立问题来处理，忽略了更基础灵活性、运动控制和动作模式习得性问题。相比之下，筛查只是引入了多种模式和评估进度，并将最具功能障碍的动作模式划分等级。功能障碍的动作模式通过引入针对基础的灵活性和运动控制的纠正策略而被改善，然后进行动作模式的再训练。筛查系统旨在根据运动再学习的发展需求重新引入动作模式，深蹲的评估是一个不完善的检查表，而筛查系统则可以明确那些低于最差水平的动作模式。

第三，该评估提出的解决办法没有考虑到导致运动障碍的多种原因。失准的原因实际上可能是身体正常部位对其他功能障碍部位的一种代偿措施。在深蹲评估模式中，失准的原因通常指肌肉的紧张和无力。基础的灵活性和稳定性问题会造成代偿性平衡策略，这些策略表面上看起来是不正确的，但实际上，当动作模式被强加到功能障碍的动作基础上时，它们是唯一的选择。

我们让三个受试者进行不完美的深蹲运动。为了简单化，这些缺陷非常明显，在三个项目中，每个项目都会产生一个 FMS 深蹲分数。

第一名受试者深蹲得 1 分，其他 FMS 的分数为 3 分。

第二名受试者深蹲得 1 分，在主动直腿抬高和肩部灵活性测试中有 1 或 2 个不对称动作，其他都是对称，得 2 分。

第三名受试者深蹲得 1 分，俯卧撑得 1 分，其他都是对称，得 2 分。

FMS 确定了三个完全不同的问题，从深蹲评估的角度来看，如果不是完全不同，那这三个问题看起来都很相似。在评估模式中，每个人都将接受完全相同的拉伸和力量训练，以改善下蹲动作模式中存在的问题。利用 FMS 针对第一名受试者只进行深蹲动作模式的纠正，第二名和第三名受试者存在明显的基础问题，应当在 FMS 纠正深蹲动作模式之前处理。

相反地，在评估模式中，第一个受试者将接受拉伸和力量训练，作为解决深蹲动作模式的纠正方案。但在 FMS 模式中，并非如此。值得注意的是，6 种动作筛查模式没有显示出明显的灵活性和稳定性问题，而唯一的问题是深蹲动作本身。其他 FMS 测试使用与深蹲有近乎相同的灵活性和稳定性的要求，在这种情况下受试者可能具备深蹲所需的灵活性和稳定性，这个问题更像深蹲动作的时机和动作控制问题。

　　提供这个例子是为了说明专业人员在评估过程中识别一系列不足的自然倾向。而系统性的筛查是对可接受的、具有显著偏差的动作模式进行评估。

（陈婷婷　周秀芳　丁宇　译）

改良腰痛失能调查问卷

问卷的目的是让治疗师了解你的腰痛是如何影响日常生活能力的，请回答每一个问题，在最能描述今天状态的一个问题上做标记。你可能会觉得其中有两三句描述都符合你的情况，但请只标记最接近你目前状况的描述。

疼痛程度

- □ 可以忍受疼痛，不需要镇痛药
- □ 疼痛很厉害，但我可以不用吃药
- □ 镇痛药能让我完全无痛
- □ 镇痛药能够提供适度的止痛
- □ 镇痛药几乎不能减轻我的疼痛
- □ 镇痛药对我完全没有效果

个人护理（如梳洗、穿衣）

- □ 可以正常照顾自己，不会增加痛苦
- □ 可以正常照顾自己，但会增加痛苦
- □ 照顾自己比较痛苦，我需要很慢、很小心
- □ 我需要帮助，但是能处理大部分个人问题
- □ 我每天的大部分个人问题都需要帮助
- □ 我不能穿衣，不能洗漱，只能待在床上

提举

- □ 我能提举重物，并且不会增加痛苦
- □ 我可以正常照顾自己，但是会增加痛苦
- □ 疼痛使我无法把重物从地板上提举起来，但是重物放在合适的位置上（如桌子上）我就能搬得动
- □ 疼痛使我无法把重物从地板上提举起来，如果在合适的位置上，我能搬得动中等重物
- □ 我只能举起很轻的东西
- □ 我根本提不动东西

站立

- □ 我能站立很久而不加剧疼痛
- □ 我能站立很久但会加剧疼痛
- □ 疼痛让我不能站立超过 1 小时
- □ 疼痛让我不能站立超过半小时
- □ 疼痛让我不能站立超过 10 分钟
- □ 疼痛让我根本无法站立

睡眠

- □ 疼痛不妨碍我的睡眠
- □ 只有使用镇痛药我才可以入睡
- □ 即便我使用了镇痛药，睡眠时间也不到 6 小时
- □ 即便我使用了镇痛药，睡眠时间也不到 4 小时
- □ 即便我使用了镇痛药，睡眠时间也不到 2 小时
- □ 疼痛让我根本无法入睡

社交活动

- □ 社交活动很正常，不会加剧疼痛
- □ 社交活动正常，但是会加剧疼痛
- □ 疼痛让我不能参加更剧烈的运动（如锻炼、舞蹈）
- □ 疼痛让我不能经常外出
- □ 疼痛把我限制在家里
- □ 由于疼痛几乎无法参与社交活动

（续表）

行走	旅行
☐ 疼痛不妨碍我行走任何距离	☐ 我能外出自由，不会增加我的痛苦
☐ 疼痛使我行走不超过 1 英里（1.6km）	☐ 我能外出自由，但会增加我的痛苦
☐ 疼痛使我行走不超过 1/2 英里（0.8km）	☐ 疼痛限制我外出不超过 2 小时
☐ 疼痛使我行走不超过 1/4 英里（0.4km）	☐ 疼痛限制我外出不超过 1 小时
☐ 我只能拄着拐行走	☐ 疼痛限制我只能短时间外出少于半小时
☐ 大部分时间在床上，需要缓慢如厕	☐ 疼痛限制我无法外出，除了去医院看医生 / 治疗师
坐	**工作 / 家务**
☐ 能够在任意椅子上坐任意时长	☐ 工作和家务不会引起疼痛
☐ 只能在自己喜欢的椅子上坐任意时长	☐ 工作 / 家务会引起疼痛，但是我仍然可以完成需要做的事情
☐ 疼痛让我不能坐超过 1 个小时	☐ 我能做大部分工作 / 家务，但疼痛使我不能做更多的体力活动（如举重和吸尘）
☐ 疼痛让我不能坐超过半个小时	☐ 疼痛使我除了轻松的工作以外，其他什么都做不了
☐ 疼痛让我不能坐超过 10 分钟	☐ 疼痛使我连轻松的工作都做不了
☐ 疼痛让我根本坐不了	☐ 疼痛使我无法从事任何工作和家务

姓名_____ 住院号_____术后　保守治疗

日期_____ 治疗师_____得分____%

颈部残疾指数

这份问卷的目的是让治疗师了解颈痛如何影响患者的日常生活能力的。请回答每一道题，并在每一题中选择适合的一项，你可能认为选项中有两句话描述了你的情况，但请选择最符合你目前问题的描述并在框中标记。

疼痛程度	集中注意力
☐ 没有疼痛	☐ 当我想集中注意力时能够毫无困难地集中
☐ 轻度疼痛	☐ 当我想集中注意力时很容易集中
☐ 中度疼痛	☐ 当我想集中注意力时有轻度困难
☐ 比较严重的疼痛	☐ 当我想集中注意力时有一定的困难
☐ 严重疼痛	☐ 当我想集中注意力时有很大的困难
☐ 剧烈疼痛	☐ 我无法集中注意力
个人护理（如梳洗，穿衣）	**工作**
☐ 可以正常照顾自己，不会增加痛苦	☐ 我能做任何我想做的工作
☐ 可以正常照顾自己，但是会增加痛苦	☐ 我能做日常工作，但不能太多
☐ 照顾自己比较痛苦，需要很慢、很小心	☐ 我能做大部分日常工作，但不能太多
☐ 需要帮助，但是能处理大部分个人问题	☐ 我不能做我的日常工作
☐ 每天的大部分个人问题都需要帮助	☐ 几乎不能做任何工作
☐ 不能穿衣、洗漱，只能待在床上	☐ 不能做任何工作

（续表）

提举

☐ 我能提举重物而不会增加痛苦

☐ 我能提举重物，但会增加痛苦

☐ 疼痛使我无法把重物从地板上提举起来，
　　但是重物放在合适的位置上（如桌子上）
　　我就能搬得动

☐ 疼痛使我无法把重物从地板上提举起来，
　　如果在合适的位置上，我能搬得动中等重
　　量重物

☐ 我只能举起很轻的物品

☐ 我根本提不动任何物品

阅读

☐ 我阅读时不会感到颈部疼痛

☐ 我不管阅读多久颈部只会觉得有点疼

☐ 我不管阅读多久颈部觉得中度疼痛

☐ 我不能阅读很久，因为颈部疼得厉害

☐ 我几乎不能阅读，因为颈部疼得厉害

☐ 我根本阅读不了

头疼

☐ 一点都不头疼

☐ 偶尔轻微头疼，但不常见

☐ 中度头疼，不常发作

☐ 中度头疼，经常发作

☐ 重度头痛，经常发作

☐ 几乎总是头疼

驾驶

☐ 我开车时不会感到颈部疼痛

☐ 我不管开多久车颈部只会觉得有点疼

☐ 我不管开多久车颈部觉得中度疼痛

☐ 我不能开很久车，因为颈部疼得厉害

☐ 我几乎不能开车，因为颈部疼得厉害

☐ 我根本开不了车

睡眠

☐ 睡得很安稳

☐ 睡眠受到轻微干扰（失眠时间少于 1 小时）

☐ 睡眠受到轻度干扰（失眠时间 1~2 小时）

☐ 睡眠受到中度干扰（失眠时间 2~3 小时）

☐ 睡眠受到重度干扰（失眠时间 3~5 小时）

☐ 睡眠完全被打乱（失眠时间 5~7 小时）

娱乐

☐ 可以参加所有娱乐活动，而不会感到颈部疼痛

☐ 可以参加所有娱乐活动，但颈部有些疼痛

☐ 颈部疼，能参加大部分活动，但不是全部

☐ 颈部疼，能参加少部分活动

☐ 颈部疼，几乎不能参加活动

☐ 不能做任何活动

请按照以下数值级别，根据你今天的感觉为疼痛评级：

疼痛　　　　　　　　　　　　　　　想象到的最严重的疼痛

0　　1　　2　　3　　4　　5　　6　　7　　8　　9　　10

姓名 _____ 住院号 _____ 术后 保守治疗

日期 _____ 治疗师 _____ 得分 ____ %　　髋　　膝

下肢功能量表

在参与以下活动时，你是否存在在寻求下肢问题治疗方法的困难。

请提供每项活动的答案。

	活动	极度困难或不能完成活动	相当多困难	中等困难	有点难度	没有难度
1	你的任何工作、家务或学校活动	0	1	2	3	4
2	你通常的爱好、娱乐或体育活动	0	1	2	3	4
3	入浴和出浴	0	1	2	3	4
4	房间内行走	0	1	2	3	4
5	穿鞋袜	0	1	2	3	4
6	蹲	0	1	2	3	4
7	从地板提举物体，如一袋杂物	0	1	2	3	4
8	在家做一些轻松的活动	0	1	2	3	4
9	在家做一些沉重的工作	0	1	2	3	4
10	上车或下车	0	1	2	3	4
11	走两个街区	0	1	2	3	4
12	走一英里（1.6公里）	0	1	2	3	4
13	上下10级台阶（约一层楼）	0	1	2	3	4
14	站立1小时	0	1	2	3	4
15	坐1小时	0	1	2	3	4
16	平地跑步	0	1	2	3	4
17	非平地跑步	0	1	2	3	4
18	快跑时急转弯	0	1	2	3	4
19	单腿跳跃	0	1	2	3	4
20	床上翻身	0	1	2	3	4
	总分数					

可检测变化的最低水平（90%可信度）：9分

分数 ____/80

请按照以下数值级别，根据你今天的感觉为疼痛评级：

疼痛　0　1　2　3　4　5　6　7　8　9　10　想象到的最严重疼痛

总体变化率

从开始治疗到现在对下肢的整体状况进行评价（只选择1项）。

—非常好　　　　　　　—和平常一样

—很好

—相当好

—中等好

—好

—有点点好

—有一点点好（几乎相同）

—非常糟糕

—很糟糕

—相当糟糕

—中等糟糕

—糟糕

—有点糟糕

—有一点点糟糕（几乎相同）

姓名 _____　住院号 _____　术后 _____　保守治疗 _____

日期 _____　治疗师 _____　得分 ____ %

足踝功能评估
日常生活能力量表

请用一个答案来回答每个问题，描述你过去最近 1 周的情况。

如果活动受限，但不是由于足或踝引起，则标记不适用。

足和踝存在有多大困难	无困难	一点困难	中等困难	很困难	做不到	不适用
站立	4	3	2	1	0	不适用
平地行走	4	3	2	1	0	不适用
平地赤足行走	4	3	2	1	0	不适用
步行上山	4	3	2	1	0	不适用
步行下山	4	3	2	1	0	不适用
上楼梯	4	3	2	1	0	不适用
下楼梯	4	3	2	1	0	不适用
不平坦地面行走	4	3	2	1	0	不适用
上下路路缘	4	3	2	1	0	不适用
下蹲	4	3	2	1	0	不适用
勾起足趾	4	3	2	1	0	不适用
步行启动	4	3	2	1	0	不适用
步行 5 分或少于 5 分钟	4	3	2	1	0	不适用
步行大约 10 分钟	4	3	2	1	0	不适用
步行 15 分钟或更多	4	3	2	1	0	不适用
家务	4	3	2	1	0	不适用
日常生活活动	4	3	2	1	0	不适用
个人护理	4	3	2	1	0	不适用
轻度工作（站立，行走）	4	3	2	1	0	不适用
重度工作（推或拉，爬，搬运）	4	3	2	1	0	不适用
娱乐活动	4	3	2	1	0	不适用

请按照以下数值级别，根据你对今天的感觉为疼痛评级：

疼痛　0　1　2　3　4　5　6　7　8　9　10

想象到的最严重疼痛

总体来说，你如何为你目前的功能水平评级？

□正常　□几乎正常　□不正常　□严重不正常

分数 0~4。0：无法完成；4：无困难

取总分，除以可能的最高总分（84）然后乘以 100，得分越低表示失能程度越高

ICC=0.89；SEM=2.1

MDC_{95}=5.7；MCID=8

（陈婷婷　史成　丁宇　译）

图示索引

（孔令昊　周维金　丁宇　校）

［1］ Brushoj C, Larsen K, Albrecht-Beste E, Nielsen MB, Loye F, Holmich P. Prevention of overuse injuries by a concurrent exercise program in subjects exposed to an increase in training load: a randomized controlled trial of 1020 army recruits. Am J Sports Med. Apr 2008;36（4）:663-670.

［2］ Shrier I. Stretching before exercise does not reduce the risk of local muscle injury: a critical review of the clinical and basic science literature. Clin J Sport Med. Oct 1999;9（4）:221-227.

［3］ Kiesel K, Plisky P, Kersey P. Functional Movement Test Score as a Predictor of Time-loss during a Professional Football Team's Pre-season Paper presented at: American College of Sports Medicine Annual Conference 2008; Indianapolis, IN.

［4］ Kiesel K, Plisky PJ, Voight M. Can serious injury in professional football be predicted by a preseason Functional Movement Screen ？ North Am J Sports Phys Ther. August 2007;2（3）:147-158.

［5］ Peate WF, Bates G, Lunda K, Francis S, Bellamy K. Core strength: a new model for injury prediction and prevention.J Occup Med Toxicol. 2007;2:3.

［6］ Meghan F, McFadden D, Deuster P, et al. Functional Movement Screening: A Novel Tool for Injury Risk Stratification of Warfighters. American College of Sports Medicine Annual Conference. Baltimore Maryland 2010.

［7］ Kiesel K, Plisky P, Butler R. Functional movement test scores improve following a standardized off-season intervention program in professional football players. Scand J Med Sci Sports. Dec 18 2009.

［8］ Wainner RS, Whitman JM, Cleland JA, Flynn TW. Regional interdependence: a musculoskeletal examination model whose time has come. J Orthop Sports Phys Ther. Nov 2007;37（11）:658-660.

［9］ Cook, G., Burton, L., Fields, K., Kiesel, K., & Van Allen, J.（1999）. Functional Movement Screening: Upper and Lower Quarter Applications. Paper presented at the Mid-America Athletic Trainer's Annual Symposium, Sioux Falls, South Dakota.

［10］ Cook, G., Burton, L.& Van Allen, J.,（1999）. Functional Movement Screening. Presented at the National Athletic Trainer's Association Annual Symposium, Kansas City, Kansas.

［11］ Kiesel K, Plisky PJ, Voight M. Can serious injury in professional football be predicted by a preseason Functional Movement Screen ？ North Am J Sports Phys Ther. August 2007;2（3）:147-158.

［12］ Plisky PJ, Rauh MJ, Kaminski TW, Underwood FB. Star Excursion Balance Test as a predictor of lower extremity injury in high school basketball players. J. Orthop Sports Phys Ther Dec 2006;36（12）:911-919.

［13］ Nadler SF, Moley P, Malanga GA, Rubbani M, Prybicien M, Feinberg JH. Functional deficits in athletes with a history of low back pain: a pilot study. Arch Phys Med Rehabil. Dec 2002;83（12）:1753-1758.

［14］ Nadler SF, Malanga GA, Feinberg JH, Rubanni M, Moley P, Foye P. Functional performance deficits in athletes with previous lower extremity injury. Clin J Sport Med. Mar 2002;12（2）:73-78.

［15］ Nadler SF, Malanga GA, Bartoli LA, Feinberg JH, Prybicien M, Deprince M. Hip muscle imbalance and low back pain in athletes: influence of core strengthening. Med Sci Sports Exerc. Jan 2002;34（1）:9-16.

［16］Cichanowski HR, Schmitt JS, Johnson RJ, Niemuth PE. Hip strength in collegiate female athletes with patellofemoral pain. Med Sci Sports Exerc. Aug 2007;39（8）:1227-1232.

［17］Lehance C, Binet J, Bury T, Croisier JL. Muscular strength, functional performances and injury risk in professional and junior elite soccer players. Scand J Med Sci Sports. Mar 31 2008.

［18］Lombard, W.P. & Abbott, F.M.（1907）. The mechanical effects produced by the contraction of individual muscles of the thigh of the frog. Am J Physiol. 20, 1-60

［19］Dekker JM, Crow RS, Folsom AR, et al. Low heart rate variability in a 2-minute rhythm strip predicts risk of coronary heart disease and mor- tality from several causes: the ARIC Study. Atherosclerosis Risk In Communities. Circulation. Sep 12 2000;102（11）:1239-1244.

［20］van Dieen JH, Selen LP, Cholewicki J. Trunk muscle activation in low-back pain patients, an analysis of the literature. J Electromyogr Kinesiol. Aug 2003;13（4）:333-351.

［21］Flor H. Cortical reorganisation and chronic pain: implications for rehabilitation. J Rehabil Med. May 2003（41 Suppl）:66-72.

［22］Richardson C, Hodges P, Hides J. Therapeutic Exercise for Lumbopelvic Stabilization: A Motor Control Approach for the Treatment and Prevention of Low Back Pain 2nd ed: Churchill Livingstone; 2004.

［23］Fleming DW, Binder S, eds. National Center for Injury Prevention and Control. CDC Injury Research Agenda. Atlanta（GA）: Centers for Disease Control and Prevention; 2002.

［24］Peate WF, Bates G, Lunda K, Francis S, Bellamy K. Core strength: a new model for injury prediction and prevention. J Occup Med Toxicol. 2007;2:3.

［25］Emery CA. Injury prevention and future research. Med Sport Sci. 2005;48:179-200.

［26］Cholewicki J, Silfies SP, Shah RA, et al. Delayed trunk muscle reflex responses increase the risk of low back injuries. Spine. Dec 1 2005;30（23）:2614-2620.

［27］Faude O, Junge A, Kindermann W, Dvorak J. Risk factors for injuries in elite female soccer players. Br J Sports Med. Sep 2006;40（9）:785-790.

［28］McHugh MP, Tyler TF, Tetro DT, Mullaney MJ, Nicholas SJ. Risk factors for noncontact ankle sprains in high school athletes: the role of hip strength and balance ability. Am J Sports Med. Mar 2006;34（3）:464-470.

［29］McKay GD, Goldie PA, Payne WR, Oakes BW. Ankle injuries in basketball: injury rate and risk factors. Br J Sports Med. Apr 2001;35（2）:103-108.

［30］Turbeville SD, Cowan LD, Owen WL, Asal NR, Anderson MA. Risk factors for injury in high school football players. Am J Sports Med. Nov-Dec 2003;31（6）:974-980.

［31］Tyler TF, McHugh MP, Mirabella MR, Mullaney MJ, Nicholas SJ. Risk factors for noncontact ankle sprains in high school football players: the role of previous ankle sprains and body mass index. Am J Sports Med. Mar 2006;34（3）:471-475.

［32］Zazulak BT, Hewett TE, Reeves NP, Goldberg B, Cholewicki J. Deficits in neuromuscular control of the trunk predict knee injury risk: a prospective biomechanical-epidemiologic study. Am J Sports Med. Jul 2007;35（7）:1123-1130.

［33］Cholewicki J, Panjabi MM, Khachatryan A. Stabilizing function of trunk flexor-extensor muscles around a neutral spine posture. Spine（Phila Pa 1976）. Oct 1 1997;22（19）:2207-2212.

［34］Nadler SF, Moley P, Malanga GA, Rubbani M, Prybicien M, Feinberg JH. Functional deficits in athletes with a history of low back pain: a pilot study. Arch Phys Med Rehabil. Dec 2002;83（12）:1753-1758.

［35］Bullock-Saxton JE, Janda V, Bullock MI. The influence of ankle sprain injury on muscle activation during hip extension. Int J Sports Med. Aug 1994;15（6）:330-334.

［36］Choudhry NK, Fletcher RH, Soumerai SB. Systematic review: the relationship between clinical experience and quality of healthcare. Ann Intern Med. Feb 15 2005;142（4）:260-273.

［37］Hickey J, Barrett B, Butler R, Kiesel K, Plisky P. Reliability of the Functional Movement Screen Using a 100-point Grading Scale. Paper presented at:

American College of Sports Medicine Annual Meeting 2010; Baltimore, MD.

[38] Minick KI, Kiesel KB, Burton L, Taylor A, Plisky P, Butler RJ. Interrater reliability of the functional movement screen. J Strength Cond Res. Feb 2010;24 (2):479–486.

[39] Cook G, Burton L, Fields K, Kiesel K, Van Allen J. Functional Movement Screening: Upper and Lower Quarter Applications. Paper presented at: Mid-America Athletic Trainer's Annual Symposium 1999; Sioux Falls, South Dakota.

[40] Deyo RA, Mirza SK, Martin BI. Back pain prevalence and visit rates: estimates from U.S. national surveys, 2002. Spine (Phila Pa 1976). Nov 1 2006;31 (23):2724–2727.

[41] Zedka M, Prochazka A, Knight B, Gillard D, Gauthier M. Voluntary and reflex control of human back muscles during induced pain. J Physiol. Oct 15 1999;520 Pt 2:591–604.

[42] Lund JP, Donga R, Widmer CG, Stohler CS. The pain-adaptation model: a discussion of the relationship between chronic musculoskeletal pain and motor activity. Can J Physiol Pharmacol. May 1991;69 (5):683–694.

[43] Richardson C, Hodges P, Hides J. Therapeutic Exercise for Lumbopelvic Stabilization: A Motor Control Approach for the Treatment and Prevention of Low Back Pain 2nd ed: Churchill Livingstone; 2004.

[44] Kiesel K BR, Duckworth A, Underwood, F. Experimentally induced pain alters the EMG activity of the lumbar multifidus in asymptomatic subjects. 6th Interdisciplinary World Congress on Low Back & Pelvic Pain. (Platform Presentation) Barcelona Spain; 2007.

[45] Van Dieen JH, Selen LP, Cholewicki J. Trunk muscle activation in low-back pain patients, an analysis of the literature. J Electromyogr Kinesiol. Aug 2003;13 (4):333–351.

[46] Clark M, Russell A. Optimum Performance Training for the Performance Enhancement Specialist. Calabasas, CA: National Academy of Sports Medicine. 2001.

[47] Cholewicki J, Greene HS, Polzhofer GK, Galloway

MT, Shah RA, Radebold A. Neuromuscular function in athletes following recovery from a recent acute low back injury. J Orthop Sports Phys Ther. Nov 2002;32 (11):568–575.

[48] Pirouzi S, Hides J, Richardson C, Darnell R, Toppenberg R. Low back pain patients demonstrate increased hip extensor muscle activity during standardized submaximal rotation efforts. Spine. Dec 15 2006;31 (26):E999–E1005.

[49] Van Dieen JH, Selen LP, Cholewicki J. Trunk muscle activation in low-back pain patients, an analysis of the literature. J Electromyogr Kinesiol. Aug 2003;13 (4):333–351.

[50] Kiesel K, Plisky P, Butler R. Functional movement test scores improve following a standardized off-season intervention program in professional football players. Scand J Med Sci Sports. Dec 18 2009.

[51] Hodges P, Richardson C, Jull G. Evaluation of the relationship between laboratory and clinical tests of transversus abdominis function. Physiother Res Int. 1996;1 (1):30–40.

[52] Hodges PW, Moseley GL, Gabrielsson A, Gandevia SC. Experimental muscle pain changes feedforward postural responses of the trunk muscles. Exp Brain Res. Jul 2003;151 (2):262–271.

[53] Hodges PW, Richardson CA. Delayed postural contraction of transversus abdominis in low back pain associated with movement of the lower limb. J Spinal Disord. Feb 1998;11 (1):46–56.

[54] Hodges PW, Richardson CA. Altered trunk muscle recruitment in people with low back pain with upper limb movement at different speeds. Arch Phys Med Rehabil. Sep 1999;80 (9):1005–1012.

[55] Cowan SM, Schache AG, Brukner P, et al. Delayed onset of transversus abdominus in long-standing groin pain. Med Sci Sports Exerc. Dec 2004;36 (12):2040–2045.

[56] Yamamoto K, Kawano H, Gando Y, et al. Poor trunk flexibility is associated with arterial stiffening. Am J Physiol Heart Circ Physiol. Oct 2009;297 (4):H1314–1318.

[57] Richter RR, VanSant AF, Newton RA. Description of adult rolling movements and hypothesis of

developmental sequences. Phys Ther. Jan 1989;69（1）:63–71.

［58］Meghan F，McFadden D，Deuster P，et al. Functional Movement Screening: A Novel Tool for Injury Risk Stratification of Warfighters. American College of Sports Medicine Annual Conference. Baltimore Maryland 2010.

［59］Peate WF，Bates G，Lunda K，Francis S，Bellamy K. Core strength: a new model for injury prediction and prevention. J Occup Med Toxicol. 2007;2:3.